ВЛАДИМИР ГОЛЯХОВСКИЙ

ЗАХАРОВ

ВЛАДИМИР ГОЛЯХОВСКИЙ

Путь хирурга. Полвека в СССР.

ВОСПОМИНАНИЯ

ЗАХАРОВ · МОСКВА

УДК 882-312.6
ТБК 105
Г 63

Любой факт нашей жизни ценен не тем,
что он достоверен, а тем, что он что-то значит.

ГЁТЕ (из книги Эккермана «Разговоры с Гёте»)

Текст печатается в авторской редакции

Г 63 Голяховский В. Путь хирурга. Полвека в СССР. — М.: Захаров, 2006. — 672 с. — (Серия «Биографии и мемуары»).

Владимир Голяховский был преуспевающим хирургом в Советской России. В 1978 году, на вершине своей хирургической карьеры, уже немолодым человеком, он вместе с семьей уехал в Америку и начал жизнь заново.

В отличие от большинства эмигрантов, не сумевших работать по специальности на своей новой родине, Владимир Голяховский и в Америке, как когда-то в СССР, прошел путь от простого врача до профессора американской клиники и заслуженного авторитета в области хирургии. Обо всем этом он поведал в своих двух книгах — «Русский доктор в Америке» и «Американский доктор из России», изданных в «Захарове».

В третьей, завершающей, книге Владимир Голяховский как бы замыкает круг своих воспоминаний, увлекательно рассказывая о «жизни» медицины в Советском Союзе и о своей жизни в нем.

ISBN 5-8159-0574-7

УДК 882-312.6
ТБК 105

Предисловие

> Нужно мыслящему человеку пожить в то время, чтобы понять, какой силы протест исподволь копился в душах против порядков, заставляющих немо и бессильно мириться с ложью и лицемерием, безнаказанно расцветших в обстановке, не допускающей, чтобы прозвучало правдивое слово... Не дали русскому человеку распрямиться во весь рост...
>
> *Олег ВОЛКОВ «Погружение во тьму»*

Стать хирургом непросто, и быть хирургом очень нелегко — нужно много решимости, терпения, сил и выносливости. Я прошел эту гору — «Хирургия» — от подножия до вершины еще в советской России. Много написано о том времени, но почти ничего о тогдашней хирургии. Моя жизнь в ней была насыщена интересными событиями и поучительными наблюдениями. Но зерно любых истин кроется в деталях. Я веду рассказ о парадоксах прошлого в медицине, об иронии обстоятельств жизни советского доктора. Интерес любых воспоминаний кроется в социально-бытовом описании времени, основанном на личном опыте автора. Жанр мемуара имеет цель показать, что в каждой отдельной судьбе может отражаться картина жизни общества, как в капле воды может отражаться все небо.

Самое важное, что нам остается от прошлого, — это идеи и амбиции. Основы морали людей моего поколения были заложены советской властью, но как она ни подминала под себя все личное, в нас все-таки оставались наши врожденные и семейные качества. Вопреки общественным условиям и бытовым трудностям мы были озарены надеждами своей молодости. А молодость, как росток, находит в себе силы пробиваться через любые препятствия. Я пробивался в хирургии и сумел добиться многого, только идиотия коммунистической реальности заставила меня разувериться в России и в 1978 году покинуть ее на вершине моей хирургической карьеры. Тогда я не мог себе представить, что через тринадцать лет Россия исторгнет власть коммунистов над собой. Почему — это точно отразил в стихах поэт Булат Окуджава:

Вселенский опыт говорит,
Что погибают царства
Не оттого, что тяжек быт
Или страшны мытарства.
А погибают оттого
(и тем больней, чем дольше),
Что люди царства своего
Не уважают больше.

Людям не за что было уважать «советское царство», и оно распалось. Такой же процесс распада происходил и в медицине, потому что медицина — очень чувствительный нерв развития государства и общества, в ней отражаются все их достижения и все недостатки. Об этих достижениях и недостатках я и веду свой рассказ.

Первая книга моих воспоминаний о советском периоде вышла в Америке в 1984 г. на английском языке под названием «Russian Doctor — A Surgeon's Life in Contemporary Russia and Why He Chose to Leave» — «Русский доктор. Жизнь хирурга в современной России и почему он решил ее покинуть». Книга имела успех, была переведена на иностранные языки и опубликована в нескольких странах. Но тогда шла «холодная война» двух миров, советская Россия была за «железным занавесом», и русские читатели не могли ее прочитать. Продолжение той истории я описал в двух следующих книгах — «Русский доктор в Америке» и «Американский доктор из России». Они вышли в издательстве «Захаров» в 2001-м и 2003-м годах.

Теперь, через двадцать лет и через призму всех личных и глобальных перемен, я освежил свои ранние воспоминания для жителей новой России.

Доктор Владимир Голяховский,
Нью-Йорк, 2005

ЧАСТЬ ПЕРВАЯ
2-Й МОСКОВСКИЙ МЕДИЦИНСКИЙ ИНСТИТУТ ИМЕНИ И.В.СТАЛИНА

Я становлюсь студентом-медиком

Майскими короткими ночами,
Отгремев, закончились бои,
Где же вы теперь, друзья-однополчане,
Боевые спутники мои?..

Из песни послевоенных лет

Я сидел за длинным деревянным отполированным столом в «Мраморном зале» для Совета профессоров 2-го Московского медицинского института и сдавал последний вступительный устный экзамен по химии. Шел август 1947 года, мне было семнадцать лет, и я только что окончил среднюю школу.

Тогда по всей стране еще ощущалось веяние завершенной недавно — в мае 1945 года — Великой Отечественной войны против фашистской Германии (которую в мире называют Второй мировой войной). Среди нас, абитуриентов, было около 20% демобилизованных ветеранов войны. Для них условия приема были льготные: их принимали в первую очередь, с любыми оценками за вступительные экзамены, несмотря на конкурс — четыре претендента на одно место.

Экзаменационные билеты, каждый с тремя вопросами, лежали на краю стола. Мы по очереди брали по одному билету, показывали экзаменатору номер и садились за стол — продумывать ответы. Ветераны, хотя еще молодые, но уже с сединой и утомленные войной, с трудом старались припомнить какую-нибудь формулу Бойля—Мариотта или закон сохранения вещества Ломоносова—Лавуазье.

После грохота пушек и взрывов бомб это давалось им с большим трудом: война готовила их не к академическим экзаменам.

Некоторые из преподавателей-экзаменаторов тоже лишь недавно демобилизовались из армии и вернулись к своей мирной профессии. Почти все они, ветераны-преподаватели и ветераны-экзаменуемые, еще носили военную форму, хотя и без погон, но со всеми боевыми наградами. На всех были довольно выцветшие зеленые гимнастерки со стоячим воротником, подпоясанные широкими военными ремнями с большими пряжками. Все были в брюках-галифе, заправленных в сапоги. В этих сапогах они прошагали половину Европы — от Москвы до Берлина, Праги, Будапешта и других городов. Купить гражданские костюмы и обувь было тогда непросто и дорого, да фронтовики и отвыкли от пиджаков с галстуками. По наградам можно было определить — как долго, как успешно и даже где человек воевал: за каждую взятую с боем европейскую столицу награждали медалями с названием города.

Моим соседом по экзаменационному столу был молодой худой ветеран с седыми кудрями, на груди у него висели восемь боевых орденов и медалей. Он, бедняга, вздыхал и старался ответить по билету хоть что-нибудь, но ничего не мог припомнить. Я искоса подглядывал в вопросы его билета и, когда экзаменатор на секунду куда-то отвлекался, я шепотом подсказывал ему ответы, пользуясь запасом своих свежих школьных знаний. Он послушно повторял за мной слово в слово, но мы оба побаивались экзаменатора: видно было, что он слегка скептически улыбался, слушая мой шепот и заикание соседа, и делал вид, что ничего не замечает. Но как-никак, а подсказывать и подслушивать не полагалось. Ведь черт его знает — вдруг рассердится и выгонит нас обоих.

Наш экзаменатор вполне мог бы служить зеркальным отображением моего соседа: он тоже был в выцветшей гимнастерке и с такими же наградами, только выглядел вдвое старше. Неожиданно он задал ему вопрос, не относящийся к химии:

— Вы где закончили войну?

— В Праге, — бодро ответил молодой ветеран, явно довольный понятным ему вопросом, и добавил с гордостью. — Я был танкистом, старшим лейтенантом.

— Из какой части? — живо наклонился к нему экзаменатор.

— Третья Гвардейская танковая армия генерал-полковника Рыбалко, — отрапортовал молодой.

— Чего же ты мне раньше не сказал, а? — воскликнул тот. — И я ведь из той же армии — майором был в штабе бригады генерала Якубовского.

— Так я же в соседней бригаде взводом командовал, — обрадовался молодой, — мы, значит, рядом воевали.

— Бок о бок! — наш экзаменатор взволновался, вскочил с места и через стол потянулся обнять своего однополчанина, тоже вставшего ему навстречу.

В большом зале от других экзаменационных столов все повернулись в их сторону, на минуту прекратился гул голосов, отвечавших по билетам. Оба ветерана оглянулись и снизили голоса.

— Слушай, я ставлю тебе «пятерку», высшую оценку, и пошли вместе куда-нибудь в ресторан — пить водку за нашу встречу, — сказал бывший майор и закрыл свою тетрадь для оценок.

Я понял, что в своей радости он забыл про меня, и если уйдет, то мне придется брать другой билет и садиться за стол к другому экзаменатору. Я неуверенно спросил:

— А со мной что будет?..

— С тобой? — переспросил он удивленно. — С тобой?

Потом, очевидно, понял мое разочарование, открыл свою тетрадь, написал там что-то напротив моей фамилии и с улыбкой протянул мне руку:

— Я тебе тоже ставлю «пятерку» — за помощь боевому фронтовику, попавшему в трудную мирную обстановку. С тобой вот что будет — ты станешь доктором.

И они оба ушли, стуча сапогами, — пошли вспоминать войну и живых и мертвых друзей.

Я стал студентом-медиком.

Первая лекция — марксизм-ленинизм

1 сентября 1947 года наш курс будущих врачей слушал первую лекцию — по марксизму-ленинизму. В общем, нам дела не было — какая лекция, по какому предмету. Семьсот молодых ребят и девушек собрались вместе в первый раз и с интересом разглядывали друг друга. Тут же происходили первые знакомства и стоял шум звонких голосов.

Но марксизм-ленинизм был выбран руководителями института специально — тогда было время высокого накала идеологического воспитания. В Советском Союзе была однопартийная система коммунистов; их идеологии придавалось важное государственное значение во всем — и в медицине тоже.

Двадцать рядов большой аудитории поднимались кверху амфитеатром, внизу перед нами висел обрамленный красным бархатом портрет Сталина. Мы с шумом усаживались и долго не успокаивались. На кафедру внизу медленно и грузно взошел лектор солидного вида, в хорошо пошитом сером костюме — сразу видно, что профессор. Несколько минут он ждал прекращения общего шума. Это был заведующий кафедрой марксизма-ленинизма по фамилии Дубинин, и правда — говорил он тоже дубовато.

— Поздравляю вас, товарищи студенты, с поступлением во Второй медицинский институт имени товарища Сталина! Все вы, товарищи, будущие советские врачи, и вы все должны быть политически грамотны и идейно устойчивы. Без передовой советской идеологии, товарищи, нельзя стать хорошим советским специалистом.

Чтобы объяснить, почему нельзя стать хорошим специалистом без идеологии, он раскрыл «Правду» — газету Коммунистической партии (тогда она называлась Всесоюзная коммунистическая партия большевиков — ВКП(б)):

— Вот что говорил на Семнадцатом съезде ВКП(б) великий вождь и учитель всех народов товарищ Сталин...

Тут я увидел на скамейке впереди себя, немного наискось от прохода, хорошенькую блондинку, — когда она повернулась в профиль, то показалась мне просто красавицей. Мне сразу больше всего на свете захотелось рассмотреть ее получше, я впился в нее глазами — когда она опять повернется. Это так меня заняло, что я не расслышал и так до сих пор не знаю, что говорил великий вождь об идеологической подготовке советских специалистов.

Хотя однокурсники сидели в терпеливой тишине, но было видно, что многие тоже крутили головами. Правда, было несколько таких, которые разложили перед собой тетради и записывали за лектором его высказывания. А он просто-напросто, что называется, сыпал цитатами. «Чего они записывают? — удивлялся я. — Читали бы газету».

Время от времени, когда блондинка отворачивалась, мое внимание отвлекалось на голос лектора. Он зачитывал по газете все новые цитаты. Я даже поразился — как, оказывается, много основатели марксизма-ленинизма сделали высказываний по поводу важности идеологии для специалиста. Лекцию он закончил обобщением:

— Товарищи студенты, углубленно изучайте марксистско-ленинское учение — оно самое верное, потому что самое правильное.

«Верное, потому что правильное» — масло масляное. Но все равно: мне, семнадцатилетнему юнцу, из первой лекции лучше всего запомнилась блондинка. Ее звали Лена Козак. И кажется, я сразу в нее влюбился.

Вторая лекция — по анатомии — была в старом анатомическом корпусе бывших Высших женских курсов, построенном еще в XIX веке. Туда надо было переходить по двору, и у нас был перерыв. Я старался не потерять из вида блондинку и всматривался в толпу своих новых соучеников. Почти все были очень юные, но лица у большинства худые и бледные — послевоенное время было еще голодное. Большинство одеты были во что-то поношенное, не по размеру. Девушки в красивых платьях попадались редко. То тут, то там мелькали зеленые гимнастерки ветеранов.

Аудитория для второй лекции была меньше и круче, нас разделили на два потока, и мы сидели тесней. Внизу стоял обитый металлом секционный стол для вскрытия трупов, сильно пахло формалином. Профессор анатомии Петр Петрович Дьяконов в распахнутом белом халате смешными мелкими шагами стремительно ворвался в аудиторию через узкую боковую дверь. Это был худощавый седой старик с растрепанной бородой и лохматой прядкой редких волос. Вид у него был почти карикатурный, многие невольно захихикали. Ассистенты внесли за ним скелет и ящик с костями. Не обращая внимания на наши улыбки и смешки, он сразу заговорил, почти закричал высоким фальцетом:

— Начнем с основы анатомии — «остеологии» — с учения о костях...

Два часа он, не глядя, доставал одну за другой разные кости из ящика, вертел их в руках, подбрасывал, как жонглер, и сразу по-латыни называл — какая это кость, ее назначение и разные бугорки и впадины на ней. Латинскими терминами он жонглировал так же, как и самими костями. Мы ничего не понимали, но много смеялись: молодые — смешливые. Он был веселый и тоже усмехался, но в конце строго сказал:

— Так я и мои ассистенты будут вас спрашивать на зачетах: берете, не глядя, кость из ящика и на ощупь называете ее и ее строение по-латыни. Назубок знать надо!

Ого! — это уже не показалось нам смешным.

После лекции все собрались по группам — около двадцати студентов в каждой. К моему огорчению, блондинки в нашей группе не оказалось. Но ничего — все-таки были две-три хорошенькие девчонки. Ветеранов армии среди нас тоже не было. Половина группы были москвичи, остальные из разных республик и мест. Мы знакомились: Муся, Софа, Инна, Марьяна, Ивета, Таня, еще одна по имени Нега. Трое были из Грузии: Вахтанг, Автандил и Ира. Один высокий курчавый парень — Борис, москвич, — все время острил и явно старался смешить девушек. Два парня — Коля и Вася — были, наоборот, тихари из провинции. Девушки-москвички хихикали над остротами Бориса и вели себя свободно. Более чопорные девушки из провинции смотрели на него с укоризной — задается. Им такая свободная манера общения не нравилась. Почти с первого дня сама собой наметилась разница и незримое разделение между москвичами и провинциалами. По еврейским фамилиям списка группы, да и по лицам, было ясно, что многие москвичи — евреи.

Появился представитель комитета комсомола:

— Поднимите руки — кто комсомольцы?

Подняли все, кроме двоих. Я тоже был комсомольцем.

— Поднимите руки — кто члены партии?

Таких не было. Таню, из русской провинции, тут же выбрали старостой группы, Иру из Грузии — комсоргом, москвичку Инну, еврейку, звонко хихикавшую больше всех, — физоргом группы. Так был установлен порядок на шесть лет вперед. Завтра начинались регулярные практические занятия. Расписание: два часа — латинский язык, два часа — анатомия, два часа — марксизм-ленинизм. Как же без него?

Настроение ожиданий

Став студентом, я, конечно, был полон радости и ожидания больших перемен в моей жизни. И это мое настроение по времени полностью соответствовало настроению всех моих соотечественников. Вынеся тяжелые испытания войны, в которой погибли двадцать миллионов человек и десятки миллионов остались инвалидами, одинокими и сиротами, поголовно все советские люди жили тогда в предвкушении всеобщих улучшений. Когда и как они наступят, эти улучшения, никто не знал. Но все верили, что Советский Союз недавно пережил кульминацию своих страданий за все тридцать лет от революции 1917 года и, наконец, подходит время для экономических облегчений и морального отдыха. Это настроение поддерживалось правительством Сталина и партийной прессой — мажорный тон политических выступлений и статей помогал людям мириться с трудностями и надеяться. Все были патриотами и все ждали. И наша семья тоже.

Мы с мамой были счастливы, что отец невредимым вернулся с войны, на которой провел все 4 года. Он был военным врачом, полковником, главным хирургом танковой армии, получил четырнадцать боевых наград. Теперь он вернулся к своей мирной работе — главного врача Института хирургии Академии медицинских наук. Хотя положение его было достаточно высокое, жили мы в одной комнате коммунальной квартиры, в двухэтажном деревянном бараке на краю Москвы — за станцией метро «Сокол». Тогда это по-старинному называлось «Село Всехсвятское», по имени церкви «Всех святых» (эта 300-летняя церковь стоит до сих пор).

В те годы в пригороде у москвичей были маленькие личные огороды для картофеля — основного продукта питания. Возле дома и у нас был огород, на котором мы растили картошку и немного других овощей — морковь, редиску, петрушку. Мне с соседями приходилось по очереди охранять огороды по ночам. В квартире с нами жили еще две семьи, всего девять взрослых. На всех была одна уборная и одна маленькая кухня. В ней — единственный железный умывальник, а на столах постоянно шумели керосиновые примусы, газа и горячей воды не было. Правда, была ванная комната с колонкой для дровяного отопления, но вода туда не была подведена, да и дров для отопления все равно не было. Поэтому в ванну мы высыпали картошку — запас на зиму.

Несмотря на тяжелые условия, жили мы довольно легко и весело. Жизнь семьи в одной комнате была тогда общим правилом, все жили тесно. Строительство жилых домов было редкостью, квартиры давали только большим начальникам и партийным руководителям.

Отец зарабатывал хорошо, мама немного подрабатывала надомной работой — красила шелковые платки анилиновой краской (которая очень едко пахла). Но из-за товарного голода тратить деньги было почти не на что. Моим родителям было 47 и 46 лет, еще полные энергией, они радовались жизни, которую временно придавили годы войны. Очень общительные люди, родители любили приглашать гостей на званые обеды и даже умудрялись в тесной комнате танцевать под заграничный патефон — трофей, который отец привез с фронта. На время этих приемов я уходил в единственное тихое место — в ванную с картошкой и занимался по учебникам или читал русских классиков.

Семья наша была смешанная еврейско-русская, в советское время было очень много смешанных браков. Отец — из бедной еврейской семьи, сам пробил себе дорогу в медицину, хороший хирург, не очень образованный за пределами профессии. Мама, наоборот, из старинного дворянского рода терских казаков, очень интеллигентная. И гости наши тоже были интеллигенты: доктора, артисты, писатели, юристы. Многие из них евреи. Положение евреев во время войны и сразу после нее улучшилось: в те годы стране нужны были образованные и активные работники, и режим коммунистов мирился с выдвижением евреев. Они занимали средние посты в государстве, особенно в Москве, и выдвигали своих детей, надеясь, что государственному антисемитизму пришел конец. Эта надежда была особенно сильна после войны, когда весь мир ужаснулся уничтожению шести миллионов европейских евреев фашистами гитлеровской Германии.

Все были уверены: после войны Советскому Союзу некого опасаться — мир увидел нашу силу. Соединенные Штаты Америки, Англия и Франция были нашими союзниками, Германия должна была платить нам громадную контрибуцию за разрушенные города и производства. Интеллигенция надеялась, что пришел конец изолированности Советского Союза от Запада. Как-никак, впервые лидеры этих стран приезжали в Москву, впервые о них писали в газетах и печатали их портреты, а не карикатуры на них. И впервые люди перестали бояться контактов с иностранцами и открыто рассказывали о них другим.

Первое привыкание

Московские институты превосходили периферийные во всем, но особенно — своим профессорским составом. Столица долгие годы вбирала в себя всех лучших ученых со всей страны, зачастую сильно обедняя провинцию. Только Ленинград мог соперничать с Москвой. Среди наших профессоров были ученые, знаменитые на весь Союз и на весь мир. И многие другие преподаватели были опытные и интеллигентные люди. То, что называется «столичным блеском», было видно во всем — лекторы часто поражали высоким классом своих лекций, и оборудование для занятий тоже было лучшее для того времени и тех условий, хотя не всегда самое передовое (а что было передовое — мы не знали).

Еще в самом начале нашей учебы мы поняли, что одним из лучших лекторов был профессор кафедры биологии Бляхер — эрудит и интеллектуал, автор учебника, по которому учились студенты всей страны. У него была строго-чопорная наружность — в застегнутом обтягивающем пиджаке, с крахмальным воротничком под подбородок, в пенсне, он выглядел, как интеллигент начала века. И лекции он читал строго-чопорно, суховато. Но зато это был каскад интересных сведений, с яркими примерами и тонкими сравнениями. От него мы впервые услышали, что хороший врач любой лечебной профессии должен уметь мыслить биологически, — это даст нам кругозор в понимании болезней. Меня эта мысль поразила, я запомнил ее на всю жизнь и всегда ей следовал.

Другой блестящий лектор был профессор кафедры топографической анатомии и оперативной хирургии Геселевич, тоже автор самого популярного учебника. Хотя его предмет был относительно скучный и отвлеченный от практики, но его лекции были всегда очень живые, насыщенные мыслями и остроумными комментариями. Он оживлял аудиторию примерами и рассказами и сам много смеялся. К нему на лекцию ходили не только слушать, но и посмотреть на него, особенно — влюбленные студентки. Геселевич, около пятидесяти лет, выглядел моложаво — с небольшой бородкой-эспаньолкой французского типа, стройный, подвижный, держался всегда очень прямо, двигался свободно и сверкал лучезарными карими глазами. На войне он был полковником и до сих пор носил элегантно сшитую форму с погонами, а на груди сверкал орден Ленина — высшая награда, которую редко давали врачам.

Но самым знаменитым ученым был почетный академик Гамалея, прямой ученик великого Луи Пастера — французского создателя науки бактериологии. Гамалея учился у него во Франции еще в XIX веке и сам сделал много открытий. Теперь ему было восемьдесят девять лет, он был слишком стар и слаб и редко появлялся в институте. Один раз его привезли на защиту какой-то диссертации. Он сидел и дремал, не проявляя интереса. Диссертантка, молодая женщина, не знала, кто он такой и что сидит в зале, но сослалась на его труд, написанный еще в прошлом, XIX веке, такой фразой:

— Еще покойная Гамалея писала...

Все вздрогнули, посмотрев на него, он сидел спокойно и дремал, а под конец сказал:

— Ну, что я уже не мужчина, я согласен, и меня можно называть с женским окончанием слов, но почему же — «покойная»?

Это потом стало ходячим анекдотом.

Вторым знаменитым ученым была профессор физиологии Лина Соломоновна Штерн — единственная женщина — член Академии наук СССР и еще и Академии медицинских наук.

Она была известна во всем мире открытием «гемато-энцефалического барьера» (особого строения сосудистой системы мозга). И еще все знали, что она была приятельницей самого Ленина. Она до революции жила и работала в Швейцарии. Там в начале века познакомилась с Лениным во время его европейской иммиграции, они подружились, и она прониклась его идеями. После революции ее пригласили переехать в Москву, она согласилась. Штерн тоже была уже стара и редко появлялась в институте, но мне и Борису из моей группы довелось беседовать с ней. Она зашла в лабораторию, где мы делали опыты на лягушках, и заговорила с нами. Робея, мы все-таки задали ей вопрос о физиологических переменах в людях разных эпох. Как ни велика была дистанция в наших с ней положениях и возрасте, она говорила с нами серьезно, добавляя к речи интересные обороты и даже пикантные остроты.

Еще один великий ученый был академик Давыдовский, один из основателей морфологии — науки о строении тканей. Это был эрудит редкостно большого масштаба, автор лучших книг и учебников. Когда он всходил на кафедру, то казалось, будто над его высоким голым черепом светился нимб святой чистоты науки. А когда он говорил, то каждое его слово было истиной науки. Мы, свежие юнцы, всего этого еще не могли понять и оценить, но по примеру старших благоговели перед этими профессорами.

От старшекурсников мы знали, что есть несколько известных профессоров-клиницистов: Гельштейн, Зеленин, Гринштейн, Этингер. Пока мы могли только предвкушать, как в будущем станем учиться у этих корифеев.

Но даже и в Москве в те годы было мало учебников, а купить их — почти невозможно.

В институтской библиотеке выдавали одну книгу по каждому предмету на двух-трех студентов. Мы группировались и стояли в длинных очередях на их получение. Некоторые старшекурсники давали или продавали нам свои старые учебники. Но им они тоже были нужны — для справок.

И вот мы уже зубрили латынь и на занятиях по анатомии вскрывали трупы. В большой секционный зал с десятью столами для вскрытия трупов набивалось более ста студентов. Привыкать к мертвецам и к голым телам многим молодым было нелегко. Недостатка в трупах не было — в те голодные годы от истощения и инфекций умирало много людей, немало кончали жизнь самоубийством, да и лечить болезни зачастую было нечем — антибиотики еще не получили распространение. По разным причинам родственники хоронили не всех умерших. В каменных ваннах подвала анатомического корпуса плавали в формалиновом растворе сотни истощенных трупов, им не хватало мест, и между ваннами на полу их сваливали десятками, так что приходилось буквально перешагивать через них. В растворе они не гнили, не коченели и не пахли трупной вонью, зато от них исходил густой формалиновый запах. Трупы хранили там месяцами, пока студенты на занятиях не рассекут все их ткани до основания. Мы должны были сами приносить их на носилках из подвала в секционный зал. Девушки боялись туда спускаться, да и носить трупы по лестнице им было тяжело. Это приходилось делать молодым мужчинам. Некоторые даже бравировали этим. Борис всегда вызывался идти в подвал первым, я шел за ним. Однажды он сыграл со мной грубую шутку: когда я вошел в комнату с трупами, он снаружи захлопнул металлическую дверь и погасил свет, — я остался в темноте один на один с десятками покойников. Но Борис сам за меня испугался, быстро включил свет и открыл дверь.

Дразня наших девушек, он говорил:

— Эх, вы, слабый пол!.. Сейчас пойду, облюбую себе мертвую девицу, раздвину ей ноги и проверю, чтобы она была целочка. Хочу увидеть хоть одну в мире целочку.

Девчонки наши, конечно, стеснялись и дулись. Москвички махали на него руками:

— Борька, дурак! Как ты можешь говорить такое?!

Провинциалки злобно переглядывались:

— Уж если он нас не стесняется, то хоть бы имел уважение к покойникам!

Вообще привыкание к трупам и работа на них — это очень трудное и специфическое дело для начинающего студента-медика. Многие из нас нервничали — мы были слишком молоды для такого испытания. Но наши ветераны-фронтовики были в секционном зале спокойней других — уж они-то на смерть насмотрелись.

Преподаватели распределяли — кому какую часть трупа вскрывать для изучения. Мы подходили робко, впервые скальпелем рассекая тело. Хоть и мертвое, но все-таки — тело же! Особенно неловко было вместе с девушками рассекать и изучать половые органы.

Тут у Бориса вырывалось особенно много сальных острот.

— Девчонки, девчонки, скорее сюда! — звал он.

Они заинтересованно подходили:

— Что ты нас звал?

— Глядите — какой громадный член у этого мужика. Представьте себе, какой длины он был в состоянии эрекции!

— Ну тебя к черту!

В другой раз, разрезая ткани, он говорил:

— Ого, а эта дамочка хоть и молодая, а была игривая — от девственной плевы совсем ничего не осталось. Представляете себе, сколько мужских членов скользило по этому влагалищу?

Опять были упреки, злоба и обвинения в нахальстве. Есть поговорка: «Курица — не птица, медичка — не девица», но наши были такие молодые и выглядели такими невинными, что я не решался шутить развязно — это было не в моем духе. Я позволял себе пикантные остроты, но большей частью выражал их стихами. Я с детства писал стихи и на первом курсе сочинил целый цикл «Анатомия любимой». В нем я воспевал прелести разных частей женского тела. И с гордостью читал их нашим девушкам. Вот одно из них:

НОЖКИ

Скрыты юбкой по колено
Ножки стройные у вас,
С них украдкой, неизменно
Не свожу я жадных глаз;
И скользя наверх за ними,
Потерял совсем покой —
Только ножками одними
Вечно занят разум мой.

Как умеете вы скрыто
Приманить, потом спугнуть,
Топнуть об пол так сердито
И кокетливо чуть-чуть.
Как, играя, незаметно
Все вы можете сказать,
Неужели, ножки, тщетно
Суждено мне вас желать.

Я прошу совсем немножко —
Каплю вашего огня:

Девушки слушали с интересом, а я делал паузу и заканчивал:

Ах, придите, прелесть-ножки,
Ах, раздвиньтесь для меня.

— Володька, какой противный! — взвизгивали они после неожиданного конца.

Но поэтическое мое самолюбие было вознаграждено их заинтересованным вниманием.

Много раз я робко пытался привлечь внимание блондинки Лены (впрочем, не решаясь начинать с чтения таких стихов). Но она никак не реагировала на мои старания. Девушки из группы заметили это и сказали:

— Напрасно стараешься, Ленка уже встречается с другим — с Гришкой со второго курса.

Все-то они замечали и все знали!

В мое поле зрения попала полная шатенка из соседней группы — Роза. Я размышлял, с чего начать заигрывание, но она сама проявила инициативу:

— Помоги мне разрезать ногу этого трупа — мне страшно одной, — сказала она.

Мы встали рядом и рассекали ткани. Роза несколько раз как бы невзначай прижималась ко мне все сильней и кокетливо улыбалась большими серыми глазами. Вот ситуация! — любовное заигрывание при вскрытии покойника. Я резал кожу и мышцы, а меня обдавало жаром от ее прикосновений — вспыхивали юные гормоны. От близости живого женского тела я готов был рассекать то, мертвое, целый день. Только бы она стояла рядом.

Неожиданности и трудности

Многое, что мы изучали на первом курсе, было для нас новым: и анатомия, и латинский язык, и углубленное изучение биологии, физики, физколлоидной и органической химии.

Для будущего врача это скучно, хотя по молодости мы были не подготовлены к изучению практической медицины. Но мы понимали — это была подготовка к ней. Чего невозможно было понять — зачем нам так много и глубоко изучать основы марксизма-ленинизма?

В медицинском институте было семь кафедр так называемых общественных наук:

1. Кафедра марксизма-ленинизма.
2. Кафедра истории Коммунистической партии.
3. Кафедра политической экономии.
4. Кафедра диалектического материализма.
5. Кафедра марксистско-ленинской философии и еще кафедры подобных отвлеченных коммунистических предметов. Такой «джентльменский набор» общественных кафедр был обязателен для всех высших учебных заведений.

В громадной нашей стране жила и благополучно питалась марксизмом громадная армия профессоров и преподавателей этих предметов, все — члены Коммунистической партии, все «идейно выдержанные и политически подкованные» (формулировка того времени для любого карьерного продвижения). Они и выглядели все почти одинаково: в строгих серых костюмах, всегда сосредоточенно-хмурые и все — без единой улыбки.

А при тех кафедрах были еще студенческие кружки, в которые партийный и комсомольский комитеты института очень рекомендовали записываться для более углубленного изучения предмета. По количеству учебных часов они занимали на первых двух курсах четвертую часть времени, а на старших курсах — шестую часть времени. Если студент пропускал занятия по основным предметам или «засыпал» зачет по ним, это было его заботой — надо отработать занятие и пересдать зачет. Но если он (или она) пропускал занятие по марксизму, а еще того хуже — не смог сдать зачет, то его поведение и идейный настрой разбирали на комсомольском собрании. После двух таких разборов провинившемуся выносили «выговор с занесением в личное дело». Это было зловещим сигналом — его могли исключить с плохой характеристикой, и тогда ни в какой другой институт его не приняли бы. Поняв это, мы вспомнили ту первую лекцию по марксизму! — неспроста нам внушали, что «без передовой советской идеологии нельзя стать хорошим советским врачом». Получалось, что без «передовой советской идеологии» вообще нельзя стать врачом.

Занятия на этих кафедрах были простой догматикой: без каких-либо объяснений преподаватели зачитывали текст учебника и требовали, чтобы мы его конспектировали. Основной книгой был «Краткий курс истории ВКП(б)» — единственный из учебников, который в избытке стоял на полках институтской библиотеки. «Святая святых» была четвертая глава этой толстой книги, в которой туманно излагались основы марксистской философии. Хотя преподаватели вслух не говорили, но намекали, что эту главу написал сам товарищ Сталин. Все годы мы мусолили ее на занятиях, уча почти наизусть (как магометане в школах-медресе учат свой Коран).

Должен признаться, что я не был хорошим студентом, так — посредственным. Я много отвлекался на побочные увлечения театром, музеями, выставками картин, чтением романов и еще — на увлечение девушками. Периодически я отставал по разным предметам, хотя умел всегда догонять. Но что мне совсем не давалось — это понимание марксизма. Да и для многих других эти занятия были мукой. Хотя, впрочем, были такие, кто добросовестно конспектировал все труды Сталина и Ленина, особенно «Материализм и эмпириокритицизм». Они потом становились комсомольскими вожаками и продвигались дальше. А были и такие, которые в ответ на вопросы преподавателя умели очень ловко сплетать из почти бессмысленных фраз какое-то подобие связности. На это нужен был особый талант. Им отличался наш Борис. Хотя он почти ничего по марксизму не читал, но мог по 15—20 минут говорить что-то, напоминающее книжный текст. Мы все этому удивлялись и всегда просили его говорить подольше, чтобы только нас не спрашивали. А наши девушки даже прощали ему за это сальные шутки.

— У тебя, Борька, есть только две мозговые извилины — одна для мерзкого похабства, а другая — для марксизма, — со смехом говорили они ему.

Но они были неправы — он был очень способный ученик. Мы с ним скоро подружились и часто занимались вместе — то у меня дома, то у него. Читал он учебники мало и быстро, но зачеты сдавал легко. Я читал медленней и больше, но зачеты давались мне хуже. Фамилия Бориса была Катковский, а я — Голяховский, довольно сходно. Мы держались вместе, поэтому нас прозвали «Бобчинский и Добчинский». У Бориса была тоже смешанная еврейско-русская семья: его отец, еврей, был начальником в каком-то министерстве, поэтому у них была трехкомнатная квартира в центре города — редкостная привилегия. Оба мы с Борисом жили с обеспеченными родителями и не испытывали трудностей быта.

В то время партийные инстанции готовились с шумом и помпой праздновать столетие «Манифеста Коммунистической партии», написанного Карлом Марксом и Фридрихом Энгельсом — двумя основателями коммунизма — в 1848 году. Об этом назойливо писали в газетах и постоянно гудели по радио (телевидения еще не было). Конечно, всем студентам вменялось в обязанность конспектировать текст манифеста. На квартире у Бориса мы открыли первую страницу. Манифест начинался вещими словами: «Призрак бродит по Европе, призрак коммунизма». Я добросовестно переписал их в свою тетрадь. Но дальше дело не пошло — я не понимал, почему, бродя по Европе, тот призрак раньше всего забрел в Россию. Мы стали полушутя обсуждать это. Борис сказал:

— А ты знаешь, что Маркс был еврей?

— Что-то слышал об этом, но не очень ясно.

— Маркс был крещеный еврей, как Иисус Христос. А Энгельс сам был капиталист, и даже очень богатый. Вот тебе ситуация: сто лет назад сидели еврей с капиталистом и выдумывали какой-то манифест. А теперь нам надо зачем-то его изучать и переписывать.

Слушая его, я механически переписал первую фразу в две строчки:

Призрак бродит по Европе,
Призрак коммунизма.

Мне послышался в этом стихотворный ритм. Под болтовню Бориса я силился добавить к тем строчкам еще две — в рифму, чтобы получилось четверостишие. К «Европе» было много рифм, но к слову «коммунизма» подобрать рифму было не так просто. И вдруг меня осенило, я написал:

Потому что нашей жопе
Очень нужна клизма.

— Борька, я нашел объяснение — почему призрак забрел в Россию. Слушай! — и прочитал.

Мы похохотали, но потом он вдруг стал серьезным:

— Знаешь, лучше забудь этот стишок. Не то тебя за него посадят, а меня, заодно, тоже — потому что не донес на тебя.

Мы оба добросовестно хранили эту тайну полсотни лет — до развала Советского Союза.

Большинство наших студентов были из малообеспеченных семей и жили трудно. Тем, кто приехал из провинции, жилось особенно плохо. Студенты получали стипендию — 220 рублей в месяц (что можно было приравнять к 10 долларам) и должны были платить за обучение 200 рублей в семестр. В 1949 году эту плату отменили, но рубль еще раньше деноминировали в десять раз — стипендия получалась 22 рубля, но относительно доллара она даже упала. Впрочем, к долларам тогда ничего не приравнивалось; никто и не думал об этом соотношении: уже нависал политический и экономический «железный занавес» между Советским Союзом и Западом — мы привыкали опять жить в изоляции.

Тогда еще была карточная система, и в маленькой институтской столовой по карточкам выдавали скудную еду. За ней надо было целый час стоять в длинной очереди, а перерывы между занятиями были короткие. Многие наши были хронически голодны и страдали дистрофией. Моя мама делала и ежедневно давала мне с собой несколько бутербродов с сыром и колбасой, чтобы я делился ими с товарищами по группе. То же делал и Борис.

Для приехавших из провинций было общежитие в поселке Алексеевское, за Выставкой, которая тогда называлась Сельскохозяйственной. Это был край города, и туда шел только трамвай. Путь до института занимал два часа. Но главное — мест для всех не хватало. Да и что за место это было! — железная койка с тумбочкой в комнате на десять коек, общая уборная и умывальник без душа. И все-таки кто это получал — были счастливцы. Не всем хватало мест, и другим приходилось ждать по два-три года, а пока они снимали себе угол в комнате где-нибудь на окраине. Чтобы как-то просуществовать, многие студенты искали подработку — таскали по ночам грузы на железнодорожной станции. На следующий день, замученные, они на занятиях «клевали носом» и получали замечания.

Не все выдерживали такую жизнь, и за первый семестр с курса ушло 5 процентов студентов. Ушел и тот седой ветеран, которому я помогал на вступительном экзамене. Мы были дружны, и, прощаясь со мной, он объяснил:

— Я, конечно, очень расстроен, что не смогу стать врачом. Мечтал об этом всю войну, думал — если выживу, поступлю в медицинский. Но у меня — жена, недавно сын родился. Мне предложили работу директором клуба, на 100 рублей. Надо семью содержать.

Куда шли деньги по репатриации от Германии? Ветеранам-фронтовикам ничего не платили, а им приходилось хуже всех — для родительского содержания они были слишком взрослыми. Упустив на войне годы жизни, многие женились или были женаты и сами становились родителями. Мужу и отцу оставаться студентом — это было немыслимо.

Многим нашим девушкам-немосквичкам тоже тяжело жилось. Но они умели по-женски кооперироваться в маленькие группки и вести общее хозяйство. В институте девушки были в большинстве — около 70 процентов. Это и было обычное соотношение для советской медицины. Секрет простой: в государственной системе Советского Союза врачебная специальность всегда рассматривалась как профессия второго — третьего сорта и ценилась низко — врачи любых специальностей зарабатывали меньше инженеров и даже меньше квалифицированных рабочих. Научные медицинские работники и преподаватели получали вдвоевтрое больше рядовых врачей, но не везде были институты и не все хотели и были способны заниматься наукой или преподавать. Только редчайшие врачи становились профессорами и доцентами и получали большую зарплату. Для этого надо было иметь особые способности, упорство и — связи. И надо было быть членом партии.

Вообще если мужчина собирался в будущей своей жизни зарабатывать деньги, стать добытчиком для своей семьи, ему лучше было в медицину не идти. Ну а женщина — будущая жена и мать — могла всегда рассчитывать, что станет добавлять свою небольшую зарплату к заработку мужа. Мы все это понимали и заранее были готовы к бедности. Мы учились, и все. Энтузиастов медицины среди нас было мало. И я, хотя и сын хирурга, энтузиастом сначала не был — я был еще слишком юн для понимания этой профессии. Но каждый ли человек может быть врачом? Казалось бы, ответ простой: может тот, кто способен этому научиться. Однако это — принцип отбора по деловым качествам. В Советском Союзе отсутствовал на это какой-либо деловой критерий: в медицину шли те, кто не имел определенных талантов и не знал, куда податься, или по семейным традициям.

Впрочем, среди бывших фронтовиков было много сильных и практичных натур — их воспитала суровая боевая жизнь. Один из них был уникальный парень Гриша Иткин. Уникален он был тем, что у него в сердце остался с войны металлический осколок снаряда. Гриша жил как бы с бомбой в сердце: оно сокращалось, а вместе с его сокращениями туда-сюда двигался довольно большой кусок снаряда. Слух о студенте с таким редким медицинским диагнозом распространился по всему институту. Некоторые студентыстаршекурсники сами видели тот осколок под рентгеновским экраном — когда Гришу осматривали доктора. Он был очень крупный, сильный и жизнерадостный парень с выраженной еврейской наружностью. Если не знать о его ранении, можно было подумать, что это редкостный здоровяк. Его боевая натура во всем шла напролом. Когда в деканате кто-то сделал обидное для студента-еврея замечание, Гриша пришел туда и устроил громкий скандал:

— Если мы еще раз услышим от кого-нибудь антисемитские высказывания, тому человеку станет очень-очень плохо! — Он так это подчеркнул, что его угрозы все испугались.

Другого выгнали бы за такое, но его стали бояться: человек с осколком снаряда в сердце может себе многое позволить. Мы смотрели на Гришу с восхищением — сильная натура!

Потом я услышал от него рассказ о его ранении. В начале войны Гриша был в особом ударном отряде, куда подбирали сильных головорезов. Их тренировали для операций особого назначения. Однажды их заслали в тыл немцев, они разгромили штаб и захватили в плен генерала. Несколько из них погибли, и Гриша тоже был почти убит — ранен в грудь. Ребята тащили его на себе и прорвались к советскому госпиталю. Там в это время был главный хирург фронта Вишневский, но он уже уезжал и не хотел осматривать нового раненого. Отряд окружил его машину и под дулами пистолетов заставил делать Грише операцию. Вишневский сам рассказывал:

— Я зашил раны, но убрать осколок было невозможно — он бы умер на столе от потери крови. Я был уверен — такой здоровяк должен выжить и с осколком в сердце.

Политические кампании

Учиться в Москве было интересно, — преимущество столицы в том, что здесь острей ощущался общественный пульс жизни страны. Отсюда расходились волны событий и настроений, жизнь всегда бурлила. Москва советского времени была диктаторским центром половины мира (наверное, как когда-то был Рим для древней Римской империи). Из Москвы шло управление шестнадцатью национальными республиками Союза и диктатура над шестью завоеванными в войне странами Восточной Европы: Польшей, Восточной Германией (Германия тогда была разделена на два государства), Чехословакией (Чехия и Словакия были одним государством), Румынией, Болгарией и Югославией (она после войны была коммунистической). Коммунистическим партиям западных стран указания давались тоже из Москвы.

Кроме учебы, культурных увлечений и занятий любовью, я с интересом наблюдал бурлящую жизнь столичного общества — я привык к столичным новостям и слухам. Любые новости распространялись по Москве в течение минут, она ими всегда бурлила, особенно если начинались какие-либо общественно-политические кампании. Телевидения не было, а радио и газеты сообщали все на несколько дней позже и скудней — после обработки новости партийной цензурой и разрешения к информации.

Однажды я шел в институт по улице Воздвиженке и увидел на газетном стенде заголовок крупными буквами: «И.В.СТАЛИН — МАРКСИЗМ И ВОПРОСЫ ЯЗЫКОЗНАНИЯ». Языкознание меня интересовало еще меньше, чем марксизм, но имя Сталина, конечно, привлекло внимание. Управляя страной, он редко ставил свое имя над статьями, хотя было известно, что иногда писал передовицы в «Правде». Статья о языкознании была большая, на чтение у меня не было времени. Когда я вошел в институт, то еще издали заметил необыкновенную суету возле комнат партийного комитета на первом этаже: туда толпой входили и выходили преподаватели и студенты-активисты, у всех озабоченные лица и в руках газеты со статьей Сталина, — приехали представители райкома партии и устроили совещание. С того дня начались партийные и комсомольские собрания с обсуждением гениальной работы Великого Ученого товарища Сталина. Собственно, обсуждения никакого не было, что такое языкознание никто не знал, но выступление за выступлением все захлебывались восторгом от гениальных мыслей в той статье.

А вскоре поползли слухи: с работы сняли директора института языкознания академика Мара, еврея, — он «допустил грубые ошибки» в своей трактовке языка. Потом новые слухи о снятии с работы других языковедов-евреев. Из той статьи Сталина получилась целая кампания гонений на интеллигентов-языковедов еврейского происхождения.

Следующей кампанией стали массовые гонения на «космополитов», начатые в 1948 году. И опять никто толком не знал, что за слово «космополит», раньше его не употребляли. Но по слухам, а потом по газетным статьям и радио мы каждый день стали узнавать, что все больше и больше писателей и ученых обвинялись в «космополитизме». Началось с искусствоведа и критика Юзовского, тоже еврея. До того известный только узкому кругу людей искусства, он неожиданно стал мишенью широко раздуваемого всеобщего осуждения за то, что в своих критических статьях допускал идеологические ошибки — «был недостаточно патриотичен и преклонялся перед Западом». Потом к нему добавили фамилии других литературных критиков — все еврейские. А к определению «космополит» добавили слово «безродный» — получалось: «космополит безродный». И всех обвиняли в «преклонении перед Западом». Опять возле партийного комитета засуетились люди, и началась инсценированная партийными властями кампания поголовной критики «космополитов безродных» на собраниях по всей стране. Люди, далекие от искусства и вообще не читавшие статей о нем, по указке партийных комитетов громили «космополитов» с трибун — на заводах, в институтах, в театрах, в редакциях, в министерствах. Многие даже не понимали, что все это значит и что это за слова, но вынужденно аплодировали.

Кондуктор трамвая, на котором я ехал в институт, кричала на юнцов из ремесленного училища, когда они на ходу висли на подножке (автоматических дверей тогда не было):

— Вот я вас!.. Вот уж истинно — космополиты вы безродные!..

Очевидно, эта простая, малограмотная женщина называла их «космополитами безродными» потому, что они жили в общежитиях и воспитывались без родителей.

Казалось бы, многое было смешно. Но опять людей снимали с работы, заставляли публично каяться на собраниях в своих «грехах». Эти травля и унижения были похожи на времена средневековой инквизиции, когда фанатики католической церкви объявляли «еретиками» больших ученых-первооткрывателей, таких, как Галилео Галилей и Джордано Бруно. Инквизиция даже сожгла Бруно на костре. В Москве до этого еще не дошло, но кампания обвинений была глубоко продуманной психологической базой для многих последующих гонений на интеллигенцию, в первую очередь — на еврейскую.

В один из вечеров зимой 1948 года к нам на квартиру кто-то позвонил, отец взял трубку и сразу побледнел: ему сказали, что во время поездки в Минск погиб актер Соломон Михоэлс — его задавила грузовая машина. Среди советской интеллигенции это было громкое имя. Мой отец лечил его и его жену.

Михоэлс был великим актером, известным во всем мире, он руководил Московским еврейским театром. А кроме того, он был председателем Еврейского антифашистского комитета. Этот комитет был официально организован советским правительством во время войны. В те тяжелые для страны годы Сталин всячески пытался привлечь на свою сторону американского президента Рузвельта. Чтобы показать свою лояльность к евреям, он разрешил организовать Еврейский антифашистский комитет и даже послал Михоэлса в Америку, чтобы повлиять на общественное мнение американского народа и этим ускорить вступление Америки в прямую войну с Германией. Михоэлс своими речами и выступлениями перед американцами, особенно перед евреями, действительно повлиял на настрой людей и собрал для Советского Союза большие денежные пожертвования. Но после войны Еврейский антифашистский комитет стал правительству не нужен и даже опасен, потому что у его членов были широкие международные связи. А это считалось преступлением.

На другой день сразу распространился слух, что смерть Михоэлса не случайность, а подстроенное убийство. Многие догадывались, что приказ убить его исходил с самого-самого верха. Смерть Михоэлса легла зловещей тенью на евреев и на всю интеллигенцию.

Почти в то же время прошла сессия Академии сельскохозяйственных наук. Никому бы до этого не было дела, если бы на ней не стали громить ученых за «преклонение перед западной наукой». Агроном Трофим Лысенко выступил с критикой западных ученых XIX века Вейсмана, Менделя и Моргана, основателей науки о генетической наследственности. Он доказывал, что наследственностью можно управлять, и требовал восстановления приоритета русской и советской науки. На самом деле Лысенко был реакционной фигурой, подставным лицом Сталина, его «избрали» президентом Академии. А в газетах и на партийных собраниях институтов началась новая политическая кампания — против «вейсманистов-морганистов» и за приоритет русской и советской науки.

Пока что нас, студентов, это не касалось. Но вдруг, неожиданно, все достижения медицины стали ставить в заслугу Павлову, крупному русскому физиологу, умершему в 1936 году. Из него сделали советского научного бога Саваофа (древнее языческое божество, которому до крещения поклонялись славяне). Сам Павлов был религиозный интеллигент и терпеть не мог советскую власть. Указания об усилении значения Павлова для советской медицины шли свыше — от Центрального Комитета партии и райкомов, а оттуда — в партийные комитеты институтов. Во всех этих инстанциях не было ни одного ученого: партийные неучи давали указания профессорам — что делать, как говорить, что преподавать. Теперь на лекциях и занятиях все стали, как попугаи, повторять: «павловское учение», «павловские идеи»... И нам, студентам, вменялось в обязанность на семинарах ссылаться на труды Павлова, которые мы никогда не читали.

Как ни мало мы знали и понимали, но не могли не удивляться — что произошло? К имени Павлова каждый день стали добавлять русских докторов прошлого — Сеченова, Боткина, Захарова, Филатова, их стали превозносить и цитировать. В учебниках все иностранные фамилии заменялись на русские, под разными «научными» объяснениями. Ходили бесконечные анекдоты. Остряки фамилию Эйнштейн (в переводе — «один камень») переделали на «товарищ Однокамушкин»; а рентгеновские лучи были открыты вовсе не немцем Рентгеном, а русским попом, который сказал своей попадье: «Я тебя наскрозь вижу».

Студенты-евреи стали, оглядываясь, собираться группами и рассказывать друг другу новости и анекдоты. Тогда все боялись доносчиков-«стукачей», и я инстинктивно сторонился тех групп — чувство предосторожности подсказывало мне, что лучше не быть замешанным ни в какие групповые интриги. Но моя подружка Роза была очень коммуникабельна, она все и всех знала и многое мне рассказывала, когда мы бывали вдвоем. А вдвоем мы бывали все чаще. Общественные настроения и интриги вихрем вились вокруг нас, но сами мы были в вихре любви — нас больше всего на свете занимала любовь, она была интересней всех кампаний и настроений. Наша любовь уже не была секретом для однокурсников, девушки из группы меня поддразнивали, Борис тоже посмеивался надо мной, а я за это на него дулся. После учебы (а иногда — вместо нее) мы с Розой шли целоваться на скамейках в парках или в кино.

Однажды, прижимаясь ко мне всем телом, Роза сказала с игривой улыбкой:

— Я хочу сказать тебе что-то: я ведь уже не девушка — у меня был любовник.

Это еще больше подогрело мои желания — я-то еще был девственником. Мы горели нетерпением предаться настоящим любовным утехам, но негде было — мешали квартирные условия. Мы мечтали: вот если бы родители куда-нибудь ушли...

Тем временем в кампании за приоритет выдвинулся новый «корифей науки» — биолог Бошьян. Большими тиражами напечатали его книгу. Он утверждал, что умеет управлять наследственностью и может изменять гены по своему желанию. Как он до этого додумался? Ведь тогда еще вообще не была открыта структура ДНК (дезоксирибнуклеиновой кислоты) — генетической основы наследственности. Но если кто сомневался в «открытиях» Лысенко и Бошьяна, тем приклеивали кличку «вейсманистов-морганистов», а это было равносильно позорному клейму инквизиции.

И вот в этом и обвинили профессора Бляхера, одного из лучших наших лекторов, тоже еврея. Мы были обескуражены, когда однажды вместо него на кафедру поднялась какая-то моложавая женщина. Это была присланная из Курска преподавательница по фамилии Маховка — малограмотная, но зато русская и член партии. На свою первую лекцию она накинула на плечи двух чернобурых лис. Ужс одним этим она вызвала в нас негативную реакцию и показалась нам претенциозной. А когда вместо лекции она открыла газету «Правда» и стала читать нам тексты статей о приоритете русских и советских ученых, мы окончательно убедились — кого мы потеряли и что приобрели. На клочке бумаги я написал эпиграмму:

Ах, как жалко и неловко:
Вместо Бляхера — Маховка;
На плечах у той Маховки
Две лисицы, две плутовки,
Но ума у той Маховки
Столько, сколько у морковки.

Я показал эпиграмму Розе, она засмеялась чуть не в голос и послала эпиграмму по рядам студентов. Видно было, как вся аудитория колыхалась, читая. Но подпись я не поставил.

По слухам, еще оставалась слабая надежда: может, на защиту наших профессоров встанет гигант науки Гамалея — мировой авторитет. Но вместо этого в девяносто лет он вступил в партию большевиков. Газеты раздули этот факт как триумф советской идеологии. Секретарь Центрального Комитета партии Жданов сказал: «В наше время все пути ведут в коммунизм — почетный академик Гамалея пришел в партию на девяностом году своей жизни». Эту фразу стали повторять на всех собраниях.

Но, опять-таки по слухам, мы узнали — как он к этому «пришел». По состоянию здоровья Гамалея жил только на даче под Москвой и не бывал в институте. Партийный комитет в полном составе, во главе с секретарем райкома партии, выехал к нему на дачу. Академик дремал в колесном кресле и не очень реагировал на незнакомых ему людей. Тут же составили протокол заседания и единогласно «приняли» его в партию без обычного для этого кандидатского стажа в один год. Ни радости, ни возмущения со стороны Гамалеи не было — наверное, он просто ничего не понял.

Комитет хорошо сделал, что не дал Гамалее стажа кандидата, — через несколько дней весь институт хоронил «молодого коммуниста» на Новодевичьем кладбище. Был хороший осенний день, и все были рады, что вместо занятий нам велели идти на похороны. А мы с Розой радовались больше других и сбежали: днем моих родителей — наконец-то! — не было дома. Так великий ученый помог мне потерять девственность в жарких объятиях Розы.

Письмо Сталину

Хирургическая карьера моего отца шла вверх: он защитил диссертацию, его назначили заместителем директора Института хирургии и заместителем декана Института усовершенствования врачей. Занимать первые посты с его еврейской фамилией Зак и без партийного билета он не мог, но и это было большим достижением и признанием его заслуг. Моя русская фамилия Голяховский перешла мне от мамы, когда я пошел в школу. Сначала меня записали под отцовской фамилией. В первый же день учительница сказала:

— Дети, вы знаете, что такое национальность?

Ребята довольно уверенно закричали:

— Знаем!

— Я буду называть национальность, а вы поднимите руку, если она ваша.

Это выглядело как игра, и мы с радостью приготовились. Она сказала:

— Русские, — поднялось большинство рук.

Я знал, что моя мама русская, а отец — еврей, и размышлял — поднимать ли руку мне? Пока я раздумывал, учительница уже сказала:

— Украинцы, — опять поднялось несколько рук.

— Белорусы, — еще несколько.

— Евреи.

Я обрадовался, что и я могу поднять руку. Но как только я это сделал, весь класс обернулся в мою сторону, многие засмеялись и стали показывать на меня пальцами:

— Зак — еврей! Зак — еврей!

Я удивился и обиделся, но учительница сказала:

— Дети, не надо смеяться над Заком. Евреи — такая же национальность, как и все другие, — добавила она неуверенным тоном.

С того момента я понял, что еврейская национальность не совсем «такая», как другие.

Дома я рассказал родителям этот эпизод. Отец расстроился и взялся за голову, а моя решительная мама на следующий день отвела меня в другую школу и записала под своей фамилией, указав: «русский», — это было вполне законно, так делали во многих смешанных семьях. Для советских полукровок это было лучше — для их будущего.

Мой отец представлял собой типичный пример ассимилированного беспартийного советского еврея: очень хороший врач, он сумел добиться многого, но все равно для него существовал поставленный властью барьер карьерного ограничения. Теперь он был на высоте карьеры, и главное, чего нам не хватало, — это квартиры. Теснота, в которой жила наша семья, утомляла нас все больше. При установленной средней норме 9 квадратных метров на человека нам не хватало почти 10 метров. Да еще и эта крохотная кухня, общая с соседями, и одна уборная — это были кошмарные условия.

Комната наша была забита вещами и книгами отца, а теперь уже и моими — я начал собирать библиотеку. Нам почти негде было повернуться. У меня никогда не было своей кровати — на ночь для меня составляли три чемодана и клали на них матрас. А когда у нас жила старенькая бабушка Прасковья Васильевна, мать моей мамы, то для нее ставили еще деревянную раскладушку. И родители, и я мечтали о своих спальнях. Я становился взрослей, ко мне приходили друзья и девушки, мама всех радушно угощала, но нам, молодым, хотелось быть в своей компании. Особенно сложно стало, когда я хотел оставаться вдвоем с Розой — наслаждаться любовью. А хотелось мне этого все чаще.

Некоторые из родительских знакомых получили квартиры, и вот отец тоже стал хлопотать перед начальством, чтобы ему дали хоть маленькую, но отдельную квартиру. Он писал письма в разные инстанции, доказывая, что он известный хирург, что ему надо писать научные работы и готовиться к лекциям, что с его научной степенью он имеет право на дополнительную площадь (научным работникам полагались дополнительные 20 квадратных метров, но почти ни у кого их не было).

После долгого ожидания и многих отказов отец как-то раз сказал, что хочет написать письмо на имя Сталина и попросить его помощи. Говорили, будто бывали такие примеры и реакция на письмо Сталину бывала положительной — люди добивались своего. Отец обдумывал эту идею несколько недель, она нравилась ему все больше, нам с мамой тоже, да и не было другого выхода. Но в то же время мы взвешивали возможные последствия такого высокого обращения. По слухам, положительных результатов было меньше 10 процентов. А отрицательные результаты могли быть весьма неприятны: начальники поменьше не любили, когда через их головы обращались выше. Особенно — так высоко!

Мы понимали, что сам он вряд ли даже узнает про письмо, не то что прочтет. Письмо будут читать какие-то мелкие чиновники его секретариата. Но вдруг!.. И вообще сама по себе идея общаться с самим великим Сталиным казалась почти кощунственной. Хоть советская система не признавала религии, но Сталина она вознесла так высоко, как возносили только богов. А с Богом, как известно, могли беседовать только библейские пророки Авраам и Моисей, беспокоя Его своими мирскими делами. Я во всяком случае не решился бы написать Сталину, что мне нужно оставаться с Розой наедине.

После долгих обсуждений в один воскресный день мы наконец тихо сели втроем за наш единственный стол. Мы не хотели привлекать внимание соседей к такому «святому» делу. Отец разложил специально приготовленную плотную бумагу, которую где-то для этого достал. Пишущей машинки у нас не было (это была большая и дорогая редкость), поэтому отец собирался писать чернилами. У него был хороший почерк, но для такого случая надо было особо четко выводить каждую букву. Тщательно выводя, он написал:

«Дорогой Иосиф Виссарионович! Я обращаюсь к Вам с личной просьбой...» Отец был напряжен — момент слишком серьезный. Но мы с мамой слегка над ним посмеивались.

После первой фразы он остановился и задумчиво спросил:

— Может быть, лучше не писать «дорогой»? Это звучит чересчур фамильярно.

Мы втроем стали продумывать другие варианты. Мама предложила:

— Напиши — «Дорогой и великий Иосиф Виссарионович».

Я возразил:

— Нет, это звучит как-то странно — «дорогой и великий». Не годится.

— А как же? — растерянно спрашивал отец. — Может, написать, как ему официально пишут письма коллективы колхозников в газетах, — «Великому Учителю и другу всех народов», а? Эта формулировка принята и очень популярна.

— Нет, для письма с личной просьбой это не годится.

— Да, вот задача — как лучше обратиться?.. — вздыхал отец. Ему, который решительно делал тысячи сложных хирургических операций, теперь было невозможно решиться.

Мама предложила:

— Напиши так: «Товарищу Сталину, Председателю Совета Министров».

Отец возразил:

— Нет, это звучит как-то холодно. Да к тому же он не только Председатель Совета Министров, но еще Генеральный секретарь Коммунистической партии, и генералиссимус, и верховный главнокомандующий, и еще многое другое...

— Если ты станешь писать все его титулы, на бумаге не останется места для письма, — рассмеялся я. — Да и не все ли равно? Сам он читать не будет, а его секретари знают все его должности и звания.

Отец рассердился:

— Не вижу ничего смешного в том, что я перечислил его должности.

Он нервничал, мама заметила это и примирительно сказала:

— Знаешь что, не надо спешить с этим обращением. Наша просьба ясна, ты ее излагал уже много раз в других письмах. Об обращении мы подумаем, каждый отдельно, про себя, и через несколько дней что-нибудь придумаем.

Отцу идея не писать письмо, хотя бы сейчас, очень понравилась, он повеселел. Я, по молодой горячности, был недоволен отсрочкой:

— Чего ты испугался, какая разница — какое обращение? Теперь мы станем каждый сочинять это обращение и сообщать друг другу, как в чеховском рассказе все предлагали свой вариант «лошадиной фамилии».

Мама под столом наступила мне на ногу, чтобы я замолчал. Отец с горечью посмотрел на меня:

— Ты не понимаешь...

Так письмо никогда и не написали. И хорошо сделали, потому что события для отца стали разворачиваться опасные. Женщины-делопроизводители из нашего домоуправления были его пациентками, они его очень уважали, и каждая из них отдельно шепотом сообщила ему, что приходил работник службы внутренних дел и расспрашивал их о нем: кто бывает у нас дома, сколько человек приходят, откуда мы получаем письма, как часто мои родители уходят и как поздно они возвращаются.

Мне родители это не рассказали, но я видел, что у них вдруг испортилось настроение.

И о письме Сталину больше не вспоминали.

Научная «культурная революция»

На занятиях у нас прибавлялись все новые предметы, мы начали изучать гистологию — науку о строении тканей. Теперь надо было много смотреть в микроскоп и зарисовывать что видим. Я с детства хорошо рисовал, и мне занятия нравились, я заинтересовался гистологией. Еще из школьной биологии мы знали, что все живые ткани состоят из клеток и все клетки происходят от клеток — делением. В институте, в начале первого курса, нам преподавали, что основателем клеточной патологии был немецкий ученый XIX века Рудольф Вирхов. Он в 1858 году, намного опередив свое время, написал книгу, в которой дал самый глубокий подход к разгадкам процессов, происходящих в клетках организма при болезнях. Этим он создал новый раздел медицинской науки — клеточную патологию и разработал базовую теорию для понимания и лечения многих болезней. До него веками господствовала «гуморальная теория баланса жидкостей», зарожденная еще Гиппократом две с половиной тысячи лет назад.

И вдруг на втором курсе все было повернуто назад: клетки не имеют большого значения, а учение Вирхова вообще ложное и псевдонаучное. Фактически, когда мы смотрели в поле микроскопа на клетки и рисовали их, мы должны были говорить, что это ничего не значит, что их попросту нет. Медицина в наших мозгах переворачивалась кверху ногами. Что? Как? Почему? Какие объяснения? — хоть что-нибудь бы понять.

Началось все с того, что профессор Лепешинская, старая большевичка, «открыла тайну борьбы со старением организма». Тайна была в том, что каждый день надо садиться в содовую ванну. У нас в квартире ванны не было, как и у 90 процентов жителей страны, так что нам — увы! — предстояло стареть. Ходили слухи, что это открытие очень понравилось стареющему Сталину, мечтающему пожить подольше. И опять по указанию партийных комитетов все профессора и студенты должны были ссылаться на «научные работы» Лепешинской. Их так популяризировали в газетах и по радио, что из магазинов исчезла питьевая сода — раскупили для омоложения.

Сегодняшним ученым-медикам и биологам будет интересно узнать, как делались такие «открытия» и чем они обосновывались. В основе «открытия» Лепешинской лежали опыты над... эритроцитами лягушки. Ей пришла идея поместить эти эритроциты в содовый раствор. По ее наблюдениям, от пребывания в нем оболочки эритроцитов становились «менее плотными». Как она это определяла, она не описывала. Вторая идея была в том, что она постулировала «научное» определение старения, — оказывается, старость это не что иное, как уплотнение оболочек клеток. А само это уплотнение — следствие «агрегации белковых единиц» (каких «единиц»?) в процессе взаимодействия электрических разноименных зарядов. По ее выражению, они «теряют электрозарядку». Никаких измерений «элетрозарядки клеток» не приводилось. Но, по ее представлениям, от этого происходит «выделение воды», тоже ничем не доказанное. Поэтому сидение в содовой ванне раз в день по полчаса может предотвратить этот — увы! — неизбежный процесс старения.

Обо всем этом в солидном научном журнале «Клиническая медицина» была напечатана статья Лепешинской «О принципе лечения содовыми ваннами». Уже не говоря о том, что научно абсолютно неграмотно переносить наблюдения над эритроцитами лягушки на человеческий организм, в «открытии» не было ни идеи, ни доказательств. Тем не менее во всех больницах и институтах устраивались собрания, на которых врачам и студентам вменялось в обязанность штудировать эту статью и восхвалять «великое открытие советского ученого». И мы, как попугаи, не понимая ни смысла, ни метода, должны были повторять этот бред как молитву.

Ободренная успехом, Лепешинская пошла дальше: она «открыла живую субстанцию» без клеточного строения. Это она «подсмотрела» в строении яичного белка, который на самом деле является лишь питательной средой для желтка. Своей потрясающей невежественностью это «открытие» отбрасывало медицинскую науку на тысячелетия — ко времени Гиппократа и теории гуморальных факторов баланса жидкостей.

Даже людям с малыми медицинскими познаниями это «открытие» казалось странным. И мы, начинающие студенты, чувствовали его фальшь — молодые знают мало, но все остро чувствуют. Какие доказательства? Марксистская философия всегда была материалистической, основанной на фактах, — но это «открытие» было чистым идеализмом. В политике великорусского шовинизма и национализма властям так хотелось выдвигать вперед хоть что-то русское, советское, что они пренебрегли основой своего учения.

Была собрана сессия Академии медицинских наук, и вокруг нового «открытия» зазвучала волна патриотических выступлений. Профессора наперебой восхваляли «новое достижение советской науки» и критиковали Вирхова и вирховианцев. Среди них были такие, которые сделали на этом карьеру: наш профессор гистологии Хрущев (однофамилец будущего советского лидера Никиты Хрущева) приготовил специальные препараты для доказательства той теории — за это его «избрали» в Академию. Но тех, кто осмеливался спорить и возражать, разбирали на партийных собраниях и снимали с работы. Даже Давыдовского, совесть науки, заставили выступить с похвалой нового «открытия». Умный и желчный человек, он сказал: «Мы должны быть благодарны Ольге Борисовне (Лепешинской) за то, что она освободила патологию от тесного прусского мундира, надетого на нее Вирховым». В этой фразе крылся интеллектуальный сарказм. Давыдовский был продолжателем работ Вирхова, в своих трудах много ссылался на него, поэтому партийные власти предписали ему особо «очистить себя». Но так как вся медицина была построена на учении Вирхова, то фраза «освободила от тесного прусского мундира» точно и красочно определяла, что Лепешинская «раздела» науку.

А она продолжала «делать открытия» и обнаружила, что на открытую ею же «живую субстанцию» губительно действуют лучи, исходящие от... экранов телевизоров.

Телевидение в Москве только начиналось, по стране его еще не было, так что многие о нем ничего не знали. Да и сама она вряд ли была с ним хорошо знакома. Но ее «открытие» могло отпугнуть покупателей, поэтому на этот раз власти не стали его углублять и поддерживать — еще одна сессия Академии не состоялась.

Мы, студенты, задавали себе вопрос: ну хорошо, пусть выступавших заставляли так говорить, но ведь это крупные ученые авторитеты: что, если бы они отказались? Ответ на это поступил скоро — начались массовые гонения, увольнения и даже аресты профессоров-евреев.

Первой в нашем институте арестовали Лину Штерн — великую женщину-ученого, которой за ее открытия полагалась Нобелевская премия. По слухам, она была арестована как член Еврейского антифашистского комитета, председателем которого был артист Михоэлс. Ее арестом очень ясно раскрывалась тайна его гибели. Правда, ее не задавили машиной, как его. Просто она однажды пропала, и все. Никто ничего официально не писал и не говорил, но все догадались. По углам, где собирались группками евреи, шуршали слухи. (Все-таки власти «пожалели» Штерн и всего лишь (!) сослали ее в дальний район северного Ханты-

Мансийского округа, а потом в Казахстан; все остальные члены Еврейского комитета были расстреляны в августе 1952 года.)

Арест Штерн бросал тень на наш институт. Ясно было, что на нас обращено внимание высоких властей, и все ждали и боялись, что за этим последует что-то еще. И последовало — гонения на другого популярного профессора, Анатолия Геселевича.

Однажды на собрании коммунистов института секретарь парткома доцент Добрынина стала читать по бумаге обвинения в адрес Геселевича в космополитизме и преклонении перед Западом. В бумаге был весь тогдашний «джентльменский набор»: что в своих статьях, лекциях и в учебнике он цитировал работы западных ученых больше, чем русских и советских; что он недостаточно преподавал студентам приоритет русской науки; что он не воспитывал в них патриотизм. Особенно акцентировалось, что он мало цитировал русского хирурга начала XIX века Пирогова.

Сама Добрынина была биохимиком, не имела никакого отношения к предмету преподавания Геселевича и наверняка не читала его статьи и учебник, переизданный много раз. Она не могла знать, что он был лучшим знатоком работ Пирогова. Ясно, что бумага, по которой она зачитывала обвинения, написана кем-то, кто партийным рангом был выше нее. Собрание постановило, чтобы работу Геселевича проверила специальная комиссия. Слух об этом разнесся по всему институту. Люди разделились на два лагеря: коммунисты и русские говорили громко и с интересом, нарочито одобряли критику; евреи говорили приглушенно, напуганно и с возмущением. Я видел Геселевича в те дни в коридорах института — он совершенно изменился внешне: вместо прямой фигуры у него были опущенные плечи, согнутая спина и нетвердая, вялая поступь, вместо живости глаз — грустно-напряженное выражение лица; он был в состоянии настоящей депрессии.

На следующем собрании слушали заключение специальной комиссии. Мне рассказали об этом два аспиранта Геселевича — будущие профессора Лопухин и Мовшович. На собрание приехала сама первый секретарь райкома партии Екатерина Фурцева (потом ставшая членом Политбюро и министром культуры). Комиссия сначала цитировала работы Сталина, а потом перешла к Геселевичу. Его обвиняли в идеологических ошибках, в низкопоклонстве перед западной наукой, в отсутствии патриотизма, в том, что он недостаточно читает газету «Правда» и что у него много методических ошибок преподавания — например, у него не было составленного текста лекций (мы любили его лекции и знали, что он читал их не по бумажкам, как другие, а был блестящим лектором-импровизатором, настоящим оратором; но именно в этом его и обвиняли). Геселевич попросил дать ему слово для самокритики — тогда все должны были признавать свои ошибки. После дебатов ему разрешили говорить пять минут. Он благодарил комиссию за глубокую и принципиальную критику, сказал, что выше всего ставит интересы партии, обещал исправиться с учетом всех замечаний и закончил тем, что он всегда глубоко изучал и будет руководствоваться работами великого товарища Сталина.

Его выступление вызвало смешанный гул аудитории, аспиранты даже зааплодировали с облегчением — им не хотелось терять такого руководителя. Но тут выступил студент нашего курса Борис Еленин — высокий представительный мужчина, ветеран войны, но единственный из них, кто всегда был хорошо одет и производил впечатление сытого благополучия. На войне Еленин был капитаном СМЕРШ, что расшифровывалось как «Смерть шпионам», — отдела внутренней слежки в армии, который должен был доносить на подозреваемых в измене (по навету такого отдела на фронте был арестован Солженицын).

Не называя Геселевича по имени, Еленин сказал:

— Нам, советским студентам, не нужны профессора, которые сами преклоняются перед Западом и хотят привить это преклонение нам. Партия и лично сам великий гений человечества товарищ Сталин учат нас, что идеологические вопросы воспитания будущих советских специалистов — это основа работы высшей школы. Мы должны очищать наш коллектив от безродных космополитов — и мы это сделаем. Мы завоевали это право своей кровью на фронте, товарищи! (Еленин военных ранений не имел.)

Наступила тишина, молчание, замешательство. В этой тишине раздались аплодисменты секретаря райкома партии

Фурцевой. За ней — секретаря парткома Добрыниной, а затем постепенно всех остальных. Аспиранты Лопухин и Мовшович опустили головы и тоже сделали вид, что аплодируют. Растерянный Геселевич оглядывался на зал и потом тоже стал аплодировать. Однако это его не спасло: через несколько дней его исключили из партии и сняли с работы. На его место назначили партийного русского доцента Островерхова — малокультурного человека, который совсем не умел читать лекции.

Нашего студента Еленина сделали заместителем секретаря парткома — положение, которое никогда не давалось студентам. Теперь профессора заискивали перед ним и ставили ему только отличные оценки. Поэтому он получил особо высокую «Сталинскую стипендию». Я редко видел его на занятиях — он всегда заседал в парткоме или был по делам в райкоме. Говорили, что он приближен к самой Фурцевой — как близко, никто не знал, но подозревали многое.

Через некоторое время в газете появилась статья с критикой Геселевича, статья была, как тогда говорили, «разгромная». Ни на какую работу его не брали, но в конце концов он получил мелкую должность заведующего Пироговским кабинетом при библиотеке Академии. Парадоксально, что по его учебнику продолжали учиться многие поколения студентов — другого такого учебника по предмету не было.

Через тринадцать лет мне довелось встретиться с Геселевичем опять. Он помогал мне советами в оформлении кандидатской диссертации, и я поражался его научной эрудиции. Но свое положение он так и не смог восстановить.

Великий хирург

Однажды мой отец рассказал дома, что известный хирург из Ленинграда, профессор, академик и медицинский генерал Джанелидзе произнес такую фразу:

— Когда я приезжаю в Москву, я люблю ходить в два места, чтобы получить эстетическое наслаждение: на спектакли Художественного театра и на операции Сергея Сергеевича Юдина.

Джанелидзе был известен в хирургическом мире как очень интеллектуальный человек, представитель уходящего мира старой грузинской интеллигенции — полиглот и эстет. К его мнению и оценке нужно было прислушиваться. А я тогда старался впитывать в себя как можно больше интересных мыслей и наблюдений. Художественный театр был мне хорошо знаком, я пересмотрел там много спектаклей. А вот о хирурге Юдине я только слышал, но ни его самого, ни его операций не видел. Мой отец был с ним хорошо знаком, и я попросил его устроить мне такую возможность.

В Москве тогда работали три знаменитых хирурга: очень популярный А.В.Вишневский, вся хирургия была заполнена его именем — «анестезия по Вишневскому», «блокада по Вишневскому», «мазь Вишневского» (мой отец со студенческих лет был его ближайшим учеником и помощником, Вишневский был при моем рождении, и его называли моим «крестным отцом»); второй хирург был Герцен, внук русского революционера А.Герцена, высланного в XIX веке за границу; его внук вернулся в советскую Россию и стал основателем хирургической онкологии — операций на опухолях; самым ярким из трех был Юдин, главный хирург Института имени Склифосовского, основатель многих новых направлений в хирургии, автор лучших книг. Все трое были дворяне, все имели мировые имена (и, очевидно, поэтому советская власть их не тронула), все были русские патриоты. Юдин больше других славился особой артистичностью техники операций. Он был еще довольно молод — пятьдесят пять лет, но уже имел самые высокие награды и Сталинские премии за научные работы (редкая честь!). Он единственный из всех советских хирургов был избран в Британское королевское общество — Британскую академию. Это считалось самой высокой честью, дававшей право на звание «сэр» и на английское дворянство.

Многие хирурги стремились увидеть операции Юдина, и он разрешил мне присутствовать на одной из них вместе с другими приглашенными. В тот день он делал пластику пищевода из тонкой кишки — по методу, который он предложил первым в мире.

На небольшой скамейке-амфитеатре в операционной сидели приглашенные профессора, я робко примостился позади них.

Юдин был очень высокого роста, операционный стол был даже слегка низок для него. Оперировал он спокойно, комментируя гостям — что делал, метко и с остроумными замечаниями проводил параллели с методами других хирургов. Видно было, как гости улыбались под хирургическими масками. Я этого не понимал, но завороженно смотрел на его руки: длинные пальцы работали, как двигаются пальцы пианиста по клавиатуре. Они быстро передвигались от одного края операционного поля к другому. В некоторые моменты на пальцах держалось сразу несколько инструментов: скальпель, ножницы, зажим, пинцет. Он сказал, что все инструменты сам привозил из своих поездок в разные страны. Пальцы с инструментами поднимались и опускались, и ткани пациента под ними то быстро разъединялись, то легко соединялись — поразительно! Действительно, такая хирургическая техника могла доставлять эстетическое удовольствие понимающим зрителям, они внимательно следили, время от времени переглядываясь и подталкивая друг друга.

Инструменты Юдину подавала его операционная сестра Марина, очень маленького роста, поэтому она стояла на высокой подставке. Он ничего ей не говорил, никаких инструментов не просил, она сама ловко и артистично вкладывала их в его руки. Ясно было, что они очень хорошо сработались. Все знали, что Марина ему больше, чем помощница — она являлась его неофициальной женой, хотя у него была семья.

После операции он пригласил всех в свой большой кабинет и там прочитал короткую лекцию о методе, который мы только что видели. Рассказывая, он вставлял иностранные термины и выражения на разных языках. У него была красивая аристократическая манера говорить и держаться. А после лекции он подошел к умывальнику и при гостях-мужчинах помочился в него, абсолютно не стесняясь и не извинившись. Все-таки по натуре он был русский мужик — большой мужик стоял и запросто ссал в умывальник, как где-нибудь на поле в деревне.

Мужик-то мужик, но он единственный из всех умел каким-то образом издавать свои печатные работы на высоком международном уровне — на хорошей бумаге, богато и красиво иллюстрированными, во впечатляющих переплетах. В то время вообще издавали мало — был дефицит всего, а кроме того, на все напечатанное требовались десятки актов экспертизы, авторских справок, разрешений Первого отдела (КГБ), Горлита и Главлита.

После прохождения этих инстанций давались «высочайшие» разрешения Комитета по делам печати и отдела науки Центрального Комитета партии. Пробить все это мог только Юдин — у него был вкус, были имя и влияние.

Вскоре после моего посещения случилось так, что по просьбе посла Британии Юдин оперировал сотрудника британского посольства. Операция прошла удачно, в благодарность за это посол пригласил его в гости. Там были только его высокие сотрудники и Юдин с Мариной. А через две недели их обоих арестовали.

В их деле фигурировали доносы его близких учеников и помощников: что он много общался с иностранцами, что игнорировал советских ученых и даже что он оперировал не советскими, а иностранными инструментами. Ну, понятно: есть враги и завистники, есть подлецы и предатели, но кому какое дело до того, какими инструментами хирург делает операции?!

Об аресте и его деталях узнавали из слухов — официально ничего не сообщалось. Их обоих сослали на десять лет в дальний район страны, в тьмутаракань (было в старину такое древнее русское княжество), по 58-й статье уголовного кодекса, как шпионов и за связь с иностранцами. Там они работали под надзором в маленькой районной больнице. Заграничных хирургических инструментов там наверняка не было.

Для хирургов Москвы тот арест был шоком. Все понимали, что сослать такого человека могли только с ведома Самого... (имя Сталина называть боялись). Чем Юдин ему не угодил? А дело, очевидно, было простое — Сталин наводил террор на интеллигенцию. И действительно, как только Сталин умер, в 1953 году Юдина с Мариной сразу вернули в Москву, и они опять продолжали работать. Это, конечно, было хорошо, но только менее чем через год Юдин умер от инфаркта миокарда — сказались годы ссылки.

Я узнал о его смерти из сообщения радиостанции Би-би-си из Лондона. В передаче, посвященной ему как члену

Королевского общества, комментатор Анатолий Гольдберг ставил Юдина в один ряд с великими историческими фигурами хирургии.

Хирург-монах

Был в Советском Союзе еще один знаменитый хирург, который жил тогда в Ташкенте, а потом в Симферополе, и был известен под именем епископа Луки. Настоящее его имя было Валентин Войно-Ясенецкий. Все хирурги знали его двухтомный учебник «Гнойная хирургия», в 1948 году ему дали за него Сталинскую премию. Но не все знали необычную историю его жизни. Я видел его один раз на лекции. В 1960-е годы, когда я работал в Боткинской больнице с его внуком, доктором-урологом, узнал историю его жизни.

В конце 1920-х годов довольно молодой хирург дворянского происхождения, которому все предсказывали блестящее будущее, неожиданно оставил медицину и постригся в монахи, ушел в монастырь. Событие это казалось невероятным для тех, кто не знал внутренних пружин его. Для самого Войно-Ясенецкого это было так естественно, что он не мог себе представить — как поступить иначе?

После революции 1917 года почти все его родственники-дворяне бежали из России, но он был патриот и идеалист и стремился приносить пользу бедным людям. Поэтому он решил уехать в далекий район, чтобы работать хирургом и разъезжать по деревням. Жена отговаривала его, страдала, но скрепя сердце поехала за ним. Она всегда волновалась за него и за будущее своих детей — троих сыновей и дочери. А для него не существовало ничего, кроме хирургии, — он работал с упоением. До открытия антибиотиков было много гнойных воспалений, и Войно-Ясенецкий стал большим специалистом в их хирургическом лечении. Он писал научные статьи и стал известным ученым. Местные коммунистические власти относились к нему настороженно, но вынуждены были считаться с ним.

Однажды он уехал в дальний район, а когда вернулся домой, то застал жену в тяжелом состоянии: она была бледна, пульс едва прощупывался, а глаза смотрели на него с предсмертной тоской. Он понял, что у нее было внутреннее кровотечение от внематочной беременности, и сразу начал операцию — других хирургов вокруг не было. Если бы он вернулся раньше, то мог бы ее спасти. Но у нее была слишком большая потеря крови, и она умерла на операционном столе. Ей было тридцать семь лет.

Если бы жена умерла «под ножом» другого хирурга, он потерял бы только жену. Но на своей операции он потерял еще и веру в хирургию: ему казалось, что своей смертью жена доказала ему несостоятельность его увлечения хирургией. Она унесла свою любовь и любовь к его профессии. Разочарование в хирургии, крах всех его надежд был так силен, что привел его к отчаянию. А отчаяние часто приводит к Богу, к вере. Сразу после похорон он уехал в монастырь (кое-где они еще оставались) и постригся в монахи. Ему было сорок два года. Детей он оставил на воспитание бездетной медицинской сестре, с которой работал.

Его слава хирурга еще ходила по всей стране, а сам он уже только молился в келье далекого монастыря. Через семь лет его сделали иеромонахом с именем Лука. В 1930-е годы его монастырь был разогнан большевиками, а Лука отправлен в ссылку без срока в дальний уголок Сибири — в поселок Мымра. Ссылка не угнетала его, молитвы и служба Богу занимали все помыслы. Только чтобы как-то прожить, он устроился работать санитаром в маленькую больницу. Он мыл полы, прислуживал больным, таскал их на носилках, выносил за ними горшки, а иногда даже отвозил их в операционную. Там он помогал молодому хирургу надеть стерильный халат, завязывал на нем тесемки сзади и ничем не выражал заинтересованности в операциях.

Хирург знал фамилию своего санитара, знал, что он раньше был знаменитым хирургом. Но как атеист он ненавидел религию и не мог понять — почему хирург стал монахом. Кроме того, зная, что его санитар — бесправный ссыльный, боялся заговаривать с ним, чтобы его не заподозрили в сочувствии «врагу народа». А сам этот «враг» молился в своей каморке и был рад, что молодой доктор не дает ему поводов для соблазна разговаривать о хирургии.

В 1941 году случилось так, что в том поселке задержался один тяжелобольной — секретарь партии чуть ли не всей Сибири. Он был болен уже несколько дней, и его везли на самолете в Москву. С ним были сопровождавшие два агента безопасности и молодая женщина-доктор. Самолет сел там для дозаправки, но больному становилось все хуже и везти дальше было опасно для его здоровья. Больного привезли в больницу и попросили местного хирурга осмотреть его. После осмотра тому стало ясно, что у него гнойное воспаление в брюшной полости и его надо срочно оперировать. Но он боялся делать операцию такому ответственному больному: в случае плохого исхода его могли обвинить в смерти члена правительства, это будет стоить ему свободы и жизни.

Примеры обвинений и наказаний врачей за высокопоставленных больных были известны всем. С другой стороны, в случае смерти этого больного без операции его тоже могли обвинить: почему он не помог умирающему, не было ли это умышленно?

Он сказал сопровождающим:

— У меня в больнице работает санитаром один бывший знаменитый хирург, он может лучше меня сделать такую операцию.

Расчет был простой: если они уговорят или заставят Луку делать операцию, то ответственность с него будет переложена на того, а самому Луке во всех случаях грозит немногое — он и так ссыльный навечно.

Подивившись на неожиданное предложение, сопровождавшие вызвали Луку. Он был рядом — мыл пол в палате нового больного. Так и вошел к ним с ведром и тряпкой в руках.

— Садитесь, — вежливо заговорили они, — да ведро-то поставьте. У нас к вам просьба: осмотрите больного, которого мы привезли.

Лука коротко взглянул на хирурга, отвернувшегося к окну, и понял предшествовавший разговор. Для него это было первое искушение за много лет. Он перекрестился и пошел смотреть больного, прихватив ведро, чтобы не нарушать порядок.

— Эй, доктор, — окликнул хирурга один из сопровождавших, — понесите-ка ведро вместо профессора.

Забежав вперед, другой сопровождавший прошептал больному:

— Старик этот — не санитар, он был знаменитым хирургом... стал монахом... здесь в ссылке. Надо ему показаться. Потом с ним разберемся.

Больной, гроза и начальник над всей Сибирью с ее заключенными, согласился. Осмотрев его, Лука сказал:

— Надо вам делать операцию, доктор наш прав, — и вышел.

Сопровождавшие вышли за ним.

— Коллега, мы просим вас делать операцию, — сказал ему хирург.

— Какой же я вам коллега? Я только санитар. Я не имею права.

— Но ведь вы же были известным хирургом.

— То было давно. Я уже забыл, что знал.

Сопровождавший повысил голос:

— Давайте говорить откровенно: вы не хотите делать операцию? Значит, вы — саботажник!

Слово это было очень модно, оно пошло после одного из выступлений Сталина: не зная, за что наказывать миллионы невинных людей, их обвиняли в саботаже на работе.

— Я не саботажник, я работающий санитар. Я выполнил вашу просьбу, осмотрел больного, а для операции есть хирург с полными правами.

— Вам что — права нужны? Они все в наших руках, эти права.

— Не могу. А заставить вы меня не можете: вдруг я сделаю ошибку и больной умрет? Что тогда?

— Тогда я застрелю тебя, старик!

— Я не боюсь смерти, я человек верующий. Я предстану перед Господом с чистой душой.

Второй сопровождавший заговорил мягче:

— Вот вы человек верующий, а какая же это вера, если перед вами, можно сказать, душа гибнет и страждет, а вы помочь не хотите. Неужели вам это безразлично, батюшка?

Для Луки это было еще более глубокое искушение.

— Я буду молиться за него, — сказал он.

— Но ведь вы же не только священник, вы еще и доктор. Лучше сделайте операцию с молитвой. Ведь если Бог есть, он не простит, что вы не помогли душе страждущей.

— Душе, говорите? А крест на нем есть? Я что-то не заметил.

— Ну какой же на нем крест, он же большевик.

— Вот видите — креста нет. Какая же душа у коммуниста, не признающего душу?

— А если мы наденем на него крест, будете оперировать?

— Попробуйте, — ответил Лука и ушел к себе в каморку молиться — искушения были слишком велики.

Он чувствовал, что слаб, что во всякую минуту может нарушить клятву, данную над гробом жены, — никогда не брать скальпель в руки. Он считал себя виноватым в ее смерти, потому что любовь к хирургии затмила его любовь к ней: он не послушал ее и поехал работать в район вместо бегства за границу. То была гордыня его души, и он поклялся умершей жене Богом — усмирить гордыню и отказаться от хирургии навсегда.

Больному объяснили:

— Тот профессор знаменитый, санитар здешний, который монахом был, он согласен делать операцию, если вы крест на себя наденете.

— Да вы что, ополоумели, что ли? Да я же ведь этих попов сам, своими руками...

Но он вдруг ослаб, замолчал и впал в беспамятство. Нашли у какой-то старухи крест, надели на него и понесли в операционную.

Сопровождавшие вошли в каморку Луки.

— Ваше преосвященство, товарищ профессор, надели мы крест на него, как вы велели. Сделайте операцию, ради Бога. Помрет ведь без вашей помощи. Тогда всех нас прихлопнут, как собак паршивых.

— Сейчас я приду к вам, — проговорил он. — Во имя Отца, Сына и Святого духа...

Он не оперировал уже двенадцать лет, но технически операция не была трудна для него. Бог помог ему, а может быть, то, что все эти годы, молясь и отрекаясь от хирургии, он невольно для себя самого вспоминал детали операций, которые делал раньше. И получалось, что, несмотря на клятвы и молитвы, он все-таки оставался хирургом.

Потом ему пришлось долго выхаживать своего больного. Они даже сдружились, больной звал его «отец», хотя они были одного возраста. По его приказу сопровождавшие выхлопотали Луке освобождение. Когда пришло больному время уезжать, он сказал:

— Отец, вы свободны теперь, вот ваш паспорт. Вы можете делать, что хотите. Но я вас прошу остаться со мной. Для вас готова кафедра в медицинском институте. Никто вас не тронет, пока я жив. — И добавил: — Даже если вы захотите остаться священником.

Профессор Войно-Ясенецкий принял его предложение. Его наградили орденом Ленина. В 1944 году в Советском Союзе впервые после революции разрешили церковь, он стал епископом Ташкентским, потом переехал в Симферополь. Когда мы слушали его лекцию, на груди у него мирно умещались: слева — орден с Лениным, посредине — на кресте Христос, а справа — медаль со Сталиным. Умер он в 1961 году. Я навестил его могилу в 1975 году, когда ездил в Симферополь делать операции. Я думал о том, как велика была его любовь к хирургии. Пока я думал, подошла пара в свадебных нарядах. Оказалось, там это было традицией: молодожены приезжали на поклон к епископу Луке — на счастье.

Без религии

Бабушка Прасковья Васильевна, мать моей мамы, была глубоко верующая христианка. Я с раннего детства видел, как по утрам и вечерам она молилась, стоя на коленях перед иконой, висевшей в уголке нашей комнаты. Она соблюдала все церковные праздники, помнила дни святых, говела перед Пасхой и пекла куличи. Потом вместе с такими же старушками она стояла в длинной очереди в церковь, чтобы святить куличи. По случаю праздника все они покрывали головы белыми платочками и в руках держали одинаково завернутые в белую тряпочку куличи. Когда бабушка постарела, вставать после молитв с колен ей становилось все тяжелей, да и стоять в очереди тоже было нелегко. Поэтому я, мальчишкой лет еще до десяти, сопровождал ее. Москва до революции славилась тем, что в ней было сорок сороков церквей, но после сохранилось всего несколько. Войдя внутрь, я испытывал необычное ощущение: церковная служба, темные лики святых на иконах, золоченые иконостасы, запах стеариновых свечей и ладана из кадильницы, вместе с гнусавым пением попа в тяжелой рясе — все это вселяло в меня робость. Я побаивался, потому что знал из советской пропаганды, что быть верующим — это очень плохо и что никакого Бога нет.

Раз уж бабушка так привыкла с дореволюционных лет, то к этому у нас дома относились спокойно и с уважением, хотя сами родители мои совсем не были религиозными. Отец не соблюдал никаких еврейских обычаев и в синагоге никогда не бывал. Вообще о еврейской религии дома разговоров не велось. Образованные в советское время, евреи больших городов были ассимилированы с русской культурой и советскими традициями. К тому же если христианство властями осуждалось, то еврейская религия считалась просто преступлением. Посещение единственной в Москве синагоги могли приравнять к участию в движении сионизма. О сионизме никто ничего толком не знал, его упоминали как ругательство, без разъяснений, но считалось, что он чуть ли не равноценен фашизму. В синагогу ходили только неработающие старики, другие боялись или не интересовались.

Коммунисты запретили религию, как только захватили власть в октябре 1917 года. Когда они укрепили свою власть, то стали рушить церковные храмы, расстреливать и ссылать священников. Но искоренить в людях религиозные чувства властям все-таки не удалось.

Когда мне было одиннадцать лет, в 1941 году, началась война с гитлеровской Германией. В первый же день отца мобилизовали в армию. Он прощался с нами, и бабушка стала его крестить — для спасения от смерти. Я очень удивился, видя, как отец тихо и серьезно стоял, пока она шептала что-то про себя, потом попросил:

— Молись, молись за меня, чтобы я остался живым...

И моя мама тоже крестилась, чего я никогда раньше не видел.

С тех пор я понял две вещи: во-первых, люди скрывали глубоко запрятанные в них религиозные чувства; во-вторых, когда подступает реальная угроза горя, затаенная религиозность прорывается наружу, и люди обращаются к Богу (больше не к кому!).

И потом я всегда видел примеры того, как перемены в жизни делали людей то скрывающими свою религиозность, то проявляющими ее — в зависимости от ситуации.

Тяжелая война 1941—1945 годов была всенародным горем. Советская армия отступала, сдавала города и несла тяжелые потери. Люди были подавлены и деморализованы. Сталину с помощниками пришлось тяжело, они поняли, что для абсолютной поддержки народа должны дать ему духовную свободу для выражения чувств. И, вынужденно, они вернули людям право верить в Бога и издáли официальное постановление, разрешающее религию. Я помню, что этот указ в газетах был встречен всеобщим подъемом. Правда, правительство взяло церковь под свой полный контроль, но хотя бы уже не считало религиозность преступлением. Впрочем, с коммунистическими идеями религиозная вера никак не сочеталась: коммунистов и комсомольцев за это исключали с позором, и их жизнь потом была сломана. Быть студентом института и открыто проявлять религиозность также было опасно — за это тоже исключали из института.

Тех, кто сдал вступительные экзамены в институт, посылали на медицинскую комиссию.

Один русский парень стоял перед доктором раздетый до пояса и с крестом на шее.

— Вы что — верующий? — спросил доктор.

— Да, я верую в Господа, — ответил тот, опустив глаза.

— Ну-ну... — неопределенно протянул доктор.

В медицинский институт парня не приняли, было написано, что он «не прошел по состоянию здоровья». Обескураженный, но настойчивый, он все же явился к началу занятий и сказал декану:

— Я вполне здоров. Какой же дефект моего здоровья мешает мне стать студентом?

Нашли его дело с записью: «грубые отклонения в психике, сказывающиеся в проявлении религиозности». Так его и не приняли.

Среди наших студентов никогда не велись разговоры о религии — выросши в атеистической среде, мы просто не придавали религии никакого значения. Зато очень многие были непомерно суеверны, особенно перед зачетами и экзаменами, и передавали друг другу сотни суеверных обычаев, «помогавших» сдаче. А от суеверия к вере — один шаг.

На одну из наших девушек кто-то донес, что она по воскресеньям ходит молиться в Елоховскую церковь, главный христианский собор. По заданию партийного комитета комсомольцы-активисты проследили за ней и действительно видели ее молящейся в церкви. Было устроено комсомольское собрание курса с отвлеченно звучавшей повесткой «О моральном облике советского студента». На нем ту девушку начали обвинять:

— Комсомолка, а ходишь молиться в церковь. Где твоя комсомольская мораль? Это позор!

Она вступила в диспут с обвинителями:

— Моя религиозность — это мое личное дело. Я никого не агитирую быть религиозным, но считаю неправильным, чтобы кто-то вмешивался в мою духовную жизнь. Я учусь хорошо, выполняю общественные поручения и смогу быть хорошим доктором. Остальное пусть никого не касается. И уже во всяком случае я считаю тайное выслеживание более грубым нарушением морали, чем веру в бога.

Как всегда, на комсомольском собрании все должны были открыто проголосовать «за» или «против» ее исключения из комсомола. Около трех четвертей сразу же подняли руки «за». Остальные помедлили с полминуты и тоже подняли руки. Был среди них и я. До чего же мне было стыдно перед самим собой! Я почти не знал ту девушку, но чувствовал, что она была права. Однако проголосовать «против» означало, что на следующем собрании станут так же разбирать и нас. Выходили мы с собрания молча и старались не смотреть друг другу в глаза. Тем более я старался не смотреть в ее сторону. Я испытывал гадливое чувство человека, совершившего преступление под нажимом.

Как раз в том году в Москве был собран Первый общий конклав представителей всех религий. В переполненной слухами Москве говорили, что невиданное это дело разрешил Сталин и сам проверял список участников. Когда-то в юности он был учеником духовной семинарии, но был из нее исключен в 1899 году, уже в возрасте двадцати лет. Именно это исключение направило его на путь профессионального революционера. Так что религии он был не совсем чужд и, очевидно, всю жизнь питал к ней ненависть.

Со всех республик съехались крупные служители культов и поселились в гостинице «Москва». Это были чудом сохранившиеся остатки громадной когда-то армии священников. Среди них был и епископ Лука, который в те дни читал нам лекцию.

Непривычные фигуры гостей на несколько дней заполнили собой улицы центра города. Странно было видеть густобородых епископов в рясах с крестами, группы магометанских мулл в тюрбанах и длинных халатах, католических ксендзов с высокими стоячими воротничками и даже раввинов с пейсами, в черных лапсердаках и с ермолками на голове.

Из Грузии приехал епископ Галактион, который когда-то учился в семинарии вместе со Сталиным. Теперь им обоим было под семьдесят лет, и с тех пор они не встречались. Сталин приказал:

— Привезите ко мне этого человека.

Охранники предупредили Галактиона, чтобы в определенный вечер он был готов. Конечно, то, что исходило от Сталина, было приказом, а не приглашением. Галактион волновался, но больше всего его мучило: как быть ему одетым — в рясу или в обычный костюм? Ряса могла показаться Сталину вызовом, а костюм был как бы изменой богу.

Когда за ним приехали, он был одет в костюм.

У Сталина в Кремле была небольшая трехкомнатная квартира, где он принимал гостей. По грузинской традиции он умел быть радушным хозяином и даже нередко спаивал гостей, хотя пьяных не любил. Грузинского епископа он принимал тепло и по-дружески, но напоить его пьяным не удалось — грузины умеют пить. Весь вечер Сталин посматривал на костюм гостя и улыбался в усы. Уже когда провожал его до дверей, то на пороге сказал ему, указывая пальцем вверх, в сторону бога:

— Его — не боишься.

Потом ткнул себя в грудь и добавил:

— Меня — боишься.

И он был прав: произвола сталинской власти все боялись больше, чем божьего гнева.

Жертва

Мой первый роман — любовь с Розой — разгорался, и я был настолько поглощен чувством, что запустил занятия. Пришлось досдавать зачеты и экзамены. Это на время отвлекало меня от нее. А когда я смог выровнять занятия, то почувствовал, что роман заходит в тупик. Я был попрежнему влюблен, но она стала прохладней. Роза была куда опытней меня в любви, и я боялся, что именно моя неопытность не устраивает ее. Чувство неполноценности в любви — самое горькое. Я страдал. Была бы у нас возможность побольше оставаться вдвоем, я бы мог сильней отдаваться страсти!..

Но девушки из нашей группы, которые все про всех знали, дали мне понять разными намеками, что у Розы давно был другой любовник. Она на время с ним расставалась, но теперь снова сошлась. Тогда я стал испытывать первые в жизни муки ревности: неужели? Я приглядывался к ней, но прямо спросить не решался. А она не подавала вида.

Наших подруг по курсу можно было разделить на две группы: невинные девицы составляли большинство — то было время, когда девушки боялись вступать в связь до замужества, никакой «сексуальной революции» еще не было и в помине; опытных женщин, прошедших школу любви до поступления в институт, было всего несколько.

Среди них некоторые были ветеранами войны, возрастом лет под тридцать. Они казались нам, восемнадцатилетним, чуть ли не старухами. А они смотрели на нас, мальчишек, с насмешливым высокомерием — задирали нас, дразнили и поучали.

Одна из них была непохожа на других. Про нее говорили, что она была на войне снайпером, имела чин капитана и пять боевых наград за то, что убила тридцать четыре гитлеровца. Она никогда не носила военной одежды и своих наград, была постоянно одета в один и тот же строгий темно-синий костюм, старый, но аккуратный. И она никогда ни с кем из нас не разговаривала. Было в ее внешности и поведении что-то необычное и загадочное: чрезвычайно худая, миниатюрная, с еврейскими чертами лица —

большими глазами и длинным носом, у нее были прекрасные темные волосы, подернутые редкой проседью. Она могла бы быть красивой, если бы на ее лице было хоть какое-то выражение. Но казалось, что оно было лишено мимики: она никогда не улыбалась, никогда не удивлялась и как будто совсем не радовалась жизни. Я видел ее лишь изредка в перерывах между занятиями, она всегда стояла в стороне от других и курила самые дешевые папиросы «гвоздики». Это говорило о ее бедности. Звали ее Марина Гофман.

Она привлекала мое внимание, но не как женщина, а как тоскующая фигура. Я издали к ней присматривался, а она вряд ли замечала мое существование. Хотя мы не сказали друг другу ни одного слова, я чувствовал, что ей нужна человеческая помощь. Только как к ней подступиться?

Однажды я рассказал о ней и о своих догадках отцу и просил его, как старого фронтовика, проявить к ней внимание. Я знал его качество — быть внимательным к людям и помогать.

— Дай ей номер моего телефона в Институте хирургии, я поговорю с ней и постараюсь что-нибудь для нее сделать.

В течение нескольких дней я, стесняясь первого разговора, пытался попасть в поле зрения Марины. Она курила в коридорах свои «гвоздики», и хотя я стоял к ней совсем близко, но смотрела она мимо меня — в никуда.

Я объяснил отцу, что мне неудобно ни с того ни с сего заводить с ней деловой разговор. Декан нашего факультета доцент Жухавицкий был его приятелем, они поговорили, и тот дал Марине телефон отца. Отец предложил ей работу — быть дежурной секретаршей директората по вечерам, отвечать на телефонные звонки. Работа была выгодная — с приличной зарплатой и возможностью читать учебники в перерыве между звонками. Марина согласилась, и через пару месяцев я увидел ее в новом костюме и курящей более дорогие папиросы «Беломорканал». Теперь я сам избегал ее, чтобы она не заподозрила моего участия в ее судьбе. Ее изолированность не пропала, но выглядеть она стала лучше.

Как-то вечером отец рассказал мне:

— У твоей протеже Марины совершенно необыкновенная судьба: вся ее семья — родители, младшие братья и сестры, бабушка, дяди, тетки и племянники — все погибли в войну в гитлеровских лагерях. И ее жених с семьей тоже погиб там. Они жили в Риге, и немцы захватили их в самом начале войны. Марина одна смогла уйти и спастись. Она вступила в Красную Армию, стала снайпером и убила тридцать четыре немца. Но она считает, что должна была убить еще троих, потому что гитлеровцы погубили тридцать семь ее родных и близких. Она надеется, что кто-то из них выжил, только остался за границей. По ее убеждению, трое должны были выжить, раз она не убила еще троих. Это как бы цифра ее судьбы. Может быть, в этой вере есть правда чувства.

В другой раз отец рассказал:

— А эта Марина действительно смелая женщина, недаром у нее столько боевых наград. Знаешь, разыскивая своих родных, она рассылает письма по всему миру, пишет во все еврейские организации и уже несколько раз ходила в израильское посольство. Все это небезопасно для нее. Я сказал ей об этом, но она ответила, что на фронте ничего не боялась и в мирной жизни тоже не побоится. — Помолчав, он добавил: — Красиво, конечно, сказано, но в нашей мирной жизни кроется много прозаических опасностей.

Он недоговорил — каких, мы оба понимали, о чем он недоговорил.

Еще раз он упомянул Марину некоторое время спустя:

— Я положил к нам в Институт на лечение Зускина, главного режиссера Еврейского театра, который сменил убитого Михоэлса. Я сказал Марине. У Зускина широкие связи, и она просила его помочь ей разыскать родных. Может, и найдет.

Вскоре после этого рассказа отца я заметил, что Марина перестала приходить на занятия. Я не придал этому значения, занятый своими любовными делами, — ревность и обида поглощали меня, хотя Роза продолжала украдкой прижиматься ко мне и делала вид, будто ничего не происходило. Но теперь я знал тайну о ее любовнике и по-мальчишески дулся.

Спустя некоторое время я спросил о Марине отца. Он был в подавленном настроении.

— Арестовали Марину, — сказал он.

— Как — арестовали?.. За что?

— Помнишь, я тебе говорил, что режиссер Зускин лег к нам на лечение? Ну вот, вечером пришли и забрали его прямо из палаты. А другие поднялись в дирекцию и забрали Марину. Спрашивали, кто положил Зускина и кто устроил Марину на работу. Это сделал я, но Марина им не сказала, а директор все взял на себя. Он русский, его не заподозрят в связях с еврейскими организациями.

Зускин и снайпер-герой Марина Гофман никогда не вернулись. Их расстреляли как членов еврейских организаций. Марина стала тридцать восьмой жертвой из своей семьи...

Как сгущалась атмосфера

Одной из самых популярных и любимых книг советской молодежи в 1930—1940 годах был героический роман Николая Островского «Как закалялась сталь». Вряд ли молодые люди теперь даже слышали о ней. А книга была написана очень хорошо и увлекательно — в ней образно и ярко рассказывалось, как формировались характеры молодых людей в послереволюционные годы. Вернее, как должны были бы формироваться эти характеры. Название книги полностью отражало ее содержание. Главный герой — Павка Корчагин — был симпатичный простой паренек из народа, горевший романтикой новых коммунистических убеждений и влюбленный в девушку из образованного состоятельного круга. Ей он всеми силами старался доказать правильность новой «закалки». Самым необычным в книге было то, что сам автор тоже был молодой человек из народа, и он был полностью парализованный и слепой. Болезнь была следствием многих травм, полученных в «закалке» борьбы за новую жизнь. Автор не мог ни писать, ни читать — он диктовал свою книгу другим. По сути, это был автобиографический роман, очень оптимистичный, несмотря на трагедию автора. Закончив его, он вскоре умер молодым.

Мы проходили эту книгу в школе, читали ее залпом, знали наизусть некоторые пассажи. Даже через полвека я цитирую по памяти: «Жизнь дается человеку один раз, и он должен прожить ее так, чтобы ему не было мучительно стыдно за бесцельно прожитые годы». В это вкладывали большой смысл: нам внушали, что мы должны быть такими, как Павка. А кроме него, были еще и другие литературные герои-образцы. Вместе с собраниями и идеологическими постановлениями все это было настоящим «промыванием мозгов», и многие, чуть ли не все, этому поддавались. И я тоже — отчасти.

Но одно дело книжные примеры, другое — столкновение с окружающей действительностью. Мы учились, взрослели, увлекались разными разделами медицины и новыми идеями, мы влюблялись и разочаровывались. Но жизнь общества вокруг нас не давала нам таких примеров, как литературные герои. Мы читали, как закалялась сталь, а вокруг себя видели, как сгущалась атмосфера.

Непоявление Марины на занятиях не могло, конечно, пройти мимо студентов. Если вдруг пропадал студент — надо было разыскивать. Когда члены ее группы с тревогой обратились в деканат, им сказали, чтобы они «не беспокоились», что деканату известно, где она. Однако где — сказано не было. Если так говорило начальство, в те годы нетрудно было догадаться, о чем «не стоило беспокоиться». По всему институту шуршали слухи. Хотя большинство студентов не знали деталей ее жизни, но поговаривали, что за ней давно велась слежка специальным отделом государственной безопасности при институте.

Это называлось «Первый отдел». В каждом советском учреждении был такой отдел, все о нем знали и все говорили с опаской. У нас он помещался под сводами 2-й аудитории. Из холла второго этажа в него вела незаметная боковая дверь. Время от времени мы видели, как через ту дверь входил и выходил худощавый человек средних лет в неприметном сером костюме. Он имел привычку внимательно всматриваться в группы студентов в холле. Говорили, что это капитан Матвеев. Еще поговаривали, что иногда он приглашал туда студентов — только по одному и только поздно вечером, когда институт пустел. Считали, что так он вербовал осведомителей—«стукачей». К аресту Марины он должен был иметь прямое отношение.

Вскоре по всей Москве стали ходить слухи об аресте группы молодых студентов из университета и гуманитарных институтов. Основная достоверная деталь была в том, что они собирались по вечерам в одном из домов на улице Арбат, на квартире девушки по имени Нина Ермакова. Казалось бы — что в этом особенного? Молодежные компании всегда собираются вместе. А то, что это было на квартире одной из девушек, так редко у кого были условия, чтобы можно было собираться, — за это не арестовывают. Но по новым слухам выявлялось, что их обвиняли в организации покушения на... Сталина. Его бронированная машина «Паккард» (подарок американского президента Рузвельта) часто с эскортом других машин проезжала по Арбату — это был его путь в Кремль из загородной дачи на Можайском шоссе. По этой же дороге ездили и другие члены правительства. Поэтому весь тот путь люди называли «правительственное шоссе». Арбат был узкой улицей с высокими старыми домами по обеим сторонам. Это напоминало ущелье в горах. А ущелье — место опасное. Все москвичи знали, что там всегда топталось много переодетых агентов госбезопасности, они следили за всеми и знали всех жителей тех домов. Кто-нибудь донес на Нину и ее гостей. Но даже окна ее квартиры выходили в колодец внутреннего двора, улица из них не просматривалась.

Конечно, подозрение было не только необоснованное, а просто идиотское. Оно показывало, какая атмосфера подозрений и слежки была тогда вокруг всех людей. Обвинение тех ребят в преступных замыслах было грубо сфабрикованным. Но на закрытом суде «тройка» чекистов приговорила к смертной казни всех из той компании, троих расстреляли, а остальным заменили казнь на десять лет заключения (а «десять лет» тогда обычно становились пожизненными).

Много деталей из той трагической эпопеи я узнал через двадцать лет, когда судьба свела меня с самой Ниной Ермаковой (она стала женой нобелевского лауреата академика Виталия Гинзбурга), и от других «преступников» — моих приятелей и соседей Миши Кудинова, Кости Богатырева и Володи Володина, которые стали писателями.

Мои родители тоже чувствовали, как сгущалась атмосфера вокруг них. Однажды, придя домой за полночь, я не застал их дома. Не очень пораженный, я стал стелить свою импровизированную постель из трех чемоданов. Но не было моего любимого небольшого чемодана из крокодиловой кожи, который я ставил себе под голову. В нем я хранил свои юношеские реликвии: один настоящий револьвер, хотя и со сломанным боевиком, так что стрелять из него было нельзя (я выменял его на что-то, когда мне было шестнадцать лет, а потом забыл про него). Был в чемодане и старинный кавказский кинжал из настоящего дамасского булата в серебряных ножнах — семейная реликвия от моего деда — терского казака. Я рассердился на родителей: зачем взяли чемодан с моими вещами? Все дети эгоистичны по отношению к родителям, особенно в возрасте от пятнадцати до двадцати. И я не был исключением. А мог бы быть внимательнее к ним.

Родители вернулись после часа ночи, с моим чемоданом. Я спросонья ворчливо просил их вернуть его мне, поставил под голову и снова заснул. Проснулся я от того, что родители приглушенно шептались у себя за занавеской. Я вспомнил странный эпизод вчерашней ночи, подсел на край их постели, и они мне все рассказали. Оказывается, родители были уверены, что отца могут арестовать, и решили избавиться от вещей, которые могли скомпрометировать их при обыске. Ночью они вышли со свертками и выбросили мои и другие вещи, включая фотографии и письма своих друзей, которые уже были арестованы. Еще они выбросили старинный японский самурайский меч, который отец привез после войны с Японией, — тоже холодное оружие.

От этого рассказа и от вида вздыхающего отца я ощутил неприятный холодок страха в спине. Со всей глубиной передались мне предчувствия родителей, я ясно увидел беспомощную неуверенность в будущем всех нас: если отца арестуют, выживет ли он?

Да ведь и нас с мамой тоже не оставят в покое, мы превратимся в гонимую и унижаемую семью «врага народа». Это случалось с миллионами семей, включая наших знакомых, это стало рядовым явлением жизни советского общества, начиная с кампании массовых арестов в 1937—1938 годах. Но вот прошло более десяти лет, народ выиграл такую жестокую войну. И мой отец ее выиграл — почему же теперь?! Отец сказал:

— Надо быть готовым ко всему. Собери мне, лапа (так он звал маму), две пары белья, полотенце, носки, рубашку и кашне на случай, если они придут. Они ведь дают всего пятнадцать минут на сборы.

Я вытащил мой чемодан из «кровати»:

— Сложите вещи в этот чемодан. Я хочу, чтобы в том случае... я хочу, чтобы мой чемодан был с тобой.

Отец притянул мою голову и поцеловал:

— Спасибо, сынок. Чемодан-то слишком хорош для лагеря, они его отнимут. А может быть, и не отнимут...

Я был расстроен и растроган. В то утро я перестал быть эгоистом по отношению к своим родителям: я повзрослел и поумнел, поняв, как сгущалась атмосфера.

Внутренняя атмосфера и связь с международной политикой

Мне, студенту-юнцу, занятому своими делами, нелегко было представить себе картину и понять связи внутреннего террора с международной политикой. Теперь, через пятьдесят лет, я вспоминаю и описываю здесь жизнь московского общества того периода. За полвека накопилось много неизвестных тогда сведений и собралось достаточно данных для объективного понимания времени. И к тому же я, как свидетель, сохранил память о его живом восприятии. Поэтому то время вырисовывается передо мной и шире, и ярче. Лев Толстой считал, что верную трактовку исторических событий можно давать не ранее, чем через пятьдесят лет — когда они достаточно отдалены для беспристрастной оценки, но еще сохранились их живые свидетели (поэтому он начал писать исторический роман «Война и мир» через полвека после событий войны России с Францией 1812 года).

Большинство арестов, о которых мы узнавали, происходило после того, как в мае 1948 года было сформировано новое государство Израиль. Само это событие имело громадное международное значение: после двух тысяч лет изгнания еврейский народ получал обратно свою историческую родину. По указанию Сталина советский делегат при ООН Андрей Громыко голосовал за образование Израиля. Но Сталин поддержал это не для восстановления исторической справедливости, а из-за участия в политических интригах против Англии. Официальные сообщения об Израиле были скудными, но московская еврейская интеллигенция тайно ликовала. Показывать свою радость открыто люди боялись — все советское общество было опутано слежкой агентов и завербованных осведомителей.

Именно после признания Израиля произошло убийство Михоэлса и были арестованы члены еврейского антифашистского комитета — за то, что они посмели просить у Сталина создания Еврейской автономной области в Крыму (он выслал оттуда коренных жителей, татар, за одну ночь в 1944 году). И начались кампания против «космополитов безродных», увольнения и аресты евреев-интеллигентов после сформирования Израиля. Террор происходил по всей стране, но в Москве он выступал более явно — в столице было больше интеллигенции и бюрократии.

Однажды моя мама пришла домой очень взволнованная: она узнала, что арестована жена Молотова Полина Жемчужная. По большому секрету ей сказала об этом близкая подруга Полины. Как — жена самого Молотова?! Он десятилетиями был вторым лицом после Сталина, его заместителем и министром иностранных дел. На всех площадях и в газетах портреты Молотова помещались рядом со Сталиным. И сама Жемчужная тоже была видным работником партии, одно время — министром. Но она была еврейка. Многие советские руководители в 1920-е годы женились на еврейках: председатель Президума Калинин, и маршал Ворошилов, и страшный «министр террора» 1937 года Ежов. Говорили, что их жен тоже приходили арестовать, но мужья отстояли их с наганами в руках. Что случилось с Молотовой-Жемчужной?

Незадолго до того в Москву прибыла посол Израиля мадам Голда Меир. Евреи Москвы тихо и радостно передавали друг другу:

— О! Из Израиля первая женщина-посол...

— Она говорит по-русски...

— Конечно, она же родилась в старой России, а потом уехала в Палестину...

В честь нового посла был устроен прием в старом и довольно обветшалом одноэтажном особняке посольства Израиля, в переулке Арбата. Приехала туда с мужем-министром и Полина Жемчужная. Беседуя с госпожой Голдой Меир, она сказала:

— Я тоже дочь еврейского народа.

«Стукачи» были на всех уровнях, даже вокруг Молотова. Кто-то из его охраны или заместителей донес это Сталину. А для него этого признания иностранному послу было достаточно, чтобы приказать ее арестовать и сослать в лагерь «на общих основаниях» (вернувшись оттуда через четыре года, сама Жемчужная рассказывала знакомым, как она работала при кухне, чистя картошку). Нечего и говорить, как этот арест был воспринят запуганной интеллигенцией: ничего не понимая, все боялись — к чему это ведет?

Но живое восприятие тех лет говорило нам, что если атмосфера внутри страны все сгущалась, то международная атмосфера вокруг нас все накалялась. Сталин вел явную политику расширения и военного усиления лагеря коммунизма.

После войны Советский Союз за его силу и за избавление мира от фашизма обрел в разных странах много сторонников. Во Франции и Италии были очень мощные коммунистические партии, они входили в состав правительств. Советские шпионы под руководством генерала Судоплатова сумели выкрасть у американцев секрет атомной бомбы (об этом он сам написал в воспоминаниях тоже почти через пятьдесят лет). Была создана советская бомба, и это было воспринято Западом как угроза миру. В ответ на это Америка осуществляла план министра Маршалла — создание цепи военных баз вокруг Союза. Самый проницательный Уинстон Черчилль определил тот период как начало «железного занавеса», которым Советский Союз отделил себя от остального мира, продолжая проводить репрессии внутри страны.

Почти каждый месяц мы читали, как на международной арене меняли руководителей прикарманенных Сталиным стран Восточной Европы: в Германии, Чехословакии, Польше, Венгрии, Румынии, Болгарии и Албании была поставлена покорная Сталину клика «своих людей». К этому их готовили в политической иммиграции в Москве. Мы знали их имена: болгарин Георгий Димитров, немец Вильгельм Пик, чех Клемент Готвальд, венгр Матьяш Ракоши, румын Петру Гроза, албанец Энвер Ходжа. Иногда для смены власти в тех странах провоцировали суды. Так было с процессом еврея Сланского — первого секретаря Компартии Чехословакии. Его приговорили к расстрелу «за измену», а на самом деле — за ослушание Сталина. Этим было показано всем — ослушание опасно.

Единственным бессменным руководителем оставался югославский маршал Иосип Тито, руководитель сопротивления немцам во время войны. Его называли «верным другом Советского Союза и лично товарища Сталина». Тито часто бывал в Москве и более других был связан со Сталиным. Когда-то, в 1920-е годы, он служил в Красной Армии, в кавалерии Буденного, и хорошо говорил по-русски. В свои приезды он открыто появлялся в московских театрах, многие знали, что он был большой «ходок по бабам». Хотя у него была красавица жена Йованка, но, по слухам, в Москве он завел любовницу — красивую актрису театра Ленинского комсомола Окуневскую. Ему все было можно.

И вдруг... утром я ехал на трамвае в институт и увидел на плакатном стенде крупную, во весь стенд, карикатуру — Тито с искаженным разбойничьим выражением лица и с окровавленным топором в руках — и крупными буквами подпись: «Кровавый палач югославского народа!» Ни я и никто не могли себе поверить. В институте говорили:

— Ты слышал?.. ты видел?.. ты знаешь?..

С того дня карикатуры на Тито появлялись во всех газетах чуть ли не ежедневно и печатались статьи с его «разоблачением». А за что — было непонятно. По инструкциям партийных организаций его поносили на всех собраниях. А за что — сами не знали. Никакой ясности в той внезапной перемене не было. Прокатился слух, что исчезла из театра актриса Окуневская (как исчезли Марина Гофман и жена Молотова). Ее сослали в лагерь «за преступную связь с врагом Советского Союза».

Но все-таки как из верного друга Тито в одну ночь превратился в самого злого врага? Даже для не очень проницательных умов было очевидно, что Тито чем-то не угодил Сталину, в чем-то ослушался его приказов или посмел возразить «великому учителю и другу всех народов». Нам, людям приученным к полному поклонению Сталину, нелегко было это осознать и переварить. Много лет спустя было объяснено, что Сталин собирался организовать в Югославии мощную военную базу — он хотел угрожать Европе с юга. Это входило в его планы распространения коммунизма. Балканы всегда были «уязвимым подбрюшием Европы» (выражение Черчилля). Но Тито отказался держать на своей территории Советскую армию: это поставило бы его самого в шаткое и подчиненное положение. У Тито был свой взгляд на построение коммунизма. Как, свой взгляд? Не такой, как у «великого учителя»? Говорили, что готовилась попытка убить Тито, но она не удалась. Тогда его и окрестили «палачом народа». Но после размолвки со Сталиным народы Югославии долго и успешно процветали под руководством Тито, потому что он вел политику сближения с капиталистическими странами. А советские люди за «железным занавесом» страдали от недостатка во всем.

1 октября 1949 года нас, студентов и преподавателей, неожиданно и срочно оторвали от занятий и велели идти на политическое собрание. Мы не спрашивали зачем — живя под диктатом коммунистов, мы привыкли к таким указкам. Секретарь партийного комитета Добрынина взволнованно-радостным голосом объявила, что образовалось новое государство — Китайская Народная Республика, и во главе него — коммунист Мао Цзэдун. О Китае мы не думали и не знали почти ничего, о Мао знали и того меньше. По указке и привычке мы похлопали в ладоши с умеренным энтузиазмом и вернулись в свои лаборатории. Некоторые из евреев перешептывались:

— Что-то нас не собрали на митинг, чтобы мы радовались образованию Израиля.

И скоро Китай стал доминирующей темой газет и радио (телевидение еще только начиналось). Все чаще появлялись портреты Мао и его помощников, все они выглядели одинаково — в закрытых по шею синих тужурках революционного покроя. И стали в Москве появляться китайские делегации, артисты, выставки; в институты зачисляли китайских студентов. По радио пели наскоро сочиненную песню «Русский с китайцем братья навек», с веселым припевом: «Ста-а-алин, Ста-а-алин — Мао Цзэдун!..»

Кто хоть как-то сталкивался с китайцами, говорили, какие они трудолюбивые и способные и очень убежденные коммунисты (т.е. фанатично настроенные).

Китай, отсталый после тысячелетней изоляции от мира и японской оккупации 1937—1945 годов, был ужасно бедным, его тогдашнее население в 400 миллионов (почти в три раза больше советского) было все поголовно голодное. Советские люди после своей войны с Германией тоже были полуголодные и бедные, но Сталин вкладывал в Китай астрономические суммы — на вооружение и техническое развитие. Китайцы в школах учили русский язык, а уж если китаец что учит, то он это выучивает. Мой отец рассказывал, что в его клинике появился хирург-китаец, присланный для написания диссертации, очень симпатичный и хорошо говорящий по-русски. Навязанная советским людям дружба с Китаем становилась привычной повседневностью.

А вскоре по всей стране началась кампания подготовки к семидесятилетию «величайшего друга и учителя народов всего мира гениального вождя трудящихся товарища Сталина».

На собраниях все должны были в честь этого события брать на себя повышенные обязательства — перевыполнить план, улучшить успеваемость, вырастить, построить...

Целые полосы газет заполнялись рапортами Сталину от рабочих, колхозников, писателей, ученых. Со всей страны и даже со всего мира — из Африки и Азии — присылали Сталину ценные подарки. Их было так много, что для них открыли целый музей.

21 декабря 1949 года было пышное празднование юбилея в Большом театре. В Москву съехались лидеры коммунистов со всего мира, не было только Тито. Китаец Мао все время сидел по правую руку юбиляра (правую — здоровую, потому что левая рука Сталина была поражена с детства). Даже не очень проницательным умам опять было ясно, что Сталин «прикарманивал» Китай, как прикарманил Восточную Европу, чтобы распространять свой вари-

ант коммунизма на взбаламученный и обескровленный Второй мировой войной Восток. Он был уверен, что Мао его не ослушается. В ответ на это план Маршалла стал усиливать базы на востоке — в бассейне Тихого океана.

В те дни повального восславления «вождя и учителя» остряки придумали такой анекдот.

Сталин, несмотря на всеобщие заверения в любви и преданности, все-таки подозревал, что могут быть люди, которые его не любят, а только прикидываются. Для выявления этих врагов он придумал новый гениальный ход: он встанет в Кремле с голым задом и будет объявлено, чтобы все приходили и целовали его в зад. Если кто не придет или откажется поцеловать — тот и есть враг. Но пришли поголовно все, выстроились в длиннющую очередь, подходили и чмокали куда было велено. Сталин уже начал терять терпение, что враги никак не появляются. Вдруг в очереди шум, скандал и беспорядки. Он обрадованно спрашивает: «Что, кто-то сопротивляется?» Ему отвечают: «Товарищ Сталин, это делегация от Академии наук». — «Они что, отказываются?» — «Нет, они требуют, чтобы их, как ученых, пропустили к вашему заду вне очереди».

За рассказ этого анекдота люди рисковали жизнью, поэтому передавали его друг другу только самые-самые близкие. Мне рассказала его Роза, она была остроумная и любила разные «задне-передние шутки». У нас с ней опять налаживались отношения.

Вечер солидарности с демократической молодежью Испании

Мы заканчивали второй курс, со следующего года нам предстояли занятия настоящей медициной — в больницах, у постелей больных, в операционных. Прощайте, скучные лекции по марксизму-ленинизму (правда, будут другие — по политической экономии, но меньше и реже), прощай, анатомический зал, прощайте, биохимические лаборатории, — наконец-то мы начнем ощущать себя на настоящем пути к врачебному искусству. Это нас волновало и вдохновляло. Конечно, теоретическая подготовка к практической медицине необходима. Но я думаю, что ее следует проходить не в медицинском институте, а еще до него — на промежуточном этапе между школой и институтом, вроде колледжа. Там лучше выявится — кому из юнцов идти в доктора, а кому уходить в другую специальность. Такая форма подготовки будущих врачей проводится во многих странах, где есть колледжи.

Наступила весна, кровь забурлила. И, как всегда, надо было идти на первомайскую демонстрацию на Красную площадь — это была строгая повинность для преподавателей и студентов. Партийные и комсомольские комитеты заранее назначали так называемых правофланговых — тех, кто в шеренге будут ближе к Мавзолею. Там на трибуне стоят сам Сталин и все руководители страны. Назначение в правофланговые рассматривалось как доверие и честь, оно доставалось лишь проверенным людям. Наша колонна всегда проходила вдали от Мавзолея, и большой разницы во флангах не было. Но в том-то и дело, что даже на несколько шагов ближе к Сталину должны проходить проверенные — партийные и комсомольские активисты. Мне правый фланг никогда не доставался, но издалека, со своего левого, один раз я видел Сталина — стоял невысокий человек в форме генералиссимуса и изредка махал колоннам правой рукой (левая у него не действовала).

Мы были молоды, все равно веселились и решили организовать творческий вечер: петь, танцевать, читать стихи и эпиграммы, пародировать друг друга — что-то вроде курсового капустника. На это надо было получить разрешения комсомольского и партийного комитетов, а они будут просить разрешение в райкоме партии (все всегда упиралось в райком). В ядро организации вечера вошли я и Вахтанг Немсадзе, грузин из Тбилиси — общительный и веселый парень, какие вызывают симпатию с первого взгляда. Он был старше меня почти на четыре года, но опоздал в институт, потому что болел чем-то вроде костного туберкулеза и долго лечился в санатории. Он не стал ни хромым, ни кривым — был подвижный, красивый, стройный, с обворожительной улыбкой. Девушки в него влюблялись. У меня с ним еще раньше завязались дружеские отношения, он бывал у нас дома, и моя мама подкармливала его. Дело в том, что Вахтанг был очень бедным, его родители разошлись, мать получала какую-то мизерную зарплату и растила младшую дочь. Вахтанг жил на стипендию, на подработку и еще платил за съем угла где-то далеко в Сокольниках — общежитие ему сначала не досталось.

Мы с Вахтангом поехали в райком партии — для пробивания разрешения на организацию вечера. Там своим человеком был наш студент Борис Еленин, который на собрании «потопил» профессора Геселевича. Но он прошел мимо, сделал вид, что нас не заметил. А может, действительно не заметил — для него мы были слишком маленькие сошки. Сначала нас заставили долго ждать в коридоре, потом в приемной, потом позвали в кабинет инструктора райкома. Он сидел хмурый — так полагалось партийному начальнику. К тому же инициатива снизу не приветствовалась и просто не разрешалась.

— Для чего вы хотите сделать этот вечер — какая цель?

— Просто нам хочется собраться всем курсом и повеселиться.

— Если вам так хочется, соберите курсовое комсомольское собрание с какой-нибудь интересной повесткой дня — например, обсуждение книги «Как закалялась сталь» или романа Фадеева «Молодая гвардия».

— Мы это уже обсуждали. Теперь нам хочется просто повеселиться.

— А какая у вас программа?

— Веселиться — петь, танцевать, читать стихи.

— Какие стихи?

— Кто какие любит и умеет хорошо декламировать.

— Что значит — кто какие любит? Это безответственно. Программа такого вечера должна быть детально разработана и представлена на утверждение.

Мы не расстраивались и не унимались — привыкли к сухому бюрократизму и понимали, что придется приходить опять и опять, с какой-то программой. Пришли снова.

— Нет, стихи Есенина и Пастернака читать не разрешается, они идейно не выдержаны (Есенин и Пастернак были тогда запрещены к печати — говорили, что они не нравились Сталину). Читайте Маяковского (Маяковский Сталину нравился).

— Маяковского мы выучили наизусть еще в школе.

— Ну, если не хотите, то вообще не читайте стихи. Придумайте что-нибудь другое, идейно выдержанное. Или мы не сможем разрешить ваш этот «веселый вечер».

Думали мы, думали, и кому-то пришла в голову идея:

— Давайте пригласим на вечер молодых испанцев и назовем его «Вечер солидарности с демократической молодежью Испании» — это и интересно, и идейно выдержанно.

Нескольких молодых испанцев мы знали — они учились в нашем институте. Это были обрусевшие испанцы. Когда в 1936 году в Испании началась гражданская война между коммунистами и фашистами генерала Франко, Сталин послал туда добровольцев, но коммунисты проиграли. На них велись гонения — сажали в тюрьмы и расстреливали. Чтобы спасти своих детей, многие коммунисты отправили их в Советский Союз. Так в Москве оказались тысячи юных испанцев в возрасте от пяти до пятнадцати лет. Я был школьником младших классов, но помню, как в кинохронике показывали прибытие кораблей, заполненных теми детьми. Их растили и воспитывали в школах-интернатах. Уже более двенадцати лет те испанские дети жили в Москве, выросли, поступили на работу или в институты, но вернуться на родину не могли — там до 1970-х годов все еще продолжался фашистский режим. И связи с родителями все эти годы у них не было. Вот этих-то испанцев мы и решили пригласить на наш вечер, чтобы повеселиться вместе и чтобы было «идейно выдержанно».

Нам утвердили программу: сначала мы должны спеть «Гимн демократической молодежи», популярный тогда, потом будет доклад с приветствием наших гостей, потом они расскажут о своей жизни, мы исполним для них русские песни и танцы, а они исполнят нам свои испанские. Ну а после этого нам «милостиво разрешили» потанцевать вместе. Да, еще одно — наша аудитория должна быть для этого специально празднично оформлена. Оформление поручили нам с Вахтангом — я был художником курсовой стенгазеты, и он тоже неплохо рисовал.

Мы с энтузиазмом взялись за подготовку, нам выделили небольшую комнату, мы раздобыли где-то фанерные листы и масляные краски. Я стал писать красками на фанерах герб демократической молодежи: три молодых профиля — белый, черный и желтый на фоне голубого земного шара, обрамленного флагами разных наций. Вахтанг мне помогал. Хотя раньше я не писал масляными красками больших картин, но был рад показать свое мастерство, особенно когда приходила Роза. У Вахтанга тоже был нежный роман с девушкой из нашей группы — Марьяной. Поэтому мы часто оказывались в той комнате вчетвером. И мы понимали друг друга.

Накануне вечера мы с Вахтангом заработались допоздна, и я позвал его ночевать к нам. Мама сытно нас накормила и расстелила ему постель на полу возле моих чемоданов. Утром мы уговорили Вахтанга надеть один из отцовских костюмов — у него не было даже приличных брюк. Стесняясь и отнекиваясь, он согласился и выглядел в костюме очень импозантно (как одежда может придавать людям эффектность!).

Вечер нам удался. Мы дружно пели «Гимн демократической молодежи» композитора Новикова на слова Льва Ошанина:

Дети разных народов,
Мы мечтою о мире живем,
В эти грозные годы
Мы за счастье бороться идем.

И припев:

Эту песню запевает молодежь,
Эту песню не задушишь, не убьешь...

Потом выступали испанцы и наши. Всем понравилось наше с Вахтангом оформление зала. Мы веселились, смеялись и танцевали допоздна — ведь мы были очень молоды.

И пока мы танцевали, из приоткрытой боковой двери Первого отдела полувысовывался капитан Матвеев и пристально всех рассматривал.

Уже под утро мы поймали «левый» грузовик, погрузили в него мои фанерные эмблемы, залезли в кузов и повезли их на склад на Арбатской площади. Со мной поехала Роза и еще одна влюбленная пара — Миша Рубашов и Рая Карагодская. Сладкое было гулянье по еще не проснувшейся Москве — мое последнее гулянье с Розой.

Первая история болезни

Первое появление в больнице — мы в клинике внутренних болезней (терапии), в старинном трехэтажном здании на улице Петровке, где был Государственный институт физиотерапии (ГИФ). Мы надели принесенные докторские халаты, купленные заранее, и обязательные белые шапочки и жались в углу вестибюля — выглядели, наверное, смешно. Сверху по лестнице быстрой походкой на коротких ногах, в развевающемся белом халате скатился маленький полноватый человек лет за сорок. На его лысой голове бордюр черных волос.

— Вы четверрртая гррруппа? — спросил он, картавя.

Мы дружно закивали.

— Я — Гррригорий Михайлович Вильвилевич, ассистент кафедрры пррропедевтики. Буду весь семестррр заниматься с вами. Беррите ваши сумки и следуйте за мной.

Преподавателей-евреев в институте оставалось все меньше. Мы шли быстро за ним и оглядывались вокруг. На втором этаже он ввел нас в одну из комнат:

— По прредению, здесь в 1812 году ночевал Наполеон, когда ему пррришлось бежать от пожаррра в Крремле. Этому дому двести лет, он был дворрцом московского гррадоначальника гррафа Апрраксина. Интерресно?

Интересно, конечно: Наполеон, а теперь — мы. По краям высокого потолка еще видны расписанные полустертые цветы, очевидно, остаток тех времен. Может, на них тоже смотрел Наполеон? Что он думал в этой самой комнате, убегая с позором из Москвы? Только подумав об этом, я заметил через открытую дверь трех проходивших молодых женщин-врачей. Они были яркие, привлекательные, стройные, как на подбор. Халаты и юбки на них короткие — до колен, так что открывали красивые, стройные ноги. Это сразу отвлекло меня от Наполеона. Я вспомнил строки Пушкина из «Евгения Онегина»:

> .... только вряд
> Найдете вы в России целой
> Три пары стройных женских ног...

Каким образом эти три пары все очутились здесь? Это тоже было интересно. (Позже я узнал, что директор ГИФ профессор Александр Леонидович Мясников, мощная фигура советской медицины того времени, славился двумя чертами: нелюбовью к евреям и пристрастием к красивым женщинам; по этим принципам он и подбирал себе кадры.)

На наше счастье, от доктора Вильвилевича он еще не успел избавиться — потому что для нас тот оказался очень хорошим первым учителем медицины. Что такое хороший учитель в практической медицине? В любом обучении между учителем и учеником есть прямая связь: учитель объясняет, рассказывает — ученик запоминает. Но не так в практической медицине: в ней между учителем и учеником находится третье, промежуточное лицо — пациент, больной человек. И этот больной очень заинтересован, чтобы его лечили, а не беспокоили, чтобы на нем не упражнялись неопытные ученики. Когда я учился, еще не было никаких вспомогательных технических пособий, которые имитировали бы живых пациентов: строение их тел, плотность, звуки шумов внутренних органов, их положение внутри и объем. Все изучалось на больном человеке. А обучение основам медицины — это не только показ и объяснение, это еще и начало практики — надо все самому трогать руками, надо выстукивать пальцами границы сердца и легких (перкуссия), выслушивать шумы сердца и дыхания стетоскопом (аускультация), двумя руками мять живот, обследуя печень, почки, селезенку и кишечник (пальпирование). Даже прямую кишку тоже надо обследовать пальцем (в резиновой перчатке, конечно).

Вильвилевич обучал нас абсолютно всему — «с азов». Началом этого было само поведение врача с больным. Палаты бывшего Апраксинского дворца были большие — на десять и больше кроватей. Кроме железных коек и тумбочек, никакого дополнительного оборудования в палатах не было — ни подводки кислорода, ни аппаратов для измерения кровяного давления, ни мониторов. Были только доктор и ходившая позади него сестра. Мы робкой цепочкой шли за ними, становились вокруг постели больного и наблюдали. Доктор подходил по очереди к больным, здоровался, садился на край кровати и участливо задавал вопросы. Видно было, что больные не просто ждали его обхода, но и радовались его приближению. Беседуя с ними, он оглядывался, мимикой приглашая нас слушать. Потом он красивыми, плавными движениями начинал обследования. Он умел так показать нам пример общения с больными и обследование, что мы сразу запоминали эту манеру поведения и движения его рук. Перед нами был добрый, внимательный доктор старого образца — этому стоило поучиться.

Под его руководством мы сами должны были делать то же самое. Он заботливо держал свои руки над нашими и помогал. Ни у меня, ни у других сразу ничего не получалось, но больные на нас не сердились, терпеливо улыбались: они уважали доктора и его учеников. После обследования он диктовал назначения сестре и объяснял их больным:

— Запишите этого больного (всегда называя его по имени) на ррентген легких, — поворачиваясь к больному, — дыхание у вас сегодня лучше, для прроверррки надо сделать ррентген и срравнить снимок с прредыдущим.

— Отменить этому больному (опять по имени) камфорру, — поворачиваясь к нему, — ваше серрдце настолько окррепло, что камфоррра вам больше не нужна.

После обхода в учебной комнате он корректно делал нам свои замечания по неумелым нашим действиям, рассказывал о значении тщательного собирания истории заболевания и всей истории жизни больного — его анамнеза, приводил интересные случаи из своей практики. Мы слушали, буквально раскрыв рты — вот как это важно! А он при этом добавлял:

— В этом изучении пррриоритет пррринадлежит великим ррусским вррачам и ученым Боткину, Захаррьину и Филатову.

Нам надо было научиться ориентироваться не только в частоте пульса, но и в его наполнении и напряжении. Вильвилевич рассказал нам историю этого обследования:

— Перррвый, кто это описал, был ррримский врач Гален, во вторрром веке, он лечил имперрратора Марррка

Аврррелия, чья золоченая статуя стоит на Капитолийском холме в Ррриме, — и при этом добавлял. — Но надо помнить, мои молодые дрррузья, что настоящий пррриоррритет в изучении пульсовых волн имеют великие ррруcские ученые Захарррьин и Боткин. Им в этом пррринадлежит самая большая заслуга.

Мы уже привыкли, что на всех кафедрах нас пичкали «русским приоритетом» с навязшими в ушах именами, и воспринимали это как необходимость.

Вильвилевич обучал нас измерять кровяное давление — сначала на нас самих, а потом на больных. Мы неловко надевали друг другу манжетки на руки и с напряженными лицами старались услышать звуки биения пульсовой волны, он вежливо поправлял:

— Нет, нет — не так! Если делать, как вы, то фигмоскоп (аппарат для измерения) всем вам намеррряет гиперрртонию и мне пррридется всю гррруппу сррочно класть в больницу.

Мы начинали хохотать, и он тоже весело смеялся за нами. Доктор Вильвилевич так нам всем нравился, что мы прозвали его «доктор высшего пилотажа». Да, у него можно было поучиться, как стать хорошим врачом.

Единственное, что нас в нем удивляло, это его поведение рядом с профессорами. Всегда быстрый, уверенный и бодрый, в разговорах с ними он как бы тушевался и начинал лебезить, говорил скороговоркой — «да, да, конечно, вы соверрршенно пррравы». Заведующим кафедрой был недавно назначен профессор Нестеров. Он приехал откуда-то из провинции и сел в кабинет уволенного профессора-еврея (потом Нестеров сумел сделать блестящую карьеру — стал академиком без блестящих научных работ). Когда Мясников или Нестеров проходили по коридору или входили в аудиторию для чтения лекций, Вильвилевич бледнел, отступал в сторону и становился чуть ли не по стойке «смирно». А если профессор что-то спрашивал, то голос нашего учителя понижался, он отвечал неуверенно и тихо, будто был готов тут же отказаться от того, что сказал. Может, не все из нас это замечали, но я понимал — прекрасный наш учитель смертельно боялся, что его могут уволить, как уволили его бывшего шефа-еврея. А он рассказывал нам, что у него двое детей-школьников. Ясно, что ему надо их растить. Но страшная сила зависимости довлела над ним: захоти они его уволить — ничто не могло бы его спасти, никакое врачебное и преподавательское искусство «высшего пилотажа». Этот дамоклов меч висел над всеми докторами-евреями.

Зато мы видели, что докторицы со стройными ногами всегда запросто подходили к профессорам, кокетливо им улыбались, выставляя, как бы невзначай, светлые коленки в капроновых чулках. Они игриво-наивно спрашивали их о чем-нибудь по своим больным и потом наигранно и громко восхищались их ответами:

— Как это правильно, как мудро! А я не подумала. Спасибо вам, спасибо, профессор!

Профессора одаряли их покровительственными улыбками.

По программе обучения каждому студенту необходимо было написать историю болезни одного больного — от начала и до конца, не заглядывая в больничную историю. Написать «хорошую историю» было предметом нашей гордости и первого врачебного тщеславия. Для этого мы читали учебник и беседовали с Вильвилевичем. Он хорошо знал научную литературу и рекомендовал нам статьи в журналах. Мы ходили в библиотеку и листали журналы. Я часто видел дома, как отец читал медицинские журналы, что-то в них отмечая. Первое чтение медицинских журналов давало мне ощущение, что и я почти врач.

Вильвилевич «раздал» нам больных и вежливо объяснил им, для чего нас привел. Мне досталась худая изможденная женщина шестидесяти пяти лет — Анна Михайловна Тихомирова (я помню ее имя потому, что сохранил свою первую историю болезни). Она лежала в больнице уже месяц и насмотрелась на студентов, поэтому всю неделю беседовала со мной без недовольства, рассказывала все, о чем я расспрашивал, безропотно поднимала рубашку и давала слушать сердце и легкие и ощупывать живот.

Была она из крестьянской семьи, пошла работать на производство в девять лет (меня это поразило), в двенадцать лет стала ткачихой (еще более удивительно), работа тяжелая, всегда на ногах. Полагались вопросы: начало менструаций, начало половой жизни, число беременностей и родов. Уж как я ни стеснялся, но обойти эти вопросы нельзя было. Она спокойно рассказала:

— Менструации с пятнадцати лет, в шестнадцать стала спать с мужчиной, в семнадцать вышла за него замуж. Потом его убили на первой русско-немецкой войне. Беременностей у меня было всего семь, но растить больше чем двоих детей я одна не могла, поэтому родов только двое, а другие пять я делала аборты у знакомой акушерки.

Передо мной вставала история тяжелой и горькой женской судьбы, типичной для начала XX века. Узнав все это, я уже подходил к ней не как просто к больной, но как к человеку, к личности. После аускультации, перкуссии и пальпации я прочел данные ее анализов и поставил диагноз: инфекционный паренхиматозный гепатит — болезнь Боткина. Я переписал все это очень аккуратно и отдал тетрадь доктору Вильвилевичу. Но правильный ли мой диагноз? Не ошибся ли я? Какую оценку он мне поставит?

На следующем занятии он отдал мою тетрадь. Внизу стояла оценка «5» — отлично и подпись. Это была моя первая медицинская оценка. Я многому научился у доктора Вильвилевича, а самое главное — что нужно, чтобы стать хорошим доктором.

Правда жизни и романтика поэзии

Каждую осень почти поголовно все жители городов были обязаны выезжать в колхозы — помогать колхозникам в уборке картошки. Хотя сельское население составляло две трети всех жителей страны, но колхозное хозяйство всегда было отсталым, а после войны деревни пришли в упадок: мужчин не хватало — многие погибли или вернулись инвалидами, а здоровые и молодые стремились в города. Бабы-колхозницы с уборкой картошки сами не справлялись. В других республиках Советского Союза горожане обязаны были помогать убирать урожаи местных культур: в Узбекистане все собирали хлопок, в Грузии собирали чай — так было повсюду.

Нас, студентов, целыми курсами снимали с занятий и посылали на неделю «на картошку» в близкие районы. Спорить не приходилось — это организовывал и строго за этим следил партийный комитет. Мы были молодые и веселые, для нас это было своеобразным развлечением: перерыв в монотонной учебе, физическая работа на воздухе, и можно было налопаться картошки «от пуза», для многих это тоже было немаловажно.

Мы одевались в какое-нибудь старое тряпье, запасались продуктами (в деревнях ничего не было) и представляли собой живописную толпу оборванцев. Но мы были веселы, ехали в тесных вагонах — паровоз дымил и чадил, а мы распевали студенческие песни:

С похмелья в древности глубокой
Придумал медицину Гиппократ.
Чтоб мы ее учили, чтоб мы ее зубрили
Полдесятилетия подряд...

Возня с картошкой в глинистой осенней земле утомительна, а отдыхать было негде — жили мы в примитивных условиях по пять-шесть человек в крестьянских избах, спали на полу, мыться и даже бриться было негде. Там мы насмотрелись на тяжелую и грустную правду советской жизни: колхозники жили в нищих условиях и работали как крепостные, получая крохи за трудодни. Однажды вечером, выпив нашей водки, немолодая хозяйка избы разоткровенничалась и спела нам с Борисом местную частушку:

Ах, спасибо Сталину —
Жить счастливо стали мы:
Я и лошадь, я и бык,
Я и баба, и мужик.

Возвращались мы с картошки усталые и удрученные правдой жизни. И первым делом все шли в бани — смывать грязь, а иногда, чего греха таить, и вшей. Отмывшись в бане, я был рад вернуться к эстетике городской жизни. Я тогда увлекся классической музыкой — мне открылся новый мир. Директор Большого зала консерватории Марк Борисович Векслер был другом нашей семьи, он давал мне бесплатный пропуск и по вечерам я слушал великолепные концерты, навсегда попав в плен музыки. Прав был Пушкин, написав: «Из наслаждений жизни/ Одной любви музыка уступает».

Ходил я и на вечера поэзии, которые традиционно проходили в зале Политехнического музея. Там когда-то выступали Маяковский и Есенин. Юность — это время романтики, и ей свойственна любовь к поэзии. По крайней мере так было в моей молодости — многие писали стихи. И у меня все выливалось в стихи: новые впечатления студенческой жизни, взросление, вступление в возраст любви. После чтения скучных учебников по ночам я писал лирико-философские стихи «для себя». Они были тайной моей души, я их никому не показывал. Да и кто бы понял, почему и о чем я писал эти поэтические излияния?.. Но днем я нередко сочинял шутливые эпиграммы и показывал их друзьям и девушкам. Девушки хихикали, и это давало мне чувство авторского удовлетворения. Но мне очень хотелось стать «публикуемым поэтом». Тогда и они, и все могли бы читать мои стихи напечатанными — сладостное предвкушение.

Почему поэты пишут стихи? А почему птицы поют? Никто не знает, но они без этого не могут. По рассказам мамы, я сочинил первые ритмичные строчки в пятилетнем возрасте. В школьные годы мне нравился сам процесс подбора рифм и ритма, и мама всячески способствовала этому увлечению. Она часто читала мне стихи Пушкина и Лермонтова и привила мне глубокую любовь к их поэзии — многие их строки я с детства знаю наизусть. Мама и сама писала нам с отцом «домашние» стихи. Во мне они вызывали желание отвечать ей тем же, и я дарил ей свои детские «опусы».

Увлечению поэзией помогло и мое раннее знакомство с несколькими известными советскими поэтами и писателями. В тяжелые годы войны, в 1941—1943 годах, мы с мамой жили в эвакуации в городке Чистополь, на Каме. Туда были эвакуированы и многие писатели. Жизнь была тяжелая, и москвичи были сплочены в довольно тесную общину. Там я часто встречал Бориса Пастернака, Александра Твардовского, Михаила Исаковского, Илью Сельвинского, Леонида Леонова и других. Прислушиваясь к разговорам взрослых, я дома слышал их рассказы и чтение стихов.

Под влиянием этого я мечтал стать профессиональным поэтом. Но при всей незрелости я все-таки понимал, что до профессионального уровня мне было далеко.

Наш институт издавал маленькую еженедельную газету «Советский медик». Ее задачей была не информация, а идеологическое воспитание студентов. Поэтому как ни мала она была, но по образцу всех партийных газет ее заполняли идейные патриотические статьи, написанные профессорами и доцентами (в основном с кафедр политического образования). Никакого интереса у студентов к газете не было. Но если там печатались короткие статьи о жизни института за подписью студентов, тогда других интересовал сам факт появления подписи их товарища:

— Смотри, статья (такого-то) — здорово написано!

— А я и не знал (не знала), что он — писатель.

— Да какой там писатель! Наверное, ему все продиктовали.

— Продиктовали или нет, а все-таки подпись его — он автор статьи!

Такие авторы становились на короткое время «героями дня». Хотя стихов я в газете не видел, но после внутренних борений решился и принес в редакцию свое свежее стихотворение «Весна»:

Стала почка листику тесна,
В листике назрела сила,
Город обняла весна
И свободой зелень одарила...

Дальше следовала лирическая разработка этой темы.

Редактором газеты был профессор-хирург Михалевский — это было его партийное поручение. А секретарем редакции был студент нашего курса Капитон Лакин — это было его комсомольское поручение. Стихи понравились, но — они были абсолютно безыдейные. Поэтому оба предложили:

— Хорошо-то оно хорошо, но знаешь что — ты прибавь что-нибудь про советского студента, а в конце напиши что-нибудь о Сталине. Ты пишешь, что весна одарила зелень свободой. А какая же свобода без Сталина, а? Сочини что-нибудь, мы напечатаем.

В те годы беспрецедентного возвеличивания Сталина в газетах и журналах чуть ли не ежедневно печатались стихи и поэмы о нем. Народные сказатели и азиатские акыны сочиняли про него былины. Если ему нравилось, авторов награждали орденами или Сталинской премией по сто тысяч рублей. Но в возвеличивании Сталина всегда была опасность допустить какую-нибудь политическую ошибку. Это могло быть чревато наказанием. Многие знали судьбу талантливого поэта Осипа Мандельштама — его сгноили в лагерях за неугодные Сталину стихи. Я вымучивал из себя хоть какое-то возвеличивание «великого вождя и друга» и прибавил — как радостно учиться в институте его имени.

Стихи мои проходили долгий путь цензуры. Прошла весна, и актуальность строчек о распустившихся листьях поблекла. Но нужно было, чтобы на стихах стояло шестнадцать печатей проверяющих организаций — это был обычный путь любого печатного слова. И как-то раз я заметил, что на мне останавливался взгляд капитана Матвеева, из Первого отдела. Я подумал с опаской: может, ему что-то кажется подозрительным в моих стихах? И еще мне показалось: такой тяжелый взгляд, наверное, должен быть у убийцы...

Все же стихи были опубликованы. Я радовался и гордился, видя свое имя под стихами — первая публикация! Наши ребята и девушки читали, некоторые меня поздравляли, хвалили. А Роза поцеловала тайком, прошептав:

— За твои стихи!

Потом несколько раз печатали другие мои стихи — я становился институтским поэтом.

Но вскоре после первой публикации разыгралась моя глубокая личная трагедия: от меня ушла Роза. Она меня обманула и не пришла на интимную вечеринку накануне 7 ноября. Все было задумано так хорошо: нас будет две пары, и мы проведем целую ночь в одной большой перегороженной комнате моего друга. Сколько было предвкушений! Я ждал ее возле первой от метро колонны зала Чайковского, на площади Маяковского. Ждал час, ждал два, ждал три... И ноги замерзли, и душа похолодела.

На этом закончился мой первый роман. Обманутый любовник, я тяжело переживал. И с этого началась новая эпопея в моем стихотворном творчестве. Во мне, обескураженном и отвергнутом, бесновались переживания. От этого я стал писать больше, но сам собой изменился стиль: я писал сугубо лирико-упаднические стихи, подражая Есенину. Получалось коряво, но я был доволен и накатал целую толстую тетрадь.

Как-то вечером отец принес подаренную ему книгу стихов с авторской надписью: «Юлию Заку — поэту от хирургии». И подпись — Сергей Михалков. Отец объяснил:

— Михалков поступил к нам в институт с аппендицитом. Мы с Шурой Вишневским сделали ему операцию. Он и подарил мне свою книгу. Мы с ним теперь на «ты».

Имя Михалкова гремело в литературном мире: чего он только не писал — хорошие детские стихи, интересные басни для взрослых, плохие пьесы на разные темы и был даже автором текста Гимна Советского Союза. За все это он был лауреатом многих Сталинских премий. Я попросил отца:

— Спроси его, могу ли я показать ему свои стихи?

Михалков согласился посмотреть мои творения. И вот я, волнуясь, сидел около его больничной кровати и следил, как он терпеливо, но быстро перелистывал страницы моей тетради. Всем поэтам кажется, что они почти гении. И я не был исключением. Но понравится ли ему? А может, он порекомендует что-нибудь в настоящий журнал?

Ему не понравилось. Но он был внимателен к юному поэту и говорил со мной серьезно. Я слушал, совершенно убитый. А под конец он совсем меня огорошил:

— А, з-з-знаешь что (Михалков был заика), ты п-п-попробуй п-п-писать с-с-стихи для д-д-детей.

Вот тебе на! Почему я должен писать детские стихи? Он не смог понять мои лирические стихи и, наверное, хотел меня чем-то приободрить. Я ушел, обиженный его непониманием и пустым советом.

Но писать я продолжал и стал ходить на вечерние заседания секции молодых поэтов Союза писателей в старинный особняк на улице Воровского. Следующей весной в Москве был Второй съезд молодых писателей. Мне дали гостевое приглашение, и я гордо направился в клуб издательства газеты «Правда». Все эти слова: Союз писателей, съезд писателей, клуб газеты «Правда» — все приятно щекотало мои юные нервы.

Над сценой висел громадный транспарант с лозунгом: «Привет молодым инженерам человеческих душ!». Это определение писателям дал сам Сталин. Хотя — каких душ? Марксизм существование души не признавал, это «бездушная философия». Инженерами чего же быть писателям? Ответ напрашивался сам собой: советские писатели были инженерами искусства верноподданничества.

На съезде должен был выступать Александр Фадеев, первый секретарь Союза писателей. Он был членом Центрального Комитета и его превозносили как классика литературы. От такого важного лица молодые писатели ждали важных слов и советов. Но он не явился — заболел. В кулуарах ходили слухи, что у него очередной запой (все знали, что он алкоголик). Вместо него выступил его заместитель поэт Алексей Сурков. Поэт он был хороший, и человек интересный, но в ту эпоху основное творчество в любом виде искусств должно было концентрироваться на воспевании Сталина и партии. К этому Сурков нас и призывал, говоря разные красивые слова. И остальные известные писатели повторяли то же самое. Молодая аудитория вежливо аплодировала.

Единственным исключением была речь старейшего прозаика Михаила Пришвина. Он вышел на трибуну и начал так:

— Поздравляю вас, товарищи, с весной!

От неожиданности зал разразился громкими аплодисментами. А он продолжал:

— Рад вам сообщить, что я уже видел первых прилетевших грачей.

Аплодисменты стали еще громче. Потом он дал нам действительно важный совет:

— Запомните: основное в творчестве писателя — это правильное отношение к своему таланту. Надо самому научиться правильно относиться к собственному таланту.

Я запомнил это на всю жизнь и всегда старался руководствоваться этим.

....

Двадцать лет спустя я был членом Союза писателей и действительно писал стихи для детей. Мне приходилось много раз встречать Михалкова. Но вряд ли он помнил нашу первую встречу. Он в ту пору был первым секретарем Российского Союза писателей. Один раз мы оказались рядом с ним в Кремлевском Дворце, на съезде писателей России. Он возвышался над всеми, на лацкане его пиджака сверкала Золотая Звезда Героя Социалистического Труда. Я улучил минуту и напомнил ему нашу первую встречу в больнице, когда он дал мне совет писать стихи для детей. Он сказал:

— В-в-вот в-в-видишь, я б-б-был прав: ч-ч-что-то мне т-т-тогда в т-т-тебе п-п-показалось.

С чего начиналась хирургия

Как ни познавательно и полезно было в клинике терапии с нашим преподавателем доктором Вильвилевичем, меня больше интересовала встреча с хирургией. Выстукивать пальцами границы сердца, выслушивать его шумы и дыхание легких — это важно для диагноза. Ну, а что после этого? — прописывать таблетки и капли и наблюдать медленную поправку больного? Нет, мне казалось интересней и завлекательней разрезать больное тело, вырезать поврежденные ткани и снова все сшивать — так, чтобы сразу гарантировать здоровье. Дома я слышал рассказы отца об «интересных хирургических случаях», его разговоры с другими хирургами, вспоминал операцию Юдина — насколько это эффективнее терапии! Хирургия — это работа руками, и меня в ней это особенно привлекало. У всех есть рано проявляемые склонности: я всегда любил делать что-либо руками — выстругивал из дерева игрушки и небольшие фигурки, много рисовал и неплохо лепил из пластилина и глины.

В те годы в Москве, да и по всей стране, почти не было ни одной новой больницы, все размещались в старых или приспособленных зданиях. Кафедра хирургии располагалась в 4-й Градской больнице, в длинном старинном корпусе, построенном в XIX веке для раненых на Крымской войне. Как полагалось больнице того времени, в центре была церковь под высоким куполом — там молились и отпевали умерших. Теперь это была аудитория и вместо проповедей там читали лекции. На первой же лекции доцент Слива строго сказал, чтобы мы приносили с собой чистые туфли и не входили в хирургические отделения в уличной обуви. Он объяснил, что вся хирургия построена на одном, самом главном — на предотвращении возможной инфекции. Основа основ хирургии — это асептика, то есть профилактика любых загрязнений, чтобы они не попадали в хирургическую рану на операции. Как полагалось, приоритет в асептике отдавали русским ученым и хирургам. Лектор говорил правильные вещи, но было явно, что почти совсем не умел говорить. Он изъяснялся так:

— В буржуазных западных странах — там никакой заботы о трудящихся. Настоящей заботы о больных людях (с ударением на последнем слоге) там нет. Поэтому в операционных мало обращают внимание на асептику. Зато в наших традициях, в русской и советской медицине, у нас, всегда есть что? — забота об людях (ударение там же). Вот что значит смерть немецким оккупантам! (Мы удивились — это был популярный лозунг во время войны с Германией, а доктор был фронтовиком, и эта фраза у него засела в уме так, что он ее часто повторял, как утверждение чего-то непременного.) Великие русские хирурги Пирогов, Дьяконов, Спасокукоцкий, они что? Они разработали технику асептики по-настоящему. Поэтому наша советская хирургия намного обогнала западную. Поняли теперь? Вот то-то же — смерть немецким оккупантам!..

Мы усмехались, хотя нам полагалось слушать развесив уши и при этом думать: ну и дураки там, на буржуазном Западе. Возможно, некоторые и могли поверить этому «промыванию мозгов», но большинству до этого дела никакого не было. Мы с моими друзьями Борисом и Вахтангом скептически переглядывались. Я вспоминал, что Юдин оперировал заграничными инструментами и что дома у нас отец и другие говорили о медицине за границей с большим уважением. Да, по всей вероятности, преподаватель наш тоже валял дурака и болтал глупости про западную хирургию только потому, что ему это было велено.

Вот что нас заинтересовало, так это заметная разница между хирургами и терапевтами, которая сразу бросалась в глаза. Терапевты всегда были одеты в накрахмаленные халаты с чистыми манжетами; они неспешно ходили по палатам, подробно осматривали больных, потом собирались в ординаторской комнате и подолгу обсуждали их лечение, проявляя начитанность и эрудицию. Хирурги, наоборот, почти всегда стремительно мчались по коридорам в несвежих халатах, зачастую забрызганных кровью и йодными пятнами, рукава были засучены. Они ненадолго заглядывали в палаты, наскоро осматривали больных и велели сестре везти их в перевязочную или в операционную. Сами они тоже туда спешили. Операционная и перевязочная, а не ординаторская комната, были их рабочими местами. В перевязочной они быстро перевязывали больных, снимали швы после заживления, открывали раны, накладывали повязки. А потом опять спешили — на этот раз в операционную. Разговаривать и рассуждать между собой им было некогда.

Многое в хирургии представлялось нам почти священным ритуалом и внушало почтительное уважение. Начиналось с того, что перед операционной комнатой нам велели надевать хирургические маски и плотно прятать волосы под шапочки. Поверх чистой обуви мы натягивали матерчатые бахилы с завязками. После этого нам разрешали войти в предоперационную, чтобы смотреть, как хирург и ассистент моют руки раствором нашатырного спирта в теплой воде. Санитарка подливала ее в облезлые эмалированные тазы. Запах нашатыря сильно бил в нос, но хирурги к этому привыкли. Руки они мыли щетками до локтей, по три минуты два раза — способ русского хирурга Спасокукоцкого. Пока хирург мыл руки, он назидательно нам объяснял:

— Кто из вас будущие хирурги, запомните: самое важное в подготовке к операции — вот это мытье рук. Намыл руки хорошо — тогда, как говорит наш доцент, смерть немецким оккупантам! Все должно быть стерильное, чтобы не занести инфекцию. Можно сделать прекрасную операцию, но если занес инфекцию, то все пойдет насмарку и больной может умереть (мы испуганно переглядывались — в терапии нас этим не пугали).

В это время в операционной сестра в стерильном халате готовила стол с инструментами, и туда ввозили пациента. Закончив процедуру мытья рук, хирурги тщательно их вытирали стерильными салфетками и держали перед собой поднятыми до лица. Санитарка открывала им дверь в операционную. Через стекло двери мы видели, как сестра подавала им салфетки со спиртом и они снова вытирали ими руки. После этого она подносила к ним по очереди развернутые стерильные халаты, они вдевали руки в рукава. Тогда было мало хирургических перчаток, вместо них хирурги обмазывали ногти и кончики пальцев йодом. Санитарка в это время завязывала им халаты на спине. После этого ритуала нас вводили в операционную и тесно устанавливали на амфитеатровой площадке для зрителей. Так мы должны были стоять молча по два-три часа, чтобы не мешать хирургам. Я на всю жизнь запомнил, как наш профессор Зайцев сделал разрез вдоль всего живота одним быстрым движением — очень эффектно. Невольно подумалось: сколько опыта должно быть за таким мастерством!

Стоя, мы вытягивали шеи — старались увидеть ход операции. Но за спинами хирургов нам почти не было видно, что они делали в глубине тканей.

Приятным моментом на амфитеатре было то, что мы вынужденно прижимались к нашим девушкам. Операция — операцией, а молодые гормоны тревожили нас постоянно. И девушки уже были не те восемнадцатилетние недотроги, какими пришли на первый курс, — они повзрослели и созрели и были не прочь прижиматься. У меня уже не было Розы — не к кому было мне прижиматься, и я облюбовал себе хорошенькую Надю Пашкевич. Как по молчаливому согласию, мы становились рядом, я обхватывал ее за талию. Рука моя как бы незаметно скользила по ней вверх и вниз, и ей это явно нравилось, она не отстранялась. Другие делали то же: у Бориса была Софа, а у Вахтанга — его Марьяна. Не знаю, к кому прижималась в своей группе Роза, когда бывала в операционной, меня это уже не интересовало. А она делала попытки вернуть меня, заигрывала и спрашивала:

— Ты все еще дуешься? Ты — мечтатель, идеалист. Ну пойми — бывает так, это ведь жизнь.

Ну и пусть я — мечтатель и идеалист. Я уже не ревновал, я обиделся и не хотел возвращения. Я хотел новой любви, хотя не знал — с кем. Одно из стихотворений, которые я показывал Михалкову, возможно, не было очень хорошим, но оно передавало то мое настроение:

Моя мечтательность — свидетель
Шальных тревог и неудач,
Но сердце, мой домашний врач,
Все так же верит в добродетель.

Его унять не сможешь ты
Своей обдуманной изменой,
Оно поверит вновь в мечты
Души, беспечно откровенной.

Ревнивых чувств слепые орды
Я не пошлю тебя карать;
Умею веря — верить гордо,
А обманувшись — забывать.

В увлечении хирургией моя душевная рана совсем зажила. Мы с Вахтангом записались в хирургический кружок, и нам разрешили дежурить ночью. Придя в приемный покой, мы мечтали: а вдруг нам предложат встать на операцию дополнительным ассистентом? Но использовали нас только как санитаров — носить больных на носилках и перевозить их на каталках. Всю ночь поступало много больных — с аппендицитами, переломами, отморожениями. И всю ночь мы таскали и возили их вдоль длинных коридоров: наше приближение к хирургии начиналось очень издалека — с самого низа.

В новогоднюю ночь (убийство профессора)

В новогоднюю ночь 1950 года мы впервые целовались с Диной. На балу в зале Чайковского мы танцевали до двух часов ночи, а потом прошли по заснеженным улицам через пол-Москвы — до ее дома за рекой Яузой. Там, во дворе, мы стояли и стояли в обнимку до пяти часов и сладко целовались.

Дина с нами не училась, она была дочерью отцовских фронтовых друзей, я слышал их рассказы о ней у нас дома и захотел ее увидеть. Пришел к ним один раз и — влюбился. Мне тогда для этого много не надо было. Дина была старше меня на три года, разведенная жена военного летчика, у нее была двухлетняя дочка. Она привлекла меня красотой и женственностью, которая проявлялась намного ярче, чем в наших неопытных девушках. Передо мной была прекрасная взрослая женщина — моя фантазия разыгралась: роман со взрослой женщиной казался очень заманчивым. А иметь опять связь в институте мне больше не хотелось, чтобы не становиться предметом наблюдений и пересудов. Но не просто было завоевать Дину, я долго за ней ухаживал, прежде чем она разрешила поцеловать себя.

И вот после бессонной новогодней ночи на холоде я ехал домой с первым утренним поездом метро и все время клевал носом. Напротив меня сидели девчонки-подростки, и когда я открывал глаза, то видел, что они смотрят на меня и хохочут.

Чего дуры смеются? — думалось мне, и я опять засыпал. Добравшись до дома, я проспал до полудня, а проснувшись, увидел, что мои родители стоят надо мной и тоже смеются.

— Чего вы смеетесь?

— А ты посмотри на себя, — мама поднесла мне зеркало.

Боже мой! — все мое лицо было перемазано Дининой губной помадой. Я был еще так неопытен, что не догадался после поцелуев обтереть разгоряченное лицо хотя бы снегом. Теперь ясно стало — почему смеялись девчонки в метро.

Со сладкими воспоминаниями о той новогодней ночи и в мечтах о предстоящем развитии любви я пришел в институт. В первый же рабочий день разнеслась новость: в ту самую новогоднюю ночь был убит профессор Игнатьев, заведующий кафедрой гигиены.

Эта кафедра помещалась в старинном здании Биологического корпуса, на полутемной, мощенной булыжником улице Погодинке. Профессор был одинокий старик, далеко за семьдесят, говорили, что у него не было родных и он долгие годы жил в комнате при кафедре. В своей области он был знаменитым ученым: еще в начале века много сделал по устройству московских водохранилищ и очищению водопроводной воды. Он был автором учебника, давно стал академиком и много зарабатывал. На свои деньги он покупал лабораторное оборудование для кафедры. Но при этом он был очень жаден, ничего на себя не тратил, копил и где-то хранил деньги. В дни получки ему первому должны были приносить зарплату. И при подписке на облигации государственного займа (которые правительство устраивало каждый год) облигации тоже должны были выдавать ему первому. Кто это знал, посмеивались:

— Ах, это у него такая стариковская слабость.

Мы мало видели профессора Игнатьева — он редко читал лекции, но иногда проходил по коридору в свой кабинет. Вид у него был ужасно неухоженный — маленький старик с взлохмаченными редкими волосами и седой бородкой; халат на нем такой же обветшалый, как он сам. Если не знать, кто он такой, то его легко можно было принять за какого-нибудь технического работника.

И вот, придя на работу после Нового года, сотрудники нашли его на полу — в запекшейся луже крови и со столярной стамеской в голове. В кабинете и его жилой комнате были следы ограбления. Вызвали милицию и сотрудников уголовного розыска, и сразу на месте преступления появился капитан Матвеев из Первого отдела. Это была его обязанность — следить, чтобы ни-че-го преступного в институте не происходило. Он и стал самой активной фигурой следствия по этому делу. Сотрудники уголовного розыска считали, что виновных надо искать в нашем институте, но они не знали наши кадры. Матвеев во многом руководил следствием — по его выбору на допросы вызывали сотрудников, которых он мог подозревать. Среди других почему-то вызвали в Первый отдел и меня. Матвеев вел допрос, страшным своим взглядом убийцы глядя мне в глаза:

— Где вы были в новогоднюю ночь?

— На новогоднем балу в зале Чайковского.

— Когда ушли оттуда и когда вернулись домой?

— Ушел около двух часов ночи, вернулся домой после шести утра.

— Что делали между двумя и шестью часами?

— Провожал девушку.

— Какую девушку, куда провожал?

Мне, конечно, не хотелось называть имя Дины. Если она узнает, что меня связали с убийством, что может подумать обо мне? Но пришлось рассказать. Тут я вспомнил, что под утро встретил другого студента, Юру Орловского, он шел со мной часть пути домой.

— Ну, идите, вы — свободны.

Быть свободным от его взгляда было большим облегчением.

Прошло более полугода, люди стали забывать и убийство, и самого профессора — все жили своими заботами. Для нас это было освоение все новых глубин практической медицины — намного интересней теорий.

Вскоре после Нового года много наших студентов вызвали в военный комиссариат и объявили о мобилизации на военно-медицинский факультет в Саратовский и Куйбышевский медицинские институты. Зачем это надо было — никаких объяснений. В стране и так была Военно-медицинская академия в Ленинграде, и мы все были офицеры запаса, которых можно было призвать в армию в любой момент. Для чего было отрывать студентов от гражданского обучения и усиливать ими армию? Невольно возникала мысль о каких-то готовящихся вооруженных переменах, которые мог тайно планировать все более стареющий Сталин.

Мне повезло — меня почему-то не взяли. Но из нашей группы мобилизовали моего друга Бориса. Его сделали лейтенантом медицинской службы, он всю жизнь будет кадровым офицером. Вся группа горевала, особенно его подруга Софа. За два с половиной года мы все сдружились. Борис был самый способный, я в шутку и всерьез предсказывал ему:

— Борька, ты будешь великий ученый, может — самый великий из нас.

— Из вас — это не большая честь, — смеялся он.

И вот — вместо этого его ждала солдатская лямка.

Мы пошли к нему домой на проводы — благо, что у них было три комнаты и его родители ушли на всю ночь. Молодые, мы тогда быстро пьянели. Сквозь помутненное сознание я видел, как Борис с Софой целовались, целовались... Мне целоваться было не с кем, про Дину я предусмотрительно никому не рассказывал. И я заснул пьяным сном.

После этого прошло почти полгода, следствие по убийству профессора Игнатьева все еще велось. Как Матвеев ни старался, но никаких новостей в розыске убийц не было. И вдруг разнеслось — нашли убийц! Далеко от Москвы, на базаре в городе Баку задержали людей, продававших за низкую цену довольно дорогие государственные облигации. Когда проверили номера облигаций, оказалось, что это те, которые первыми выдавали жадному профессору Игнатьеву (были копии номеров). Потянулась длинная ниточка и привела к двум бедным студентам нашего института. Они признались, что в новогоднюю ночь спрятались в подвале, потом вошли к Игнатьеву, убили и ограбили его. Но главное — они рассказали, что весь план убийства подготовил и ими руководил... капитан Матвеев. Вот их-то как раз он на допросы не вызывал.

Матвеев еще раньше завербовал тех двух агентами-осведомителями, «стукачами». За новые сведения о студентах и сотрудниках он давал им небольшие суммы денег. Этим он подчинил их себе так, что после политических доносов ему нетрудно было уговорить их на любое уголовное преступление, хотя сам он в нем не участвовал.

Многие удивлялись, пошли разговоры:

— Как мог дойти до криминального преступления человек, которому полагается следить за политическим поведением сотрудников?

Другие возражали:

— А есть ли разница между тем, что у нас считается политическим и криминальным?..

Мы видели, как Матвеева выводили в наручниках из его Первого отдела. Он еще раз мрачно исподлобья взглянул на студентов в холле. У него был взгляд убийцы.

Русский городок Бежецк

После четвертого курса мы должны были проходить летнюю «производственную практику» — работать два месяца в одной из провинциальных районных больниц на положении как бы полуврачей. Все прошедшие четыре года мы были погружены только в лекции, занятия и учебники —

и однообразно, и довольно скучно. Особенно скучны были советские учебники: большинство из них были написаны выхолощенным сухим языком, без ярких примеров и мыслей, с плохими иллюстрациями. К тому же они были насыщены идеологией — будто нельзя учить медицину без цитат из Ленина и Сталина. Иностранные учебники тогда не переводились, и мы их не знали. От монотонности учебы мы устали, и к предстоящей практике у нас был юношеский энтузиазм: это встреча с первой почти врачебной работой — и интересно, и полезно. Полезно потому, что многих из нас после института пошлют на работу в далекие районные больницы. А мы, москвичи, очень мало знали о жизни провинции и не представляли себе тех трудностей, которые могли нас там ожидать.

Заведовал производственной практикой большой энтузиаст этого дела профессор Гецов. В радиусе около 300 км от Москвы он подыскивал места с неплохими больницами и опытными врачами, от которых можно было чему-нибудь научиться. Он велел нам писать обязательные производственные дневники: каких больных и какие болезни мы видели, чему научились. По ним будут давать оценки практики, и от этого могло зависеть распределение на работу после окончания института. Нашу группу послали в город Бежецк Калининской области.

Главными в жизни провинции были тяжесть быта и недостаток любых продуктов. Гецов нам этого не говорил, чтобы не навести на себя подозрения в политической неблагонадежности. Но родители давали нам заботливые советы:

— Везите с собой макароны, крупы, консервы, а картошку вы там достанете. И живите коллективом, все расходы на еду — в складчину. Так намного дешевле и проще.

Мы были дружная группа: собрали вместе деньги и распределили обязанности — мужчины будут покупать, а девушки — готовить. Езды от Москвы до Бежецка местным поездом часов пять. Стояло жаркое лето, мы легко собрались и весело поехали.

Настроение было прекрасное: большие перемены, большие ожидания, жизнь в новых условиях — на природе. Если искать какое-нибудь самое типичное русское захолустье, то это — Бежецк. Он стоит у слияния двух небольших речек: Мологи и Остречины, а вокруг бескрайние поля, глинистые и песчаные дороги, выдолбленные колеями от телег. Там одно время жила Анна Ахматова. В автобиографии «О себе» она вспоминала: «Это не живописное место: распаханные ровными квадратами на холмистой местности поля, мельницы, трясины, осушенные болота, «воротца», хлеба, хлеба... Там я написала очень многие стихи». В Бежецке родился и учился замечательный русский писатель начала XX века Вячеслав Шишков, его романом «Угрюм-река» мы все зачитывались. Очевидно, все-таки в тех холмах, полях и дорогах было для русской души что-то былинно-поэтическое.

Городок весь из бревенчатых изб с «воротцами», которые упоминала Ахматова, и с резными украшениями на ставенках. Жило в них около тридцати тысяч людей. Была развита мелкая сельская промышленность и училище агрономии. Возле маленькой железнодорожной станции примостилась одноэтажная кирпичная больница на 150 коек — в ней нам предстояло проявлять свои познания. Поселили нас в общежитии училища: большая комната для мужчин на втором этаже и такая же на третьем — для девушек. На узких железных койках тонкие матрасы каменной плотности, белье на них из больницы — серое, в пятнах, застиранное. Хотя это было общежитие, но ни кухни, ни душевой, ни даже водопровода не было. Мылись мы в бане, одну неделю она работала для мужчин, другую — для женщин. Во дворе торчала чугунная колонка, мы носили воду в ведрах, наливали ее в рукомойники и плескались над тазами, а потом сливали их в «туалет». Это сооружение — серая дощатая пристройка к дому, с дырками и выгребной ямой; наверху для девушек, под ним — для мужчин (находясь там, мы всегда слышали друг друга, хотя видеть не могли — щели между досками были законопачены). Но нам до всего этого дела не было — нам хотелось скорей начать работать.

Мужчины нашей группы тяготели к хирургии, а девушек больше занимали терапия, педиатрия и акушерство. Хирургов в больнице было двое: старый местный доктор Василий Иванович, за шестьдесят, и молодой армянин, почему-то осевший в этой русской дыре, интересный мужчина по имени Амбарцум Саркисович. Девчонки наши сразу в него влюбились, но никак не могли запомнить его имя и отчество.

— Ах, какой он интересный мужчина! Только как-то странно его зовут...

— Он со мной заговорил, а я стою как дура и не помню — как его зовут?..

Мы их тренировали по слогам:

— Скажи — Ам-бар-цум, а потом скажи — Сар-ки-со-вич.

Но они все равно забывали, и это было предметом общего смеха — мы тогда могли хохотать по любому поводу. Впрочем, местное русское население это сложное нерусское имя тоже не помнило и выговаривало по-своему, по-крестьянски: «Амбар Сараич».

Районная больница была достаточно большая по стандартам того времени. Но после московских клиник все в ней казалось нам ужасно убогим — и палаты, и оборудование. Лекарств, бинтов, инструментов было мало, единственный рентгеновский аппарат был древней конструкции и использовался только для просвечивания, потому что рентгеновских пленок не было вообще. Впрочем, операционная комната и оборудование были приличные — можно было делать довольно большие операции. Но лечили в больнице в основном только острые заболевания. Да и население обращалось к врачам лишь в крайних ситуациях. Люди в провинции жили традициями прошлых веков, главным в здоровье было «Бог дал — Бог взял». Старики и хронические больные умирали дома, «по-простому», ни разу не побывав в больнице.

Добродушный старый хирург Василий Иванович проработал там лет сорок, перевидал и худшие времена и со всем этим свыкся. Богатый врачебный опыт позволял ему ставить диагноз с одного взгляда на больного, но делать большие операции он уже не мог и многое передал Амбарцуму Саркисовичу. А тот был энтузиастом хирургии, он оснастил операционную и, насколько мы понимали, оперировал довольно хорошо. Мы с ним сдружились, ассистировали ему на операциях, и он с готовностью давал нам объяснения.

* * *

Однажды, на подводе с сеном, привезли молодого мужчину, около двадцати пяти лет, с желудочным кровотечением. Его прислал врач участковой больницы, километрах в тридцати от города. Звали больного Саша Портнов, был он почти белого цвета, потому что уже более суток терял кровь, она тонкой струйкой вытекала у него изо рта. Амбарцум объяснил нам:

— Такое здесь часто случается. Этот парень — типичный пример: у него язва желудка, он ее получил во время службы в армии, от плохого питания. После армии у многих ребят развиваются гастриты, а потом и язвы. А вдобавок к этому почти все они — хронические алкоголики, как все мужики здесь. Вот этот наш больной накануне напился вдрызг, и у него началось кровотечение. Наверное, помрет.

Для нас это звучало ужасно, мы вытаращили глаза:

— Неужели его нельзя спасти?

— Спасти его может только ушивание язвы или резекция желудка, но делать операцию в таком состоянии невозможно — он помрет на операционном столе. Сначала надо остановить кровотечение и потом подождать, когда повысится гемоглобин крови.

Больному давали кровоостанавливающие средства, какие были в больнице, — не помогло. Пришел спокойный Василий Иванович:

— Опять? Ну, таких-то у нас много бывает. Надо вот что сделать: попробуйте-ка по-старинному — давайте ему глотать лед, много льда — чтобы охладить желудок.

В больнице был один холодильник для хранения консервированной крови, лед он не производил. Мы с Вахтангом бегали за льдом в погреб во дворе, откалывали куски от больших ледяных кубов, крошили их на мелкие кусочки и впихивали в рот почти умирающего Саши. Ничего не помогало. Амбарцум развел руками:

— Есть только одно последнее средство — перелить ему свежую кровь, прямо от донора. Это помогает. Но у него первая группа крови, и нужен «свежий донор» с такой же группой. Где его возьмешь?

У нас с Вахтангом была первая группа, мы переглянулись:

— У нас первая группа, мы дадим свою кровь.

Амбарцум удивился, а Василий Иванович пытался нас отговорить:

— Вы, ребята, вот что: вы не горячитесь, подумайте. Такой способ, конечно, есть, но ведь это его не наверняка спасет — это только попытка.

— Все равно — мы хотим дать свою кровь.

В операционной нас по очереди положили на каталки, параллельно с больным Амбарцум наладил систему перекачивания крови и вставил в вены нам и больному толстые иголки.

Мы лежали и смотрели, как он с операционной сестрой Верой выкачивали из нас по триста кубических сантиметров крови и тут же перекачивали больному. И действительно, кровотечение остановилось. Все в операционной радостно переглянулись, Амбарцум крепко пожал нам руки, Василий Иванович улыбался в усы, а операционная сестра сказала:

— Спасибо вам за доброе дело. Вы будете хорошими докторами.

Нам дали два свободных дня — гулять на свежем воздухе. Девушки подкармливали нас маслом и сметаной с базара — даже сделали перерасход. А больница заплатила нам по сто пятьдесят рублей, как полагалось донорам. Это была бы неплохая подмога общему бюджету группы, но мы узнали, что нашему больному нужны антибиотики, а их в больнице нет. Зато в железнодорожной аптеке они были. Мы пошли и на те деньги купили антибиотики. Девушки сначала было даже рассердились, но, узнав, сказали:

— Молодцы, правильно сделали. А что сказал вам этот ваш, как его — Амацур? — они так и не научились произносить имя Амбарцума, да еще с отчеством — Саркисович.

К нашей радости, больной поправлялся с каждым днем. В больнице на нас смотрели с уважением, операционная сестра нам улыбалась. Но мы с Вахтангом героями себя не чувствовали — если было у нас удовлетворение, то только тем, что мы исполнили наш врачебный долг. И я так и записал в производственном дневнике: «Этот случай был для нас главным уроком практики: бороться за жизнь больного надо всеми средствами до самого конца».

* * *

По воскресеньям в городе был базар: со всего района на базарную площадь съезжались подводы с товаром. Это было живописное зрелище — хотя и без большого выбора, но там продавали все, чего никогда не было в магазинах: овощи, зерно, кур, гусей, уток, мед, коз, баранов, коров, льняные ткани, шерсть и разную сельскую утварь. Девушки велели нам купить мешок картошки. Мы «толкались» по базару и увидели, что с одной из подвод продавался большой белый красавец-гусь. И недорого — всего за тридцать рублей. Павел Шастин предложил озорную идею: купить гуся и удивить наших девчат. Действительно, это было бы совершенно необычно для нас, горожан.

— Где мы будем его держать?

— Пусть живет с нами в комнате. По вечерам будем выносить его на луг и пасти.

— Он убежит.

— Мы привяжем его за лапу, на длинную веревку.

— Ну, а что потом?

— Потом, перед концом практики, зарежем и зажарим.

Я предложил:

— Давайте назовем его «Амбарцум Саркисович», может, так девчонки усвоят это имя.

Это всем понравилось. Мы решили и купили. Появились мы в общежитии, Павел тащил огромного гуся, зажав его под мышкой и придерживая за грудь другой рукой. Гусь вертел головой и норовил клюнуть его в лицо. Девушки глазам не поверили:

— Что это, для чего, зачем?

— Купили гуся — вам в подарок.

— Вы с ума сошли! Кому нужен гусь?

— Вам.

— Нам? Для чего?

— Мы назвали его «Амбарцум Саркисович», будем его выкармливать, и вы станете повторять это имя и приучитесь, наконец, произносить имя хирурга.

— Нет, вы, мальчишки, все-таки дураки!..

Гусю отгородили угол в нашей комнате и кормили его зерном. От нового соседа исходила вонь. Девчонки, когда приходили к нам, затыкали носы:

— Ну и вонища у вас!

Тогда мы выпускали гуся из-за загородки, он, важно покачиваясь, выходил. Мы начинали нагонять его на девчонок — он махал крыльями и гоготал. Они его боялись, больше всех трусила Инна Гурьян. Она бегала от него вокруг стола, а я гонял его за ней и приговаривал:

— Скажи — Амбарцум Саркисович, скажи — Амбарцум Саркисович...

Так, наконец, мы приучили их произносить это имя.

* * *

В Бежецке я скучал по Дине. Телефонная связь оттуда была слишком неналаженной, я писал ей открытки. Уже год длилась наша счастливая связь и не была секретом для нашей группы, хотя я никому Дину не показывал. Я предвкушал возвращение — после практики мы должны были вместе ехать в дом отдыха на Черном море. Родители, с обеих сторон, способствовали нашей связи и купили нам путевки. Было довольно очевидно, что такая любовь может перерасти в женитьбу. Но я был слишком молод, и мне и без того было хорошо. Как многие молодые мужчины, я об этом не задумывался.

Наш гусь просыпался до рассвета и начинал по-гусиному трубить. И я, в своей романтической тоске, просыпался рано. Чтобы он не будил ребят (и девчонки жаловались), я брал его под мышку и шел бродить за город, держа в руке конец веревки — не давая ему убежать. Он спокойно щипал траву, а я тем временем сочинял стихи.

ОЖИДАНЬЕ

Уже не ночь,
Еще не утро —
Час просветленья темноты;
И скоро свет забрезжит смутно,
Как зарождение мечты;
Туман проступит над лугами,
Застыв недвижно на плаву,
И вспыхнет вдруг рассвета пламя,
Не как мечта, а наяву;

Блеснет на дереве,
На камне
И на воде
Лучей привет,
И первый луч
Скользнет в глаза мне,
В глаза, встречающие свет...

Я ждал рассвета в нетерпенье,
Но этот миг не уловил;
Неуловимо просветленье
И зарожденье новых сил.

Но как я ни скучал, мне нравилась операционная сестра Вера — незамужняя, моего возраста, слегка курносая, с ярким румянцем на щеках и с соболиными бровями. Она всегда была веселая и улыбалась приятной улыбкой. Девушки наши все замечали и меня поддразнивали:

— Заглядываешься на Веру? Вот мы расскажем твоей Дине.

Я долго крепился, но все-таки назначил Вере свидание. Мы уговорились встретиться под вечер на берегу реки Мологи, возле крыльца купальни. Первое свидание, тихий берег реки, закат солнца — все было романтично. Вера пришла в синем облегающем костюме и понравилась мне еще больше, чем в халате. Мы далеко ушли по берегу и все чаще, как бы невзначай, касались друг друга. По крутой тропке мы спускались к реке, где густо росли кусты. Я шел первым и протянул ей руку. Она прыгнула мне навстречу — ее пепельные волосы защекотали мою щеку. Потом я написал об этом стихи:

Было или не было? —
Трудно сказать,
Было или не было,
Надо угадать.

Было или не было
Встречи на крыльце?
Было или не было
Улыбки на лице?

Было или не было
Тропки под горой?
Было или не было
Тумана за рекой?

Было или не было
Утренней зари?
Было или не было,
Смотри — не говори.

Было или не было
Пепельных волос?
Было или не было —
Трудный вопрос...

* * *

Из участковой больницы неподалеку от Бежецка привезли старушку в тяжелом состоянии. Как раз в те дни мы проходили терапию. Доктор предложила нам выслушать ее легкие — в одних участках были сплошные хрипы, в других дыхание не прослушивалось совсем.

— Какой ваш диагноз? — спросила терапевт.

— Наверное, это воспаление легких.

— Вы правы. Что надо сделать, чтобы подтвердить диагноз?

— Надо сделать рентгеновское исследование.

Терапевт сказала больной:

— Бабушка, вам надо сделать рентген. Вам когда-нибудь рентген раньше делали?

— Нет, милая, ренгену мне не давали. А вот просвечивание давали.

— Какое просвечивание? — удивилась терапевт. — В той больнице нет аппарата.

Больная объяснила:

— Дохтур через большую трубу меня просвечивал. Занавески закрыл, свету из лампы на меня направил и говорит «подымай, мол, рубашку выше». А сам в две трубы большие меня просвечивал и болезнь мою определил.

Терапевт пожала плечами:

— Ничего не понимаю, какая-то странная история.

Больной нужны были антибиотики, но их в больнице так и не было. Через несколько дней она умерла. Мы уже видели в больнице несколько смертей — к этому тоже надо было привыкать. Мы рассказали историю об ее «просвечивании» Амбарцуму. Он нахмурился:

— Кажется, я догадываюсь, в чем дело. Я сам работал в той больнице, пока меня не взял сюда Василий Иванович.

В Бежецком районе было несколько участковых больниц на двадцать пять кроватей, и вскоре Амбарцум повез нас на санитарной полуторке в ту больницу. Из нее вышел улыбающийся врач. Вид его нас поразил: страшно лохматый, небритый, в грязном халате на полуголом теле, в рваных галошах на босых ногах. Невозможно было себе представить, что перед нами врач на работе. Медицина — интеллигентная профессия, и сам вид врача должен это отражать. Больные в полупустых палатах тоже выглядели страшно запущенными. Все как в чеховских описаниях больниц сто лет назад. Операционная еще больше поражала: запыленная комната с паутиной, с облезлыми стенами и грязными окнами. В шкафах лежали заржавевшие от неупотребления инструменты. Амбарцум с грустью сказал:

— Здесь я когда-то делал операции, даже резекции желудка.

Действительно, можно было загрустить от такого запустения. Они с доктором ушли в кабинет, Амбарцум вышел оттуда очень злой. На обратном пути он рассказал:

— Та старушка была права — этот доктор-шарлатан делал ей «просвечивание». Знаете чем? Биноклем. Он мне со смехом рассказал, как дурит своих больных. У него есть большой немецкий полевой бинокль. Он ставит больных в одном углу, а из другого смотрит на них в бинокль. Он называет это «просвечиванием» и берет с них взятки — яйцами, мясом, маслом, рыбой. Я на него наорал и сказал, что если он будет это делать, его отдадут под суд за шарлатанство.

Мы были потрясены всем увиденным и услышанным — как можно так обманывать? И как можно так запустить и себя, и больницу? При всей скудности провинциальной медицины было ясно, как много все-таки зависит от желания и энтузиазма врача.

* * *

Наша практика подходила к концу. Незадолго до этого выписался Саша Портнов, тот, которому мы с Вахтангом отдали свою кровь. Он ушел, не сказав никому спасибо.

Все мы поразились отсутствию чувства благодарности. Василий Иванович объяснил это просто:

— Вы, ребята, того — вы знайте: врачу не стоит ничему удивляться и ни на что надеяться. В мое время говорили: «Врач любит своего больного больше, чем больной любит врача». Мы работаем не за страх, а только за совесть.

Я записал это в свой дневник.

Перед окончанием практики Павел Шастин зарезал гуся. Девушки кричали на него:

— Ты убийца!

Но потом они выщипали из него пух на подушку — для первого, кто выйдет замуж или женится. Мы жарили нашего гуся в больничной кухне. Опыта у нас не было, и Вера, улыбаясь и поглядывая на меня, помогала нам. Зашел на кухню Василий Иванович:

— Ты, того, налей-ка им пол-литра спирта, пусть будет выпивка «под гуся», — сказал он ей.

Спирт был «золотой валютой» бедной советской медицины — многое делалось «за спирт».

С этой выпивкой и нашим вкусным гусем мы весело распрощались с нашими учителями. Конечно, мы никому не рассказывали, как назвали гуся.

Уезжали мы из Бежецка другими людьми: практическая подготовка и наблюдения над жизнью провинции и над медициной в ней — все это сделало нас более готовыми к трудностям предстоящей самостоятельной работы и жизни. Самое главное это то, что мы своими глазами увидели глубокую пропасть между жизнью в бюрократическом центре Москве и в провинции. Такая же разница была и в медицине. Хотя столичная медицина сама была тогда далека от уровня мировых стандартов, но еще намного ниже нее стояла медицина районных и участковых больниц. Чтобы поднять ее хотя бы на приемлемый уровень, нужны были десятилетия упорной работы. Мы были молоды и были энтузиастами, но и тогда думали, что такую работу предстояло делать не одному нашему поколению, а еще многим за нами. Однако этот вывод в дневнике я не записал, чтобы меня потом не обвинили в политической неблагонадежности.

Как мы изучали основы врачебного искусства

На пятом курсе нам полагалось изучать не просто медицину, но овладевать опытом врачебного искусства. Что такое — искусство врачевания? Это сочетание трех умений: умение проникать в глубину болезни, умение находить наиболее рациональный путь лечения и еще — умение учитывать психологические особенности состояния пациента. Все эти три компонента должны одновременно «работать» в голове врача с момента первого осмотра больного и в течение всего лечения — его мозг должен действовать как компьютер. Но известно, что в компьютере имеются заранее заложенные программы. Вот эти-то сложные программы искусства врачевания и должны были закладывать в нас на пятом курсе.

Как раз в то время, в 1950-х годах, мировая наука шла к новой области — кибернетике. Но... высшие партийные инстанции и советская пресса объявили кибернетику «буржуазной лженаукой». Все газеты и журналы писали о ней с издевкой, на лекциях по философии (марксистской, конечно) ее громили «в пух и прах». Наши остряки даже прозвали кибернетику «къебенематика». «Железным занавесом» Сталин крепко отгородил Советский Союз от всего передового. Но мы наловчились догадываться о новых научных достижениях Запада по негативным сообщениям прессы: если советские газеты критиковали что-то в западной науке, то это было признаком действительных достижений.

Медицина в годы нашей учебы еще не была той точной наукой, которой стала в конце века, она во многом была основана на индивидуальном искусстве врачей. Строгие научные подходы были разработаны слабо, техника лабораторных исследований была медленной и неточной, почти все делалось вручную, аппаратура была довольно низкого уровня, да и той никогда не хватало. И поскольку медицина не была основана на объективных исследованиях, то хорошие врачи прежних времен славились искусством огромного субъективного опыта. Хорошие были те, кто учил нас на своем личном опыте. Тем более что учебники, по которым мы учились, были выхолощены — без ярких мыслей и примеров, в них отсутствовало умение зажигать интерес студента, но было много «идеологии» со ссылками на классиков марксизма, в них отсутствовало умение зажигать интерес студента, которое необходимо для учебника. Удовлетворительных книг было мало. Но все равно — по одним учебникам медицину не выучишь, будущим врачам необходимо видеть и слышать примеры врачебного искусства, впитывать их в себя и учиться на них. Врачебное искусство больше всего базируется на опыте — хорошие доктора-преподаватели были те, которые учили нас на своем личном опыте.

Как-то раз к заболевшей соседке в нашей коммунальной квартире пришел участковый врач из поликлиники. Когда он уходил, муж соседки провожал его, они разговаривали, и мне показалось, что я услышал знакомый голос. Я выглянул в полутемный коридор и увидел невысокого доктора в халате. Его фигура была мне знакома. Я вгляделся и узнал в нем нашего преподавателя на третьем курсе — доктора Вильвилевича.

— Григорий Михайлович, здравствуйте!

Он ответил, не глядя:

— Здравствуйте.

— Григорий Михайлович, я — ваш ученик Голяховский. Два года назад вы были учителем нашей группы.

Теперь он тоже взглянул на меня:

— Ах, да-да — помню. Конечно, помню: я поставил вам «отлично» за историю болезни.

— Да, я храню ее. Григорий Михайлович, а я и не знал, что вы — наш участковый врач.

Он немного замялся:

— Я только недавно получил эту работу.

Я понял, что он не хотел говорить об этом с учеником, да еще при свидетеле.

— Григорий Михайлович, можно, я вас провожу немного?

Мы шли по улице, он говорил уже более доверительно:

— Вы говорите — «участковый врач». Ничего позорного в этом, конечно, нет. Но мне ужасно обидно. Понимаете, я ведь проработал в институте пятнадцать лет. Пятнадцать счастливых лет! А когда окончился мой очередной пятилетний ассистентский срок, новый завкафедрой не захотел мне его продлевать. Меня обвинили в некомпетентности и отсталости от требований времени. Вы были моим студентом — неужели я некомпетентен?

— Что вы, Григорий Михайлович?! Мы все считали вас самым компетентным учителем.

— Вы так думаете? Спасибо. Но на мое место взяли другого, а я вот устроился здесь.

Трудно было поверить — доктор Вильвилевич был нашим лучшим учителем за все годы. Именно с него можно было брать пример врачебного и преподавательского искусства. Но я помнил, как зависимо он держался с новым профессором — очевидно, уже тогда боялся увольнения. Так оно и случилось.

— Григорий Михайлович, кого же могли найти лучше вас?

Он усмехнулся:

— Нашли. Помните, там были молодые интересные женщины-ординаторы?

Я помнил красоток со стройными ногами.

— Конечно, помню. Так что же? они ведь молодые и неопытные.

— Зато они русские и вступили в партию. А это — ворота для карьеры. Одну из них взяли на мое место, и других тоже пристроили, — тут он заторопился. — Вы меня извините, мне еще три квартиры надо обойти. Желаю вам вырасти в хорошего доктора.

— Спасибо, — я смотрел вслед его сгорбленной фигуре и думал: а раньше он был прямой.

Работа участкового врача обычно давалась начинающим докторам. Держать на этом месте Вильвилевича было просто преступлением. По-настоящему это и было преступлением — преступлением руководства института перед студентами, преступлением перед больными. И это был далеко не единственный случай. Мы постоянно видели, как «исчезали» из института хорошие учителя. За годы нашей учебы состав преподавателей сменился наполовину. Партийная линия властей и руководителей института была ясная —

освободить институт от евреев и беспартийных докторов и заменить их молодыми русскими членами партии.

В результате возвысилось поколение молодых карьеристов. Они занимали общественные позиции членов парткомов, месткомов и других организаций, но были малоопытными докторами и не умели преподавать. Примеров врачебного искусства дать студентам они не могли. Чему было у них учиться? — только как делать незаслуженную карьеру. И действительно — некоторые студенты нашего курса быстро это усвоили, они вступали в партию, пристраивались на разные общественные позиции и этим заранее подготавливали себе места в аспирантуре. А оттуда был прямой путь к успеху. Потом из них быстро получилась когорта плохих профессоров и доцентов. Но ученые и преподаватели они были очень слабые.

Чем больше я наблюдал ситуацию вокруг и думал об этом, тем ясней чувствовал, что общая атмосфера в медицине сгущалась. Да и во всем советском обществе нагнеталось что-то похожее на предгрозовое состояние. На нашем институте это отражалось, как в маленькой луже отражается все небо. А нам надо было учиться врачебному искусству. Только у кого?

На пятом курсе я стал задумываться о своем будущем. Передо мной был пример отца и его друзей — крупных хирургов и ученых. Смогу ли и я когда-нибудь стать кем-то вроде них? Я не мечтал о профессорстве, но мне стало мерещиться впереди что-то большое и интересное. Раньше у меня много времени уходило на увлечения искусствами — поэзией, рисованием, хождением на спектакли драматических театров, в музеи, на выставки и концерты. Москва давала к этому большие возможности. Теперь мне все больше хотелось готовиться к своему искусству — врачебному. Но у кого и как было учиться врачебному искусству, если его уровень падал прямо на глазах? Тогда я впервые нашел для себя свой собственный выход, которым руководствуюсь всю жизнь: *всему на свете можно научиться двумя путями: один путь — учиться, как нужно делать, и другой путь — учиться, как не нужно делать.*

На занятиях я все более критически наблюдал за преподавателями — что они объясняли и, главное, как они показывали. Были хорошие примеры, но больше было слабых и просто плохих. Я старался запоминать — «брать» то хорошее, что замечал, но помнить и то, что мне не нравилось, для того, чтобы это «не брать». Думаю, кое что из этого мне удалось.

Госпитальную хирургию нашей группе преподавал доктор Василий Родионов, молодой ассистент кафедры, который закончил институт всего на три года раньше нас. Мы его хорошо знали, как недавнего демагогического секретаря комитета комсомола — это был его «трамплин» на преподавательскую должность. Но как преподаватель Родионов ничего из себя не представлял, занятия проводил вяло, по бумажке — читал какие-то свои записи, не отрывая от них глаз. Как-то раз я на занятии раскрыл учебник и увидел, что его бумажка слово в слово была списана с тех страниц. Для таких «занятий» нам даже не стоило приходить в клинику.

Однажды Родионов должен был под наркозом вправить вывих бедра и наложить большую гипсовую «кокситную» повязку подростку лет двенадцати. Мы завезли больного в перевязочную. Мальчик испуганно дрожал, наши девушки его успокаивали, обнимали, разговаривали с ним. Анестезиология тогда еще не выделилась из хирургии, анестезиологов не было — хирурги сами давали больным «масочный наркоз» хлороформом или эфиром. Мы наблюдали, как неумело Родионов это делал — больной мальчик задыхался, кричал, вырывался. Родионов велел нам помогать, кричал:

— Прижимайте его ноги сильней к каталке и держите его руки. Учитесь, как давать наркоз.

И он все добавлял и добавлял хлороформ на маску. Вдруг мальчик затих и обмяк. Родионов снял маску с его лица — больной не дышал: от передозировки хлороформа он умер. Мы не сразу сообразили, что произошло. Техника реанимации тогда еще не была разработана. Может быть, если бы Родионов начал интенсивное искусственное дыхание, больного можно было бы вернуть к жизни. Но он стоял смущенно и искал себе оправдание:

— Что ж, это известно, что есть организмы, не переносящие наркоз, — сказал он.

Мы были потрясены этой ничем не оправданной смертью и таким грубым неумением давать наркоз. Наши девушки зарыдали и выбежали из перевязочной.

Ну, какому врачебному искусству могли мы научиться от Родионова?

(Потом Родионов сделал блестящую карьеру: он работал в аппарате Центрального Комитета партии, после этого ему нетрудно было стать профессором хирургии; через двадцать лет мне пришлось с ним встречаться по работе, он и тогда продолжал читать студентам лекции по тексту учебника; наркоз своим больным он уже не давал, но хорошим хирургом никогда не стал.)

Затишье перед грозой

В Третьяковской галерее, в Москве, есть великолепная картина Дубовского «Притихло» — над рекой нависла тяжелая наполненная влагой серая туча, вот-вот ее прорежут молнии и разразится гроза. Картина настолько реалистична, что она довлеет и нагнетает беспокойство и волнение. Такое состояние было в столичном медицинском мире в 1952 году — над ним нависла туча и вот-вот должна была разразиться гроза.

Первые отдаленные раскаты грома уже прозвучали: в 1950 году был арестован профессор нашего института Яков Этингер, известный терапевт. За ним арестовали профессора Иосифа Фейгеля, тоже известного терапевта. Никаких официальных сообщений об этом не было. В чем их обвиняли, никто не знал — они просто исчезли. Еще с 1936 года все привыкли, что известные люди, занимавшие положение в политике, в администрации, в науке и искусстве, неожиданно исчезали — и все. Но, конечно, глубоко в кулуарах медицинского мира это тайно обсуждалось, и все ждали — что за этим последует.

Тем временем после пятого курса всех мужчин нашего курса забрали на месяц на «солдатский призыв» и отправили рядовыми в военный лагерь под Курском. Нам выдали застиранную форму БУ (бывшую в употреблении), грубые яловые сапоги и шинели, показали, как обматывать ноги портянками, и дали команду маршировать строем. Мы неуклюже топали и по приказу старшины орали военные песни. Запевал Костя Смирнов:

Там, где пехота не пройдет,
Где бронепоезд не промчится,
Угрюмый танк не проползет —
Там пролетит стальная птица

Мы подхватывали:

Пропеллер, громче песню пой,
Неся распластанные крылья,
За вечный мир в последний бой
Летит стальная эскадрилья.

Когда нас не гоняли, капитан, замполит батальона, проводил с нами под палящим солнцем политические занятия по международному положению. По занятиям выходило, что мы должны быть готовы к войне каждую минуту. На эту тему он говорил так:

— Великая сила учения товарища Ленина проявляется в чем? — что оно есть самое правильное и верное. Согласно решений исторического Восемнадцатого съезда партии и величайшего гения и учителя всего трудящегося человечества, генералиссимуса и Верховного главнокомандующего товарища Иосифа Виссарионовича Сталина, враги коммунизма кто? — враги коммунизма и всего человечества это империалисты Соединенных Штатов Америки и Европы. Они будут окончательно разгромлены на суше, на воде, под водой и в воздухе. Победа будет за нами! Повторить!

Мы обязаны были повторять эти изречения слово в слово, даже с его интонацией. Один наш студент, Женя Гинзбург, тихий и немного заумный парень, с толстыми очками на носу, раздражал замполита небравой еврейской внешностью. Он скомандовал ему:

— Рядовой, там, вы, вы — в очках, да, да — вы. Повторить!

Женя никогда в жизни не говорил громко и не умел вытягиваться по-военному. Он переминался с ноги на ногу, заложил руки за спину и промямлил:

— Ну, значит, по теоретическим исследованиям Ленина и по работам товарища Сталина...

Замполит мгновенно пришел в ярость и посмотрел на него с прищуром:

— Отставить! Явиться в три часа ночи — к дежурному по полку!

Мы уже знали, что это значило — провинившегося Женю отправят до рассвета чистить лопатой полковую выгребную яму, стоя по колено в жидкой массе вонючих испражнений.

Он явился, выгребал и вдобавок потерял там в говне очки — еле нашел, шаря руками.

После этого наказания тихий Женя в следующий раз вскочил перед замполитом навытяжку и громко и четко повторил за ним все слово в слово, как попугай.

Старшины и сержанты старались выбить из нас интеллигентность. В соседних с нами ротах были регулярные свежие призывники из азиатских республик — Туркмении, Киргизии, Таджикистана, Узбекистана. Для них повторять за замполитом было немыслимо — они вообще с трудом говорили по-русски. Поэтому они-то и были главной «выгребной силой». Русские старшины презрительно называли их «чучмеками» или «чурками». И на нас они глядели с неменьшим презрением. Старшина говорил нам:

— Вы — есть кто? Вы есть гнилая интеллигенция. Из вас солдаты — никакие. Вы что? Вы рассуждаете, а солдату рассуждать не положено. Поняли? Не по-ло-же-но! Солдату — что? Солдату нужен приказ. Из этих чучмеков мы сделаем образцовых солдат. Они будут стрелять по врагам согласно приказу, без рассуждений. А вы будете — что? Будете рассуждать и убиты в первый же день войны.

В солдафонском миропонимании мы ничего не стоили. Но если нас, почти врачей, сделали солдатами, то, очевидно, кому-то, зачем-то и для чего-то это было надо. Надо — для какой войны?

Намаявшись за день, перед отбоем на ночь мы сидели на нарах в своей палатке и валяли дурака. У многих из нас появился солдатский юмор с ядреным матом. Особенно отличался Изя Зак. Из него будто перло. Другие даже морщились, и я предложил:

— Давайте договоримся: за каждый мат — дневалить по палатке вне очереди. Кто ругнется, тот пусть подметает глиняный пол и застилает все нары.

Возразил Федя Рогачевский, который успел побывать солдатом на войне:

— Нет, солдату без матыча нельзя.

— А мы и не солдаты, мы — офицеры медицинской службы в запасе. Будем после лагеря.

Проголосовали большинством против мата — стали сдерживаться и восстановили атмосферу цивилизации. Даже Изе Заку потом понравилось.

Ну, и конечно, как у всех солдат, была у нас и «трепотня о бабах». Кто рассказывал свои приключения, кто сокрушался о своих подругах: Вахтанг — о Марьяне, Юра Токмачев — о Нине, а я — о своей Дине.

И вот — конец короткой солдатской службы, мы стащили сапоги, вышвырнули вонючие портянки, переоделись в свое и заспешили к вокзалу маршем в сто сорок шагов в минуту.

Прямо после этого мы с Диной поехали отдыхать в дом отдыха в Алупке-Саре, в Крыму. За два года наши любовные отношения вошли в привычное русло. У Дины с дочкой была своя комната в квартире родителей, для любовных дел этого нам хватало. Мы привыкли друг к другу, я ни о чем не думал. Но с недавних пор она стала заговаривать о женитьбе. Моя первая страсть прошла, безумной любви уже не было — была теплая привычка. И еще одно, важное: все мои попытки вовлечь Дину в свои разнообразные интересы — чтение, искусство, наука, — все это не вызывало в ней интереса. Она была женщина, и ей этого хватало. И мне вначале этого хватало. А теперь было недостаточно. После окончания института, всего через год, мне предстояло начинать новую жизнь — неизвестно где и как. Одно я знал точно, что зарабатывать буду очень мало, как все врачи. Как мне брать в неизвестное будущее их обеих с дочкой? А если мы женимся и я уеду работать один, а она останется в Москве — какая это семейная жизнь? Все это меня останавливало, и на ее попытки говорить об этом я отмалчивался или писал стихи:

Я еще не рассудил, не взвесил —
Жизнь мою с твоей ли я солью,
Просто я нетерпеливо весел,
Оттого, что снова я люблю,

Оттого, что новое вниманье
Мысль во мне влюбленно горячит,
Оттого, что прежнее страданье
Сникло и подавленно молчит;

Счастлив я, что встретил эти губы,
И подумать тяжело до слез:
Если б был я в жизни однолюбом,
До тебя любовь бы не донес.

Когда я вернулся в Москву, то сразу окунулся в еще более напряженную общую атмосферу: из нависшей тучи все чаще сверкали молнии. Одна из них ударила прямо в моего отца. Он еще работал заместителем директора института хирургии и деканом, но эти должности делали его положение мучительным — администрация все чаще игнорировала его как беспартийного еврея. И вот однажды, около полуночи, зазвонил телефон. Отцу часто звонили дежурные врачи — с вопросами по больным, и он всегда отвечал бодрым голосом. На этот раз голос его сразу ослаб и охрип. Мы с мамой нервно прислушивались к его односложным ответам:

— Да, я понимаю... я к этому был готов... ладно, я напишу... если так решили, то я не могу возражать... я знаю, что это не ты... спасибо, что сказал.

Повесив трубку, он присел на стул, встал, опять присел. Мы ждали. Он сказал:

— Звонил Шура Вишневский, он сказал, что райком партии дал ему указание назначить другого заместителя и другого декана вместо меня — на этих должностях должны быть русские и члены партии. Райком уже подобрал кандидатов. Шура извинялся и сказал, что очень расстроен, что хотя он директор, но ничего не может сделать против решения райкома. Он просил меня написать завтра заявление об уходе. Если я не напишу, они могут меня просто уволить. Куда я тогда пойду — работать участковым врачом, как твой учитель? А если напишу заявление, то он сможет оставить меня ассистентом на кафедре. Это на два ранга ниже и зарплата будет в два раза меньше. Что ты об этом думаешь, лапа? — спросил он маму.

Мама сделала вид, что она к этому отнеслась абсолютно спокойно:

— Знаешь, что Бог ни делает — все к лучшему. Ты до того измотался на этих двух работах, что тебе полезно отдохнуть. Так что не расстраивайся, и давай лучше думать, как станем проводить свободное время. А денег нам хватит, будем меньше расходовать.

Отец прислушался к ее утешению:

— Ты так думаешь, лапа? Может быть, ты и права. Я действительно чувствую, что в такой тяжелой общей ситуации мне все это уже не под силу.

Он сел и написал заявление о добровольном отречении от того, чего достигал годами упорной работы. Это заявление было как бы вместо того письма Сталину, которое он так никогда и не написал.

Нам было обидно за отца, но мы Вишневского понимали — в этом случае возражать он не мог, это было бесполезно, а может быть — и небезопасно, даже несмотря на его чины и награды. Александр Александрович Вишневский, которого мои родители звали просто Шура, был другом моего отца с молодости. Он был сыном знаменитого академика Вишневского, имя которого носил институт хирургии, и сам уже был генерал, член-корреспондент Медицинской академии и главный хирург Советской армии. Мой отец был старше него на шесть лет. В 1927 году, когда отец был ординатором клиники в Казани, старший Вишневский привел к нему своего сына-студента и сказал:

— Вот, Юлька, тебе мой Шурка, сделай из него хирурга.

Мой отец дал Шуре в руки скальпель, в первый раз в жизни. И потом всю жизнь они были вместе, работали и воевали вместе, мы дружили семьями. Шура был частым гостем в нашем доме, интересовался моей учебой и однажды дал мне такой совет:

— Помни — твоя будущая научная карьера во многом будет зависеть от того, как ты женишься.

Я запомнил и потом действительно убедился, как важна в жизни будущего ученого его семейная жизнь, как важны понимание и поддержка жены.

Теперь отец приходил с работы раньше, и я тоже сократил свои походы в театры и на выставки. Мы садились с ним рядом и вполголоса обсуждали новые слухи в предгрозовой атмосфере в московской медицине: нависшая над нами туча становилась все черней и страшней.

Что и как нагнеталось в медицинском мире Москвы

Новости, которые мы с отцом обсуждали по вечерам, были не просто плохие, а кошмарные. Распространились глухие слухи, что 12 августа 1952 года были расстреляны двадцать четыре члена Еврейского антифашистского комитета, все за исключением профессора Лины Штерн, которая по старости и слабости здоровья была сослана в дальний угол Казахстана. Среди них были отцовские знакомые — доктор Борис Шимелиович, главный врач больницы имени Боткина, самой большой больницы в Москве. Одного из расстрелянных я помнил сам — детского поэта Льва Квитко. Мне было семь лет, когда меня привели в районную детскую библиотеку на встречу с ним. Полноватый мужчина средних лет весело улыбался и читал детям свои стихи на языке идиш, а потом их переводы на русский язык. Стихи были очень ритмичные и запоминались легко:

Климу Ворошилову
Письмо я написал:
Товарищ Ворошилов,
Народный комиссар...

Это были очень патриотичные стихи от имени мальчика, который гордится старшим братом потому, что тот служит в Красной армии; а если он будет убит, то мальчик сам встанет на его место. Оно будило в детях гордость и патриотизм. Другое стихотворение было забавное:

Анна-Ванна, наш отряд
Хочет видеть поросят
И потрогать спинки —
Много ли щетинки?..

Как, почему, за что могли расстрелять веселого автора этих стихов?! В моем молодом мозге это не укладывалось ни в какие логические понятия.

И еще меньше мы с отцом могли понять все усиливающиеся слухи о настоящей облаве органов безопасности на самых лучших медицинских профессоров. Вся жизнь моего отца прошла в медицине — двадцать лет он активно участвовал во всех московских медицинских заседаниях и съездах и знал чуть ли не всех арестованных, с некоторыми был в дружеских отношениях.

Арестованные профессора были почти все евреи. Никаких официальных сведений — в чем их обвиняли, за что арестовали — не было. Чуть ли не еженедельно приходили все новые слухи, что агенты являлись ночью к кому-нибудь из них на квартиру и увозили, иногда захватывая и жен, а потом устраивали тщательный обыск — даже взламывали паркет полов. В чем их обвиняли, что могли у них искать? Семьи Шимелиовича, Виноградова и многих других выслали из Москвы в далекие районы Казахстана.

В нашем институте продолжалась волна арестов: арестовали профессоров Александра Гринштейна, Елизара Гельштейна, Владимира Зеленина. Это были известные терапевты, невропатологи и отоларингологи, авторы лучших учебников и любимые лекторы студентов — цвет советской медицинской науки. Я еще сам успел услышать лекции некоторых из них и знал, на каком высоком уровне они их читали.

Вслед за этим из разных институтов арестовали других профессоров: Мирона Вовси — академика, генерала, главного терапевта Советской Армии; арестовали двух братьев профессоров Михаила и Бориса Коганов. Арестован был даже профессор Владимир Виноградов — врач, который (по слухам) лечил самого Сталина; за ним «исчезли» Фельдман, Майоров и Василенко (его арестовали в поезде по дороге в командировку в Китай). Все они были консультантами Кремлевского медицинского управления (тогда он назывался «Лечсанупр Кремля»). Вместе с ними были арестованы бывший и настоящий начальники этого управления — профессора Бусалов и Егоров.

Евреев-профессоров из провинциальных институтов арестовывали реже, но многих уволили. Евреев-хирургов Москвы пока не арестовывали, но тоже снимали с работы. Из нашего института были уволены профессора Каплан и Шлапоберский. Замминистра здравоохранения Алексей Белоусов вызвал Аркадия Владимировича Каплана, известного автора учебника по травматологии, к себе:

— Вы уволены. Ищите другое место.

— Где же мне искать?

— Советский Союз большой — поезжайте на Дальний Восток, там врачи нужны.

(Мне это рассказывал через десять лет сам Каплан, когда я работал с ним в ЦИТО.)

В этой ситуации директора других институтов, ценя своих сотрудников-евреев и желая спасти их от увольнения, послали их в «длительные научные командировки» далеко от Москвы. Директор ЦИТО (Институт травматологии и ортопедии) Николай Приоров, профессор и бывший замминистра, спас таким образом профессора Михельмана.

О благородном поступке Приорова люди рассказывали друг другу шепотом. В те месяцы врачи-евреи Москвы вообще больше говорили шепотом — они просто не знали, чего можно еще ожидать. Передавали, что одна женщина — директор института — сама известный профессор, покончила с собой, не желая уступать указаниям партийных властей и увольнять евреев. Среди русских врачей настроения делились: одна половина сочувствовала своим коллегам, другая половина тайно или явно злорадствовала. Но пока ни в прессе, ни на партийных собраниях институтов увольнения и аресты профессоров не обсуждались — еще не была для этого спущена директива вышестоящих органов.

Мы с отцом проводили вечера, разговаривая на эти темы. Что происходит в московском медицинском мире, кому и зачем это надо? Выходило, что кому-то это было надо.

Субординатура в Филатовской больнице

На шестом курсе нам прибавили изучение марксистско-ленинской философии. Прямо на первой лекции доцент Подгалло довольно сурово сказал, отчеканивая каждое слово:

— Советские врачи должны быть политически грамотны, идеологически подкованы и морально бдительны. К сожалению, среди медицинских работников все еще есть примеры ошибочного поведения. Партия призывает нас быть бдительными. Поэтому по решению высших партийных инстанций первым выпускным экзаменом у вас будет философия. Это позволит проверить вашу подготовленность стать советскими врачами.

Итак, с чего мы начали юнцами в 1947 году, тем и будем кончать взрослыми людьми в 1953-м — осточертевшей коммунистической идеологией. Но теперь к этому прибавились скрытые угрозы с явным намеком на то, что происходило в медицине — аресты и увольнения. Еще не было никакой официальной кампании против врачей-евреев, но слово «бдительность» могло означать только одно — гонения на них и подозрение на всех беспартийных. Слышать это было особенно не по себе студентам-евреям. Я был полуеврей и беспартийный, мне тоже было не по себе.

К шестому курсу мы все повзрослели и среди нас наметилось расслоение в подходе к будущему — кто по какому пути пойдет в жизни. Комсомольские активисты уже вступили в партию и обеспечили себе места в аспирантуре на разных кафедрах. Другие еще не знали, куда их пошлют работать после окончания. Больше половины наших девушек вышли замуж — кто за наших ребят, кто нашел мужа «на стороне». И некоторые мужчины завели семьи. На курсе были семейные пары и уже появились дети — следующее за нами поколение. Все были заняты устройством жизни.

Теперь мы назывались уже не студенты, а субординаторы — шестой курс был тренировкой по специальности. Нас с Вахтангом, Эдика Степанова, Володю Андрианова, Сашу Калмансона, Люсю Давыдову, Вику Морейнис и еще нескольких распределили на кафедру детской хирургии в больнице имени Филатова. Туда же попала моя бывшая любовь Роза. Ее не интересовала хирургия, ее интересовал я. В преддверии окончания института она решила уговорить меня вернуться к ней, заглядывала мне в глаза:

— Ну возьми меня обратно в свои любовницы.

Мой роман с Диной перешел в состояние «предсмертных судорог» — я окончательно решил не связывать себя женитьбой с ней, и мы виделись все реже. Я чувствовал себя свободным и ни с кем не хотел пока связываться. На уговоры Розы я написал стихи:

КРУГ ЛЮБВИ

Круг начатый, круг завершенный,
Круг, предначертанный судьбой;
Была ты девочкой влюбленной,
Я был любовник и герой.

Игры на свете нет милее,
Но без конца нельзя играть;
Герою нужно быть смелее,
Чтоб завершенный круг разнять,

Чтоб королю бубновой масти
Не встать другому на пути
И из хмельного круга страсти
В квадраты дружбы перейти.

Она прочла, грустно улыбнулась, и мы с ней остались в «квадратах дружбы».

Субординатура была наша первая пробная работа, почти на год нам предстояло вписаться в коллектив хирургической клиники. Конечно, у нас были большие ожидания, так свойственные молодости: нам не терпелось научиться хирургии — уметь самим делать операции. Надо было учиться и диагностике, и выхаживанию больных. Но операция — это центральный момент хирургии, и для нас, будущих хирургов, это было самым главным.

В то тревожное время расклад идеологических сил в каждом врачебном коллективе имел даже большее значение, чем деловые условия. Успех обучения зависел от того, как к тебе станут относиться. Я понимал, что надо вести себя осторожно, и присматривался к людям.

Кафедрой и клиникой заведовал пожилой профессор Сергей Дмитриевич Терновский, известный специалист, автор учебника, интеллигент из бывших дворян. Он всегда был спокойным, с легкой скептической улыбкой под щетинкой седых усов. Открытой нелюбви к евреям он не выказывал, но явно избегал брать их на работу — в клинике был всего один старый доктор-еврей Эммануил Гринберг, да и то работавший там еще до него. Наверное, даже больше, чем евреев, Терновский недолюбливал партию, он не был ее членом, но ей он не мог оказывать никакого сопротивления. Беспартийность делала его уязвимым — принадлежность профессора к партии ставилась выше любых научных достижений. Зато его окружали молодые партийные активисты, и он помогал их продвижению — в случае чего они всегда могли отстоять своего шефа. Ядро клиники состояло из молодых карьеристов — Юрия Исакова, Мстислава Волкова, Леонида Ворохобова и Михаила Громова. Они так много занимались партийными делами и заседаниями, что им порой не хватало времени для хирургии. Но зато потом им это помогло быстро достичь высоких позиций.

Старшими были доценты Иван Мурашов и Елена Дубейковская, это были закаленные партийцы старой формации. Он производил впечатление надутого дурака, а она — строгой классной дамы. В работе они ничем не отличались и учиться у них было нечему. Но они задавали тон правоверной идеологической атмосферы — это ценилось выше работы.

Способнее всех был молодой беспартийный ассистент и уже кандидат медицинских наук Станислав Долецкий, все звали его Стасик. Он был одной из самых ярких личностей, которых я встретил в жизни. Отец Стасика был репрессированный юрист-еврей, но он скрывал это, чтобы суметь пробиться. Во время войны его, еще до окончания института, мобилизовали в польскую армию. На самом деле это была фальшивая польская армия — в 1944 году ее срочно сформировали под Москвой из советских людей с фамилиями, похожими на польские. Сделали это потому, что Сталину надо было показать «лояльность» поляков к Красной армии (которая, на самом деле, в 1939 году захватила Польшу и разделила ее пополам с гитлеровской Германией). На войне Стасик научился делать операции и уже после войны окончил институт. То, что он был в польской армии, помогло ему как бы стереть еврейское происхождение. Терновский взял его и ценил как ученого и блестящего хирурга.

Детская хирургия отличается от взрослой — она имеет дело с маленьким телом пациента, иногда очень маленьким. Не только все ткани этого тела меньше, но они и намного нежней, чем у взрослых. К тому же детский организм более чувствителен к стрессу операции и к потере крови. Поэтому разрезы должны быть меньше, операции надо проводить особо тщательно и как можно короче по времени. В искусных руках работу детского хирурга можно сравнить с ювелирным делом. Стасик Долецкий оперировал блестяще — быстро, точно, эффективно и эффектно. Вот у кого можно было поучиться. Мы старались чаще ассистировать ему и считали себя счастливыми, если это удавалось.

Мне его операции напоминали то, что я видел в руках профессора Юдина. По сравнению с ним все другие преподаватели делали операции намного хуже, но для нас и то было хорошо и полезно. Как ни странно, Мурашов и Дубейковская Стасика недолюбливали:

— Выскочка! Подумаешь, какой гений!

Впервые в жизни я видел пример, как в работе талант раздражает посредственность. Поначалу нас это удивляло: чем же они недовольны? — научились бы делать операции так же, как он. Но в том-то и дело, что они не могли, и поэтому злились. «Уравниловка» была советской моралью, а если кто-нибудь выдавался из обычного уровня, то его считали выскочкой и старались ему мешать. Потом много раз я видел повторение этого типичного советского явления — злобной зависти к таланту. Мне пришлось испытывать это и на себе.

Правда, у Стасика были недостатки — это его слишком острый ум и, особенно, острый язык. Он любил шутить по всякому поводу и нередко посмеивался над коллегами. Хотя делал он это добродушно и безобидно, но многие обижались, партийцы злобно косились:

— Выскочка! Все острит! Ему бы полагалось вести себя поскромней и держать язык за зубами. Когда-нибудь он дождется...

В клинике было много молодых привлекательных и веселых женщин-ординаторов. Как хирурги они ничем не отличались, но своим видом создавали романтическую атмосферу. В медицинском коллективе это всегда есть и всегда важно. Стасик был женат на красавице Кире, из другого института, но его женолюбию это не препятствовало. Другие мужчины в клинике не отставали от него, особенно сухопарый Леня Ворохобов, зять Терновского. Хорошенькие женщины Оля Бляу, Эля Пяль, Оля Благовещенская, Люся Кузнецова стимулировали настроение молодых мужчин — и нас, новоприбывших, тоже. К этим дамам с удовольствием примкнула Роза. Отчаявшись вернуть меня, она сконцентрировала внимание на Стасике. Взаимный успех был обеспечен.

Во время теоретических занятий и лекций я по привычке рисовал шаржи на наших ребят и преподавателей. Стасик заметил это и заинтересовался: как человека талантливого его привлекал всякий талант. Он потащил меня в кабинет профессора Терновского:

— Сергей Дмитриевич, у нас есть свой художник. Посмотрите его зарисовки.

Терновский рассматривал шаржи и посмеивался в усы. Он тогда работал над вторым изданием своего учебника:

— Могу я вас попросить сделать несколько иллюстраций в мой учебник?

Я был польщен и сделал все по его просьбе. Профессор остался доволен, их напечатали, и он подарил мне книгу со своей подписью — большая честь. Так я впервые стал медицинским иллюстратором и потом всю жизнь делал рисунки для своих и чужих статей и книг.

Стасик доверительно мне сказал:

— Знаешь, наш старик давно мечтал иметь в клинике художника для иллюстраций. Я уверен — он возьмет тебя на работу.

Я обрадовался — остаться на работе в клинике детской хирургии в Москве я даже не мог мечтать. Еще больше обрадовались мои родители, которые уже грустили в преддверии моего возможного отъезда в провинцию. Но и делиться этой возможностью со своими однокурсниками я, из осторожности, не стал.

Со Стасиком Долецким мы с тех пор стали друзьями, и наша дружба продолжалась сорок лет — до самой его смерти. Он рано стал профессором, но Терновский его в клинике не оставил — он видел в нем конкурента. С годами Стасик вырос в самого крупного детского хирурга, написал много медицинских книг, и я часто делал иллюстрации к ним.

В субординатуре мы переживали первые психологические удары жизни хирургов. Трехлетнюю девочку сбила на улице машина. Скорая помощь привезла ее к нам в Филатовскую больницу. Девочка была в состоянии глубокого шока, хотя на ее маленьком тельце не было видно никаких повреждений. Лицо ее было абсолютно обескровленное, белые веки с нежными голубыми прожилками чуть заметно трепетали. Очевидно, у нее было какое-то сильное внутреннее кровотечение.

Мы кинулись к девочке, наклонились над ней, пытались прощупать ее пульс — на руках, на шее. Уже пульс не ощущался, наступал тот самый жуткий момент... Сестры бежали к нам с растворами и иголками. Неожиданно девочка открыла глазки, ясные и чистые, какие бывают на картинах у ангелов, да и то — только у ангелов Рафаэля. Взгляд ее был направлен не на нас и не блуждал вокруг, ища маму. Ее взгляд уходил куда-то в такую даль, которую мы, живые, различить не могли. Рот девочки приоткрылся, и мы наклонились еще ближе — прямо к лицу. Нас как магнитом тянуло видеть и слышать — что это? Мы ждали — ждали чего? Да-да, нас притягивала к себе загадка умирания. И мы услышали детский голос, она тихо сказала:

— Я умираю, — и умерла...

У такого маленького ребенка было уже понимание смерти! Могли ли мы оставаться спокойными в тот момент? Наши девушки рыдали навзрыд, и у всех нас, молодых мужчин, в глазах были слезы.

* * *

Накануне Нового года в нашей молодой компании был праздник — поженились, наконец, мои друзья Вахтанг с Марьяной. Пять лет они были вместе, их любовь проходила у нас на глазах и была известна всем на курсе, мы дразнили их за то, что они «тянули резину». Но куда и на что они могли бы жениться: Вахтанг жил в общежитии и все, что имел, это крохотную стипендию. Марьяна жила в одной комнате с мамой и теткой.

Свадьбу мы отпраздновали в той самой ее комнате. Мы были молоды и веселились напропалую:

— Горько, горько! — чтобы они еще и еще целовались.

Но на первую брачную ночь Вахтанг пошел к себе в общежитие. Мы провожали его толпой по заснеженным улицам и всю дорогу острили по поводу такой «брачной ночи». Наверное, ему было грустно, но он был добродушный человек и на нас не сердился.

Наступал 1953 год — год наших больших ожиданий.

Заговор врачей-отравителей

13 января русские всегда празднуют наступление «старого Нового года». Русская церковь не приняла григорианский календарь, которым пользуется весь мир, потому что после революции его приняла власть «советских безбожников». Церковные каноны оставили для верующих более древний юлианский календарь, отстающий от мирового на тринадцать дней. По традиции русские любят отмечать Новый год второй раз после регулярного праздника — в день 13 января. Это их сугубо собственный праздник. И тут уж они дают волю своему любимому разгулу — пьянству: Россия гуляет! В этот типично старорусский день советское правительство любило возбуждать людей какими-нибудь реакционными сообщениями в газетах и по радио. Тонкая психологическая провокация была важна для ответной реакции возбужденного пьянством населения.

И вот 13 января 1953 года все газеты крупными буквами на первых страницах опубликовали сообщение ТАСС: «Арест группы врачей-преступников. Некоторое время назад органы государственной безопасности раскрыли группу врачей террористов, которые поставили себе целью сокращение длительности жизни выдающихся общественных деятелей Советского Союза путем проведения пагубного лечения. Эта группа террористов включает профессоров М.С.Вовси, В.Н.Виноградова, М.Б.Когана, П.И.Егорова, А.И.Фельдмана, Я.Г.Этингера, А.М.Гринштейна, Г.И.Майорова. Документальные данные, патологоанатомические исследования, заключения медицинских экспертов и признания самих преступников установили, что эти скрытые враги народа назначали своим пациентам неправильное лечение и тем самым подрывали их здоровье...»

Далее следовало, что они погубили секретарей Центрального Комитета партии Жданова и Щербакова (годы назад), навредили здоровью маршалов Василевского, Говорова, Конева и других. После этого: «Большинство членов этой террористической организации были в связи с международной националистической еврейской буржуазной организацией «Джоинт», которая организована американской разведкой якобы для помощи евреям в разных странах. Фактически, по указаниям Центрального американского разведывательного бюро, эта организация проводила шпионскую деятельность, терроризм и другие вредительские акты во многих странах, включая Советский Союз. Вовси признался следователям, что через Шимелиовича, живущего в Москве, и известного еврейского буржуазного националиста Михоэлса, «Джоинт» давала ему указания уничтожить главных руководителей СССР. Установлено также, что другие участники террористической группы были давнишними агентами Британской разведки.

Расследование будет скоро закончено».

Мы всей семьей читали и глазам не могли поверить. Отец плакал:

— Не верю, не может быть!.. Я знаком почти со всеми ними — это лучшие, честнейшие врачи... Боже мой — Вовси, Мирон Семенович, мы работали вместе, я встречался с ним на войне — это же гений!.. Даю голову на отсечение, что это какая-то ошибка...

Я описываю это через пятьдесят лет и стараюсь восстановить в памяти реакцию публики. Моим читателям, для которых это — история, наверное, трудно себе представить, какое впечатление это произвело на всю страну. Со времени объявления о вероломном нападении Германии и начале войны не было более будоражущего сообщения. Все люди, особенно интеллигентная прослойка, понимали, что каждое слово в нем было проверено и взвешено самим Сталиным — без него делать такое сообщение не посмел бы никто. Но если так, то оно могло отражать только два факта: или это невероятное сообщение — правда, исходящая от главы страны; или этот глава обезумел и открыто публикует провокационную ложь. Но во все это было невозможно поверить.

Для медицинской общественности это было как взрыв бомбы, которую долго держали скрытой. Для всех евреев, в первую очередь — для московских евреев, этот антисемитский выпад был тяжелейшим шоком, такие раньше проводил Гитлер в фашистской Германии, но ничего подобного никогда не было в Союзе. Для всей интеллигенции, и так уже затравленной кампаниями обвинений, арестов и унижений, это было новое грозное предупреждение. А для всего пьяного в тот день населения страны это прозвучало колоколом, призывающим к битве за русских, за Россию. Что — еврейские доктора травят русских?! Что — они хотят уничтожить наше правительство?! Что — они агенты еврейской организации?! Что — они действуют по указанию американских и британских разведчиков?! Да мы их, мать!..

Я ехал к себе в больницу и слышал в метро, как люди переговаривались:

— Поймали все-таки! Теперь не отвертятся.

— Неужели это правда?

— Чего же, ты думаешь, стали бы тогда сообщать, если неправда?

— Что-то, конечно, должно быть.

— Не «что-то», а все было. Еще больше узнаем.

— Это же звери какие-то, а не люди!

— Не понимаю, как можно было доверять им лечить правительство?

— Я даже не знаю, как доверять врачам в нашей поликлинике — среди них полно евреев.

Голосов сомнений и протеста слышно не было — кто бы посмел вслух выступать против сообщения правительства? Если и были сомневавшиеся, то они помалкивали.

В больнице всех врачей и судординаторов срочно созвали в аудиторию. Собрание вели два доцента — Дубейковская и Мурашов. Профессор Терновский сидел, опустив голову; молодые партийные активисты, наоборот, держались прямо и строго; доктор Гринберг беспрерывно нервно курил; Стасик Долецкий оглядывался на всех и впервые не улыбался и не шутил. Мы были напряжены в ожидании: что нам скажут?

Сначала Дубейковская громким голосом зачитала сообщение ТАСС. Его текст все уже знали, слушали подавленно. Мурашов держал речь о необходимости бдительности.

— Стыдно, что эти люди пробрались в наш институт и им доверяли учить молодежь. Если бы мы были более бдительны, то они давно были бы разоблачены. Вы, молодежь, должны извлечь из этого урок: будьте по-настоящему бдительны, не доверяйте таким авторитетам.

Мы переглянулись: каким «таким» авторитетам — еврейским? Дубейковская предложила:

— Кто хочет высказаться? — все врачи должны были тоже осуждать тех преступников.

Один за другим говорили партийцы. Смысл выступлений был:

— Партия призывает нас быть бдительными. Влияние этих преступников может сказываться на их помощниках и учениках. Мы должны присматриваться ко всем, кто работал и учился у них (студентами они сами тоже у них учились).

Конечно, кроме верноподданнических заявлений никто ничего сказать не мог. Терновский говорил мало и вяло. Чувствовалось, что ему нелегко было осуждать тех, с кем он много лет проработал. Стасик Долецкий вышел на трибуну очень взволнованный. Мы ждали, что он скажет. Я видел, что он судорожно искал выход из ситуации — сказать, ничего не сказав. Из него выдавились общие патриотические фразы и осуждение «заговорщиков», но не такое горячее, как у других.

Разошлись мы в подавленном настроении и все дни вполголоса обсуждали новость между собой. Большинство говорили, что трудно поверить, чтобы врачи были вредителями и убийцами, особенно — *такие врачи*. Хотя мы привыкли к ложной критике в газетах, но, как нам было не верить официальному сообщению правительства?..

Основы медицинской этики всегда присутствуют в сознании всех, посвятивших себя лечебному делу. Мы с первых курсов знали первый закон медицины, который идет от времен Гиппократа, две с половиной тысячи лет назад, и гласит: НЕ НАВРЕДИ. Мы не были знакомы лично с теми врачами, но трудно было поверить, чтобы не один, и не два, а целая группа крупных специалистов сознательно нарушала этот моральный закон. Но, опять — как не верить официальному сообщению?..

А расследование еще не было закончено. Сразу после 13 января райкомы партии стали рекомендовать директорам институтов увольнять евреев пачками. Было арестовано еще несколько крупных профессоров, в том числе и патологоанатом Яков Рапопорт, который по своей специальности не имел отношения к лечебному делу (спустя годы он написал об этом знаменитую книгу «Заговор врачей, последнее преступление Сталина»). Даже семейные и личные связи с евреями попадали под подозрение. С работы сняли русского знаменитого профессора Алексея Абрикосова и его жену-еврейку Фанни Абрикосову-Вульф. Русский профессор-терапевт Иван Сперанский был много лет женат на еврейке Елизавете Марковне. Их единственный сын погиб на войне. Чтобы профессор не потерял работу, ему предлагали разойтись с женой, хотя бы фиктивно. Он отказался и навлек на себя серьезные угрозы.

В газетных статьях описывали новые подробности преступлений «врачей-отравителей». Оказалось, что уже давно, в 1930-е годы, многие из них были виновны в смерти видных деятелей партии Менжинского и Куйбышева и в смерти великого пролетарского писателя Максима Горького. Это только добавляло недоумения — почему никто не замечал их жутких преступлений столько лет? Удивление и гнев толпы увеличивались, а это как раз и было то, на что рассчитывали власти.

Но все-таки кто и как сумел, наконец, разоблачить этих изуверов? Вскоре в газете «Известия» появилась статья журналистки Татьяны Тэсс о враче Лидии Тимашук, терапевте Кремлевской больницы, специалистке по электрокардиограммам. Оказывается, она давно усомнилась в некоторых назначениях профессора Вовси, но сама не сразу в это поверила, попав под влияние его авторитета. Все-таки ее партийная совесть победила, она «проанализировала» другие его назначения и назначения других профессоров и «убедилась», что это не просто ошибки, а сознательное преступление — убийство неправильным лечением. В статье не говорилось, она ли проявила инициативу или кто-то ее на это спровоцировал, но от ее подозрений началось расследование. Дальше шло воспевание ее проницательности и патриотического поступка. Через неделю Тимашук наградили орденом Ленина. Поэты стали писать о ней поэмы, ее называли «великой дочерью русского народа» и сравнивали с легендарной французской героиней Жанной д'Арк.

Еврейские остряки со своим горьким юмором и тут придумали анекдоты: один спрашивает другого: «Ты почему такой грустный?» Тот отвечает: «Я грустный? — ВОВСЕ НЕТ», с ударением на ВОВСЕ (игра слов между этим словом и фамилией Вовси).

А в медицинских институтах каждый день шли собрания, и на них говорили и говорили о необходимости бдительности. Это слово вмещало в себя и недоверие, и враждебность, и доносы. Заставили выступить пожилого видного профессора-хирурга еврея Михаила Фридланда. Не очень уверенно он начал речь:

— Да, конечно, это верно — нам всем надо быть более бдительными. Если бы мы были более бдительны, то эти... (он замялся, вспомнив своих арестованных приятелей) то эти *несчастные* сейчас не сидели бы в тюрьме...

Фридланд просто оговорился, не найдя другого, более подходящего слова. Но собрание мгновенно прекратили и его вызвали в партком:

— Вы понимаете, что вы сказали? Вы опозорили наш институт. Сейчас же подавайте заявление об отказе от заведования кафедрой, тогда вам сохранится ваша пенсия. Или пеняйте на себя — партком не может вам ничего другого гарантировать.

В атмосфере доносов и арестов того времени это предложение было до какой-то степени даже гуманным... по сравнению с вызовом органов госбезопасности для немедленного ареста. Запуганный ученый написал заявление. Новости сыпались на нас каждый день, все — непонятные и все — мрачные. Они будто подталкивали нас к краю какой-то пропасти, за которой для врачей была неизвестность и темнота.

Дома у нас атмосфера накалилась до предела, отец перестал спать, ожидая ареста каждую ночь. Время от времени он брал в руки мой чемодан из крокодиловой кожи со сложенным на случай ареста бельем и ходил с ним по комнате:

— Надо мне привыкать. Вот так я буду уходить из дома...

Мама подходила к нему и гладила его лысую голову, а я испуганно смотрел на них.

Общая подавленность настроения нарастала. По указанию и под контролем партийных властей по всей стране люди клеймили врачей-отравителей на собраниях на заводах, в колхозах, даже в школах. Начатая в пьяный день 13 января психологическая обработка населения доводила послушную толпу до истерических выкриков. Истерия некоторых энтузиастов дошла до того, что они предлагали себя в качестве палачей для казни тех преступников. Ходили упорные слухи, что под Москвой готовят эшелоны из товарных вагонов — для вывоза евреев. Так их возили в концентрационные лагери в фашистской гитлеровской Германии. Казалось, что в Советском Союзе, особенно в Москве, массовое мнение находилось всего в полушаге от нацистских настроений, приведших к первой «кристальной ночи» нападения немцев на своих евреев. Прикажи тогда Сталин двинуть против евреев войска внутренней безопасности — и было бы полное повторение гитлеровской эпопеи. Может, он и был готов приказать это. Но...

Ночью 2 марта 1953 года по радио передали новое сообщение: тяжело заболел товарищ Сталин, его здоровье в опасности — произошло кровоизлияние в мозг. Мы все трое насторожились дома: что это будет значить для отца? Не явятся ли за ним сразу после этого? Но в те дни о нем забыли.

Утром в больнице Дубейковская была вся в слезах, собрала нас и сквозь рыдания:

— Товарищи, я даже не могу говорить... Это они, они довели его до этого... нашего великого вождя!.. Это их вина!.. Я уверена, что он так переживал их измену Родине, что его сердце не выдержало (почему-то ей казалось, что проблема была с сердцем, хотя мы знали, что это было кровоизлияние в мозг, и многие подозревали, что «сердца для переживаний» у него вообще не было).

Некоторые наши чувствительные девицы и дамы тоже заплакали, утираясь платочками.

Нам отменили занятия, мы разбрелись по палатам — к больным детям. Между делами мы вполголоса обсуждали новую трагедию — только с очень близкими. Мы по-настоящему не знали, как к этому отнестись. Болезнь Сталина была тяжелая, во многих случаях — смертельная. Некоторые радовались такому неожиданному обороту. Саша Калмансон был всегда говорливее других:

— Чего наши дуры нюни распустили? Ну, помрет он, так всем лучше будет.

Мы были приучены, что все в стране делалось от имени и под именем Сталина, нам трудно было представить, как все пойдет, если он умрет. Падение или смерть диктатора — редкое историческое событие. К нему всегда разное отношение. Но слова «диктатор» в нашем лексиконе тогда не было вообще. Только очень большие интеллектуалы и то лишь очень глубоко в своей душе могли осмелиться применить это слово к Сталину. У нас вместо него тогда было отживающее слово «вождь». Но что будет, если вождя не станет?

Каждый день по радио и в газетах сообщали бюллетени о его состоянии. Конечно, надо было дать взвинченному населению страны представление, что Сталина лечат как надо и только самые проверенные врачи. Писали: «Лечение товарища Сталина проводит специальная комиссия из лучших профессоров Мясникова, Лукомского, Филимонова. Комиссия работает под руководством Политбюро». Его болезнь превратили из медицинского факта в факт политический. Лукомский и Филимонов были профессора нашего института, которые заменили арестованных Гельштейна и Гринштейна. Мы знали, что они гораздо худшие специалисты, чем те, кого они заменили. О Мясникове говорили, что это он давал заключения о правильности предположений Тимашук. Для многих московских врачей это была плохая рекомендация, хотя все понимали, что если бы он отказался, то сразу попал бы в число обвиненных. И, конечно, здравомыслящим людям было ясно, что члены Политбюро руководить лечением не могут. Как они «руководили» — мы не знали, но...

В два часа ночи 5 марта 1953 года глубокий голос диктора Юрия Левитана скорбно и медленно оповестил по радио: «Товарищ Сталин умер». Мы не спали, потому что вообще перестали спать. Услышав это, отец начал навзрыд плакать — его нервы не выдержали накала:

— Что теперь будет?.. Что будет со всеми нами?..

Глядя на него, я тоже почувствовал, что слезы подступают к горлу. Только мама оставалась спокойной:

— Может быть, это и не так плохо. Может, с его смертью кончится этот ужасный период нашей жизни.

Отец посмотрел на нее:

— Ты так думаешь, лапа?

— Конечно, я уверена. Что Бог ни делает — все к лучшему.

— Что ж, может быть, ты и права.

Он как-то сразу успокоился. Я даже удивился этому. Для меня это был наглядный пример, как умная жена может успокоить растерявшегося мужа. Охладив разгоряченные нервы, мы стали укладываться спать. Мы знали, что в эту ночь за отцом не придут — агенты всех рангов наверняка сами были в растерянности.

Сталин и советская медицина

Целую неделю люди заполняли весь центр Москвы — шли и шли прощаться со Сталиным. Их было так много, что нескольких затоптали в толпе. Поклонение и любопытство гнало всех увидеть Сталина хотя бы в гробу. Традиция русских похорон — чтобы всегда с помпой. Наверное, это перешло от предков-скифов: их раскопки поражают великолепием захоронений вождей. А уж для такого вождя, как Сталин, хотели затмить все. Что думали о нем на самом деле его ближайшие помощники, это выявилось потом. Но сразу после смерти они все еще продолжали его возвеличивать и угождали поклонению толпы. Поэтому они придумали положить его рядом с Лениным, в Мавзолей.

В двух кварталах от Филатовской больницы была биохимическая лаборатория Мавзолея. Ею руководил профессор Борис Збарский, который бальзамировал Ленина, а тогда тоже был арестован. Его срочно освободили из-под ареста, и мы видели, как члены Политбюро привезли туда Сталина на другой день после его смерти. Известно, что Ленин не любил живого Сталина и в политическом завещании писал, чтобы тому не давали власти. Но теперь ему самому приходилось потесниться (через несколько лет правители одумались и перехоронили Сталина в землю за Мавзолеем, но уже без толпы).

Смерть Сталина вызвала в людях растерянность: по заведенной им самим басне о его величии и исключительности многие не могли себе представить, что будет без него. Они лили слезы и выкрикивали проклятия в адрес врачей-отравителей. Мы с тревогой ждали еще целый месяц — куда это могло привести? И вот 4 апреля, ровно через месяц после его смерти, в 6 часов утра сообщение по радио. Тот же глубокий голос Левитана:

«Сообщение Министерства внутренних дел (мы насторожились — почему министерство, что это может означать?). Министерство тщательно рассмотрело все материалы расследования дела группы докторов, обвиненных в преступлениях, шпионаже и другой вредной деятельности, направленной на нанесение вреда советским лидерам (мы замерли — что скажут?). Установлено, что аресты обвиненных в заговоре — профессоров Вовси, Виноградова, Когана, Егорова, Фельдмана, Этингера, Василенко, Гринштейна, Зеленина, Гельштейна, Преображенского, Закусова, Попова, Шерешевского и Майорова (мы все ждали — что же?) были ошибочными, а документы против них были сфабрикованы». (Левитан сделал паузу, а мы от неожиданности заплакали; и даже сейчас, когда я пишу это, у меня тоже наворачиваются слезы тех давних сильных переживаний.)

Дальше говорилось, что ни одно обвинение не было ничем подтверждено, что признания были вырваны «незаконными методами допросов» (мы догадывались об этом и раньше), что все они освобождены. И в конце: «лица, виновные в неправильном проведении расследований, арестованы, против них возбуждено уголовное дело». Потом прочитали указ Президиума Верховного Совета об отмене прежнего награждения Лидии Тимашук орденом Ленина.

Я никогда не видел отца таким счастливым. От возбуждения и радостных эмоций его губы дрожали, он не знал, что с собой делать, — он кинулся целовать нас с мамой, потом кинулся звонить друзьям, он смеялся, опять подбегал к маме и целовал ее:

— Умница ты моя — как же ты была права, когда сказала мне, что смерть Сталина принесет облегчение. Как ты могла это предвидеть? Ах, какая умница!

У всех нас к радости за освобожденных добавлялась радость за самих себя: не будет больше угрозы ареста, не станут нас третировать, а может быть, и высылать из Москвы. Это был решающий момент жизни страны и нашей собственной жизни.

После первого возбуждения мы стали анализировать события последних трех месяцев. Итак, значит, первое сообщение 13 января было грубой ложью. Но мы знали, мы кожей чувствовали, что каждое слово в нем было взвешено самим Сталиным. Значит, «великий вождь», в полнейшем презрении к своему народу, преступно врал всей стране! О нем самом в сообщении не было ни слова. Только логически вытекало, что те «виновные в неправильном проведении следствия» следовали его прямым указаниям. Вся история была апогеем зверских преступлений самого Сталина и тысяч коммунистов перед народом. Но вряд ли много людей тогда понимали это в таком ключе — зловещая фигура Сталина продолжала привлекать к себе большинство (и даже через пятьдесят лет и после множества кардинальных перемен она все еще привлекает некоторых).

Ужасный гнет слетел с душ всех нормальных людей, облегчение наступило для московских врачей, полное ликование было среди евреев. Те, кто считал обвинения правдой, смущенно и без особого энтузиазма разводили руками:

— Что ж, ошибки бывают.

Какие ошибки — убийственные? Неясно было — рады они или совсем не рады. В больнице доценты Дубейковская и Мурашов делали вид, будто ничего не произошло, но в глаза никому не смотрели. Зато Стасик Долецкий дал себе волю поиздеваться над ними:

— Их пресловутая бздительность — это бешеный онанизм их языков. Все твердили, как попугаи: бздительность, бздительность... Вот и добзделись.

Но все же все хотели знать — как возникло то жуткое обвинение? Через два дня в газете «Известия» была опубликована статья. Из этой статьи и разных устных источников стало ясно, что все было делом рук некоего М.Рюмина, рядового следователя госбезопасности. Желая выслужиться, он просто-напросто сыграл на двух слабых струнах черной души Сталина — на его ненависти к евреям и нелюбви к медицине. Рюмину было известно, как сфабриковали дело против Еврейского антифашистского комитета. В нем были писатели и актеры. Почему бы не проделать то же самое с врачами? Фантастической идее о врачах-отравителях сначала не поверил даже его начальник — матерый преследователь людей Лаврентий Берия (он рисковал этим навлечь на себя подозрения в нелояльности). Но Рюмин сумел дойти до самого Сталина и доложить ему, что существует «еврейский заговор врачей» и у него есть нити к его раскрытию. Верил ли этому Сталин или не верил — остается тайной. Он не был дураком, но он был параноик — заговоры мерещились ему повсюду. Идея расправы сразу с евреями и врачами должна была импонировать его параноидному мозгу. Он сделал Рюмина генералом и заместителем министра и дал ему полномочия действовать. Вот от этих действий мы и содрогались уже больше двух лет. Много людей было вовлечено в эти преступления: сначала — Лидия Тимашук, она сама была агентом КГБ и лишь добросовестно выполняла задание; за ней были профессор Мясников и другие, которые давали заключения об ошибках лечения (возможно, они не знали, что документы были поддельные, и наверняка могли быть под давлением и страхом); за ними стояли тысячи следователей, которые круглосуточно арестовывали и вели допросы обвиняемых «с пристрастием», документы и досье на каждого были уже подготовлены (Рюмин работал упорно и бил прямо в цель); а за всем этим стояли партийные власти на местах — по всей стране, которые послушно нагнетали антисемитизм и недоверие к врачам; и в последнем эшелоне были органы печати и радио, которые добросовестно заморочивали население страны теми грубыми вымыслами, не смея, конечно, их проверять. А журналисты и писатели воспевали «героизм» чудовищных преступников против своего же народа.

Последнее преступление Сталина пустило в работу всю верноподданническую машину. Однако наказание понесли только двое: министр Игнатьев и его заместитель Рюмин — после разоблачения их расстреляли по решению военной коллегии Верховного суда.

Но вот интересный вопрос: почему было Сталину не любить медицину? Если в это вдуматься, то ответ может быть только один: потому что ему было чуждо все гуманное. В презрении к гуманным законам и устоям медицины, он много раз использовал врачей для провокаций своих политических зверств. В самом начале его единоличного рывка к власти, в октябре 1925 года, по его указанию был умерщвлен нарком (министр) обороны Михаил Фрунзе. Между ними были разногласия в вопросах реорганизации армии. Фрунзе был болен, у него была язва двенадцатиперстной кишки. Сталин настаивал, чтобы ему сделали операцию, которую сам больной не хотел. Операцию делал известный хирург профессор Иван Греков с авторитетной бригадой хирургов. Греков считал, что операция была наркому показана, хотя у него было слабое общее здоровье. Хлороформный наркоз на операции давал врач Холин. Во время операции Сталин сумел «убрать» Фрунзе руками врачей — он умер на операционном столе от передозировки хлороформа (как тот мальчик, смерть которого мы видели студентами на пятом курсе). Доктор Холин сделал, что ему приказали, а потом сам пропал навсегда — его тоже «убрали»: он знал слишком много. Если вдуматься, способ убийства политического оппонента с помощью наркоза был на редкость изощренной идеей Сталина.

В 1934 году скоропостижно умерла жена Сталина — Надежда Аллилуева. По его указанию профессор Дмитрий Плетнев и тогдашний главный врач Кремлевской клиники Александра Канель должны были подписать медицинское заключение, что она умерла от аппендицита. Но они оба видели ее труп с простреленной головой (она покончила жизнь самоубийством, хотя ходили слухи, что убил ее он). Они отказались подписать это заключение, и Сталин затаил на них злобу. Канель сняли с работы, но Плетнев был тогда лучшим терапевтом и был главным терапевтом Красной армии и генералом — его оставили до поры до времени. Но вот в 1937 году тоже скоропостижно умер нарком (министр) тяжелой промышленности Серго Орджоникидзе. Ходили слухи, что он покончил с собой по прямому принуждению Сталина. Плетнева на этот раз заставили подписать фальшивое заключение о его смерти от сердечной слабости. Но после этого его вместе с кремлевским специалистом доктором Львом Левиным обвинили в преднамеренно неправильном лечении и смерти Горького. Над пожилым Плетневым устроили суд, якобы за попытку укусить за грудь пациентки (подставной фигуры). Оба доктора были арестованы и пропали в застенках и лагерях.

Но ведь и сам Сталин мог нуждаться во врачах. Кто и как его лечил? До семидесяти лет у Сталина было, очевидно, очень неплохое здоровье и большая работоспособность (к общему сожалению). Единственный врач, допущенный изредка его осматривать, был профессор Владимир Виноградов, старый русский интеллигент. В последний осмотр, перед 1953 годом, он записал, что у вождя сильно повышенное артериальное давление и ему необходимо временно отказаться от большой нагрузки. Это обозлило Сталина и он поставил русского Виноградова в ряд с «отравителями»-евреями.

Но парадоксально, что нелюбовь Сталина к медицине сделала его жертвой собственной жестокости: когда он заболел, его некому было лечить — все лучшие специалисты были им арестованы. В Америке и в западных странах кровоизлияния в мозг уже умели лечить операциями. Сталину надо было срочно делать нейрохирургическую операцию. Но привезенные к нему врачи боялись его лечить: перед ними стояла дилемма — при активном лечении они рисковали его жизнью, а в таком случае рисковали и своими собственными. Поэтому они лечили его «симптоматическими средствами» — давали кислород из подушки и делали бесполезные уколы сердечных средств. Так, под самый конец жизни Сталин единственный раз получил то же самое лечение, которое получил бы любой старик в самом глухом углу страны. Он уравнялся со всеми стариками — и умер.

Распределение на работу

От мамы я слышал однажды мудрую старую поговорку: «В двадцать лет ума нет — и не будет, в тридцать лет жены нет — и не будет, в сорок лет денег нет — и не будет». Мне уже исполнилось двадцать три — нажил я себе ум или нет? Не тот ум, который получают из книг, а который дается уроками жизни для правильной в ней ориентации.

Мы были поколением с промытыми мозгами и, в разной степени, верили в социализм — когда правительство думает за тебя. Да и как нам было не верить, если мы не могли сравнивать — сталинский «железный занавес» не давал нам заглянуть в другой мир. Но потрясение делом врачей сильно «вправило мозги» многим, и мне тоже. Хотя впервые правительство показало пример восстановления справедливости, у меня осталось предчувствие, что при советской системе могут возникать новые потрясения.

Общественные потрясения — это и есть уроки жизни, которые надо осмысливать для ориентации в будущем. Из пережитого я вынес одно из самых главных правил, которым руководствуюсь всю жизнь: не доверяй правительству на всех его уровнях — думай сам и доверяй своему уму и чувству, в решительные моменты жизни надо иметь интеллектуальную уверенность в своей правоте.

По долгим размышлениям о своем отношении ко всему происходящему вокруг меня я решил, что первый этап той маминой поговорки уже прошел — в двадцать с небольшим лет я сумел приобрести ум, который поможет мне в жизненной ориентации. Впереди оставались еще два этапа — к тридцати и сорока годам, но думать о них мне пока было еще рано: сначала надо было начать свою докторскую карьеру и уже на ней созревать для следующих этапов.

И вот нашему курсу назначили явку в государственную распределительную комиссию — кого куда пошлют работать. Это вызвало бурю волнений: москвичи хотели остаться в Москве, особенно наши девушки. Тем из них, кто был замужем, должны были дать распределение по месту работы мужа. Женатые пары с курса распределялись вместе. В Москве оставляли в основном членов Коммунистической партии и комсомольских активистов. Партийный комитет и недавно пришедшие новые партийные профессора заготовили им места в аспирантуре на кафедрах института. Все мы знали, что они не были лучшими студентами и их «научная карьера» строилась на партийной основе — вряд ли из них могли получиться хорошие ученые и преподаватели. Это было простое продолжение обычного советского разбавления мозгов: плохие профессионалы приваживали к себе еще более слабых. Так ослаблялось будущее советской медицины.

Дома мое распределение обсуждалось много раз. Я надеялся, что профессор Терновский оставит меня в клинике за художественный талант, и не очень волновался. Отец все-таки предложил:

— Я поговорю с детским хирургом Кружковым, главным врачом больницы имени Русакова. Может, он запросит тебя для распределения к нему в больницу.

Мама горячо поддержала:

— Надо поговорить, чтобы было верней.

Я хотел остаться у Терновского. Но однажды он остановил меня в коридоре:

— Володя, доктор Кружков просил меня передать вас ему.

Ага, вот оно что! — значит, он меня не оставляет. Ну что же — фактически большой разницы в этом не было: так или иначе, я останусь в Москве.

За день перед распределением нас собрал аспирант кафедры Юрий Исаков, один из партийных активистов (после смерти Терновского он заведовал его кафедрой, стал заместителем министра здравоохранения и вице-президентом Академии медицинских наук). Тогда Юра был секретарем комитета комсомола и поэтому остался в аспирантуре в Москве. С нами он был откровенен:

— Вас будут вызывать по одному в кабинет ректора, где сидят все члены комиссии. Я хочу дать вам совет, как себя держать. Там будут председатель комиссии, от Министерства здравоохранения, наш ректор, секретарь парткома, декан факультета, наш профессор, еще кто-нибудь из министерства. Члены комиссии имеют перед собой ваши личные дела, и все вы уже приблизительно распределены по разным точкам страны. Они будут их вам советовать. Но решение не может быть окончательным без ваших подписей. Очень важно, как вы себя поведете. Держитесь спокойно, не торопитесь с решениями. Сначала председатель комиссии задает всем один и тот же вопрос: «Куда бы вы хотели поехать работать?» Этим он вас проверяет. Вы должны отвечать: «Поеду туда, куда меня пошлет Родина». Говорите только это, и ничего больше. Такой ответ сразу определит ваше политическое лицо. Для начала предложат: «Родина посылает Вас на Сахалин, или в Якутск, или в

Верхоянск», — в самые дальние и невыгодные точки. Ни в коем случае не отказывайтесь, делайте вид, что вы соглашаетесь. Члены комиссии будут удовлетворены и дадут вам бумагу на подпись. Вы продолжайте делать вид, что готовы подписать, берите ручку в руку, но в последний момент спросите: «Может быть, Родина может послать меня куда-нибудь в другое место?». Они предложат вам две-три точки ближе к Москве, но не очень близко. Вы опять не отказывайтесь, делайте вид, что готовы подписать. Но в последний момент опять спросите: «Нет ли чего-нибудь поближе к Москве?» Вот тогда они дадут вам то, что вас больше устроит.

Мы понимали, что такая игра — простой фарс. Но за годы учебы мы привыкли к тому, что все в советской общественной жизни было фарсом. Поэтому мы послушались его, и многим это помогло.

Комиссия работала в классических советских традициях и была очень похожа на бюрократию, высмеянную в пьесах русского драматурга Александра Островского. Когда вызвали меня, я увидел перед собой надутые лица и холодные глаза важных чиновников — никакой приветливости к молодому врачу. Председатель комиссии профессор Николай Виноградов, начальник Управления учебными заведениями, говорил холодным, безразличным тоном, другие отстраненно молчали. Все повторилось слово в слово по данному нам совету. От первых двух предложений я не отказывался — сначала в Омскую область, потом в Саратовскую область — поближе. Каждый раз я просил что-нибудь другое. На третий раз я ждал, что сидевший там Терновский скажет о том, что меня запрашивал доктор Кружков. Но он почему-то молчал. На минуту я растерялся — ведь решался серьезный для меня вопрос. Я решил сам сказать:

— Я хочу быть там, где смогу работать детским хирургом.

— Что ж, место детского хирурга есть... — председатель Виноградов сверился с бумагами. — Есть только в городе Петрозаводске. Там нужен детский хирург.

Об этом городе я ничего не знал и в растерянности глянул на Терновского. Он продолжал молчать, не выражая поддержки. Я почувствовал, что Москва уплывает у меня из-под ног. Вся важная комиссия молча и холодно ждала моего ответа. Молчание бывает разное: бывает выжидательное, зловещее, вопросительное, недоумевающее. Их молчание казалось мнс скрыто-враждебным. Я стал быстро решать: если я хочу быть хирургом, то для меня не так важно, почему они дают мне только один вариант; я сам разберусь на месте, в том Петрозаводске, и вернусь оттуда в Москву с хирургическим опытом. И я подписал. Комиссия сразу забыла про меня, вызвали следующего.

В вестибюле института была одна обшарпанная будка с телефоном-автоматом. Перед ней выстроилась длинная очередь из наших студентов: все сообщали своим близким результаты их распределения. У кого лица были спокойные, а у кого — слезы на глазах. Почти навзрыд плакала Аня Альтман — ее распределили в самый далекий и холодный сибирский город Магадан. Он пользовался мрачной славой — это была столица ГУЛАГа. Все знали, что туда ссылали жертв сталинского политического террора, осужденных на большие сроки. Аня была хрупкая девушка, жила с больной матерью, была единственная дочь и ее поддержка. Заливаясь слезами, она говорила подругам:

— Как я маме скажу? Оставить ее одну дома я не могу, а везти в те условия — это ее убьет.

— Ты комиссии хоть говорила про это?

— Говорила. Даже умоляла. А председатель Виноградов ответил, что советские люди разных возрастов живут в нашей стране повсюду, и моя мама тоже может жить в Магадане, как живет в Москве. И еще усмехался.

Жалко было Аню. У нее была довольно привлекательная внешность — темные волосы и голубые глаза. Но при этом она все годы выглядела забитым существом, была незаметна, держалась позади всех и молчала. Может быть, потому что жизнь была невеселая? Наши ребята никогда не обращали на нее внимания, одна из немногих она оставалась незамужней. Я слушал эти разговоры и думал: мне еще повезло, что не послали в Магадан.

Взволнованная мама ждала у телефона. При всех уверениях, она боялась, что меня могут заслать в какую-нибудь глушь. Я выпалил сразу:

— Меня распределили в Петрозаводск.

— В Петрозаводск? Где это?

— В Карело-Финской Республике, на севере от Ленинграда.

— На севере?.. Далеко?..

— Наверное, километров пятьсот. Только там было место детского хирурга.

Она замолчала, переживая. Потом спросила:

— Ты сам доволен?

Надо было ее успокоить:

— Конечно, доволен. Других распределяют по еще более дальним местам. Там я смогу стать хирургом, а потом вернусь.

Мама, как все мамы, боялась, что если я уеду из-под ее крыла, то буду недостаточно питаться и жить неухоженным. И она боялась, что по неопытности я могу жениться на какой-нибудь провинциалке. Она столько сил вложила в мое воспитание, что ей казалось — никакая женщина не будет достаточно хороша для меня. Родственники тоже волновались за мое будущее. Мой дядя Миша, старший брат отца, дал такой совет:

— Смотри, Володька, поедешь в провинцию — только не сделай там две глупости: не вступай в партию и не женись.

Из всех партийных активистов на распределении пострадал только один Борис Еленин, тот самый, который пять лет назад выступил на собрании против профессора Геселевича и своим выступлением окончательно его угробил. Пять лет Борис был самым могущественным из студентов — членом партийного комитета и «своим человеком» при секретаре райкома Фурцевой. Считали, что он будет иметь головокружительную карьеру. Но... перед окончанием института выяснилось, что он украл деньги из партийной кассы — партийные взносы коммунистов. Дело как-то замяли, но в аспирантуре его не оставили. А ведь потерпи он всего несколько лет и укради эти деньги уже после аспирантуры, то вполне мог бы стать всем, кем угодно, даже советским министром (примеры бывали).

Уже в конце экзаменов произошло трагикомическое событие. Как-то раз в вестибюле института появилась растерянная женщина пожилых лет, которая искала какого-то преподавателя по марксизму. Толком объяснить она не могла, ей сказали, чтобы она спросила о нем в партийном комитете. Старуха пришла туда.

— Бабушка, что вам нужно?

— Да вот ищу этого, как его? Фамилия такая чудная — Пугалло, что ли.

— Подгалло, наверное. Он доцент кафедры марксистской философии. Зачем он вам?

— Мне-то, милые, все равно, кто он. Я не потому пришла. Он деньги мне задолжал, за два месяца не заплатил.

— Бабушка, о чем вы говорите? За что он вам не заплатил?

— Он, милые, у меня комнату снимает, на два вечера в неделю. Он приводит разных девчонок-студенток, а я и ухожу. Мне-то все равно, зачем он их приводит. Но я женщина бедная, мне деньги нужны, каждая копейка дорога. А он за два месяца не заплатил.

Партком, куда она попала случайно, был самым подходящим местом для разбора грязных дел — этим они в основном и занимались. Вызвали Подгалло:

— Эта женщина говорит, что вы к ней студенток приводите. Зачем?

Выяснилось, что наш лектор по марксистской философии приводил туда студенток и за сеанс любви тут же подписывал им зачет в зачетную книжку и обещал положительную оценку на государственном экзамене по марксистской философии. Ему было за сорок, на вид малопривлекательный — невысокий, лысоватый. Но зато — какая им-то выгода! — не ломать голову над дурацкими книгами. Был скандал, ему влепили партийный выговор и пригрозили выгнать с работы. Много было об этом разговоров, но мы так никогда и не узнали, кто из наших девчонок согласился расплачиваться своим телом за марксистскую философию.

(Через двадцать лет я с удивлением снова встретил в институте Подгалло — он все еще преподавал марксистскую философию. Так она крепко въелась в программу медицинских институтов, что эти «философы» всегда были нужны.)

На прямом пути во врачи

И вот прошли шесть выпускных государственных экзаменов. Они определяли степень нашей подготовки к работе. Терапия, хирургия, педиатрия, акушерство и инфекционные болезни — было ясно, что мы должны были показать свою теоретическую подготовку по этим основным предметам медицины. Но первый экзамен для всех был по марксистской философии. Зачем, почему? Однако кто его не сдаст, не допускался до следующих экзаменов и терял целый год. С чего мы начинали — с важности марксизма-ленинизма, тем и должны были заканчивать.

Я никогда не был в состоянии понять темную глубину той философии. Для меня это было то же, что пытаться ловить черного кота в абсолютно темной комнате, зная при этом, что его там нет, а все-таки кричать: есть, я поймал его! Поэтому, получив билет, я даже растерялся: что буду говорить, если я и самих вопросов не понимал? Но дело было в том, что экзаменаторам тоже было невыгодно ставить нам плохие оценки — партийные власти могли это трактовать как плохую работу по воспитанию идеологии. А за это райком партии мог наказать их самих. Поэтому они не очень вникали в суть того, что мы несли, сами незаметно подсказывали нам ответы и ставили высокие оценки. Так мы и обманывали друг друга: они делали вид, что мы хорошо усвоили марксизм-ленинизм, а мы делали вид, что они нам хорошо это преподавали. Вот таким странным образом я сдал на «пятерку» и «проскочил» к следующим экзаменам.

Делом большой и редкой чести было получить врачебный диплом «с красной каемочкой» — с отличием, то есть сдать все на пятерки. Это иногда могло давать преимущества при получении работы. Но я отличником не был. И тогда, и теперь я считаю, что книжные знания отражают память, усидчивость и упорство, но они не определяют весь спектр настоящих способностей. Многое из того, что и как нам преподавали, было искажено коммунистической идеологией. Надо было быть попугаем без соображения, чтобы повторять все, что нам преподавали на плохих лекциях и в слабых учебниках. Но даже и с запасом тех знаний в системе проверки на устных экзаменах всегда мог быть элемент случайности.

Для успехов в работе нужны не высокие оценки на институтских экзаменах, нужно другое — практическая смекалка, интерес и глубина внедрения. Это достигается другим качеством — умением внедряться в суть работы. Я закончил институт средним по успеваемости — с четверками по основным предметам — и был и этим очень доволен.

На торжественный акт вручения дипломов приехал замминистра здравоохранения Алексей Белоусов, тот самый, который выгонял с работы профессоров. Был он невысокий, толстый, лысый, с пухлыми губами и глазами, как из холодного стекла. Растопыривая в патриотической жестикуляции короткие пальцы, он с пафосом произнес перед нами речь:

— Наша советская медицина самая передовая, самая гуманная, самая прогрессивная, самая...

Мы переговаривались, слушали невнимательно, многие скептически переглядывались — надоела постоянная пропаганда советской машины. Я вспоминал, с каким интересом начинал учебу, как мы тогда ожидали всеобщих улучшений. А потом за шесть лет мы насмотрелись — какая наша медицина, да и вся жизнь вокруг «гуманная и передовая». Почти половину времени мы потеряли зря: хороших преподавателей нам заменяли на плохих, условия для обучения не улучшались, много времени мы вынуждены были тратить на ненужный врачам марксизм-ленинизм. Я написал эпиграмму и пустил по рядам:

Замминистра Белоусов
Медицину видит странно —
Мол, она для наших вкусов
Прогрессивна и гуманна;
Подавил в ней гуманизм
Министерский деспотизм,
А научный в ней прогресс
От бездарностей исчез.

Итак, после шести лет, совместно прожитых, нам теперь предстояло расставание — «оперившиеся» птенцы-студенты разлетались в разные стороны на еще не окрепших врачебных крыльях.

Было весело и грустно — многие из нас крепко сдружились. Когда и где мы опять встретимся? Ядро нашей группы было очень дружным, и мы несколько раз собирались прощаться на квартирах и выезжали за город на пикники. Все наши девчонки уже стали замужними дамами, приводили на эти прощания своих мужей. Только немногие из мужчин еще «держались холостыми», я был один из них.

Самое последнее прощание всего курса было устроено в роскошном ресторане гостиницы «Метрополь». Вряд ли кто из нас бывал в нем раньше — это был ресторан, часто посещаемый иностранными дипломатами и журналистами, просматривался и прослушивался агентами госбезопасности, и появляться в нем не рекомендовалось — могли заподозрить в нежелательных связях. Да и дорого там все было — не студенческая столовка ведь. Но на этот раз мы внесли большие деньги за обильную выпивку и изысканные блюда и пригласили некоторых преподавателей. Без приглашения вдруг явился философ Подгалло — выпить на дармовщинку.

Мы были веселы, возбуждены, наши дамы пришли очень нарядные — разительная перемена по сравнению с теми девчонками, которых мы увидели в первый раз шесть лет назад. Все дружно пели институтскую песню:

Солнышко старается-сияет,
Спят в воротах каменные львы,
Мы с тобой последний раз шагаем
Улицей родной Москвы...

Кое-кто из ребят быстро напился и стал проявлять пьяную агрессивность. Они начали сводить счеты друг с другом за все шесть лет, то и дело возникали скандалы и потасовки. Девушки кидались их разнимать. В два часа ночи мы, возбужденные и разгоряченные, вышли на улицу, в сквер напротив Большого театра. И вот ребята шумно окружили философа Подгалло. Он обрадовался, что его так любят, и пьяно улыбался. А мы все дружно надавали ему тумаков — бил кто куда. Этот был последний акт нашей студенческой жизни и наша расплата за все годы мук с изучением марксизма-ленинизма.

Прощай, Второй московский медицинский институт!

ЧАСТЬ ВТОРАЯ
ПРОВИНЦИАЛЬНЫЙ ДОКТОР

Петрозаводск

Единственный способ добраться от Москвы до Петрозаводска в 1953 году был поезд №16 «Москва—Мурманск». Достать билет на него было нелегко: под Мурманском была самая крупная военно-морская база, а в ней новый вид вооружения — атомные подводные лодки, поэтому туда и обратно ездили тысячи моряков. К тому же весь север на границе с Финляндией был забит войсками. Во всем продолжал сказываться железный военный кулак Сталина. Тогда северно-западная часть России была одной из шестнадцати союзных республик СССР и называлась Карело-Финская Республика. В ней все было подготовлено к нападению Советской армии на Финляндию и Скандинавию.

В Карело-Финской Республике было всего около шестисот тысяч человек, большинство — карелы, а финнов было совсем мало. Но после неудачной войны с Финляндией в 1939 году эта республика была нужна для угрозы северу Европы.

Протолкавшись полдня в очереди среди моряков и солдат, я с трудом смог купить билет в общий плацкартный вагон. Грустные родители провожали меня у вагона. Впервые они расставались со мной на долгий срок — не менее, чем на три года. Конечно, я буду приезжать в отпуск, но все-таки... Отец дал мне рекомендательное письмо к корифею петрозаводской хирургии доктору Михаилу Давыдовичу Иссерсону. Сам он его не знал, письмо написала врач из его института — жена Отто Куусинена. Ее муж, старый финский коммунист, был возведен Сталиным в члены Политбюро, был заместителем Председателя Президиума Верховного Совета, и хотя жил в Москве, но считался главой Карело-Финской Республики. Президент-финн придавал республике необходимый национальный престиж. Письмо было не от него, а от его жены, она просила д-ра Иссерсона помочь в моем устройстве на работу. Жена такой особы тоже имела достаточный вес. К тому же, она передала письмо в особом конверте, с пометкой «Президиум Верховного Совета СССР».

Родители дали мне деньги вперед — до получения первой мизерной врачебной зарплаты. Мама напекла в дорогу пирожки с мясом и дала бутерброды, а перед самым прощанием сунула мне в карман еще пачку денег. Без этой помощи мне пришлось бы туго: хотя распределяло нас государство, оно не оплачивало проезд и ничем не обеспечивало начинающих специалистов — устраивайтесь, как сумеете. С собой я вез один небольшой чемодан: белье, учебники и теплые вещи.

— Там наверняка холодно — надевай кашне. И не пей сырую воду, — говорила мама. — Как только ты устроишься на работу, сразу позвони, я приеду и привезу остальные вещи.

Я кивал головой и оглядывался вокруг. Рядом с нами морячки прощались с любимыми, стояли, крепко вцепившись, в обнимку, и целовались взасос.

Гражданских пассажиров в вагоне было всего несколько, одна немолодая женщина ехала тоже в Петрозаводск — домой. Поздно вечером мы с ней пили принесенный проводницей чай и ели свои припасы, она спросила — зачем я еду в ее город. Я с гордостью сообщил, что еду работать хирургом. Мимо нас сновали в вагон-ресторан и обратно подвыпившие моряки с бутылками пива и водки в руках. Они толкались, курили, шумно переговариваясь. В соседнем отсеке пьяный моряк с баяном громко вздыхал:

— Ах, она сука... ах, она блядь!.. — сказав это, он широко разводил меха баяна и запевал популярную песню: «Моряки своих подруг не забывают, как Отчизну верную свою...» и снова вздыхал:

— Ах, она сука... ах она блядь!..

В суете, толчках вагона и табачном дыму я залез на свою вторую полку и вспоминал одну недавнюю встречу. После экзаменов я месяц отдыхал в Доме творчества писателей (по сути, в Доме отдыха) на черноморском курорте Гагра. Приехал я туда тоже на поезде, в середине ночи.

Чтобы не будить спящих отдыхающих, сестра-хозяйка постелила мне на веранде, выходящей на пляж, и просила первую ночь доспать там. В теплой южной ночи я лежал и слушал накаты моря. Волна за волной катилась к берегу, с нежным шумом сдвигая гальку на берегу — море как будто разговаривало со мной и хотело мне что-то сказать. Это меня убаюкивало, и в полусне мне стало казаться, что я вот-вот пойму, что мне хочет сказать море... А хотело оно сказать вот что: через несколько дней, выйдя ранним утром на пляж, я увидел в воде, за буйком, белую купальную шапочку — какая-то женщина плыла кролем. В нашем Доме я всех знал, но эта была мне незнакома. Я кинулся в воду и, хотя не очень хороший пловец, поплыл к ней, стараясь произвести впечатление. Мы были в воде только вдвоем. Я увидел молодое лицо, но рассмотреть было трудно — она то опускала голову в воду, то поднимала, набирая воздух. На меня она как будто не обращала внимания. Новенькая в нашем Доме? Что может быть привлекательнее для молодого парня на отдыхе, чем «новенькая»? Мне надо было начать разговор. Что сказать?

— Девушка, зачем вы так далеко заплыли?

Она взглянула на меня, ничего не ответила, только улыбнулась — немного смущенно и в то же время задорно. Эта улыбка покорила меня сразу — на всю жизнь. За завтраком я предложил ей и ее подруге сесть за мой стол, и с тех пор все дни влюбленно вился вокруг нее. Ее звали Ирина, ей только что исполнился двадцать один год, она была дочка писателя и студентка Московского университета. Ирина была веселая, спортивная и очень умненькая. Приятно было разговаривать с ней и еще приятнее целовать ее (а сама она целоваться еще не умела). Я, конечно, сообщил, что я хирург и поэт, умолчав, что еще не работал и не печатался. Это произвело впечатление. Кажется, она тоже влюбилась, но... через две недели мне надо было ехать в Петрозаводск. Всего-то две недели!.. Клятв в любви мы не давали, но друг друга запомнили. Вот это я и вспоминал тогда в вагоне.

Поезд приходил в Петрозаводск на вторые сутки, в час ночи. Маленький деревянный вокзал, освещенный тусклыми лампами, был в трех километрах от города. Ни такси, ни какого-либо другого сообщения с городом не было. За моей соседкой по вагону приехал на грузовике ее муж-шофер. Они предложили довезти меня до гостиницы. Я забрался в кузов полуторки, съежился от холода и по тряской булыжной дороге поехал навстречу своему врачебному будущему. Ехал, смотрел по сторонам. Петрозаводск оказался почти сплошь деревянным и одноэтажным — большая деревня. Черные силуэты бревенчатых изб по бокам дороги вызывали во мне уныние — не самые приятные чувства для начала новой жизни.

Единственная в городе гостиница «Северная» была трехэтажным зданием на центральной площади. Ни одного свободного места в ней не было. Что же делать? Я уселся спать на кресле в холле. В три часа ночи дежурная сжалилась надо мной:

— У меня есть один свободный номер, забронированный для депутата Верховного Совета. Пока он не приехал, я могу дать его вам. Но обещайте, что, как только он появится, вы сразу номер освободите. А то у меня будут большие неприятности.

Когда утром я раздвинул занавеси и посмотрел на улицу, то первая, кого я увидел идущей по противоположной стороне, была Аня Альтман, наша студентка, которую распределили на работу в Магадан. Я глазам своим не поверил, тем более что с ней произошли значительные перемены — она уже не выглядела забитой девушкой, а стала как будто довольно интересной женщиной. «Итак, наш гадкий утенок вдруг превратился в красивую лебедку. Как это она оказалась здесь?» — подумал я.

В приподнятом настроении и с молодым энтузиазмом я пошел в Министерство здравоохранения — всего несколько кварталов вниз по центральной улице Ленина (кого же еще!). Мне представлялось, что там уже есть данные о моем распределении и меня сегодня же направят на работу в больницу. Под названием «Министерство» скрывалась небольшая контора на первом этаже двухэтажного деревянного училища медсестер. Начальница отдела кадров доктор Татьяна Белякова посмотрела на меня без интереса:

— Покажите направление. Так. Направим вас педиатром в районную больницу, в город Пудож, на севере республики. Завтра и поедете.

— Как — педиатром? Я приехал работать детским хирургом в Петрозаводске.

— Кто это вам сказал, что вам здесь дадут хирургическую работу?

— Государственная распределительная комиссия, это написано в направлении.

— Не знаю, как это они могли сказать такое? Места хирурга у нас здесь нет. Поедете работать в Пудож — там нам нужен педиатр.

Я был обескуражен ответом и ее сухим тоном. Вот тебе на! На кой черт нужен был тогда весь тот фарс с государственной комиссией? Как всегда, правая рука не знала, что делает левая. Я спросил чиновницу:

— Где я могу увидеть доктора Иссерсона?

— Для чего вам его видеть? Он уже не работает по возрасту.

— У меня к нему письмо.

— От кого?

— От Куусинен, — я не сказал, что письмо от его жены, назвал только фамилию.

— Покажите.

— Письмо частное, доктору Иссерсону, — но я вынул его из кармана и показал конверт с пометкой «Президиум Верховного Совета».

Собеседница изменилась в лице:

— Посидите в кабинете, я сейчас вернусь, — уже более любезно.

Через десять минут она вернулась, довольно приветливая — перемена, как в хорошей актрисе, играющей другую роль:

— Вас ждет министр здравоохранения товарищ Журавлев, Михаил Данилович.

Министр сидел за большим столом и сам был большой и пухлый. По масштабам работы в той малонаселенной республике его должность была не больше, чем заведующий облздравотделом; но здесь он назывался «министр» и выглядел соответственно званию. Протянув мне пухлую руку, настороженно спросил:

— Вы знакомы с товарищем Куусиненом?

— Мой отец знаком.

— Кто ваш отец?

Министр явно думал, что я, москвич, мог принадлежать к каким-то высоким кругам. Я назвал высокие должности отца, умолчав, что недавно его их лишили.

— Так. Вы тоже хотите стать хирургом?

— Конечно, хочу. Поэтому распределительная комиссия направила меня сюда. Мне сказали, что единственное место для этого есть в Петрозаводске.

— Вообще-то, места хирурга в городе нет, союзное министерство нам его не выделило. Для этого я постараюсь запросить их еще раз. Зайдите к товарищу Беляковой через несколько дней.

Расстроенный, я вечером позвонил родителям из телефонного переговорного пункта городской почты. Слышимость плохая, но мама обрадованно забросала меня вопросами:

— Как ты устроился? Вышел уже на работу? Как тебя встретили?

— Устроился я в «депутатском» номере в гостинице, но на работу не вышел — работы хирурга тут не оказалось, и меня собрались послать педиатром в какую-то дыру.

Отец сказал, что знает нового начальника управления кадров министерства Антонова и попросит, чтобы тот дал место хирурга Петрозаводску.

Из «депутатского» номера в гостинице меня выселили и перевели в четырехместный. В него постоянно въезжали и выезжали какие-то подозрительные командированные из районов. Дорвавшись до республиканской столицы, они почти всегда были пьяные. Поэтому чемодан свой я держал в камере хранения и приходил в комнату только спать (хотя и этому мешали частые пьяные дебоши). Надо было мне найти и снять комнату, но я не знал, что со мной будет.

Я болтался по улицам. Город небольшой, жило в нем около ста пятидесяти тысяч человек. В центральной части проходил громадный овраг, где находилось главное предприятие — Онежский тракторный завод. Двести лет назад его основал Петр Первый. В те годы там нашли железные руды, и он повелел построить завод для изготовления пушек. Отсюда и пошло название «Петрозавод». В местном краеведческом музее висел указ Петра: «Образовать железный завод и заселить всякой сволочью» (так тогда называли неимущих людей, которых легко можно «сволочить» с любого места). Прочитав указ, я подумал, что как раз подхожу под это определение.

В продуктовых магазинах стояли длинные, унылые очереди, а выбор продуктов на прилавках был скудным. Рядом с гостиницей было кафе «Северное», тоже со скудным меню, но в дождливую погоду я просиживал там, читая свои учебники.

Я все-таки передал письмо доктору Иссерсону, основателю хирургии в Карелии. Ему было уже за восемьдесят, он не выходил из дому и сказал мне, что давно потерял влияние и не может ничем мне помочь. Ладно, конверт с пометкой Верховного Совета уже сработал.

Иссерсон был живым осколком старой русской хирургии. Очевидно, ему было скучно доживать свой век в четырех стенах, он разговорился и рассказал мне свою историю.

Он специализировался по хирургии в Вене. Один из первых докторов-евреев в России, он участвовал в Русско-японской войне 1904 года, а в 1908 году приехал в Петрозаводск и на свои деньги построил первую кирпичную больницу на семьдесят кроватей — точную копию больницы в Вене, оснастил ее заграничными инструментами и проработал в ней более сорока лет. Начальные связи русских хирургов с клиниками европейских стран не прерывались до революции, Иссерсон мог выезжать в Европу и привозить новое оборудование. В 1920 году больницу национализировали, его оставили главным врачом. Однако связи с Европой прекратились и на этом закончилось обновление оборудования. Теперь там была республиканская больница на 250 кроватей.

Он говорил мне:

— Вот вы — молодой человек и начинающий хирург. Скажите, что вы знаете об уровне развития медицины в Европе и Америке.

— По-настоящему я ничего об этом не знаю.

— Вот видите. Когда я был в вашем возрасте, я ездил по клиникам европейских стран и впитывал в себя все, что мог там увидеть. И этого мне хватило на всю профессиональную жизнь. Я знаю, что уровень советской медицины повысился. Но поверьте, все-таки нам еще есть чему поучиться у Запада.

Но вот, наконец, мне пришло из Москвы разрешение работать хирургом. Министр Журавлев уверился, что я «принадлежу к верхам», и дал назначение в республиканскую больницу. «Хирург республиканской больницы» — это звучало хорошо. Я радостно позвонил домой, обрадованная мама обещала приехать и помочь устроиться.

Потом я, волнуясь, позвонил Ирине, той девушке, с которой познакомился в Гаграх. Главное, что мне хотелось спросить: не забыла ли она меня?

— Здравствуй, это Володя.

— Я узнала тебя. (Ага, узнала — уже хорошо.)

— Как ты?

— Учусь, хожу на лекции. А ты как?

— Я начинаю работать хирургом в республиканской больнице.

Мне хотелось сказать ей больше, но из-за плохой слышимости приходилось кричать, а в комнате для переговоров стояла группа людей и оглядывалась на меня. Когда я вышел из кабинки, один из них подошел ко мне:

— Я извиняюсь, но я слышал, что вы будете работать в республиканской больнице. Я и мои товарищи здесь — мы тоже врачи и тоже там работаем. Очень рады за вас.

Это был Марк Берман. С ним и другими из той группы я подружился потом на годы.

Телефонный переговорный пункт был местом, где можно встретить всех молодых специалистов, присланных работать в Петрозаводск. В квартирах телефонов не было, да и самих квартир у тех людей тоже не было — все снимали комнаты у частных хозяев и приходили сюда на переговоры со своими близкими в Ленинграде или Москве.

Врачи окружили меня и стали расспрашивать:

— Когда вы приехали?

— Какой институт вы окончили?

Женщины поинтересовались со смешком:

— Вы женаты?

Некоторые говорили:

— Мы о вас слышали — в министерстве слух, что вам протежирует какой-то важный начальник. Это правда? (Ага, сплетни уже разносятся!)

Приходилось отвечать всем сразу.

— Нет, никто мне не протежирует, просто мой отец — хирург, и он достал мне письмо к доктору Иссерсону.

Когда первое любопытство было удовлетворено, Марк сказал:

— Ну хватит вам мучить его вопросами. Хочу вам сказать, что больница наша старая, она переполнена больными, но врачи здесь хорошие, хирурги опытные — из школы Иссерсона. Вам будет чему у них поучиться. А вот бытовые условия здесь плохие: квартиры не дают, снимать дорого, снабжение плохое. Многим присылают продуктовые посылки из дома.

Все дружно пошли меня провожать:

— Где вы живете?

— Здесь, недалеко — в гостинице.

— В гостинице? Это, наверное, дорого?

— Не дорого, потому что я живу в общей комнате на четверых. Неудобно, но ничего другого нет. И вещей у меня нет — один чемодан с книгами. Да и тот на хранении.

— Надо срочно снимать комнату. Мы вам подыщем.

— Спасибо. Ко мне мама обещала скоро приехать, на время, чтобы помочь с устройством. Вот для нее мне надо будет получить отдельный номер, но это очень трудно.

— Мы поможем снять отдельный номер, у нас есть связь с директором гостиницы.

Жизнь как она есть

Я размечтался: каким будет мой первый врачебный день, что я буду делать? За день до начала работы я пришел в больницу. Главный врач, хирург Василий Александрович Баранов, высокий, белоголовый, лет пятидесяти, пробубнил глухим голосом себе в усы, что направляет меня в травматологическое отделение, и сказал, где мне выдадут халат.

— Рабочий день с 9 часов, не опаздывайте.

Я пришел раньше. Заведующая отделением была в отпуске, никто меня не встретил, и я пошел в отделение. Все палаты забиты больными, простые железные койки стояли так тесно, что между ними трудно пробраться. В коридоре вдоль стен тоже много коек с больными. Стоял удушливый больничный запах — йодоформа, карболки, гноя и пота. Не зная, что делать, с чего начинать, я взялся читать истории болезней. Проходивший мимо доктор Михаил Раудсеп, хирург, прервал меня:

— Вы — новый доктор? Пойдемте со мной в травмпункт.

Я решил, что он хочет показать мне его. Травмпункт — три комнаты: ожидальная, приемная и крохотная перевязочная, она же и операционная для малых операций; рядом небольшая рентгеновская комната. Нас ждали сестра и санитарка. В коридоре сидело с десяток людей, ожидавших приема. Раудсеп сказал:

— Ну вот, принимайте больных, — и ушел, ничего не объяснив.

Мне еще никогда не приходилось делать что-либо самому, без наблюдения старших. Я почувствовал себя щенком, брошенным в воду, надо было учиться выплывать. Наверное, что-то изобразилось на моем лице, потому что немолодая сестра посмотрела на меня с состраданием.

— Зовите больного, — попросил я.

Первый больной был грязный мужчина, от него несло перегаром, на куртке — пятна запекшейся крови. Я стал его подробно расспрашивать и обследовать. Отвечал он както нескладно и со странным выговором. Я вопросительно посмотрел на сестру. Она сказала:

— Он карел, они все так говорят.

Карел не помнил, что с ним случилось, наверное, в драке его ударили по голове. В запекшихся кровью волосах была рана 5—6 сантиметров длиной. Поскольку это травма головы, я действовал, как меня учили в институте: чтобы не пропустить сотрясение мозга, я тщательно проверял реакцию его зрачков на свет, водил перед его глазами палец вправо-влево, просил его оскалить зубы, потом высунуть язык и поводить им в разные стороны (проверка работы нервов). Он понимал с трудом, а когда открыл рот, я чуть не отшатнулся от перегара. Записав все подробно в амбулаторную карточку, я сказал сестре:

— Надо ушивать рану. Приготовьте шприц, полпроцентный новокаин, скальпель и иглы с шовным материалом.

— Шприцы и иглы еще кипятятся, а новокаин у нас только однопроцентный.

Оборудования для одноразового использования тогда не было, а то, которое было, подлежало стерилизации кипячением до двадцати минут. В перевязочной я вымыл руки раствором нашатырного спирта в тазу с ободранной эмалью и приступил к ушиванию. Технике местной анестезии по методу Вишневского меня обучил отец, на сестру это, кажется, произвело хорошее впечатление. Точеный скальпель резал плохо; когда я иссекал неровную рану по краям, полилась кровь — ушло время на ее остановку. Наконец, я наложил швы, как меня учили, и сказал сестре, что больного надо положить в больницу для наблюдения.

— Что вы, доктор, — пьянь такую!.. Да они каждый день десятками приходят. Если таких класть, так не то что коридоры — все полы в больницы будут ими завалены. Обойдется!

Кого слушать — свой голос или голос опытной сестры? Наверное, она знала, что говорила. Я выдал ему больничный лист и назначил прийти через три дня. На все это ушел час. Сестра сказала:

— Доктор, у нас на сегодня записано сорок больных, да еще могут привезти по скорой.

Сорок больных! Я прикинул, что на одного мне нужно выделять всего около десяти минут. Следующих я принимал, наращивая темп. Для этого надо было импровизировать самому, а не повторять, как обязательный протокол, то, чему и как учили. Я еще зашивал какие-то раны, делал перевязки, накладывал гипсовые повязки. От неумения и спешки многое получалось плохо, я был собой недоволен и стеснялся сестры. Но, с ее помощью, кое-как справлялся. Прося что-либо, я каждый раз слышал:

— Доктор, у нас бинтов мало, вы экономьте...

— Доктор, у нас шовного материала не хватает, режьте нитки покороче...

— Доктор, у нас всего несколько гипсовых бинтов, кладите повязки потоньше...

— Доктор, у нас рентгеновских пленок нет, смотрите перелом через криптоскоп... (устройство 1920-х годов: темная труба, в один конец надо смотреть, а другой направлять на сломанную кость через луч рентгеновской лампы).

— Доктор, у нас всего три шприца, надо ждать, когда они прокипятятся...

— Доктор, новокаинового раствора для обезболивания не хватает...

От непривычного напряжения и от голода у меня кружилась голова. Прерваться на еду невозможно, да и где было ее взять — буфета в больнице нет, а с собой на работу брать мне было нечего. Наконец пришла на смену следующая врач — Людмила Рассказова. Я еще что-то дописывал, а она сказала, что мне надо срочно идти — подменить заболевшего младшего дежурного.

— Что я должен делать?

— Принимать новых больных в приемном покое, делать вечерний обход хирургических больных. Если будут срочные операции, будете на них ассистировать. Вы не волнуйтесь, вам повезло — старшая дежурная очень хорошая женщина и опытный хирург.

Старшая дежурная Ревекка Львовна Виленская, пожилая, маленького роста, с очень длинным носом, не вынимала изо рта папиросу. Пронзительными глазами навыкате она посмотрела на меня:

— Вот что, сначала идите на кухню — снимите там пробу за меня. Они вас накормят. А то вы очень бледный.

Действительно — добрая, раз заметила мое состояние. Утолив голод, я потом почти целую ночь принимал вместе с ней срочных больных в приемном отделении и ассистировал ей на двух операциях. Хирург она была очень опытный, многое мне показывала, а в перерывах между работой рассказывала о нашей больнице и врачах. Ее слабость — она постоянно курила, а другая — любила поговорить. Спать мне довелось всего три часа, да и то с перерывами.

На другой день с утра я опять вел прием в травмпункте. Работать стало немного легче — прошел психологический шок от неожиданного начала. Мы с сестрой лучше понимали друг друга, и прием больных шел быстрей.

В конце дня ко мне пришел Марк Берман, с которым мы познакомились на телефонном переговорном пункте.

Марк был физиотерапевт и заведовал поликлиникой. Ленинградец, старше меня на пять лет, он уже отслужил в армии и поэтому институт окончил всего год назад. Улыбаясь приятной, мягкой улыбкой, он предложил:

— Давайте сразу перейдем на «ты»: Марк — Володя. Согласны?

— Конечно, согласен.

Мы шли по улице, и он предложил:

— Ты есть хочешь? Зайдем в кафе «Северное». Там у меня директор знакомая, чем-нибудь нас накормит.

Ясно было: докторам здесь выгодно заводить практические связи. В кафе мы разговорились на тему, еще очень свежую для всех докторов-евреев — о деле врачей-отравителей. Он сказал:

— Ты член партии? А я, к сожалению, партийный. Меня в армии заставили вступить. Поэтому мне приходилось сидеть на всех партийных собраниях и голосовать против тех профессоров. Я сам себя за это ненавижу. Ты радио слушать любишь — например, новости по «Голосу Америки» или по Би-би-си»?

— Да, слушать это интересно. Только в Москве их сильно глушили.

Он воскликнул почти с энтузиазмом:

— А здесь совсем не глушат, все ясно слышно. У кого есть приемник, мы часто собираемся и слушаем. Только приемников мало, а желающих слушать много.

Он говорил со мной доверительно — немногие решались тогда сказать друг другу, что слушают «вражеские голоса». Так между нами установилось «идеологическое понимание».

Он упросил директоршу гостиницы дать нам с мамой комнату на двоих. Шофер больничного грузовика финн Герман согласился (за плату) поехать ночью со мной на вокзал — встречать маму. Грузовик действительно был нужен, потому что мама привезла несколько чемоданов, коробок и свертков и большой трофейный немецкий радиоприемник «Телефункен», по моей просьбе после разговора с Марком.

Теперь, когда я уходил на работу или на ночное дежурство, мама обходила ближайшие улицы, присматривая какой-нибудь прилично выглядящий дом. Дело это для москвички было непростое — все дома здесь были старые, деревянные. Она стучала и спрашивала — нет ли комнаты для сдачи?

Одновременно мама обходила продуктовые магазины и была в шоке от разницы в столичном и провинциальном снабжении.

— Володенька, в ваших магазинах просто ничего нет. Как ты будешь питаться?

— У врачей здесь связи, все как-то живут.

— Но они, может быть, практичные, а ты вырос непрактичным.

— Это с тобой я был непрактичный. По поговорке — в двадцать лет ума нет... я могу сказать, что он у меня уже есть. Я тоже достаточно практичный.

Но мама хотела, чтобы хозяйка комнаты за дополнительную плату готовила мне обеды. И вот она нашла комнату на улице Фридриха Энгельса, в шести кварталах от больницы — на работу мне идти всего двадцать минут. И повела меня смотреть комнату.

Бревенчатый дом с мезонином стоял на краю крутого обрыва. Комната всего 10 квадратных метров, за кухней, а на кухне — куры копошатся в клетках. В углу комнаты круглая чугунная печь. Одно из двух окон выходило на обрыв, открывался вид на простор, вдали виднелся серый массив Онежского озера. Этот вид больше всего мне понравился — он был просто вдохновляющим. Я подумал: как приятно будет писать стихи, глядя вдаль на этот северный простор. Удобств в доме — никаких: водопровода нет, колонка через улицу — носить ведра надо самому. Рукомойник в кухне, туалет русской деревенской «конструкции» — выгребная яма за дверью, при холодном входе.

Но очень располагала к себе хозяйка — Ольга Захаровна Дубровская, русская, вдова за шестьдесят лет, пухлая и веселая. Она все время весело смеялась. С ней жили четверо взрослых детей: двое женаты, одна разведенная дочь Тамара и один сын моего возраста. Ольга Захаровна согласилась готовить мне обеды, но из моих продуктов. За комнату с одноразовой готовкой обеда она просила 200 рублей (20 долларов) в месяц, еще 100 рублей в год (10 долларов) за дрова, но колоть я их должен сам, и топить свою печку тоже сам.

— Мне ведь уже тяжело — задыхаюсь от нагрузки, — объяснила она.

Первая моя зарплата была 600 рублей в месяц (без вычетов) — это приблизительно 60 долларов по меркам начала 2000-х годов. За рабочий день я получал 2,5 доллара, или по 40 центов за час работы. Я должен был дежурить сутками два раза в месяц, но брал еще два-три дополнительных платных дежурства и мог заработать ими около 150—200 рублей (15—20 долларов) в месяц. Стоимость нового жилья составляла чуть ли не третью часть моего заработка. Марк и другие снимали комнаты дешевле, за 120—130 рублей, но жили они на краю города и ездили на работу на автобусе. Мы с мамой прикинули, что надо соглашаться на условия хозяйки — дороговато, конечно, но за местоположение и за готовку стоило заплатить.

Мы купили пружинный матрас и маленький письменный стол, хозяйка дала обеденный стол и четыре стула. С некоторыми трудностями удалось купить платяной шкаф. Матрас я установил на четыре кирпича, а письменный стол поставил под окно с видом на простор. Мама привезла все: белье, одеяла, покрывала, скатерти, немного посуды и даже плотные занавеси вишневого цвета. Комната вдруг ожила — вот что значит мама!

Вскоре она уехала. Теперь по вечерам я обживал свою комнату. Как она ни была мала, но мне нравилась: впервые в жизни я, наконец, жил сам по себе — отдельно. Я соорудил ящик, накрыл его привезенной мамой парчовой тряпкой и установил в изголовье матраса, поместив на него приемник. Теперь, приходя домой, я ложился на матрас, не глядя включал радио и слушал музыку или передачи «Голоса Америки» и Би-би-си. Первым я пригласил Марка.

— Здорово устроился, уютно, — сказал он. — Ого, у тебя даже шкаф есть. А у меня все валяется в куче в углу.

Мы вместе прослушали «запрещенные голоса» и пили чай, заваренный Ольгой Захаровной. В Карелии, в которой чай расти не может из-за холодного климата, ритуал чаепития издавна является национальной традицией. Как это получилось, почему? — неизвестно. Но все там пьют исключительно крепко заваренный чай. В деревнях многие карелы заваривают его настолько крепко, что получается дурманящий напиток чифирь — заварка целой пачки чая всего на две-три чашки. Они тратили на чай много денег, нередко предпочитая пить чифирь вместо водки.

Живя в доме с тонкими перегородками между комнатами, я включал радио негромко. Но моя музыка и передачи все равно были слышны в соседней комнате, где жили хозяйка и ее дочь Тамара. Дочери было немногим более тридцати лет — довольно интересная и стройная брюнетка. Работала она старшей медсестрой в кожно-венерологическом диспансере и занималась велосипедным спортом (в сенях стоял гоночный велосипед).

Однажды вечером Тамара робко постучала в мою хилую дверь:

— Можно у вас музыку послушать?

— Конечно! Заходите, садитесь. Вы какую музыку любите?

— Да мне все равно, только чтобы хорошую.

— Угощайтесь конфетами — это из Москвы.

— Спасибо. О, вкусные! Можно еще одну?

— Конечно, можно. И не одну.

После этого она часто заглядывала ко мне, рассказывала про петрозаводскую медицину и сплетни про знакомых докторов. В провинции все про всех все знают.

Присутствие молодой женщины в моей крохотной комнате, где невозможно было не быть близко друг к другу, волновало меня. Я чувствовал себя напряженно, но никакой инициативы не проявлял, наоборот, по-юношески старался быть холодным и серьезным. Меня смущало, что близко за стенкой была ее мать, что сама Тамара почти на десять лет старше меня, а к тому же я помнил поговорку: «не живи, где е...ешь, и не е...и, где живешь».

Однажды поздно вечером я заснул, усталый, после дежурства, слушая радио. Было уже больше одиннадцати часов, приемник продолжал играть, я валялся на матрасе. Когда я открыл глаза, близко передо мной было лицо Тамары. Она наклонилась надо мной, была в домашнем халате, а под ним совершенно явно не было ничего. Ее глаза были так близко... Мне ничего не оставалось, как притянуть ее на себя и начать целовать.

Поддаваясь мне, она шепнула:

— Не теперь — в другой раз.

Какой там «другой раз»! — я и минуты не мог ждать. Прильнув ко мне, она шепнула:

— Только не выключай музыку, а то мать за стенкой нас услышит.

А все-таки о практической осторожности я не забыл, уже проникнув в нее, спросил:

— Мне нельзя кончать?

— Можно, я не беременею...

Вот так, шаг за шагом, все больше начиналась моя самостоятельная взрослая жизнь — жизнь на самом деле.

Моя хирургическая школа

Моя первая хирургическая школа была — провинциальная хирургия. Она во многом отставала от столичной в оснащении, новые достижения доходили да нее лет на десять позже. Я скоро заметил разницу между московскими специалистами и петрозаводскими докторами. Здесь доктора старшего и среднего возраста были просто хорошими ремесленниками своего дела, они лечили больных, и больше ничего. Условия работы были довольно примитивные, работать им приходилось много, они не углублялись в чтение журналов по специальности, не отвлекались на преподавание, на науку, на конференции с докладами. Делали операции по-старому, как их когда-то учили — и все. На операциях они были спокойней и сдержанней московских коллег: больше дела — меньше суеты.

Моя непосредственная начальница — заведующая отделением травматологии Дора Ивановна Степанова — была хирург с восемнадцатилетним стажем. Такой опыт работы в хирургии — это близко к вершине умения и возможностей. Она умела быстро и точно ставить диагнозы и у нее была неплохая хирургическая техника, но я смог оценить это не сразу. Помощники у нее были малоопытные — Фаня Левина и Людмила Рассказова работали только второй год, да еще я — совсем зеленый. Ей надо было иметь много терпения — все нам указывать и за нас переделывать. Но характер у нее был добрый и веселый, ко мне она отнеслась хорошо, и я многому учился на ее примере.

Отделение наше всегда было переполнено больными: травма была бичом советского общества. Из-за плохой организации ручного труда и плохой техники безопасности многие рабочие получали повреждения и увечья на производстве. Но еще больше было больных с тяжелыми бытовыми травмами. Почти все это были молодые мужчины, и их повреждения были результатом повального пьянства: пили все и пили много — до потери сознания. Когда привозили новых больных со страшными ранами, изуродованными ногами или руками, со сломанными позвоночниками, из-под поезда — с отрывами конечностей, мы, молодые, терялись и зачастую просто не понимали, что делать, с чего начинать? Но опытная Дора Ивановна приучила нас справляться со всем этим.

В те годы переломы и вывихи костей лечили в основном консервативно — без операций. Надо было научиться исправлять руками положение отломков (ручная репозиция) и потом накладывать гипсовые повязки. Если вправление не удавалось, лечили «скелетным вытяжением» — проводили через кость тонкую стальную спицу, закрепляли ее в дуге и соединяли тросом (или просто длинным бинтом) с чугунными гирьками-грузами для постоянной тяги. Гирек было мало, вместо них мы вешали кирпичи и записывали в истории болезней: «наложено скелетное вытяжение тремя кирпичами». Эти больные лежали «на вытяжении» по два-три месяца, пока кость не срастется. С позиций сегодняшнего лечения это была почти средневековая методика. Но для больших операций у наших докторов не было опыта и не хватало оборудования и инструментов.

И вот однажды в город приехал профессор Михельман — из московского Центрального института травматологии и ортопедии (ЦИТО). У него здесь жила и работала хирургом дочь Виктория. Наша заведующая попросила его сделать первую операцию скрепления отломков кости специальным металлическим стержнем — остеосинтез. Для этого стальной стержень вводится в канал кости и этим закрепляет правильное положение ее отломков. Такие операции лишь недавно начали делать в московских и ленинградских клиниках, Дора хотела практиковать их и в нашей республиканской больнице. Ассистировали на операции Дора и я. Мы были преисполнены почтением к московскому светиле, я ждал, что это станет переломным моментом в нашем лечении — вместо гипсовых повязок и вытяжения мы начнем делать больше операций. Но московское светило оказалось очень нервным хирургом. Операция не ладилась, и вместо того чтобы показывать и учить, он кричал на нас и на операционную сестру. Мы были подавлены, а главное — так ничему и не научились.

Я написал об этом письмо отцу. Он ответил, что такие операции еще в 1939 году начал делать немецкий хирург Кюнчер, и что он сам видел одну операцию в клинике знаменитого австрийского хирурга Беллера, в Вене, сразу после войны. Стержень вводили в канал кости из маленького разреза и потом, под контролем рентгеновских снимков, ловко проводили его через перелом, скрепляя кость. Я был поражен: значит, такие операции в Европе делали уже пятнадцать лет назад, метод был усовершенствован и стал простой операцией. Вот до чего мы отстали! Значит, прав был доктор Иссерсон, когда говорил мне, что нам есть чему поучиться у европейских хирургов. Да, но как нам у них учиться, если мы, советские доктора, полностью изолированы от всего мира, как и вся наша страна!.. Вот тебе и передовая и прогрессивная советская медицина!

Вскоре после этого мне довелось оперировать впервые в жизни. В травмпункт привезли пожилого русского рабочего. Он случайно ударил топором по тыльной стороне четырех пальцев своей левой кисти. Пальцы болтались на перемычках мягких тканей с ладонной стороны — они были практически ампутированы. Ясно, что прижиться они не смогут, это было бы чудом. Самое простое решение — пересечь те перемычки и полностью ампутировать пальцы. Так сделал бы любой хирург, и я решил, что не стоило звать на консультацию никого из старших. Я мыл руки в эмалированном тазу в маленькой перевязочной комнате, на столе лежал мой пациент. Он страдал, но смотрел на меня с улыбкой, как на юнца, потом сказал:

— Вы, доктор, похожи на моего младшего сына.

— Сколько их у вас?

— Четверо. И всем им я дал образование, работая этими вот руками. Двое стали врачами. Да, жалко руки. Что, доктор, отрезать будете?

Меня как током ударило: его спокойный тон и краткий рассказ произвели на меня такое впечатление, что я мгновенно решил — не могу я отрезать эти пальцы, я обязан их пришить. Для этого надо сшивать сосуды — это называется «микрохирургия», но тогда она еще только развивалась где-то в западном мире, а в России не была известна. Да и вообще — хирург я был никакой и инструменты у меня были самые примитивные. Я делал операцию на одном энтузиазме, долго старался, сшил кое-как ткани, наложил повязку и гипсовую лонгету (одностороннюю гипсовую шинку) и положил своего первого пациента в больницу. На другой день старший хирург Раудсеп мне строго сказал:

— Что ты наделал! — пальцы все равно не приживутся, и начнется гангрена. Тогда придется ампутировать всю руку.

Неужели я сделал такую ошибку? Я очень испугался. Как сильно я тогда переживал! Мне представлялось, что ему ампутируют руку по самый плечевой сустав... что он умрет от гангрены и его четверо детей станут меня проклинать... что главный врач выгонит меня из больницы... что я никогда не смогу стать хирургом... Я просыпался по ночам, вздрагивая от мысли — что я наделал! — скрежетал зубами и кусал себе губы. Но от больного я старался скрывать «слезы своей души», проверял состояние его руки по несколько раз в день и менял на ней повязки с мазью Вишневского (единственное, что тогда было в арсенале). Он не знал моих волнений и доверчиво спрашивал:

— Как, доктор, думаете — срастутся мои пальцы?

— Должны срастись, — а сам тоже думал: приживутся ли?

Я тогда понял и запомнил на всю жизнь: как бы хирург ни переживал, но перед своим больным и его родными он всегда должен выглядеть целенаправленным, деятельным и уверенным. Хирург не имеет права показывать больному свои эмоции, как актер на сцене.

А пальцы опухли и посинели, хотя на концах были пока еще теплые. Я всматривался — живы они или уже началась гангрена? Нет ли красных тяжей нагноения по ходу вен? Так продолжалось две недели. И вот отек пальцев стал спадать, кожа порозовела и — что же? — они прижились! Мой больной выписался с двумя руками. Потом долго восстанавливались движения в пальцах. И хотя не восстановились полностью, но мой первый больной потом даже работал двумя руками. Мы с ним стали приятелями.

Так мой молодой энтузиазм помог мне сделать правильный первый шаг, а моя чувствительная душа получила первое представление о переживаниях хирурга. Я запомнил их навсегда, они выжгли на моей совести рубцы профессиональной горечи. Мне еще повезло, что так случилось, а ведь бывает и намного хуже — когда пациенты умирают от осложнений из-за ошибок хирурга. Я думал: неужели мне когда-нибудь придется переживать и такое?!

Мои коллеги не проявили интереса к моей операции — у всех были свои случаи переживаний после операций, это — невидимые миру слезы хирургов. Специальность хирургия — это почти полное двадцатичетырехчасовое напряжение мыслей и воли. Большинству людей хирург представляется в упрощенном и героическом виде: он приходит, дотрагивается до больного скальпелем, как волшебной палочкой, и спасает его. Только сами хирурги знают, до чего это не соответствует реальности. Мало есть сфер человеческой деятельности, где профессионалам приходится переживать столько тяжелых огорчений, сколько достается на долю хирургов.

Новые знакомства

После той ночи Тамара приходила еще, но зазывать ее часто я не стал — мне не хотелось, чтобы наша связь стала явной в глазах ее родных, все они жили рядом, за тонкими перегородками. Может, ее мать догадалась (что было не трудно), но я опасался, что из частых Тамариных визитов может получиться намек на крепкую связь. А я хотел свободы. Так наши любовные сеансы постепенно прекратились.

Я обзаводился новыми знакомствами и рад был зазывать к себе людей. Моя уютная комната нравилась многим, у меня был проигрыватель с долгоиграющими пластинками — большая техническая новинка того времени. Когда я не дежурил, по вечерам ко мне приходили приятели, и мы слушали классическую музыку. Мои гости все были молодые специалисты после окончания московских или ленинградских институтов и почти все — евреи. Старшее и среднее поколение специалистов в городе были русские, местные или приехавшие по своему желанию, но после недавних правительственных антисемитских кампаний сюда стали направлять в основном только евреев. Здесь не было атмосферы явного антисемитизма, поэтому они в шутку прозвали Петрозаводск «край непуганых евреев». Узнав об этом, я написал шуточный куплет:

Край далекий Берендеев,
Край непуганых евреев,
Не Иркутск и не Полоцк,
Этот край — Петрозаводск.

Собравшись у меня, мы распевали его хором, повторяя на разные мотивы. Мне было интересно знакомиться с новыми людьми и наблюдать разные характеры. На мой двадцать четвертый день рождения я созвал новых приятелей. Мама прислала мне с проводницей поезда много еды, какой не было в городе: колбасу, сыр, масло, конфеты, печенье. Я съездил ночью на такси на вокзал и привез угощение — праздник будет на славу.

Мой первый приятель Марк был добрый парень, тип интеллектуала-сибарита с ленцой. Медициной он не очень интересовался, но любил читать и философски рассуждать — вообще и обо всем. В то время он был полностью поглощен своим романом: был влюблен и задумал жениться на одной нашей докторше — Фане Левиной; но ей для этого надо было развестись с нашим же доктором — Мироном Левиным, а у них была общая трехлетняя дочь. Марк был поглощен этим разводом и тайной своей предстоящей женитьбы.

На мой день рождения он сделал мне подарок — привел в гости Аню Альтман, мою соученицу. Оказывается, она работала терапевтом в другой больнице.

— Аня, рад тебя видеть! Как хорошо, что ты здесь, а не в Магадане. Как тебе это удалось?

Она опустила глаза, будто смутилась:

— Ну, это было непросто. Когда-нибудь расскажу.

Марк сказал:

— Аня у нас в Петрозаводске — покорительница сердец. Все покорены. Теперь твоя очередь.

— Что ты, Марик, какая я покорительница? Скажешь тоже...

Она действительно стала интересной женщиной и была красиво одета. Но я помнил ее прежней и не был готов для покорения — она не в моем вкусе.

Другой гость — гинеколог Семен Швацер, душа-парень, друг-приятель со всеми, хохмач и анекдотист, всегда развязный с женщинами и шутник с типичным «гинекологическим остроумием», поддразнил Аню:

— Анька, ты не бойся дать Володьке, если он будет приставать, — я всегда готов сделать тебе аборт.

— Ну тебя к черту! — Аня смущалась, но игриво на меня поглядывала.

— Ну и юмор у вас, докторов, — говорил еще один гость — юрист Владимир Розенгауз, из Москвы. Его смущала непривычная прямота медицинских шуток. Он был широко образован, знаток истории юриспруденции, интересный собеседник, приветливый человек и стал очень популярным адвокатом в Петрозаводске — люди к нему приезжали консультироваться даже из Москвы. Он потом вырос до крупного адвоката в столице.

А у Сени Швацера был неизбывный арсенал двусмысленностей, которыми он сыпал, как из рога изобилия. И такая же неуемная была у него энергия: он работал по совместительству во всех больницах и дежурил бесчисленное количество ночей, его прозвали «бабий доктор». Он хвастался, что зарабатывает больше всех нас, рассказывал:

— Когда ездил в отпуск на Черное море, я гулял напропалую, позволял себе — что хотел.

— Чего же ты хотел? — удивлялся Марк. — Ты ведь и так женат на красавице.

— Ну и что? В мире есть много разнообразных удовольствий с другими.

Впоследствии оказалось, что Сеня был гомосексуалист, хотя женатый и имел детей.

Другой гость — терапевт Иридий Менделеев — сидел возле проигрывателя и слушал скрипичный концерт Мендельсона:

— До чего же хорошо играет Давид Ойстрах! Вот бы послушать его живьем, в концерте.

— Ты не слышал, как этот концерт исполняет Фриц Крайслер, — возразил я, — он играет лучше.

— Не верю: лучше — невозможно.

Потом весь вечер Иридий говорил только о науке. Он был яркий тип целенаправленного ученого. Хотя в нашей больнице научной работой никто не занимался, Иридий задумал писать кандидатскую диссертацию по гематологии (заболеваниям крови), организовал себе маленькую лабораторию в углу больничной лаборатории, делал исследования и ездил на консультации к профессорам.

Марк предложил:

— У меня есть идея — надо нам организовать какое-то подобие научного общества. Тогда Иридий станет делать доклады там, а не в гостях за бокалом вина.

Так мы проводили время. Через год к этому моему окружению добавился доктор Анатолий Зильбер, ленинградец, человек многих талантов и поразительной работоспособности. Сначала местное Министерство здравоохранения препятствовало его работе в нашей больнице, как оно мешало и мне. Но своей энергией и упорством он смог пробиться и стал основателем анестезиологии и реаниматологии Петрозаводска. Вместе с Марком они все-таки осуществили идею и организовали Городское академическое врачебное научное общество, сокращенно — ГАВНО. Там, умирая от хохота, они делали псевдонаучные доклады — пародии на советскую науку.

А еще через годы Иридий Менделеев и Анатолий Зильбер стали профессорами и заведующими кафедрами.

Я был доволен таким окружением и поражался: если бы этих специалистов оставили при институтах, а не посылали в провинцию за их еврейское происхождение, то своими талантами они могли бы поднимать уровень не только петрозаводской, но и всей советской медицины. Я даже думал, что если бы остался в Москве, то вряд ли свел бы знакомство с такими талантливыми и интересными людьми, собравшимися в одном месте. В советском обществе им подрезали крылья за их еврейское происхождение. А по сути, это была только графа в их паспортах (пятая графа), но ничего нерусского в них не было — они выросли на русской культуре, в русской среде и были патриотами всего русского. Происхождение людей может быть разным, но нация, как государство, — это всегда одно целое и определяется не происхождением, а общностью культуры и языка.

Вскоре после празднования моего дня рождения, я увидел на одной из утренних врачебных конференций доктора Ефима Лившица, патологоанатома, старше нас почти на десять лет. Он привлек мое внимание интересным докладом о результатах вскрытия умершего больного. Его доклад был полон глубокими медицинскими познаниями. Меня поразила его эрудиция — он говорил так, как я слышал только от больших московских профессоров. Я заинтересовался и узнал, что он уже был врачом на войне и что он тонкий знаток классической музыки. Мы разговорились, я пригласил его к себе, и мы сошлись на всю жизнь.

Но в одной из первых наших бесед я очень удивился, узнав, что Фима Лившиц был членом партии — это совсем не вязалось с его образом мышления. Он рассказал мне историю, как ему пришлось вступить в партию:

— До войны я успел закончить четыре курса Ленинградского медицинского института, а в войну оставался в голодном блокадном Ленинграде. От голода там умерло полтора миллиона людей. Не знаю, как я сам жив остался. Я был ужасным дистрофиком, а когда меня немного отходили, то послали служить в армию — заурядврачом, то есть еще не полным врачом. Однажды ко мне обратились с жалобами на здоровье два бойца-еврея. Бойцы — как бойцы, я не интересовался их происхождением. У обоих было воспаление легких, и я послал их в госпиталь. Оказалось, что на другой день их рота была в бою и полностью уничтожена немцами, выжили только они. Начальник особого отдела полка, узнав, что я послал евреев в госпиталь, приказал отдать меня под Военный трибунал. Мне грозил штрафной батальон, который посылали на верную смерть. Но замполит дивизии Бердичевский был тоже еврей, он сказал мне: единственный путь тебе выжить — это вступить в партию коммунистов. Я отказывался, а он сказал: неужели ты сумел выжить в блокаде Ленинграда, чтобы теперь подставить свою голову под пулю? И я согласился.

Но я считаю звание коммуниста позорным клеймом и вот теперь живу с этим клеймом. Когда на партийных собраниях я вынужден был голосовать против «врачей-отравителей», людей, которых я уважаю больше всех, то я сам себе был противен. Поверишь ли, я пришел с собрания домой в таком гадком состоянии духа, а некому было дать мне по морде за то, что я голосовал против них. И тогда я перед зеркалом размахнулся и сам себе влепил пощечину. Все-таки стало немного легче.

Ефим обратил мое внимание на еще одного человека в нашей больнице, не врача. Он был пожилой, лет около шестидесяти, лысый, с седой бородкой-эспаньолкой и седыми подстриженными усами. Иногда он проходил через административный коридор, но вообще появлялся редко — он работал статистиком больницы, составлял отчеты для отправки в министерство.

Фамилия у старика была странная — Захер, но еще странней оказалась его история: Захер был раньше профессором истории Ленинградского университета. Он рассказывал:

— Меня арестовали в 1937 году, прямо на лекции. Я читал курс по Французской революции — это моя узкая специальность. В аудиторию вошли три вооруженных сотрудника госбезопасности, и я сразу понял — за мной. В тот год не надо было долго догадываться, я оставался один из немногих неарестованных профессоров. Так на полуслове я прекратил свою последнюю лекцию — и навсегда. Как раз в тот день я в первый раз надел новый костюм. Когда меня выводили из аудитории, один из тех троих громко сказал: «Ишь ты, вредитель — новый костюмчик себе пошил!». И перед самой дверью дал мне ускорение толчком сзади. Но это бы только первый толчок, потом меня много били на допросах.

— В чем же вас обвиняли?

— Следователи кричали: признавайся, контра, что ты был участником заговора по перевороту власти. Еще кричали: признавайся, что тебя хотели сделать министром иностранных дел буржуазного правительства России! И еще: признавайся, что ты был японским шпионом! Я понимал, что они могли меня арестовать за то, что я хорошо знал Французскую революцию со всеми ее злодеяниями и пагубными последствиями. Но почему я был японским шпионом, я не понимал. Мне дали десять лет каторжных работ.

Слушать этот рассказ старого интеллигентного профессора было жутко.

Романтика Карелии

И лес, неведомый лучам
В тумане спрятанного солнца...
Пушкин («Медный всадник»)

Я писал Ирине в Москву влюбленные письма. Мне хотелось показать ей себя очень взрослым, умным и деловым. Я не клялся ей в любви, но больше хотел разжечь любовь в ней — точно так, как самцы привлекают самок, выставляя перед ними напоказ свое красивое оперение. Я описывал ей свою работу, некоторые наблюдения и посылал стихи. В то время я увлекался сонетами Шекспира в переводах Маршака (недавно опубликованными) и невольно сам писал «под Шекспира»:

Придирчивый редактор этих строк —
Моя любовь. Она не терпит фальши.
Но для любви пристрастье — не порок,
А только грех, приятный и мельчайший.

С любовью состязаться нету сил,
И вот в стихах, несмело и неловко,
Невольно я пристрастье затаил
За каждым словом под ее диктовку.

Теперь я жду, чтобы судом твоим
Решилось ожидаемое счастье —
Прочти с пристрастьем, если я любим,
И оцени не стих мой, а пристрастье.

Ирина отвечала мне иногда и довольно вяло; каждое ее письмо начиналось одинаково: «Пишу на лекции». Я старался представить ее сидящей в аудитории, но образ постепенно ускользал из памяти. Романтик, я, очевидно, тосковал по вдохновляющему женскому обществу, мне хотелось кому-нибудь изливать душу.

И вот вместо женщины я нашел другой объект для обожания — карельскую природу.

Наступила первая моя зима в Карелии, а это как раз самое настоящее и яркое ее время. Если послушать симфоническую поэму Яна Сибелиуса «Карелия», то можно услышать в ней монументальное завывание вихрей северного снега. Я ходил на лыжах по лесам и слышал музыку этих завываний в ее первоначальном звучании, как слышал ее Сибелиус. Меня переполняла радость, что я живу недалеко от этого великого выразителя чувств музыкой — Петрозаводск находится всего в каких-нибудь 200—300 километрах от Хельсинки, где он тогда жил, хотя и через границу (на советском замке).

В воскресный день, когда не дежурил, я рано утром уходил на лыжах в лес (если было не ниже 20 градусов). У меня были финские лыжи фирмы «Карху», которые я купил в Москве в 1948 году на первой иностранной выставке. Лыжи были деревянные, но легкие, с креплениями нового типа, какие еще не ставили в России. Я вставал на лыжи прямо у дома и по заснеженным улицам быстро скатывался по наклону к берегу Онеги — Онежского озера. Лес был на другой стороне, через залив около 2—3 километров шириной. Идти это расстояние под вихрями снега и завываниями ледяного ветра было мучительно тяжело. Но как только я входил под защиту деревьев, становилось намного теплей. Я шел в глубоком снегу по просекам, потому что лыжников было очень мало и лыжни не было.

Передо мной и надо мной качались и шумели могучие ветви карельских елей. Кое-где я видел следы лосей, волков или лис и маленькие продолговатые следы зайцев. Иногда из-под сугроба с шумом вылетала перепелка. Иногда вдали гулко раздавались выстрелы охотников. Мне, городскому жителю, все это было внове, все меня поражало своей необычностью, все вдохновляло на что-то, чего я сам не знал. Я забывал про голод и холод, чувство было такое, что впереди меня ждет что-то очень радостное. Но что?..

Я возвращался (темнело рано), вносил в свою комнату охапку заранее нарубленных мной поленьев и растапливал печку. Ольга Захаровна, хозяйка, грела мне обед и приносила большую тарелку густого мясного борща с мозговой костью (мясо я доставал у знакомого продавца, которого лечил). Я ел под музыку Сибелиуса или Чайковского, все мои мышцы отходили от тепла и сытости. Потом садился за письменный стол и писал стихи. И как-то само собой получалось, что писал я для детей:

На снежной пушистой постели,
Помятой следами зайчат,
Уснули красавицы-ели
И сосны могучие спят.

В берлоге медведь косолапый
Всю зиму проспит до весны,
Сосет он во сне свою лапу,
И видит он сладкие сны.

И только голодные волки
Добычу выходят искать,
Но спят все ребята в поселке,
Пора и тебе засыпать.
А вырастешь сильным и смелым
И тайны лесные поймешь —
Охотником станешь умелым,
За зверем по следу пойдешь.

Неподалеку от моего дома, на той же улице, на деревянном двухэтажном доме была вывеска: «Союз писателей Карело-Финской ССР» и пониже: «Редакция журнала «Дружба».

Собрав вместе несколько стихов, я перепечатал их на своей старенькой печатной машинке и понес в тот дом. Никого я там не знал, первый сидевший за столом молодой человек оказался секретарем редакции журнала и поэтом, его звали Марат Тарасов.

— Добрый день, я принес несколько своих стихотворений.

— А, покажите, — пока он быстро, профессионально пробегал их глазами, я с волнением думал: «Возьмет или не возьмет?»

— Так. Голяховский — это настоящая фамилия или псевдоним?

— Настоящая фамилия.

— Что ж, стихи хорошие, думаю, что редколлегия согласится их напечатать.

У меня отлегло от сердца, настороженность сменилась радостью. Он расспрашивал:

— Вы откуда? Живете в нашем городе? Чем занимаетесь?

— Я хирург республиканской больницы. Раньше жил и учился в Москве.

— Хирург? Режете, значит?

— Нет, делаю операции.

— Ну, это все равно. Раньше печатались?

— Только в многотиражной институтской газете. Но мне Михалков рекомендовал писать для детей.

— Михалков? Сам рекомендовал? Я доложу на редколлегии. Знаете, у нас есть пионерская газета, отнесите туда несколько стихов. Я им позвоню и порекомендую их напечатать.

Я отнес стихи и туда. И вскоре их напечатали. И еще: мне заплатили первый гонорар — 148 рублей. Это было больше, чем за три ночных дежурства без сна.

Так начиналось мое поэтическое признание — романтика карельской природы помогла мне стать печатаемым поэтом. Нечего и говорить, что первые напечатанные стихи я отправил в два места — родителям и Ирине.

Баллада о сломанной гребенке

Приблизительно в ту же пору я заметил в городе одну красивую девушку, она работала в парикмахерской, в которую я ходил стричься. К сожалению, работала она в женском зале и я не мог с ней разговориться. Но пока я сидел в очереди в мужской зал, я наблюдал за ней в открытую дверь или когда она проходила мимо. Меня завораживала ее высокая фигура, обтянутая халатом, — она двигалась, слегка откинув назад торс; мне нравились ее длинные темные волосы, волнами спускавшиеся на плечи, тонкое удлиненное лицо с пушистыми ресницами. В ее внешности и манере двигаться было отражение чего-то неуловимо нерусского. Но особенно затаенно я любовался ее стройными ногами в тонких шелковых чулках с модными тогда удлиненными черными пятками. Женские ноги всегда волновали меня больше всего. Я услышал, что ее зовут Женя, — больше ничего. Пару раз я замечал ее на улице в компании офицеров. Она очаровательно им улыбалась.

Однажды на моем дежурстве Женю привезла в больницу скорая помощь. Я не узнал ее — лицо было бледное и грязное, волосы взлохмачены. Да я и не всматривался — у нее был настоящий шок от потери крови, пульс почти не прощупывался, кровяное давление было критически низким. Она была без сознания, только стонала. Привезший фельдшер сказал, что она бросилась под поезд. Колеса оторвали ей обе ноги на уровне колен, осколки сломанных костей торчали из грязных ран. Всю ночь мы со старшим дежурным лечили ее от шока, а на рассвете сделали ампутацию обеих ног выше колен, чтобы суметь зашить кожу в стороне от повреждения. После этого я вывез ее на каталке в палату и вместе с сестрой переложил на кровать. Приподнимая ее за плечи, я впервые вгляделся в лицо, и оно показалось мне знакомым. Когда я взял историю болезни, чтобы записать операцию, то увидел имя — Евгения, фамилии была польская — Крочковская. Тогда только я понял, кого я лечил. На меня так это подействовало, что я не мог писать — руки стали дрожать. На операции они не тряслись, а теперь просто ходили ходуном. Я лег на кровать в комнате дежурных, и меня всего затрясло так, что стало подбрасывать. Никогда раньше я не испытывал ничего подобного — это был настоящий психологический шок. Немного погодя я впал в сон, и мне причудилось, что Женя проходит мимо меня на своих красивых ногах. Незнакомый с ней, я в тот момент думал о ней как о ком-то родном.

И действительно на следующий день она стала моей сестрой по крови. Ей нужно было переливать кровь, а она отказывалась. Она отказывалась от всего, отказывалась говорить и лежала с закрытыми глазами.

— Женя, послушайте меня — ведь я хочу помочь вам.

После долгих уговоров, не открывая глаз, она прошептала, как бы сама себе:

— Неужели я не умерла? Мне надо было умереть. Я хочу умереть, я должна....

— Женя, вам надо перелить кровь, дайте вашу руку.

— Кровь? Нет, я не дам.

— Женя, это совершенно-совершенно необходимо.

— Необходимо? Для чего — чтобы жить? Нет, я не хочу жить, я должна умереть.

— Женя...

Еще и еще я, заведующая отделением и сестры, мы все разговаривали с ней — без ответа. Наконец она прошептала:

— Я — полька. Если мне переливать кровь, то только польскую. Русскую — я не дам.

Как раз накануне того дня я добровольно сдал поллитра крови по призыву станции переливания — у них не хватало запасов крови, а я был комсомолец и должен был показать пример другим. Фамилия моя звучит по-польски, потому что род моей мамы сто лет назад вышел из Польши. Со станции переливания принесли две стеклянные ампулы с моей кровью.

— Женя, это польская кровь, посмотрите на фамилию донора на этикетке — Голяховский (я не сказал ей, что кровь моя).

Она посмотрела и согласилась. Так во второй раз (после случая на студенческой практике в Бежецке) моя кровь спасала больного.

Культи ее ног заживали плохо, началось воспаление, от нее пахло гноем, потом и мочой. Ее температура, анемия (малокровие) и ее апатия были критическими. Она лежала в общей палате на семь человек, ни с кем не разговаривала, только иногда стонала и скрежетала зубами, отвернувшись к окну. Когда я приходил сменить ее пропитанные гноем повязки на культях, она не поворачивала головы в мою сторону, а смотрела через окно на зимний пейзаж больничного двора и плакала.

О чем она думала, что вспоминала? Я пытался вызвать ее на разговор, хотел зажечь в ней интерес хоть к чему-нибудь вне ее страданий. Иногда мне казалось, что она следила за мной глазами. Но тут же она опять отворачивалась к окну.

Ее трагедия заставила меня тоже думать о смысле моей работы — неужели, как врач, я должен буду посвятить свою жизнь участию в океане людских болей и трагедий?! Стоны, крики, скрежет зубов и жалобы моих пациентов будут постоянными звуками, сопровождающими меня каждый день. Все мои разговоры с пациентами будут лишь их жалобами и рассказами о страданиях и болях. От меня потребуется колоссальное напряжение физических и моральных сил, чтобы изучать болезни, лечить их и еще успокаивать своих пациентов. Ведь страдания больных душ тоже будут обращены ко мне. В нашем коммунистическом обществе, в котором людей отучили обращаться к Богу, они не могут открывать свои души и делиться страданиями со священниками — их здесь просто нет. Делиться страданиями люди могут тоже только с врачами. Для многих пациентов — а Женя лишь один пример из многих последующих — я должен буду осуществлять и психологическую поддержку. Ведь это тоже должно вести к уменьшению их страданий и даже уводить их от попыток самоубийства.

Женю я лечил с особой симпатией, я приносил ей фрукты и шоколад, которые мама присылала из Москвы, и незаметно подкладывал на ее поднос с едой. Заведующая Дора тоже пыталась пробудить в ней интерес хоть к чему-то. Однажды она сказала, указывая на меня:

— Женя, а ведь та кровь Голяховского, которая спасла тебя, была его кровь. Это его фамилия. У вас теперь общая кровь и вы стали как брат с сестрой.

Женя глянула на меня и ничего не сказала. Но вот постепенно она стала поправляться и начала со мной разговаривать. Мы даже стали звать друг друга «сестричка» и «братик». Из многих ее рассказов я постепенно узнал трагическую историю ее жизни.

Жене было пять лет, когда в 1939 году, по договору между Сталиным и Гитлером, Польша была поделена пополам и перестала существовать. Пришедшие советские солдаты арестовали ее отца — офицера польской армии. В марте 1940 года в Хатынском лесу, под Смоленском, были тайно расстреляны двенадцать тысяч польских офицеров, среди них — и ее отец (об этом долго ходили слухи, но это преступление было раскрыто только спустя сорок лет). Женя и ее мать ничего не знали, но вскоре в их квартиру пришли советские солдаты и велели собирать вещи и выходить. Мать не понимала по-русски, тогда офицер стал вынимать из шкафа их платья, пальто и мундиры отца и все бросал в чемоданы. С двумя чемоданами их на поезде отправили в Советский Союз — в город Воркуту, за полярным кругом.

Мать и дочь жили в бедности, голоде и унижении, как «враги Советского Союза». Мать били и насиловали много раз на глазах у испуганной Жени, и она жила в страхе, что то же самое будет и с ней. Чтобы как-то продержаться, они продавали вещи, и мать много раз с благодарностью вспоминала офицера, который помог вывезти их. Только одну вещь они решили продать лишь в случае голода на грани смерти — это парадный офицерский мундир отца с эполетами и аксельбантами. Но вот в 1953 году умер Сталин, обстановка стала меняться, и польские ссыльные просили, чтобы им разрешили вернуться в Польшу. В этом им отказали, но разрешили уехать из Воркуты. После многих лет на севере они хотели перебраться на юг, но денег на два билета у них не было. Решили, что Женя поедет первой в Петрозаводск, который был не очень далеко, найдет себе работу и вышлет матери деньги на приезд.

Жене было трудно найти работу — она не могла скрывать своей ненависти ко всем русским, и это мешало ее контактам с людьми. Характер у нее был злобный — польский, а тяжкая жизнь ее еще более озлобила. В конце концов она устроилась ученицей мастера в новой парикмахерской. Она получала в месяц 15 рублей (около полутора долларов) и снимала за 5 рублей угол в комнате на краю города, за железнодорожными путями. По вечерам, когда она шла домой, мимо нее мчались поезда, и почти каждый раз она думала: как было бы просто кинуться под один из них. Но молодость и радость ее девятнадцатилетнего тела были сильней той ужасной мысли. Петрозаводск был больше и удобнее Воркуты, в первый раз в жизни она чувствовала себя независимой, ей хотелось одеваться и веселиться. У нее не было постоянного парня, но молодые офицеры заприметили ее в парикмахерской, так же как и я. Они оказались решительней меня, приходили чаще, водили ее в кино, в ресторан и на танцы. Ей это нравилось, но она дала себе обет: в первый раз она отдастся только поляку. В парикмахерской Женя почти ни с кем не разговаривала; мастерицы не любили ее, называли «польская блядь», потому что видели, что заведующий — инвалид войны и алкоголик — «положил на нее глаз» и держал, чтобы сделать своей любовницей. Сама Женя, занятая своей жизнью, этого не замечала, но мастерицы, зная своего начальника, были из-за этого настроены против нее. После трех месяцев обучения она должна была сдать экзамен на мастера. Это давало ей заработок в 45 рублей, она смогла бы накопить денег и вызвать к себе мать. Экзамена она не боялась — она легко обучилась всем приемам стрижки и завивки, и у нее был врожденный вкус к изяществу и красоте.

За день до экзамена заведующий — пьяный, как всегда, — вызвал ее в свой кабинет:

— Женя, зайди-ка ко мне — надо поговорить о твоем будущем.

Мастерицы понимающе переглянулись. В кабинете он закрыл за Женей дверь и, не говоря ни слова, кинулся срывать с нее халат. Она опешила, но мгновенно поняла, что он атаковал ее так, как солдаты делали это с ее матерью. Она вырвалась, а он наступал:

— Ну, чего, дура, сопротивляешься? Небось не целочка, подумай о будущем.

Задыхаясь, она выбежала в коридор позади зала и встала у окна, переводя дыхание. Когда она вошла в мастерскую, то чувствовала, что мастерицы смотрели на нее с усмешкой. Женя не знала, что делать. Она механически взяла в руки розовую гребенку с ближайшего стола. Отвернувшись к окну, чтобы не видели ее слез, она нервно сгибала и разгибала гребенку. Крак — гребенка с треском сломалась в ее руках.

— Ты чего это сделала с моей гребенкой? — закричала мастерица. — А? Для чего? Говори!

Другие мастерицы включились:

— Она это нарочно.

— Какая нахалка!

— Она думает, что лучше всех!

— Польская шлюха!

На шум прибежал заведующий:

— Чего вы разорались?

— Вот, эта ваша польская шлюха — она сломала гребенку!

Воспользовавшись моментом, он крикнул Жене:

— Так ты так, да? Снимаю тебя с экзамена — ты уволена!

Обозленная, обиженная, обескураженная, Женя крикнула:

— Ну вас всех в жопу! — швырнула гребенку в лицо заведующему, сорвала с себя халат, бросила его на пол, схватила пальто и выбежала на мороз.

Ее душили обида и бессилие. Она шла в темноте вдоль железной дороги, и ее пронзила мысль: единственно правильное — это броситься под поезд. С того момента она была занята одним — как это сделать. Приближался шум поезда, она приготовилась к прыжку, но в последний момент в страхе отпрянула перед грохотом громадных колес. Она была так напугана, что не заметила, как приблизился второй поезд. Хотела кинуться к середине состава, но опять испугалась. И тогда возникла новая мысль: я струсила!.. Я не смогла *это* сделать, потому что струсила!.. Значит, я трусиха!.. Эта мысль билась в ее висках. Ей стало противно — у нее даже не было смелости сделать *то единственно правильное, что спасет ее от мучений жизни*. И под влиянием этой мысли она бросилась под колеса третьего поезда... Очевидно, ее молодое и сильное тело сопротивлялось этому — ей отрезало только ноги... только ноги... только...

Женины культи зажили. 8 марта, в Международный женский день, она впервые встретила меня улыбкой. Я заметил, что она причесана, ногти на руках покрыты красным лаком, и от нее пахло духами. Все это приносили ей бывшие сослуживцы, хотя она продолжала отказываться разговаривать с ними. Они объясняли мне:

— Да разве ж мы могли подумать...

— Да если бы мы знали...

— Да ведь та гребенка-то была старая и даже с трещиной...

— Да мы и того заведующего прокляли и выжили...

Известно, что русские души жалостливы и отходчивы, только зачастую проявляют это слишком поздно.

В день своей первой улыбки Женя спросила:

— Братик, что будет со мной, когда меня выпишут из больницы?

— Знаешь, сестричка, это еще не решено.

— Не решено? А что вы всегда делаете с такими инвалидами, как я?

— Ну, это по-разному.

Вообще-то я знал: заведующая Дора сказала, что если Женю не заберет ее мать, то скоро надо будет переводить ее в инвалидный дом. Вздыхая, она рассказала, что это за дом — изолированная в лесу от города колония настоящих обрубков и отбросов общества: глубокие инвалиды становились там ворами, преступниками, алкоголиками и развратниками, зараженными всеми венерическими болезнями.

В другой раз Женя сказала мне:

— Ты меня обманываешь, братик, не хочешь сказать правду. Я сама уже слышала про инвалидный дом, куда вы меня отправите. Знаешь, недавно я звонила маме. Целую неделю я не могла соединиться с ней в Воркуте, но наконец дозвонилась по вызову. Я сказала ей, что выхожу замуж за офицера Владимира, с польской фамилией Куляковский. Я немного изменила твою фамилию. Ты на меня не сердишься?

Ну как я мог сердиться на бедную девушку, так сильно обиженную судьбой? Все-таки у нее хватило фантазии успокаивать мать. А она продолжала:

— Я сказала, что мы уезжаем на Сахалин, и просила не искать меня, потому что у мужа секретная служба. Ведь у военных всегда секреты. Еще я сказала, пусть она старается уехать домой в Польшу, а я потом навещу ее. Чего я только ей не врала, даже — что много танцую с Владимиром в офицерском клубе. Знаешь, я так завралась, что сама представила себя танцующей с тобой, а ты был в папином офицерском мундире. Хорошо, что другие в больничном коридоре не понимали, потому что я говорила по-польски. Мама и плакала, и радовалась. Я хотела отослать ей обратно этот папин мундир, но она просила меня подарить его моему мужу.

В первый теплый день я вывез Женю на каталке в больничный двор, а сам пошел оформлять ее на выписку. Через окно я видел, как ее обступили молодые мужчины — наши больные на костылях и в гипсовых повязках. Она восседала на каталке среди них как королева, поворачивала красиво причесанную голову во все стороны и весело смеялась.

Вечером накануне ее выписки я сидел один в комнате дежурного и услышал, как Женя старалась въехать ко мне на единственном нашем колесном кресле. Я открыл дверь и помог ей. На ее культях лежал какой-то сверток.

— Закрой дверь, братик, и поцелуй меня.

У нее томно блестели глаза и в лице была готовность страсти. Я наклонился над ней и поцеловал в щеку.

— Нет, не так, не так, — прошептала Женя.

Она обхватила меня и впилась влажными губами в мои. Она изгибалась всем телом и прильнула ко мне горячими упругими грудями и животом:

— Я хочу сделать тебе и себе подарок — это будет подарок нам вместе, один раз...

— Но ведь ты мне как младшая сестренка.

— Не думай обо мне так.

— Но это лучше для нас обоих.

— Ты мне всегда нравился. Я давно заметила тебя в парикмахерской.

— А я и не знал.

— Теперь ты знаешь, — она крепко прижималась ко мне тазом, повиснув на мне и обхватив культями.

Вот какая ужасная ситуация! — ее просящее тело возбуждало во мне желание, но я не мог, не мог себе это позволить: перед моим мысленным взором стояли культи ее ног.

— Нет, Женя, нет, не надо...

— Надо, надо, надо! Я это не теперь, я об этом давно мечтала, я так хочу...

— Женя, я могу любить тебя только как сестру.

Она резко отстранилась от меня, упала в кресло и отвернулась в сторону, содрогаясь от рыданий. Что говорить? Я гладил ее руку. Не поворачиваясь, она протянула мне сверток:

— Это мундир моего отца — для тебя.

— Но, Женя, это же твоя единственная память о нем.

Тогда она медленно повернулась и посмотрела мне в глаза:

— Память? Ты говоришь — память?.. А ты сам, ты дал мне память?.. А я-то хотела хранить твою ласку как память. Это была моя последняя мечта в жизни. Я даже маме сказала, что я уже спала с Владимиром. Нет, теперь мне не нужна никакая память. Что мне помнить? Вы, советские, вы убили моего отца, как собаку; вы топтали мою маму, как дерьмо; а теперь загнали меня, безногую, в угол, как крысу. И ты тоже — советский. Поэтому ты и не захотел меня.

— Женя, я не совсем советский. Ты несправедлива ко мне.

— Несправедлива, да? А отказать мне в моей последней мечте — справедливо? Нет, уже ясно — пришла моя очередь доживать в страданиях, без памяти и справедливости. О, как я зла! Я зла на весь мир. Но самую горькую, последнюю обиду нанес мне ты, братик. Ты дал мне свою кровь, но не захотел мое тело. Знаешь, если бы у тебя не было ног, я не отказала бы тебе в любви. Но теперь мне все равно — я уже смирилась перед своей судьбой и не стану сердиться на тебя. Я только прошу — не навещай меня в инвалидном доме. Я простилась с мамой, а теперь простилась и с тобой. Я знаю — я там долго не проживу.

Когда ее на носилках вносили в медицинскую машину, мы с Дорой стояли на ступеньках больницы и махали ей. Мы чувствовали — это было как похороны. Но вряд ли она даже видела нас — прекрасные ее глаза были полны слез.

Прожила она в инвалидном доме два года. Для мужчин-инвалидов она была подарком: молодая, красивая и, самое главное, — без ног. Она и там проявляла свой злобный характер, и ее лишали еды, потому что она не хотела выполнять заданную работу. Тогда безногие, безрукие, безглазые и деформированные мужчины несли ей хлеб, водку и папиросы за любовные ласки. Женя стала алкоголиком и умерла от септического аборта.

Судьба этой девушки на всю жизнь осталась в моем сознании. Я думал: как прекрасно могла бы сложиться ее жизнь в родной Польше, если бы ни ее страну, ни ее саму не изуродовала несправедливость столкновения политических и социальных сил мира. В судьбе Жени отразилась жестокая судьба ее прекрасной страны. Когда кто-нибудь при мне критиковал поляков и Польшу, я рассказывал тому о судьбе Жени.

Много раз я рассказывал о ней друзьям, а потом написал о ней небольшую повесть и отсылал ее в разные журналы. Все отвечали отказами — советская пресса не могла позволить писателям рассказать людям правду жизни. Писатели должны были описывать жизнь воображаемую. Но с того времени я стал записывать наблюдения, которые давала мне моя медицинская профессия, и потом собрал их в эту книгу.

Удары общественно-политических волн продолжаются

В один из дней ранней весны 1954 года я вернулся домой с дежурства и нарубил дрова для себя и хозяйки. Я любил это упражнение, мне нравилось ударить, прицелившись, точно по середине напиленного бревна, услышать треск раскалывания и почувствовать запах свежей древесины. Особенно приятно колоть твердые дубовые и березовые чурки, они лучше раскалываются под топором. А вот осина и клен мягче — в них топор вязнет и застревает. Наколов дрова, я взял два ведра и пошел за водой к водонапорной колонке на углу улицы. Носить воду я не любил, но нужно помочь хозяйке. Возвращаясь с полными ведрами, я увидел у ворот нашего дома правительственную машину ЗИМ (длинный лимузин). Что за черт! — кто и зачем приехал? В машине сидел поджидавший меня шофер нашего министра, он сказал, что министр послал его привезти меня на срочное заседание. Это еще странней — какое заседание может быть у министра со мной? Зная по опыту, что от встреч с высоким начальством нельзя ожидать ничего хорошего, в просторном салоне лимузина я решал по дороге: какая меня ожидает неприятность? Машина подкатила к подъезду Центрального Комитета Коммунистической партии Карело-Финской Союзной Республики. Еще одна странность — меня, беспартийного, привезли для совещания с министром в ЦК. Обстановка в вестибюле холодно-официальная — громадный бюст Ленина, а по бокам — портреты членов Политбюро, охранники с пистолетами на ремнях. От кого они охраняют? Ответ мог быть один — от народа. Мне выдали заготовленный пропуск в административный отдел. В кабинете заведующего сидел в кожаном кресле наш министр Журавлев, а на диване и на стульях — четверо незнакомых мне молодых докторов-евреев. Что бы все это значило?

— Садитесь, товарищ Голяховский.

Заведующий отделом — хмурый, пожилой — восседал за большим столом, покрытым зеленым сукном, и в разговоре его тоже звучала суконность:

— Мы пригласили вас, товарищи, сюда, чтобы сделать важное сообщение...

Мне сразу вспомнилась первая фраза городничего из гоголевского «Ревизора» — точь-в-точь. Только вместо «господа» — «товарищи». Он продолжал:

— Как вы, товарищи, наверняка знаете из газет и радио, Центральный Комитет партии и Совет Министров СССР недавно приняли очень важное постановление об усилении кадров сельских районов страны. Мы, товарищи, как и вся страна, горячо поддерживаем это мудрое решение партии и правительства. Оно накладывает на всех нас, так сказать, — тут он запнулся: что же оно накладывает? — оно накладывает обязательство горячо откликнуться и сделать, так сказать, важный шаг. Поэтому работники разных служб города должны проявить патриотизм и желание направиться для работы по специальности в сельские районы. Это дело чести и гордости всех советских людей, товарищи. Теперь я даю слово министру здравоохранения товарищу Журавлеву.

Министр пояснил, что врачи тоже должны, по постановлению, ехать в районы и нам предлагают новые должности — быть главными врачами районов. Направления уже распределены, мне выделено место главного врача в поселке Лоухи, около трехсот километров к северу от Петрозаводска. Вот тебе на! Мы были ошарашены. Правильно ожидал я неприятности от начальства, но все-таки не такой большой.

Со смерти Сталина прошло около года. Теперь во главе ЦК был Никита Хрущев, а во главе Совета Министров — Георгий Маленков. Новые вожди выпускали постановление за постановлением, каждое начиналось: «в целях улучшения», «в целях обеспечения», «в целях укрепления». Но, как всегда в Советском Союзе, все делалось коряво и бестолково и получалось так, что после тех «улучшений, обеспечений и укреплений» жизнь людей оставалась тяжелой и продолжала ухудшаться. Вот и теперь, стремясь выполнить новое постановление, местные власти «укрепляли» сельские районы за счет лишения городов их привычных и ценных работников. Посылаемые в районы люди были некомпетентны для работы в сельских условиях. Ну что эти начальники знали о наших административных способностях? Какой из меня главный врач сельского района? Просто мной и другими хотели «заткнуть дырки», чтобы послать в Москву отчет, что постановление выполнено и столько-то специалистов посланы из города в районы. К тому же посылать начали в основном евреев. В Петрозаводске, в «краю непуганых евреев», их стало так много, что от них хотели избавиться.

Нам предложили расписаться в новых назначениях. Ну нет! Я решил, что никуда не поеду:

— Я расписываться не буду и уезжать из Петрозаводска не собираюсь.

Другие тоже отказались. Оба начальника явно озадачились. Цековский заведующий сказал примирительно:

— Мы, конечно, понимаем, товарищи, что вы все хотите обдумать и обсудить дома со своими семьями, чтобы подготовить их к правильному решению. Что ж, это ваше право. Подумайте, решите и завтра подпишите.

Министр добавил:

— Приходите завтра в любое время дня прямо ко мне в кабинет, там и подпишете. А сейчас моя машина развезет вас по домам.

Я попросил остановить меня около дома моего приятеля-юриста Володи Розенгауза и рассказал ему о предложении и о моем отказе:

— Что ты об этом думаешь?

— По-моему, если не согласишься, тебе грозят большие неприятности.

— Что же мне делать?

— Знаешь, пойдем сейчас же к Васе Броневому, юристу республиканского Совета профсоюзов. Он мой друг, прекрасный парень и выпивоха. Твой вопрос относится к его компетенции.

Василий Броневой, крупный красивый мужчина лет тридцати, встретил нас приветливо, даже радостно. Я изложил ему ситуацию.

— Во дают! Мудаки! — сказал Броневой. — Опять выполняют постановление, и опять без мозгов. Вы не подписались?

— Нет.

— Правильно сделали. В нашей советской стране чудес, — он подмигнул и рассмеялся, — есть много хороших законов, но они только на бумаге. Никто их не знает и не выполняет. Когда вы поступали на работу в больницу, по закону вы автоматически заключили с ней рабочий договор. Для молодых специалистов это договор на три года работы. Поэтому они не имеют права посылать вас без вашего согласия.

— Что они могут сделать со мной, если я не подпишу?

— Могут уволить с работы. Но вы их за это можете судить.

— Кого судить?

— Вашего министра, если он отдаст этот дурацкий приказ, потому что он тоже не знает законов. Тогда я возьму это в свои руки. Вы выиграете суд и можете ехать, куда хотите, хоть обратно в Москву.

Броневой мне очень понравился, и я тут же пригласил их обоих к себе. Втроем мы выпили бутылку водки и разговорились на «ты». Вася рассказывал острые политические анекдоты, рассказчик он был прекрасный. Но водки, как всегда, не хватило, и мы с ним отправились на поиски. Купить водку в Петрозаводске было непросто, Вася знал — где:

— Тут рядом есть магазин. Я недавно выручил в нем молоденькую продавщицу по одному делу. Она даст нам водку. Девка — во! Послушай, я хочу ее трахнуть, да, понимаешь, негде. Я женат и моя жена — местная. Все здесь нас знают. А твоя хата, как говорится, с краю. Могу я как-нибудь привести ту девку тебе? А ты смойся на часок, а?

Я понял, что с Васей Броневым можно делать дело.

На другой день министр вызвал меня с работы:

— Я надеюсь, что вы все продумали и готовы подписать назначение в Лоухи. Мы решили дать вам двойную зарплату.

— Спасибо, но я не собираюсь подписывать.

— Что ж, вам же будет хуже. Вы же понимаете, что это правительственное решение.

— Мне все равно, я не подпишу.

Министр позвонил кому-то по телефону:

— Он у меня, но подписывать не хочет. Хорошо, я пришлю его к вам.

На министерской машине меня опять привезли к зав отделом ЦК. Его как будто подменили — он встретил меня радушно, вышел из-за стола, улыбался:

— Садитесь. Вы мне в сыновья годитесь, я могу говорить вам «ты». Послушай, ты женат?

— Нет.

— Прекрасно! В Лоухах много красивых баб, а мужчин мало. Ты скоро найдешь себе, так сказать, девку по вкусу — и появится у тебя красавица жена, с большим домом. А у нее будет корова. Твоя теща станет поить тебя парным молоком и печь пироги с грибами. В тех местах такие, брат, пироги с грибами пекут! Ты любишь пироги с грибами?

Я думал: один из нас должен быть идиотом. Я буду идиот, если послушаю его.

— Нет, пироги с грибами я не люблю, тещу с парным молоком не хочу, жениться не собираюсь и в Лоухи не поеду.

— Так... а вы ведь, кажется, комсомолец. Где же ваши патриотические чувства? Раньше мы пробовали говорить по-хорошему, теперь будем говорить по-другому. Вы знаете, что вам грозит за невыполнение решения?

— Мне ничего не грозит, — а сам подумал, что, будь это на год раньше, он бы приказал арестовать меня; все-таки кое-какой прогресс явно ощущался.

Так меня и заманивали, и запугивали. Кончилось тем, что на следующий день министр приказал не допускать меня на работу и не платить зарплату, мне вынесли строгий выговор с занесением в личное дело, а это было характеристикой, с которой никто не захотел бы принять меня на работу. Проще говоря, меня делали изгоем общества. Других докторов взяли, как говорится, «на пушку», и они вынужденно поехали по новым распределениям. Тогда мой новый друг Вася Броневой (который уже приводил свою даму ко мне) написал за меня мотивированное заявление в суд, с обвинением министра в безосновательном нарушении прежнего договора. Я отнес бумаги в городской народный суд — деревянный двухэтажный барак. Делопроизводительница спросила:

— Вам чего, товарищ?

— Да вот, я принес подать заявление в суд.

— На кого?

— На министра здравоохранения

Она посмотрела с удивлением:

— У нас судебных дел много. Вам придется ждать не менее месяца.

Друзья на работе сочувствовали мне и с интересом следили — что произойдет? Мои родители волновались в Москве. А я верил в силу Броневого. Мне передавали, что министр был взбешен: не только в первый раз молодой врач не выполнил его приказ, но еще и собирался его судить.

Странно было — не работать. Но поразительно, как много можно сделать, если не ходить каждый день на работу. В кафе «Север» я познакомился с военным доктором, капитаном Владимиром Куренковым, москвичом. Он служил в военно-воздушной дивизии за городом. Володя был во всем противоположность Васе — скромный, тихий, серьезный. У нас было много общего. Он пригласил меня к нему в гарнизон. Это была дивизия, которой во время войны командовал сын Сталина — генерал Василий Сталин. После смерти отца его разжаловали и сослали в Казань. Но в дивизии продолжали служить его офицеры. Капитан Забавин, которого младший Сталин любил за красивый голос, рассказывал нам о попойках и самодурствах сталинского сыночка, которые ему прощали.

Днем я читал и писал, а по вечерам ходил в русский драматический театр и завел знакомство с актерами. Главным режиссером был Илья Альшвангер, ленинградец, немногим более тридцати лет. Героями-любовниками труппы были Коля Макеев и Володя Рябов. Актеры зарабатывали еще меньше врачей, все были бедны и все — любители выпить. Я стал своим человеком за кулисами, зазывал их к себе и угощал. Приходило по 7—8 человек. Мне нравилось актерское веселое общество — разогревшись водкой, они импровизировали сценки и декламировали стихи. Но у меня была еще одна цель — я засматривался на молоденькую и хорошенькую актрису Эмму и хотел, чтобы она обязательно бывала у меня в их компании. Увлечение Эммой давало мне вдохновение, какого у меня не было со встречи с Ириной. Не забывая о ней, которая была так далеко, я потянулся к другой, которая была так близко.

От вынужденного безделья в ту пору я пристрастился к охоте. Старший сын моей хозяйки был профессиональный охотник, а у меня было свое ружье — привезенный отцом с войны шестизарядный американский полуавтомат «винчестер» двадцатого калибра. Вдвоем или в компании с другими охотниками мы уезжали на попутных грузовиках на несколько дней далеко в лес. Мы видели оленей, лис и медведей, но стреляли только тетеревов и уток и удили рыбу. Вместе со всеми я научился строить на поляне шалаш и на рассвете поджидал тетеревов. Это было прекрасное и захватывающее зрелище. Возвращаясь домой, я писал об этом стихи для детей:

Просыпается природа
Рано утром — до восхода.
Вот проснулся ветерок,
Листья дрогнули едва.
И слетаются на ток
Петухи-тетерева.
Собираются весной
До рассвета токовать,
На полянке лесной,
Распушась, танцевать.
Заалеет восток,
Посветлеет вокруг,
Будет слышно: — Ток-ток! —
Для тетерок-подруг.

Тот, кто громче поет,
И танцует смелей,
Тот подругу найдет
Всех тетерок милей.

Многие озера уже освободились ото льда, и после ранней охоты мы проверяли поставленные накануне сети. Однажды утром, когда солнце уже взошло, я плыл на маленькой лодке к сетям. Было очень тихо, вдруг я услышал громкий всплеск: кто-то сильно дергал сеть. Крупных рыб там не было. Медведь? Неужели он догадался, как рыбачить сетью? Приблизившись, я услышал резкий звук — громкий и тревожный лебединый клик. Большой белый лебедь, вытянув шею, бил крыльями по воде и пытался взлететь, но его лапа запуталась в сетях. Увидев меня, лебедь забился еще сильней. Я подтянул его за сетку и старался высвободить лапу. Вода холодом обжигала мне руки. Лебедь вдруг затих, грациозно повернул голову ко мне и смотрел на меня таким жалобным взглядом, что мне вспомнился балет «Лебединое озеро». Я почувствовал себя принцем, который расколдовал прекрасную лебедку. Мне именно казалось, что это должна быть лебедка. Я успокаивал ее голосом:

— Не волнуйся, скоро ты опять будешь свободной.

Вдруг на меня обрушился удар сзади, такой, что моя лодка чуть не перевернулась. Это второй лебедь, растопырив крылья, налетал на меня, защищая свою подругу. Я подумал: о, у нее уже есть свой принц, и он защищает ее как настоящий герой. Мне удалось освободить лебединую лапу, и лебедь мгновенно уплыла от меня. Ее принц приблизился к ней, они коснулись друг друга шеями. И она посмотрела на меня, как мне показалось, с благодарностью. В этот момент взошло солнце. Честное слово, не хватало только музыки Чайковского!

На следующий вечер я пошел в театр. Мне повезло — Эмма не была занята в спектакле, сидела одна за кулисами. Я рассказал ей этот эпизод. Чтобы покрасоваться, я не жалел красок, а потом прочитал стихи про тетеревов. Она слушала с вдохновением, как умеют только актеры, и смотрела на меня, как та лебедь. И тогда я решился пригласить ее к себе, на этот раз — только одну. Она в ответ улыбнулась и с профессиональной актерской памятью мило процитировала:

Тот, кто громче поет,
И танцует смелей,
Тот подругу найдет...

А я добавил: «Всех актерок милей!» Кажется, мы понимали друг друга...

Прошло четыре недели, как я подал бумаги в суд. К моему удивлению, за день до суда министр отменил свой приказ и меня позвали обратно на работу. Оказалось, он выяснил, что по закону должен был проиграть. Друзья встретили меня радостно, но старшее поколение врачей косились, как на возмутителя спокойствия. Вася Броневой на радостях напился. С того времени я приобрел врага в лице своего министра. Теперь мне надо было быть осторожным, чтобы не дать ему повод для мести. И действительно вскоре он послал меня на север, но временно — заменить уехавшего на военный сбор районного хирурга Бондарчука в заштатном городке Пудоже. Жалко было покидать Эмму в самом начале романа. Но отказаться от командировки я не мог.

Глухомань бездорожная

Ох и худо же
В нашем Пудоже.

Из песни местных врачей

Узнав, что я должен ехать в Пудож, Вася Броневой воскликнул:

— Я полечу с тобой. Выпишу себе командировку на неделю-другую. Вообще-то я там был недавно — дыра ужасная. Но там я встретил одну бабу — она в Пудоже вторым секретарем райкома, из комсомольских выдвиженцев. Ох и баба! Незамужняя. А с местными мужиками ей трахаться не по чину. Я так понял, что она не против, чтобы я ее шпокнул.

— Вася, шпокнул или трахнул?

— Сначала я ее шпокну, а потом стану трахать. Так подойдет, а? — подмигнул он.

Городок Пудож находится на самом дальнем от цивилизации конце громадного Онежского озера — в Заонежье. Из-за заболоченности и отдаленности эти места всегда были труднодоступной частью России. В древности туда уходили раскольники-староверы от преследований церковных властей. Достать их там было трудно. А если находили, то староверы собирались в одной избе и сами себя сжигали. В тех местах происходит часть действия оперы Мусоргского «Хованщина», о временах до Петра Первого, когда глава староверов Досифей сжигает себя и свою епархию.

В начале 1950-х годов сообщение с Пудожем тоже было трудным — только по воде или по воздуху. Но и оно прерывалось во время весенних и осенних разливов и грязей — топь такая, что катера не проходили и самолеты не могли приземлиться. Вертолетов в гражданской службе еще не было, поэтому по два-три месяца почту сбрасывали с самолетов на стадион — это была единственная связь с миром.

Мы вылетели на одном из последних маленьких самолетов на лыжах. Летели над озером, потом над сплошными дикими лесами да болотами, пахотной земли видели мало, а следов промышленности — никаких. Этот суровый дикий край жил почти весь без электричества, и люди в нем за всю жизнь не видели железной дороги.

Городок весь из бревенчатых изб, высоко поднятых над грунтом от затоплений. Васю встречал райкомовский газик-вездеход и привез нас в Дом приезжих — высокий барак с мезонином, внизу две комнаты по десять кроватей, рукомойники и туалеты во дворе. Но в мезонине отдельный номер на двоих с громким названием «правительственный», нам его дали по указанию Васиной знакомой. Туалета и душа тоже не было, но у стены стоял большой старинный умывальник с выносным ведром, в нем просторная фаянсовая раковина, пожелтевшая от времени, вся в трещинах-прожилках. Это «чудо модернистской цивилизации» досталось Дому приезжих из реквизированной купеческой мебели. Исследовав умывальник, Вася прокомментировал:

— Можно по ночам не выходить, а ссать прямо в раковину.

Жить с такими «удобствами» два месяца и мочиться в умывальник я не хотел и снял комнату со столом — просторную горницу с геранью на подоконниках, а главное — с туалетом в доме. Но Вася решил завершить свою миссию в том номере:

— Как я ее к хозяевам приведу? Она не пойдет: ее все знают — ведь секретарь райкома!

Моя больница — деревянное одноэтажное здание, построенное давно на двадцать пять кроватей, а лежало в нем более семидесяти больных. Прямо с порога бил в нос тяжелый больничный запах, пропитанный смесью карболки и гноя. Доктора все — ленинградцы, молодые, никто здесь надолго не задерживался. Интеллигенции в Пудоже было плохо во всех отношениях — ни телевидения, ни новых фильмов, ни клубов для общения. Все жили по своим деревянным норкам. Врачи, особенно женщины, не могли переносить такую дикую изолированную жизнь. При первой же встрече мне спели песню «Ох и худо же в нашем Пудоже» и сразу дали понять — куда я попал.

В операционной, где мне предстояло работать, отопление печное — кафельные стенки печи согревались из коридора, в шкафах — набор старых инструментов. Все это мне показывала пожилая операционная сестра Марья Петровна; она работала там уже сорок лет и жила при больнице.

Все месяцы, что я жил в Пудоже, меня почти каждую ночь вызывали в больницу. Телефонов в домах не было, поэтому среди ночи в окно моей комнаты раздавался стук палкой по стеклу — это снизу стучала посланная из больницы санитарка:

— Дохтур, Марья Петровна зовет, больного привезли, — кричала она.

Палка была необходимым орудием посланницы — когда мы шли в темноте по деревянным тротуарам или скользили по замерзшим лужам, она палкой отгоняла нападавших собак. Собак было много, и я тоже начал ходить с палкой. Ходьбы было всего минут десять, и иногда я видел на небе поразительное явление: по темному фону небосвода переливалась длинная и широкая лента световых полос — то голубых, то серебристых. Они извивались и скользили без края — это было северное сияние. Но засматриваться было некогда — работа хирурга всегда срочная.

В одну из первых ночей привезли раненого лесоруба. Его везли целые сутки по заснеженной дороге на санях-розвальнях — сорок километров. При свете керосиновых ламп на дровнях виделась какая-то гора, покрытая овчинными тулупами. Приподняв тулупы, я увидел, что в действительности эта гора была... горой кишок, вылезших из раны на животе. Мне объяснили, что в пьяных драках лесорубы обычно орудуют своим привычным инструментом — топорами. Этому парню ударом топора рассекли живот вдоль, и из него стали вываливаться кишки. Пока его везли, от сотрясения саней кишки вылезли наружу еще больше. Вся их гора была загрязнена прилипшими клочками грязного сена, на котором лежал больной, и забрызгана запекшейся кровью. Он был страшно бледен, слабо стонал, пульс бился тонкой нитью. Когда мы стали перекладывать его на носилки, кишки свисали с обеих сторон и падали на землю. Марья Петровна вызвала на помощь двух добровольцев-больных и дала нам простыни, чтобы нести на них спадавшие по бокам кишки. Еле-еле мы протиснулись в дверь и внесли его в операционную. Прибежала по вызову доктор-терапевт, мы ввели в вены больного иглы и начали вливать противошоковые растворы. Она давала эфирный наркоз, а Марья Петровна тем временем подготовила операционный столик с инструментами.

Я был в полной растерянности: с чего начинать, что делать, какая последовательность? Никогда во время учебы я не слыхал и не читал о подобных больших повреждениях. Ужасно положение молодого, неопытного врача, который совершенно не подготовлен к действиям. Марья Петровна стояла у столика с инструментами и тихо, распевно приговаривала, как бы про себя:

— Сейчас мы промоем кишки теплым физиологическим раствором и все внимательно просмотрим — где на них какие есть раны.

Терапевт подмигнула мне, кивнув незаметно на Марью Петровну — слушай, мол, ее. Я не показывал вида, что слышу, а сам делал то, что она говорила. У человека почти шесть метров кишок, все они упакованы тесными петлями в полости живота, но когда вылезают наружу, то в них бывает очень трудно разобраться. Ран было много — топор скользнул через несколько петель кишечника. После промывания она опять как бы про себя сказала:

— Теперь мы зашьем все раны одну за другой, — и незаметно вложила мне в руки иглодержатель с готовой иглой и нитью для шва.

Я добросовестно зашивал раны. А она продолжала:

— Теперь мы проверим, нет ли где некроза кишок, перевяжем к ним сосуды и вырежем все участки некроза.

Нужные инструменты опять как бы сами собой появлялись в моих руках, мне оставалось только действовать.

Так под незаметную диктовку-бормотание Марьи Петровны я под утро закончил операцию, и мы вывезли больного в палату. Записывая операцию, я сказал ей:

— Спасибо вам за помощь. Я очень вам благодарен.

— Да за что же мне-то спасибо, батюшка? Это вас надо благодарить, что вы в нашу глухомань бездорожную приехали, выручаете нас. Наш-то хирург доктор Бондарчук все волновался — кто его заменит. И вот вы приехали, вам и спасибо.

Не знаю, скольким поколениям начинающих хирургов Марья Петровна давала первые практические наставления — наверное, многим. Опытная операционная сестра — это самый лучший друг и помощник хирурга, а для молодых во многих случаях — и его учитель. Молодые ничей опыт не должны игнорировать. Недаром хирурги часто женятся на своих операционных сестрах (а еще чаще становятся их любовниками).

Работы в больнице было так много, что иногда я пропадал там целыми сутками.

В одну из первых ночей в больницу явился Вася Броневой и встревоженно поманил меня пальцем:

— Слушай, выручай — я к тебе срочно прибежал. Страшное дело! — он тяжело дышал коньячным перегаром. — Пойдем скорей ко мне. Там такое несчастье! Да захвати побольше бинтов.

— Что случилось?

— Потом... расскажу... не в больнице... Скорей!

Я схватил перевязочный материал, и мы почти побежали. Он рассказывал, задыхаясь:

— Понимаешь, вечером я таки трахнул эту секретаршу. Еле уговорил прийти в номер — боялась, что увидят, закуталась платком. Ну, а когда ей уходить, хоть и поздно, опять испугалась, что встретит знакомых. Послала меня вниз, чтобы проверить, что никого нет внизу и на дороге. Я всего-то на пять минут вышел, ну поссал во дворе — неудобно же при ней, в раковину. Возвращаюсь — что за черт? — вся комната в крови, она бледная, стонет. Я спрашиваю: что случилось? Оказывается, она, дура, села своей толстой задницей на раковину, чтобы подмыться. А раковина-то старая — сломалась и врезалась ей в задницу. Кровища из нее хлещет, я разорвал простыни, кое-как перевязал.

Бедный Вася и бедная секретарша! Первое, что я увидел в комнате, — разбитая раковина вся в крови. Миловидная бледная женщина лежала на полу. Вася сказал:

— Вот я привел своего друга-хирурга, он тебя вылечит. Ты его не стесняйся, мне все равно пришлось ему всю правду сказать, как было.

Она повернулась ко мне тыльной стороной, на ягодицах было множество мелких ран. Эта часть тела имеет множество сосудов, но мелких, так что повреждения были не опасные. Бинтов на перевязку не хватило, Вася пожертвовал свои рубашки и кальсоны. Эти белые солдатского типа кальсоны мы натянули на нее, чтобы они удерживали повязки. Обули ее в сапоги, надели шубу, голову повязали платком и, поддерживая под руки с двух сторон, повели домой. Идти было порядочно, наша тройка походила на пьяную компанию, а для пудожских собак это была любимая, привычная цель — они нас чуть не растерзали. Я отгонял их палкой свободной руки, и для этого мы втроем делали круги, как в танце. В доме я укрепил повязки разорванными простынями. Вася нервно курил.

— Могу я взять у тебя тряпки? — спросил он ее. — Надо в номере кровь смыть, а тряпки подальше выкинуть, чтобы не было подозрений. За раковину и рваные простыни я заплачу. Только я уже израсходовал все деньги. Одолжи мне рублей двести.

— Ишь чего придумал! — воскликнула она. — Я чуть не умерла по твоей милости, а теперь еще деньги тебе давать!

— Вот дура! — зашипел он. — Кто тебе велел садиться задницей на умывальник?

Они еще поспорили, но тряпки и деньги он получил и на другой день улетел с почтовым самолетом — упросил, чтобы его взяли. Мне еще несколько дней пришлось ходить к ней и перевязывать. В райкоме она сказала, что подвернула ногу и ее лечит доктор, недавно приехавший из Москвы. Ходил я к ней по вечерам, и уже на третий день весь городок считал меня любовником той важной персоны. Некоторые подобострастные городские чиновники даже стали ласково здороваться со мной на улице.

Больной с повреждением кишок умер. Очевидно, он не мог бы выжить от раны и загрязнения, но я волновался — не пропустил ли какую-нибудь из многих ран кишок? Если это обнаружится на вскрытии, будет считаться явной хирургической ошибкой. Если узнает министр, он сможет отыграть на мне свою злость и обиду. Я взял бутылку водки, пригласил патологоанатома Эдуарда, который будет делать вскрытие, и объяснил ему ситуацию.

— Не волнуйся, если ты что не зашил, то я сделаю через это место разрез и запишу, что этот участок взят для исследования стенки кишки. Я сам этих партийных бюрократов от медицины терпеть не могу. Сами ничего не делают, только пишут дурацкие приказы.

После вскрытия он сказал:

— Все в порядке, не переживай — почти все было зашито, а что не было — то шито-крыто.

Мы с ним сошлись, он был талантливый человек, но большой любитель выпить.

За время работы в Пудоже я сдружился с Марьей Петровной, доброжелательной, приветливой и на удивление аккуратной в работе. Это был просто идеальный фольклорный русский характер. Жила она бедно, но не жаловалась. Есть русская поговорка: «не стоит село без святого». Марья Петровна была такой святой для пудожской больницы. Она рассказывала мне интересные хирургические случаи из прежней жизни и всегда называла меня по-старинному «батюшка».

Моя пациентка — Васина пассия — вышла на работу. Привыкнув к бесплатной медицине, она не делала попыток отблагодарить меня за труд, но спросила:

— Что я могу сделать для вас?

Я рассказал ей о Марье Петровне и просил сделать что-нибудь для нее. Наверное, она помогла — через год Марью Петровну наградили орденом Трудового Красного Знамени.

Разочарования и достижения

Я был счастлив вернуться в Петрозаводск — в привычный мир цивилизации (хотя тоже без туалетов). Интенсивная самостоятельная работа в Пудоже дала мне моральное право считать себя способным на трудные операции, а рукам дала тренировку. Этот опыт показал мне, что такое хирургия — это концентрация знаний, умения и воли. Воля хирурга помогает ему преодолевать неожиданности и подавлять растерянность перед ними. В Пудоже для этого была хорошая тренировка. Но знания и умение мне надо было получать из опыта старших. Я понимал, что Марья Петровна не могла быть настоящим учителем хирургии — многому надо было мне учиться у наших опытных докторов. Хирурги у нас были из школы доктора Иссерсона — школы высокой практической натренированности. Я присматривался к их работе и перенимал опыт.

Наступило время отпуска, я уехал в Москву и первым делом поспешил встретиться с Ириной. Хотя мы переписывались все реже, но я не переставал думать о ней. К тому же теперь я хотел предстать пред ней повзрослевшим, мог рассказать о своем новом жизненном и профессиональном опыте провинциального доктора. Но почти сразу мне показалось, что ей стало не до меня. В ней произошла какая-то перемена, говорила и вела она себя со мной слегка насмешливо. Мы шли по площади Пушкина, и она игриво напевала какую-то незнакомую мне песню. Я спросил:

— Что это?

— Неужели ты не знаешь?! Это же самая модная песня «Беса ме мучо», ее вся Москва поет.

Ну, да — вся Москва поет, а у нас в Петрозаводске, а тем более — в Пудоже, эту модную песенку никто и не слышал. Я почувствовал себя замшелым провинциалом и спросил:

— Какие у тебя планы после окончания университета?

— Пока не знаю, — и задорно добавила, — теперь я хочу одного — выйти замуж.

Такой оборот был для меня неожиданным и сбил все мои мысли.

Мои шансы на возобновление любви уплывали далеко-далеко. А на что я рассчитывал? Как большинство молодых мужчин, я вообще не думал о женитьбе. Да к тому же жил далеко и в таких трудных условиях, которые ей никак не подходили. В тот мой приезд мы даже не поцеловались.

Обескураженный и разочарованный, я вернулся в Петрозаводск — к рутине ежедневной работы: притягательная сила Москвы меня больше не волновала — моя настоящая жизнь была в Петрозаводске. Эта жизнь — лечить больных, делать операции, читать и писать. Пускай мы не поем модных песенок, но зато мы умеем делать дело.

В местном букинистическом магазине я покупал много книг и уже собрал небольшую библиотеку. Книги лежали стопкой в углу, для них нужна была полка. В продаже книжных шкафов не было, да они и не поместились бы в моей комнате. По соседству жил столяр, русский мужичок-алкоголик. Он сделал мне такую грубую полку из необтесанных досок, что на нее было противно смотреть. Я нашел столяра-финна; и он с чисто финской аккуратностью сделал элегантную полку — загляденье. Какая разница в манере работать у разных народов! Я установил книги, и это прибавило уюта моей комнате — моему миру.

Все чаще в свободные от дежурств вечера я садился за письменный стол, смотрел вдаль на Онежское озеро и писал стихи для детей. Уже несколько раз их печатали, даже перевели на финский язык и напечатали в финском журнале с моими иллюстрациями. Я участвовал в съезде молодых писателей республики. На съезд приехал представитель Москвы, тогда уже известный поэт Константин Ваншенкин. Он приходил ко мне, мы встретились, как старые друзья. На скучных заседаниях съезда я нарисовал много шаржей на моих литературных коллег, и их тоже напечатали. Я становился заметной фигурой в своей провинции — «первым парнем на деревне». Моя дорога в хирургию и в литературу налаживалась. Но в Петрозаводске не было авторитетов детской поэзии, и я изолированно искал свои пути, как писать.

Кто-то сказал, что для детей нужно писать так же, как для взрослых, только еще лучше. Я думаю, что для детей писать надо намного лучше: детей не обманешь чувствами в стихах, им нужна ясность, занимательность и образность, чтобы стихи легко запоминались с первого раза. Писать так — это особое искусство, которое дается не каждому поэту. В свои стихи я вкладывал впечатления от карельской природы.

Мне некому было их читать, а для поэта это важно, чтобы видеть и слышать живую реакцию. Иногда я решался читать их Эмме. Она обладала актерской способностью вслушаться в текст и оценить. Эмма была на два года младше меня, играла в театре основные роли молодых героинь, была миловидная, скромная и, как мне казалось, наивная. Жила она, как все актеры, скудно, снимала бедную комнатку. И вот я, как при всех моих увлечениях, «распушил перья» — стал показывать ей себя во всей красе и опекать ее. Но переспать с ней я опасался — вдруг она еще девушка; это наложило бы на меня ответственность.

Вася Броневой этого не понимал.

— Ну, ты ее уже трахнул? — спрашивал он

Как поэт, я был романтичен, даже, наверное, чересчур. Пушкин писал: «Замечу кстати, все поэты / Любви мечтательной друзья». Это очень точно — я мечтал о любви. Ну да — я хотел сексуальной связи, но у меня не было нетерпения в этом, мне нужно было больше — вызвать в ней любовь, привлечь к себе. Если случалось так, что в воскресный день я не дежурил, а у Эммы было два спектакля — днем и вечером, — я приходил за ней в театр и приводил ее к себе, просил хозяйку приготовить обед повкусней для нас двоих и угощал Эмму присланными мне из дома сладостями. Потом, заботясь о ее покое, укладывал ее на свой диван-матрас, но только для того, чтобы она отдохнула перед спектаклем. Я был с ней юношески нежен и осторожен — ничего, кроме довольно робких поцелуев. Как не вспомнить цитату из другого поэта — Генриха Гейне: «Где ты, первое томленье? / Робость юного осла».

Однажды мне пришла в голову сумасшедшая идея: послать свои стихи Корнею Чуковскому, самому знаменитому детскому поэту России. В первой половине XX века в детской поэзии доминировали имена Самуила Маршака и Корнея Чуковского. Маршак был большой мастер стихосложения, но мне в его стихах не хватало непосредственности, необходимой для детей. Я больше любил стихи Чуковского — за их яркую образность и особую, понятную детям поэтичность. Мама читала их мне с детства, я вырос на его стихах и многие помнил наизусть. Начинающему автору всегда хочется показать свое творчество какому-нибудь авторитету. Но кому было показывать мне? Молодость — отчаянное время: и вот, недолго думая, я вложил в конверт несколько стихов и отправил. Адреса Чуковского я не знал, послал письмо в Москву, как в чеховском рассказе «Ванька» — «на деревне дедушке Константину Макаровичу». Я считал, что благодаря популярности его имени письмо доставят по адресу. Да, по правде говоря, я не очень рассчитывал на ответ, просто тешил свое самолюбие.

Получая довольно часто продуктовые посылки от родителей, я жил благополучно. В Петрозаводске наконец построили большой железнодорожный вокзал — прямо в центре города. Теперь я ходил к ночному московскому поезду пешком и брал посылки у знакомой проводницы — мама приносила их ей, за небольшую плату, накануне вечером, к отходу поезда. Она заботливо упаковывала колбасу, ветчину, сыр, консервы, печенья, конфеты и даже редкие в Петрозаводске фрукты. Но деньги я просил не присылать — мне хватало того, что я зарабатывал (конечно, с присылаемыми продуктами).

Бухгалтерия выдавала зарплату два раза в месяц. В дни получки в административном коридоре с утра выстраивалась длинная очередь из санитарок, сестер и подсобных работников — более ста человек. Зарплата у всех них была мизерная, многим ее не хватало, и они, еще до получки, занимали у кого-нибудь в долг. Молодые доктора тоже занимали, особенно — семейные. Поэтому дня получки все ждали с нетерпением. Но и в эти дни никто не знал, когда начнут выдавать деньги. Очередь стояла унылая, и это стояние было долгим. Врачи тоже стояли в очереди, но были слишком заняты и приходили ближе к концу дня.

Как-то раз, проходя по коридору администрации, я увидел обычную очередь и только тогда сообразил, что это был день получки. С веселым удивлением я воскликнул:

— О, сегодня получка, а я даже забыл.

Санитарка из очереди, лет тридцати, посмотрела на меня и грустно сказала:

— Значит вам, доктор, деньги не очень нужны, раз вы про получку забыли.

Я смутился, глянул на нее — бледное худое лицо и глубокие тени вокруг глаз, все признаки тяжелой жизни. Мне стало стыдно за то, что я невольно продемонстрировал свое благополучие перед бедной женщиной. С тех пор я взял в привычку помнить дни получки и старался приходить и стоять в очереди, как все.

Но случилось так, что однажды в конце длинного дневного стояния бухгалтер объявила:

— Сегодня получки не будет — деньги не привезли. Приходите завтра.

Это вызвало удивление, расстройство и глухой ропот. На завтра повторилось то же самое, и так продолжалось пять дней. Бедные люди были в отчаянии, даже я как раз потратился на книги, так что мне тоже пришлось «затянуть ремень потуже». Я рассказал об этой задержке Васе Броневому. Он, как представитель профсоюза, навел справки и объяснил мне:

— ...Иху мать! Ваша задержка из-за того, что к нам в республику не завезли водку.

— При чем тут водка?

— Вот именно — при том. Винные магазины ничего не продавали и не имели денег. А, оказывается, зарплата медицинским работникам идет именно из доходов за продажу водки, — и он добавил несколько нелестных слов в адрес советской власти.

Однажды почтальонша принесла мне письмо, адрес на конверте написан незнакомым мелким почерком. Я глянул — от кого? — К.Чуковский. Дрожащими руками я вскрыл конверт и читал: «Дорогой поэт! Ваши стихи так приятны, изящны и остроумны, что я сейчас же отнес их в издательство Детгиз. В их успехе я не сомневаюсь. Вообще, сохраняя все пропорции, можно сказать: Старик Чуковский Вас заметил и, в гроб сходя, благословил» (он перефразировал строчки Пушкина о Державине и о себе).

Я буквально застыл от восторга, я не знал, что делать, но чувствовал, как у меня вырастают крылья от похвалы великого детского поэта. На этих крыльях я полетел на телефонный переговорный пункт — позвонить родителям, обрадовать их, особенно маму. Она всегда поддерживала мои поэтические начинания.

— Мама, мне Чуковский письмо прислал. Вот, слушай.

На той стороне провода мама заплакала от умиления.

Но мне надо было еще с кем-нибудь поделиться радостью. Поздно вечером я пошел в театр к Эмме, к концу спектакля, и, отведя в сторону, показал письмо ей. Она поняла мою глубокую радость, но в окружении своих коллег не могла меня открыто поздравить. Мы взялись за руки и пошли к ней домой. Там она обняла меня, крепко прижалась — и сама мне отдалась. Обвив меня руками, прижимаясь и отвечая на мои ласки, шептала:

— Ой, как хорошо!..

Каторжный труд хирургов

Заболевания всегда возникают неожиданно и хирургическая работа почти всегда срочная, особенно в случаях травм. Специфика работы хирурга — быть готовым к любым неожиданностям. Суровую школу в этом я получил на практической тренировке в далеком северном городке Пудоже. По моему убеждению, каждый начинающий хирург должен какое-то время поработать в тяжелых условиях глубокой провинции. Тогда он научится справляться с любыми трудностями, особенно на дежурствах. Дежурства — это бич хирургов. Из-за дежурств у них нет никакого привычного ритма жизни, какой есть у всех других профессионалов: хирурги не могут регулярно спать, не могут вовремя питаться, подолгу не могут даже попасть в уборную — нельзя отойти от операционного стола до конца операции.

В один из летних воскресных дней я дежурил в нашей больнице в Петрозаводске. Погода была на редкость теплая и солнечная, многие горожане воспользовались этим и выехали за город. Очевидно, поэтому дежурство было спокойное, новые больные не поступали, и я даже сумел немного вздремнуть днем. Дежурному врачу очень важно воспользоваться затишьем в работе и поспать — никогда не знаешь, что ожидает впереди.

День уже подходил к концу, я вышел на крыльцо приемного отделения, чтобы подышать свежим воздухом. Неожиданно во двор на скорости въехал грузовик-полуторка, быстро развернулся и подъехал к самому крыльцу. Я не успел понять эти маневры, как услышал крики и стоны, исходившие из кузова грузовика. Тут из кабины выскочили возбужденный водитель — молодой парнишка и его напарник. Оба крикнули:

— Доктора, скорей! — и кинулись открывать задний борт кузова.

Что там было — в лужах запекшейся крови людское месиво: вповалку валялись изуродованные тела, некоторые шевелились, другие не двигались. Можно было разглядеть отделенные от тел руки и ноги. Какая-то непонятная массовая гибель — как?.. почему?.. откуда?..

Шофер залез в кузов, перешагнул через тела и стал одного за другим вытягивать их из груды. Напарник стоял внизу, готовясь подобрать тела. Времени удивляться и расспрашивать не было — надо действовать. Я тоже впрыгнул в кузов за ним, с трудом встал между телами, и мы вместе стали вытягивать их. Действовать надо было осторожно, потому что было много деформированных, сломанных рук, ног и позвоночников, некоторые полуоторванные ноги и руки висели на узких перемычках мышц.

Люди в кузове стонали и хрипели, но громче всех взывал к помощи высокий женский голос из-под груды тел. Когда я смог осторожно добраться до той женщины, на меня глянул дикий глаз, почти оголенный от век — кожа левой половины лица была сорвана ото лба до угла рта и болталась отвороченным лоскутом за ухом. Мне, разгребающему тела в кузове, нечем даже было прикрыть обнаженные мышцы лица и край верхних зубов.

Прибежал старший дежурный, опытный хирург, прошедший войну, и с ним дежурный терапевт. Все вместе, с санитарами брали от нас тела, клали на каталки и увозили в приемный покой. Там их клали на топчаны и на пол и возвращались с каталками за новыми — каталок для всех не хватало. Старший хирург сортировал — кто живой, кто мертвый, кто в состоянии шока, кого срочно везти в операционную. Тем временем тел в кузове осталось меньше, мы с молоденьким шофером продолжали их сгружать, и он рассказал то, что сам успел выяснить от пострадавших. Все они были работники одной организации и ездили за город на пикник-массовку. Ехали они на грузовике, сидя в кузове на досках; это было частым нарушением правил — ездить группами в кузовах опасно. Кто им разрешил?.. На массовке в лесу они крепко выпили, и их шофер тоже. На обратном пути он на большой скорости круто повернул машину, грузовик завалился на бок, люди вывалились под уклон, и машина еще перевернулась по ним. Сколько они там пролежали — неизвестно, потому что это произошло на глухой лесной дороге. Когда привезший их шофер подъехал и увидел ту картину, они с напарником, как могли, сложили тела живых и мертвых в свой кузов и помчались в больницу — около двадцати километров. Эти ребята были настоящие герои. На тряской дороге они слышали крики и сотрясения тел в кузове, но не могли замедлять ход, чтобы скорее доставить хотя бы тех, кто был еще живой.

Нас, дежурных хирургов, было только двое. И на помощь вызвать некого — все выехали за город. Приходилось метаться от одной каталки к другой, определять — у кого какое повреждение, начинать первое лечение и выводить из шока. И вдобавок все время раздавался истошный крик той молодой блондинки. Ее положили на носилках на пол, в дальнем углу, и я прикрыл ее обнаженное лицо повязкой. Оказалось, что лежавший с ней рядом мужчина с оторванной рукой был ее муж, он умер на месте. Но у нее самой была только сорвана кожа с лица — почти наполовину сдвинута, это жутко было видеть, но все-таки, по сравнению с другими, это не грозило ей смертью. Мы оставили ее напоследок.

Старший дежурный хирург руководил выведением больных из шока и назначал очередность операций. Я встал к операционному столу. Он на время входил в операционную, давал мне указания — что кому делать, иногда помогал, потом опять уходил — выхаживать самых тяжелых. Помогала мне только операционная сестра Валя — опытная и волевая женщина, которая ко всем молодым хирургам относилась сурово, и ко мне тоже. В ту ночь я простоял у операционного стола двенадцать часов подряд — в одной позиции, склонив голову над ранами. Я не делал никаких особо тяжелых операций — зашивал раны, ушивал культи оторванных конечностей, вставлял спицы для скелетного вытяжения, накладывал повязки.

Уже совсем под утро в операционную ввезли ту женщину с оторванной и смещенной кожей лица. Ее оголенный глаз дико смотрел на меня, но я не знал — видела ли она что-нибудь, потому что так ослабла, что была уже не в силах кричать и взывать о помощи.

Для меня это было как последняя капля испытаний той ночи. Если бы можно было, я отдал бы делать эту операцию другому: мало того, что я не был пластическим хирургом, но от эмоций, пережитых после страшной картины массовой гибели людей, и от усталости я чувствовал, что мои руки теряли уверенность и точность, необходимые для хирурга. Я собирал все силы, чтобы концентрироваться только на зашивании ран: один шов, другой шов, третий... Но швы на лицо надо накладывать особо точно и тонко, под самой кожей, чтобы скрыть нитки и сделать рубец менее заметным. Это так называемые «косметические швы». Так, под самое утро под уколами местного обезболивания новокаином я сделал ей уникальную для себя пластическую операцию — пришил одну половину лица к другой и поставил на место смещенные веки. Я старался концентрироваться на точности швов из последних сил.

В искусстве хирургии есть одна тонкая особенность — техника движения пальцев. Она несхожа с движениями музыкантов или художников. Перед хирургом не клавиатура рояля, не полотно на раме, не лист бумаги, не глина или мрамор для скульптуры. Перед ним — кровоточащая рана тела. Пальцы хирурга должны твердо держать тонкие инструменты, иногда — по два-три инструмента сразу. При этом хирург должен ими орудовать точно, быстро и целенаправленно — стараться сделать все с одного верного движения. А это не всегда удается. Если музыкант возьмет фальшивую ноту, концерт может продолжаться и никто не заметит ошибку. Если хирург «фальшиво» наложит шов — особенно в косметической хирургии на лице — это может испортить весь ход операции. И при этом хирургу нельзя нервничать при неудачах, надо стараться их тут же спокойно исправить. Но откуда взять это спокойствие? Хирург должен подавлять в себе любые эмоции, выполняя только главную задачу: завершить операцию как можно точней и как можно быстрей, чтобы больной терял меньше крови и чтобы все правильно срасталось. Для того чтобы выдерживать такой труд, нужна особая хирургическая выдержка. Я ужасно устал, спина ныла от длительного напряжения в полусогнутой позиции. Меняя окровавленный хирургический халат перед следующими операциями, я снимал с себя мокрую от пота операционную рубашку и выжимал ее. За те двенадцать часов операций я потерял в весе два килограмма (посмотрев на меня, старший хирург утром поставил меня на весы). Никакой благодарности за такое тяжелое дежурство никто из нас не получил — это был самый обыкновенный каторжный труд хирургов.

Месяцы спустя я несколько раз встречал на улице ту женщину с пришитым лицом. Она была довольно хорошенькая, приятно улыбалась. Длинный шов на левой стороне лица был малозаметен и не портил ее: она искусно прикрывала его волной золотистых волос.

Младший врач полка

Почтальонша принесла под расписку открытку — на серой бумаге плохо пропечатанное типографской краской обязательство явиться в военный комиссариат и, вписанное чернилами, мое имя. Для офицеров запаса это был суровый призыв на лагерный сбор. Жалко было отрываться от работы, жалко оставлять Эмму и жалко прерывать переписку с Корнеем Чуковским — начиная с получения его первого письма, теперь я регулярно посылал ему новые стихи, и он аккуратно отвечал, ободряя и давая мне советы. Оставить все это нелегко, но отказаться и даже отсрочить призыв невозможно.

Меня направили в город Сортавала, ближе к Ленинграду, в семи часах езды на местном поезде. До войны с Германией эта территория принадлежала Финляндии, но она воевала на стороне гитлеровской коалиции, поэтому ее южная приозерная часть по договору была присоединена к России. Город Сортавала — очень зеленый, на берегу Ладожского озера, по нему протекает небольшая живописная река. Все дома построены в стиле модерн 1930-х годов, как умеют строить только финны — красивые двух-трехэтажные здания из серого гранита и с большими окнами. Как это резко отличалось от деревянного одноэтажного Петрозаводска! Впервые я попал в «кусочек Запада» и увидел, как там жили. Правда, за десять лет советской власти многое пришло в упадок, везде были следы бесхозяйственности. Неподалеку от Сортавалы такой же красивый городок поменьше — Лахденпохья. Это были курортные места Финляндии, и славились они самыми красивыми женщинами — туда для выбора невест съезжались женихи со всей страны. Вокруг городков состоятельные финны строили себе дачи, а крестьяне — хутора, красивые дома в глубине пышных садов. Многие из них теперь были заброшены, но сады еще цвели. Как эти сады вырастали на скалистой финской земле — это секрет трудолюбия финнов.

Одна из дач принадлежала финскому министру-генералу Маннергейму. В 1930-е годы он построил на границе с СССР «неприступную линию Маннергейма» — бетонные укрепления для войск и артиллерии. Действительно, во время войны с Финляндией в 1939 году Красная армия не смогла перейти за эту линию. Теперь эта линия поросла травой, а на его дачу люди ездили полюбоваться как на образец красоты нового стиля, в ней был Дом творчества советских композиторов.

Я остановился в трехэтажном здании городской гостиницы, немного запущенной при советских порядках. Она стояла над рекой и невероятно отличалась от пудожской — в ней были все удобства, оставшиеся от времен финского капитализма. Рядом с гостиницей — офицерский клуб, в бывшем городском клубе-варьете. В нем — кинотеатр, ресторан и танцевальный зал. Все это было мне непривычно, то, чего мы никогда не видели во всей России.

Город был полон офицеров. При Сталине она готовилась для вхождения в Финляндию, но теперь намечалось улучшение отношений с Западом, и режим офицеров был более расслабленный — вот они и гуляли в клубах и ресторанах.

Я с любопытством бродил по улицам и набрел на городскую больницу — длинное двухэтажное кирпичное здание. Вот бы нам такую в Петрозаводске. В вестибюле я неожиданно встретил знакомого врача из Пудожа, того патологоанатома Эдуарда, который выручил меня протоколом вскрытия умершего лесоруба. Я помнил, что он любитель выпить, и мы пошли в ресторан. Осушая рюмку за рюмкой, он рассказывал:

— Понимаешь, мне так обрыдла та говенная дыра Пудож, что я был готов уехать куда угодно. И вдруг мне предложили место прозектора здесь. Так ведь это же — Европа! Здесь же люди другие. Финны, конечно, не такие дикари, как карелы и русские в Пудоже. А больница какая: у меня в прозекторской для вскрытий — мраморные столы. Я ничего подобного не видел. Ты еще заходи, я тебе много интересного покажу, о чем мы понятия не имели в нашей вшивой России.

На другой день я пошел в свой полк, в двух километрах от города. Сбоку от дороги — старое финское кладбище с красивыми памятниками и склепами из серого гранита, обросшими кустами и цветами. Я зашел в него полюбопытствовать — очень уж непохоже на унылые русские погосты с покосившимися деревянными крестами.

У пропускной полка, больших ворот с красным флагом, — солдат с автоматом, а внутри будки — сержант с красной повязкой на рукаве. Он направил меня в штаб к дежурному офицеру:

— Идите строго сбоку от «Аллеи боевой славы».

Аллея — посыпанная желтым песком широкая дорога с большими портретами маршалов, с патриотическими лозунгами и плакатами цитат из Ленина и Сталина. Такие аллеи обязательны во всех военных городках, и ходить по ним строго запрещали — они служили для пропаганды величия и непобедимости Советского Союза. Только четыре раза в году — в День Красной Армии, в день Первого мая, в День Победы и в День годовщины революции на аллее выстраивали личный состав полка. Он участвовал в

Отечественной войне 1941—1945 годов, и это было предметом его гордости.

За двухэтажным деревянным штабом стояли в ряд открытые солнцу казармы солдат и бараки служб — снабжение, кухня и столовая для солдат, офицерская столовая. Командир полка и старшие офицеры с семьями жили в небольших деревянных домах на дальнем зеленом конце территории, за плацдармом и спортивными площадками.

В штабе дежурный капитан посмотрел мои документы:

— Так, лейтенант медицинской службы, врач. Докладывать о прибытии, как положено, вы, конечно, еще не умеете. Но пока вы не в военной форме и без погон, это прощается.

Меня направили в каптерку и выдали форму. Офицеры тогда носили гимнастерки со стоячим воротником и брюки-галифе, заправленные в сапоги. С выданной формой меня проводили в медчасть. Неожиданно очень мне обрадовался старший врач полка майор Брегвадзе, коротенький и полноватый грузин. Он воскликнул по-грузински

— Гамарджоба, геноцвале! (Здравствуйте, дружище!) Наконец-то я смогу уехать в отпуск.

По положению я был младшим врачом, но в тот же день Брегвадзе стал передавать мне медчасть:

— Кроме вас есть еще один кадровый военный врач — старший лейтенант. Но он целыми ночами блядует, а потом днем отсыпается на работе. Ведь наш городок полон шикарными финскими блядями. Но вы его не трогайте — у него отец полковник, в штабе дивизии. Еще есть старый служака-фельдшер, капитан. Он абсолютно неграмотный, но прошел с полком всю войну, имеет награды и командование его ценит. И есть медсестра — жена одного из офицеров и солдат — шофер санитарной машины. Вот и вся команда.

Медчасть — это небольшой деревянный барак с двумя приемными комнатами и стационаром на десять коек для временно заболевших. Тяжело больных отправляли в городскую больницу, потому что военный госпиталь был далеко. Рядом — комната для меня. Я смотрел с унынием и разочарованием — после интенсивной работы в больницах все это казалось мне убогим и никчемным. Что я тут буду делать?

В первой половине каждого дня дел действительно было мало — солдаты занимались на полевых и политических учениях. Я ходил в солдатскую кухню подписывать пищевой рацион на день и снимать пробу. Второй доктор спал. Под вечер в медчасть заявлялось несколько солдат с разными жалобами. Первым их принимал фельдшер, если он считал нужным — звал меня. А второй доктор продолжал спать.

Большинство солдат были с Украины, по-русски говорили с акцентом. Ребята молодые и здоровые, они хотели получить освобождение от учений, поэтому выдумывали:

— Тай, голова трещит чтой-то, будто кто по ней гепнул...

— Тай, мозолю натер сапогом...

— Тай, вот брюхо пече да пече...

Особенно часто они жаловались на это «пече» и показывали на живот. Наверное, у многих были признаки начинающегося гастрита (воспаления желудка) от тяжелой солдатской пищи. Но этот диагноз никто им не ставил и освобождения не давал.

В смотровой комнате я увидел висящую на стене «кружку Эсмарха» — полуовальную стеклянную банку на три литра, с отходящей от нее резиновой трубкой. (Она служит для промывания желудка и названа в честь немецкого ученого, предложившего ее в XIX веке.) На кружке — бумага с крупными буквами «АНТИПЕЧЕ». Я спросил фельдшера:

— Что это за раствор такой?

— Да никакой не раствор. Я наливаю воду из-под крана, и которые жалуются, что у них «пече», даю им выпить стакан «антипече», — и с гордостью добавил, — это я придумал.

Это, конечно, было шарлатанство. Но как его остановить? — я только прибыл на короткое время, а он здесь работает уже пятнадцать лет. И кружка это висела еще до меня, никто ему ничего не говорил. Пока я раздумывал, случилось так, что у одного из солдат произошло прободение язвы желудка — когда в нем открывается отверстие прямо в полость живота. В этой ситуации надо срочно делать операцию, но неграмотный фельдшер вместо этого заставил его выпить воды «антипече». Вода прошла через язву в живот, солдат скрючился и упал от боли. Недоумевающий фельдшер позвал меня:

— Вот, дал ему два стакана «антипече», а он — с катушек. Черт знает, что за люди — ведь вода же простая.

Некогда было читать ему наставления — я срочно провез солдата в больницу на операцию. В таких случаях решают минуты, иначе может развиться перитонит — воспаление брюшной полости. Не дай бог солдат умрет — будет скандал на всю дивизию, и мне, как врачу полка, влетит больше всех. Поди потом объясняй, что так делали еще до меня. В больнице я вызвал хирурга и нашел своего приятеля Эдуарда, рассказал им ситуацию и попросил, чтобы мне разрешили ассистировать на операции. Эдик сказал:

— Я Володю давно знаю, он мой друг, работал со мной хирургом в Пудоже.

Операция получилась тяжелая. Вернувшись, я без разговоров снял кружку со стены; фельдшер виновато молчал. А второй доктор все продолжал спать и вряд ли заметил весь инцидент.

Тяжелое заболевание солдата — это ЧП (чрезвычайное происшествие). Надо было срочно рапортовать командованию полка. Я вытянулся перед командиром, как положено:

— Товарищ полковник, лейтенант медицинской службы Голяховский явился доложить...

Но я не стал ссылаться на «антипече», этим я поставил бы под удар фельдшера и даже старшего врача Брегвадзе. Полковник поблагодарил:

— Прошу вас сделать все возможное, чтобы больной выжил.

Он с любопытством расспросил — откуда я, где работаю. Так мы познакомились.

Больного солдата еле спасли. Я ездил в госпиталь на санитарной машине, а иногда на велосипеде каждый день и стал своим среди врачей и еще больше сошелся с Эдуардом.

* * *

Тяжелой победой над Германией Советская Армия зарекомендовала себя как самая сильная в мире. Когда мне пришлось временно служить в ней, я хотел узнать ее внутренние пружины — что представляло ее силу и какова была жизнь наших солдат. Обычно лучший ключ к сближению — это совместная еда. Я часто ходил есть с солдатами, хотя у нас была неплохая офицерская столовая. Солдату полагался рацион 1900—2000 калорий в день. Теоретически это норма для взрослого мужчины, занятого физическим трудом. Повар получал от начальника снабжения продукты и жиры по расчету личного состава. Но на всех уровнях все начальники воровали, и до солдата доходило едва ли 1400—1500 калорий. Кормили их поразительно безвкусно, в основном картошкой, кашами и хлебом: каша пожиже — это суп-похлебка, каша погуще — это второе блюдо. К жидкому чаю давали одну ложку желтого сахарного песка. Компот из сухофруктов полагался только по праздничным дням. В результате такого питания эти молодые, здоровые ребята были хронически голодны, а к концу трех лет службы у многих развивался гастрит и даже язва желудка.

Солдат получал в месяц 3 рубля, на эти деньги купить дополнительное питание было практически невозможно. К тому же они берегли их на водку (водка-«сучок» стоила 2 рубля 50 копеек). Но купить ее удавалось лишь изредка, когда давали короткие увольнительные в город или строем водили в кино. Пить на территории полка строго запрещалось, а в городе показаться пьяным было чревато арестом патруля. Но русский человек всегда найдет, где выпить — была бы выпивка. Солдаты приспособили для этого финское кладбище, близкое к полку. Они прятались там за кустами и памятниками, быстро выпивали и успевали являться в полк, пока еще держались на ногах.

Многим солдатам присылали из дома продуктовые посылки: сало, копчения, сахар и, конечно, курево — папиросы или махорку, — что не портилось при транспортировке. Тогда они устраивали в казарме небольшой пир, делились присланным с однополчанами.

В один воскресный день, во время моего дежурства по полку, на трех грузовиках привезли аргентинскую говядину и баранину. Такое я видел впервые — большие замороженные туши, аккуратно завернутые в плотную прозрачную ткань с яркими красивыми печатями. Мне полагалось принять и расписаться. Я заранее радовался за солдат — наконец-то им достанется хорошее мясо. Каково же было мое удивление, когда потом в течение нескольких дней я вылавливал в солдатской похлебке всего два-три тонких ломтика мяса. Но в те же самые дни со стороны офицерских домов командира полка и его штаба ветерок доносил манящий запах жареных шашлыков. Это начальство беззастенчиво пожирало украденное у солдат мясо. Но кого им стесняться и бояться?

Три года службы молодому мужчине прожить без женщины невозможно. Женщина, баба — это постоянный предмет вожделения солдата, главная тема всех казарменных бесед. Есть типичный анекдот: солдат сидит на учении, лейтенант приказывает ему повторить, что он только что сказал, но солдат не может.

— О чем ты думал?

— Я, товарищ лейтенант, думал о бабах.

— Почему на занятиях ты думал о бабах?

— А я, товарищ лейтенант, завсегда об них думаю...

Думать-то они о них думали, но в увольнительную их отпускали мало и бабы доставались им слишком редко. Если доставались, то они шли с ними на то же самое финское кладбище — гранитные памятники и кусты хорошо скрывали любовные утехи.

Как-то раз я был в кино с ротой наших солдат. Показывали фильм «Анна на шее», по Чехову. Анну играла молоденькая красавица актриса Алла Ларионова с очень возбуждающей внешностью, теперь бы сказали — очень секси. Как только она появлялась на экране, солдаты буквально взвывали от восторга:

— Вот бы засадить бы в такую ...зду!..

Она пластично двигалась, показывая разные стороны своего изящного тела и зазывающе улыбалась. Слышались вздохи и топот сапог — от перевозбуждения солдаты один за другим бежали в уборную, чтобы скорее там онанировать.

После кино командир роты сказал мне, смеясь:

— Как она им хуишки-то расшевелила!

* * *

По правде говоря, не им одним. Я тоже горел нетерпеливым желанием женского тела, заглядывался на финских девушек, которых в городе было много. Но кого и как подхватить? В офицерском клубе я приглашал на танцы приглянувшихся мне финок. Они были веселые, податливо прижимались, изящно стимулировали меня. Но я не хотел просто случайной связи.

И однажды я увидел Ее. Я ехал на велосипеде вдоль бульвара, ОНА шла мне навстречу, стройная шатенка с темно-серыми глазами цвета финских озер. Мгновенно я почувствовал волнение, повернул велосипед и поехал за ней. Заметила она меня или нет, но будто специально остановилась возле телефона-автомата и искала в сумочке монету — звонить. Я протянул ей монету, она улыбнулась. В женских лицах много привлекательности, но самое очаровательное в них — это улыбка.

Я ждал в стороне, пока она говорила, и видел, что украдкой ее взгляд скользил по мне и по моим погонам. Чин мой был невысокий, но, очевидно, медицинский значок произвел впечатление. Все-таки не пехотный, а медицинский офицер. Я пошел рядом, сказал, что в городе я недавно, мне многое здесь нравится, но я никого не знаю, в армии служу только временно, а вообще я москвич, работаю хирургом в Петрозаводске. Сбоку я поглядывал на нее и поражался — до чего она красива: щеки молочно-розовые, носик слегка вздернут, губы мило припухлые, ресницы пушистые, а главное — эти темно-серые глаза, которые все время улыбались. По акценту было ясно — она финка. Звали ее Айна. Я не спрашивал, замужем ли она, а увязался за ней до дома и ждал, что она попросит меня отстать, чтобы меня не увидел ее муж. Но никакого упоминания о муже не было. И я решился попросить свидания на завтра. Она поиграла глазами-озерами:

— Вы этого хотите?

— Я не только хочу — я об этом мечтаю.

— Так вы мечтатель? Я тоже.

И она грациозно согласилась.

Следующий день я провел в любовном возбуждении: что бы такое сделать, что произведет на нее впечатление? Я взял санитарную машину и поехал в сторону проселочной дороги, нашел там один из многих заброшенных финских хуторов. Он стоял в глубине заросшего розовыми кустами сада. Бледные финские розы прекрасны, они так же прекрасны, как сама породившая их страна, и так же, как прекрасна Айна. Я исколол себе руки, но срезал десятка два самых пышных роз. Вечером шофер подвез меня к ее дому. С цветами в руках я ждал, когда она выйдет, галантно преподнес ей букет и поцеловал руку. Возможно, это решило все. Она отнесла цветы домой и вышла, протянув мне обе руки. Так мы и гуляли над рекой, держась за руки, катались на лодке, разговаривали, по молодому смеялись. Прощаясь у ее дома, я поцеловал ее в губы. Они пахли молочной свежестью. Айна не отстранилась, она только слегка задрожала, и глаза затуманились. Я опять попросил свидания на завтра, и снова привез ей розы. Айна позволила мне войти в дом и пока ставила букет в вазу, я обнял ее сзади, прижался и стал расстегивать ее блузку. Вся комната была заполнена дурманящим ароматом роз, он опьянял нас обоих. Она сделала слабую попытку освободиться, но не смогла, и мягко и податливо позволила мне раздеть себя...

Я был счастлив с Айной. Оказалось, что она не замужем, но призналась, что у нее был покровитель-любовник — ни больше ни меньше как командующий войсками нашего округа генерал-полковник Колпакчи, шестидесяти лет, мой самый высокий начальник. Был у старика вкус. Айна просила никому не рассказывать о нашей связи.

Тем временем вернулся из отпуска майор Брегвадзе, старший врач. Он привез подарки командиру полка и начальнику штаба — грузинское вино и фрукты — и хвастал передо мной, как они его ценят. Но мне было все рано — мой срок сбора скоро подходил к концу. Я рассказал ему про солдата с прободением язвы желудка. Он ухмыльнулся:

— Я знаю эту историю. Мне и фельдшер, и полковник рассказали. Полковник вас ценит и не хочет, чтобы вы уходили из полка.

— Как так — не хочет? Я ведь призван не служить, а только пройти сбор.

— Он хочет сделать так, чтобы вас призвали.

Я был обескуражен. Но не мог я уехать без документа — это считалось бы дезертирством. Несколько раз я писал рапорты — без ответа. Тем временем стало холодно, мы надели шинели. Уже выпал первый снег и по ночам бывали морозы.

В те дни готовились выборы в Верховный Совет республики. Это политическая кампания, а все политическое в

Советской Армии было строго по приказу. Традиционно весь полк должен выходить на выборы в полном составе в шесть часов утра, все единодушно должны голосовать за кандидатов блока коммунистов и беспартийных.

После этого командование посылало рапорт в Избирательную комиссию и в военный округ, что проголосовали 100 процентов состава полка. Для солдат это было разыгранным враньем, они не придавали этому значения и между собой смеялись. Но раз приказано, подчинялись.

Ту ночь я провел у Айны и был удивлен, когда в 10 утра в дверь постучал Брегвадзе. Как он узнал? Тут же стояла наша санитарная машина — значит, шофер ему подсказал, где меня найти. Брегвадзе был возбужден:

— Вас срочно вызывает командир полка.

По дороге он рассказал, что случилось ЧП — на голосование не явились два солдата. Накануне их на один вечер отпустили в увольнительную, но утром их еще не было. Чтобы не портить рапорт о голосовании, дали сведения, что 100 процентов полка проголосовали на выборах. А утром выяснилось, что солдаты напились пьяными на финском кладбище, замерзли, и их нашли мертвыми. Этот факт, а главное — фальшивые данные о голосовании грозили командиру громадной бедой, вплоть до суда.

— Но я-то тут при чем?

— Полковник хочет просить вас об одном одолжении.

Полковник, замполит и начальник штаба были очень дружелюбны.

— У нас к вам просьба, доктор. Мы знаем, что вы в хороших отношениях с местными врачами. Двух наших умерших солдат вскрывали в больнице. Мы просим вас повлиять, чтобы было указано, что они замерзли после шести часов утра, когда голосование уже прошло.

Вот что они хотят, поэтому так любезно просят! Я, конечно, мог поговорить со своим другом патологоанатомом Эдуардом — это его дело. Но и мне от них надо, чтобы меня отпустили.

— Я постараюсь это сделать. Но я тоже хочу вас просить...

Я не договорил, как полковник воскликнул:

— Доктор, сегодня же подпишу ваше увольнение из полка. Даю слово. Вот, замполит и начштаба — свидетели. Поезжайте в больницу, моя машина в вашем распоряжении.

Эдуарду я уже жаловался на то, что меня здесь держат, теперь я рассказал об их просьбе:

— Выручай, дружище, опять.

— Ладно, раз ты просишь. Вообще-то те солдатики были готовы еще до полуночи. Но могу написать, что смерть произошла между четырьмя и восемью часами утра. Мне-то все равно. А если захотят проверять и их выкапывать, то к тому времени тела разложатся.

Если захотят... Дело действительно могло бы принять другой оборот, если бы родственники умерших потребовали уточнения причин их смерти. Но в Советской Армии все было засекречено, и в случае смерти солдата родственникам присылали только стандартную бумагу: «Ваш сын (муж, отец) пал смертью героя, выполняя боевое задание». И даже не сообщали, где похоронен умерший. Тех солдат похоронили на финском кладбище, там среди гранитных памятников их могилы никто не смог бы найти.

Мы с Эдуардом выпили напоследок и дружески расстались. Я привез полковнику копию протокола вскрытия, которую сам переписал от руки. Копировальные машины тогда еще не существовали, а печатная машинка на всю больницу была одна, и та сломана.

* * *

Когда Айна прощалась со мной, ее темно-серые глаза наполнились слезами и показались мне точь-в-точь прекрасными финскими озерами. Из Петрозаводска я послал ей стихи:

То время, что хотелось бы мне с Вами
Делить, забывши все, у Ваших ног,
Я скрашиваю робкими стихами,
Сплетая Вам рифмованный венок.

Но подбирая нежные названья,
Зачеркивая строку за строкой,
Я растравляю жгучие желанья,
По каплям запивая их тоской.

Чтоб оживить мечты полуживые,
Я в памяти стараюсь уберечь
Такие редкие, короткие, глухие
Случайные мгновенья наших встреч.

Участковый доктор на диком севере

Догорай, гори, моя лучина,
Догорю с тобой и я.

Из старинной песни

Наступал 1956 год, истекал обязательный трехлетний срок моего провинциального врачевания. Я предвкушал возвращение в Москву, хотел войти в столичный научный мир и познакомиться с большой хирургией. По рекомендации отца я подал заявление в клиническую ординатуру на кафедру травматологии и ортопедии при больнице имени Боткина, на два года обучения. Но был еще важный вопрос — отпустят ли меня из Петрозаводска или нет? Местное министерство всегда старалось любыми средствами не отпускать молодых врачей.

На Новый год ко мне приехали два друга, два Бориса — мой первый и самый давний друг Борис Шехватов, инженер-электронщик, и мой бывший соученик по институту Борис Катковский, теперь лейтенант медицинской службы. Мы проводили часы в обсуждении новых политических перемен. Шло интенсивное разряжение душной атмосферы советской жизни — правительство объявило, что миллионы арестованных при Сталине людей были невинными жертвами репрессий. Теперь всем репрессированным давали полную реабилитацию. Но лишь немногие выжили — никто не считал, но более десяти миллионов невинных людей погибли в тюрьмах и лагерях ГУЛАГа. Кто чудом сумел сохраниться, возвращались домой — изуродованные пытками, измученные унижениями, обессиленные рабским трудом и голодом. Они рассказывали об этом своим близким, и их рассказы расходились по взбаламученному обществу бесчисленными кругами, как круги по воде — наслаиваясь, пересекаясь и усиливаясь. А потом Никита Хрущев сделал секретный доклад на съезде партии, в котором полностью разоблачил злодейства самого Сталина. Доклад был секретный, но сведения о нем просачивались. И произошло небывалое — советские люди впервые открыто заговорили. Рассказывали много трагических историй, а остряки сочиняли все новые политические анекдоты. Вася Броневой, присоединившийся к нам, знал их все. Но я, служа в армии, забурел и здорово отстал от событий и их деталей и теперь с интересом слушал рассказы друзей.

Молодость требовала веселья — от политических бесед мы отвлекались с девушками из местной оперетты. Вернувшись из армии, я не вернулся к Эмме. Меня пугало, что она слишком привязана ко мне. Вот противоречивая мужская натура: я сам делал все, чтобы ее привязать, а когда добился, то испугался — вдруг придется жениться. Малодушно и трусливо я решил не возвращаться к ней. Совесть помучила, но я заглушил ее знакомством с актрисами из театра музыкальной комедии. Молоденькие певицы и танцовщицы, они были простые «давалки» — легко сходились и без претензий расходились с мужчинами.

Однако не успели еще мои друзья уехать, как меня срочно послали в новую командировку; вызвали к министру, и я опять думал — какие неприятности меня ожидают? Министр говорил сухо, официально, он все еще был зол на меня:

— Поручаю вам ответственное дело.

Я молчал. Что за вступление?

— Надо открыть новую участковую больницу в поселке Шалговары. Предупреждаю — условия там суровые. Откроете больницу, поработаете до весны, и мы не станем препятствовать вашему возвращению в Москву.

Это меня ободрило, и я решил не отказываться от командировки в те суровые условия.

— Вы там дорогих модных лекарств, антибиотиков разных не назначайте, — продолжал министр. — Медицина и так дорого обходится правительству. Старайтесь лечить лекарствами подешевле — анальгином, пирамидоном, стрептоцидом, горчичниками. Можно компресс хороший назначить — из водки пополам с постным маслом. Народные средства тоже помогают. В старину лечили проще, а люди были здоровей.

В этом совете ясно отражался примитивный уровень советской медицины и еще более отражалось примитивное мышление ее организаторов.

Предупрежденный, что условия там суровые, я захватил все теплые вещи, учебники и охотничье ружье. И попрощался с друзьями, оставив их на попечение очаровательных актрис.

Маленький санитарный самолет Як-12 стоял на лыжах, как гусь на лапах. Этой моделью тогда сменили тихоходные бипланы По-2. Мы летели на север над бескрайними белоснежными просторами сплошных лесов — первозданная природа, не тревожимая тысячелетиями. Я смотрел и думал — наверное, в этой дикости должны быть действительно суровые условия. Через два часа самолет заскользил лыжами по льду Медвежьего озера и почти уперся в здание Паданской районной больницы, на самом берегу. Оказалось, что дорога в Шалговары завалена снегом, лишь через два дня я смогу проехать на вездеходе.

Поселок — центр большого леспромхоза на вырубленной в диком лесу широкой просеке, линии электроэнергии нет. Свет дается от местного движка. В поселке всего одна прямая улица, в одном конце — управление леспромхоза, столовая, магазин, клуб, почта и амбулатория. На другом конце — моя участковая больница: только что достроенный бревенчатый сруб. Рядом баня на два дня в неделю — день женский, день мужской. Других признаков цивилизации XX века нет.

Позади всех домов — длинные узкие участки для огородов, они упираются прямо в лес. По ночам туда заходили волки — на снегу бывали волчьи следы. Начальник леспромхоза, молодой сильный мужик, обрадовался врачу:

— Мы уже давно врача ждем. Была у нас фельдшер, да уехала. А в нашей округе десять карельских деревень и восемь лесоповальных участков с наемными рабочими.

Он тут же стал учить меня, как стрелять волков: надо с вечера положить в конце своего участка кусок тухлого мяса, погасить в доме свет и сидеть у открытого окна. Когда в лунном свете появятся волки, идущие на запах мяса, по ним легко и удобно стрелять.

— Я уже убил восемь зверей. За шкуру каждого волка в районе платят по сто рублей.

Ого! Это больше моей месячной зарплаты.

Моя больница — всего на десять кроватей: одна комната для мужчин, другая — для женщин, кухня и аптека. При входе есть комната, выделенная мне под жилье. Рядом холодная уборная, но все-таки внутри дома. Никакой хирургией заниматься здесь я не мог и мечтать. Повариха кормила меня тем, что готовила для больных. Обед в столовой стоил рубль, а я получал за день работы два, так что кормиться в больнице было выгодно.

Мое дело было принимать амбулаторных больных и лечить в больнице кого положу. Но больным людям ездить в Шалговары из деревень и лесоповальных участков тяжело, поэтому раза два в неделю я сам должен выезжать туда на лошади. А зима стояла на редкость лютая, мороз — ниже 40 градусов.

В ту зиму я находился на самой низкой ступени бюрократической лестницы советской медицинской иерархии — надо мной было сорок три ступени начальства. Из района, из Петрозаводска и из министерства мне каждый день слали десятки инструкций и запросов. На все надо было отвечать. Ехать работать в такую глубокую жопу не согласился бы ни один врач. Вот меня и послали затыкать дыру.

Для поездок по деревням и участкам мне давали лошадь без возницы. Завхоз сказал:

— Была у нашего фельдшера резвая лошадь по кличке Проба. Да заболела, силу потеряла. Мы поставили ее в дальний сарай — помирать. Дадим вам другого коня.

Лошадей я любил с детства. Во время войны, когда мы с мамой были в эвакуации, я работал помощником конюха в деревне под городом Чистополем. Мне тогда было всего двенадцать лет, но я многому научился у старого конюха. Услышав о Пробе, пошел на нее посмотреть и захватил с собой горсть соли. Небольшая карковой масти лошадь одиноко и грустно стояла в сарае, она уставилась на меня большим умным глазом, и ее ноздри задрожали. Я протянул на ладони пригоршню соли, она деликатно и мягко сняла ее губами. Я дал еще, она взяла более охотно. С того дня я заходил к ней по два-три раза в день, она узнавала меня, ржала и тыкалась головой в плечо — просила соль. Очевидно, ей не хватало натрия, а без свежей травы на земле найти его она не могла. Через неделю Проба была совсем здорова. Я решил, что другого коня мне не надо. Проба думала так же.

Ездить проселочными дорогами было небезопасно. На случай нападения волков у меня было с собой шестизарядное ружье «винчестер», но и быстрота коня тоже важна, чтобы обскакать нападающих. Поскольку телефонной связи с деревнями не было, я выезжал в них наугад и вез с собой врачебный чемоданчик с набором тех простых лекарств, которые мне присылали из районной больницы (как рекомендовал министр). Был у меня с собой всего один шприц — на все случаи. Если надо делать укол, его каждый раз надо кипятить на спиртовке. Подъехав к крайней избе деревни, я заходил и спрашивал:

— Эй, мамаша, я — доктор из Шалговар. Приехал узнать, нет ли у вас в деревне больных?

Больные всегда были. В одной избе была старуха, про которую сказали, что она «обезножела». Карельские избы большие и темные, тускло освещенные керосиновыми лампами. Но керосина мало, поэтому зажигали только одну лампу. На печи — старая женщина, в избе другая, моложе, — ее дочь; на скамейках и на полу — шесть ребятишек разного возраста. Я стряхнул снег с полушубка и валенок, они все уставились на меня — кто такой, зачем явился?

В полутьме я измерил температуру, выслушал стетоскопом легкие — много хрипов.

— Надо вам ехать в Шалговары, ложиться в больницу.

— Ох, милый, не могу я от дочки с детьми. Да и везти меня некому — мужика в доме нет.

— Где же ваш муж?

— Муж-то? Арестовали его еще в тридцать восьмом, судили и сослали. Так и не вернулся.

— В чем же его обвиняли?

— Да в чем только не обвиняли! Он десятником работал, так вот на суде говорили, что частые перекуры делал — вредитель, мол. А он и не курил никогда. Теперя вот бумагу прислали, что он невиновный ни в чем.

Все знали, что арестовывали профессионалов, интеллигентов, ответственных работников. Но крестьян в далекой деревне... Так сталинские репрессии проходили сплошной волной по всем слоям населения.

Надо было дать ей лекарства. Но мне было поручено лекарства не выдавать, а продавать. Для этого был прейскурант цен. Я выполнял две функции — врача и аптекаря. При системе бесплатной социализированной медицины за лекарства надо было брать деньги. Но просить было ужасно неловко, особенно видя такую бедность. Я объяснил:

— Лекарства эти не мои и деньги тоже не мне, я их сдаю государству.

— Знамо дело, что государству.

Старуха попросила молодую за чем-то слазить в холодный погреб. И тут я увидел совершенно необычное зрелище: та подожгла на лампе две тонкие длинные лучины, взяла их в зубы с другого конца и полезла в темноту погреба, по-старинному освещая свой путь. Про лучину я слышал в старинной песне «Лучинушка», столетней давности. Я просто не мог поверить своим глазам — это был как бы символ темноты, отсталости и дикости их жизни.

Оказалось, что молодуха лазила с лучинами в подпол за молоком — меня угостить. Простые люди всегда очень благодарные. В других избах, где были мужчины, они в благодарность наливали мне стакан водки и стакан молока: выпил водку, сразу запивай молоком — местная карельская традиция. Отказаться было неловко, да и морозы стояли такие, что согреться водкой было необходимо.

Молоко было единственным дополнением к моему скудному рациону во всю зиму. Наша повариха продавала мне по два литра в день. Сидя в своей комнатушке при больнице, я писал отчеты начальству, сочинял стихи и пил молоко — стакан за стаканом. Не знаю, молоко ли способствовало творческому импульсу, но в Шалговарах я написал довольно много стихов для детей. Одно из них «Сказка про Ершонка и про рыбий жир»:

В тихой речке
Жил на печке
ерш Ершович,
Старый дед.

Жил без лиха,
Умер тихо,
Дня не дожил
До ста лет.

Это присказка,
А с ней
Сказка будет
Веселей.

Жил Ершович не один —
От него остался сын,
Маленький Ершонок,
Только из пеленок...
и так далее.

Но в Шалговарах стихи занимали у меня лишь малую часть времени. Кроме лечения больных в больнице и выездов в деревни, два раза в неделю я принимал в амбулатории, в двух комнатках при почте. Люди приезжали или приходили на почту, а заодно шли на осмотр к врачу. Поэтому в приемной собиралось человек по десять. Работа была не тяжелая, серьезные заболевания встречались редко, а травму я отправлял в районную больницу. Пока я осматривал больных, сестра в приемной комнате ставила всем ожидавшим градусники. Однажды она поставила градусник приехавшему из деревни старику, а тот, не дождавшись приема, исчез. Она расстроилась и жаловалась:

— Что за люди за такие — ушел вместе с градусником, украл.

Но через три дня старик явился — все еще с градусником под мышкой — и пожаловался ей:

— Милая, сыми ты его. С ним, окаянным, еще хуже стало.

Оказывается, он решил, что градусник дали ему как лечение, ушел с ним и держал его под мышкой все дни. Естественно, от этого нервы его руки закоченели. Прожив долгую жизнь, он понятия не имел, что такое градусник и зачем он.

Групповой секс по-комсомольски

В трех часах езды от Шалговар, на берегу Сегозера стоял старый хутор — два почерневших от времени высоких сруба, бывшие купеческие дома. В одном из них жила комсомольская бригада лесорубов — тринадцать молодых женщин и восемь парней. Почти все из Белоруссии, они работали на лесоповале по найму два-три года.

По неделям и месяцам никто не приезжал в их глушь, поэтому мои приезды вызывали оживление, особенно у женщин. Они жеманно поглядывали на меня, хихикали и заговаривали:

— Доктор, вы бы почаще к нам приезжали, а то мы соскучились.

— Доктор, прокатил бы меня в санях, я к тебе прижалась бы.

— Доктор, мое сердце послушайте, может, там любовь завелась.

И все в таком роде. Я смущался, не знал, как реагировать, а поэтому ничего не отвечал, только улыбался.

Жизнь и работа у них были тяжелые: ни электричества, ни водопровода не было, свежий хлеб завозили раз в неделю. Ранним утром, еще до света, они укутывались потеплей и по дикому морозу шли пешком в лес, два-три километра. Там была лесосека — место повала деревьев и была их техника — бензопилы «дружба» и трелевочный трактор, чтобы стаскивать срубленные и обработанные стволы — «хлысты» и трелевать их в одно место. Из-за холодов масло в тракторе за ночь замерзало. Первым делом они разжигали два костра: один для себя, чтобы греться, другой под трактором — для разогревания масла. На это уходило больше часа. Когда рассветало, мужчины при свете начинали валить громадные деревья. Кто видел, как они валятся, понимает — работа эта опасная, бывали случаи увечья падающими деревьями. Женщины спиливали со стволов сучки — они были «сучкорубы», попросту их называли «сучки», с ударением на первом слоге. Обработанные «хлысты» прицепляли к трактору и трелевали. Это тоже опасно, потому что «хлысты» были по двадцать—тридцать метров длиной и могли при поворотах сбить трелевщиков. Четыре-пять часов такой работы выматывали из людей всю силу. Зимой день на Севере короткий, как только начинало темнеть, они пешком отправлялись домой. Промерзшую одежду сваливали сушить на печку, от нее в доме стоял постоянный влажный запах пота. Воду наносили ведрами из проруби, грели на печи и мылись. Потом приступали к единственной за день горячей еде. Для этого кто-нибудь из женщин не ходил на работу, а готовил еду и убирал. Все пили водку, и бутылки валялись повсюду. Для веселья заводили патефон или пели озорные частушки:

Мимо тещиного дома
Я без шутки не хожу —
То ей х..й в окошко суну,
То ей жопу покажу.

Частый дождичек идет,
Ветка к ветке клонится,
Парень девушку е..ет,
Хочет познакомиться.

При такой дикой жизни за работу они получали приличные деньги — от семидесяти до двухсот рублей. На них они покупали в районном центре продукты и посылали их домой. В районном магазине выбор был скудный: овощные консервы, макароны, сахар, соль и хлеб. Это они и посылали, потому что в Белоруссии и того не было.

Я ездил туда и лечил мужчин от уретрита; они получали его от своих женщин, у которых был влагалищный трихомоноз. Я продавал ребятам сульфидин, это помогало, и они доверительно и со смехом рассказывали мне эпизоды из своей жизни.

В Советском Союзе всегда много говорили об идеологическом воспитании молодежи. Начиная с возраста юных пионеров-ленинцев, а потом на комсомольских собраниях в школах шла постоянная пропаганда высокого морального уровня. Поэтому молодежь росла скованная и стеснительная, особенно в любовных отношениях. Но когда молодые взрослели и сталкивались с реальностью жизни, тогда начиналось другое.

Поначалу в той комсомольской бригаде парочки уединялись для любовных утех. Потом они стали меняться партнерами, общие связи становились всем известны, и им уже нечего было таиться от самих себя. Тогда любовные игры приняли черты массовых развлечений: по уговору в одну ночь мужчины приходили в женскую комнату, в другую — женщины шли к мужчинам. Они постоянно усложняли свои программы и делали это единственно доступное для них удовольствие все более веселым. Словесными комментариями они подзадоривали друг друга:

— Ой, Ваня, еще, еще, еще! — кричала и стонала одна.

— Ванька, не срамись — поднажми, — подбадривал кто-нибудь.

— Да ты вылезь из-под него, так я в тебя такой х.. засажу — куда Ивану! — призывал другой.

— Манька, это он от меня такой утомленный — это я его вчера своей пи..дой истерзала, — смеялась третья.

Стихийно эти игры переродились в любовные спектакли. Однажды они решили: пусть самая смелая пара покажет всем остальным «любовный спектакль». Искать исполнителей долго не пришлось — сразу нашлись двое. Все остальные шли на это как в театр. И все было как в театре: на полу разложен матрас, а вокруг расставлены табуреты для зрителей. Они наблюдали «любовное творчество» — хохотали, подбадривали, давали советы, вызывались тоже поучаствовать.

Каким-то образом слух об этом «спектакле» дошел до районного начальства. Тут комсомольская идеология столкнулась с неприятной действительностью. Комсомольские начальники решили разобрать их поведение на собрании, а ту пару наказать настоящим судом на общем собрании за «нарушение общественного порядка».

Районный судья, немолодая женщина, приехала на хутор в сопровождении секретаря комсомола республики Шлемина. Он открыл собрание:

— На повестке дня один вопрос: о моральном лице советского комсомольца. Нам стал известен факт аморального поведения некоторых комсомольцев в вашей бригаде. Я хочу спросить бригадира и комсомольского вожака: как вы дошли до жизни такой?

Бригадир поднялся со стула и, переминаясь с ноги на ногу, молчал.

— Что, стыдно говорить? — с издевкой спросил Шлемин.

Тут с места взорвалось несколько голосов:

— Ты бы, секретарь, сначала пожил бы нашей жизнью!

— Да у нас хлеба свежего по неделям не бывает!

— А ты когда в баньке мылся, секретарь? А мы вот месяц, как не моемся.

— Ты небось газеты в кабинете читаешь, при электрическом свете, а мы и солнца за деревьями не видим.

— Ты бы лучше нам кину привез, чем судью показывать.

Секретарь успел только выкрикнуть:

— Ладно, поговорим с вами в районном комитете.

— Чего нам разговаривать? Закончим срок работы и разъедемся по домам. Давай судью!

И начался суд. Заговорила судья:

— Нам известно о случае нарушения общественного порядка прелюбодеянием в общественном месте.

Наэлектризованная аудитория ответила:

— Ха-ха-ха!.. Хо-хо-хо!.. Хи-хи-хи!..

Судья подождала и строго сказала:

— Суд хочет знать, кто были те двое?

Их дружно вытолкнули на середину:

— Выходи, выходи, сейчас будут судить за то, что прелюбодействовали. Ха-ха-ха!

Судья потребовала:

— Подсудимые, вы признаете себя виновными в том, что нарушили общественный порядок, прелюбодействуя в общественном месте?

— Это чегой-то, а? — придуривался парень.

— Я таких слов не понимаю, — жеманно отвечала его партнерша.

Народ хохотал:

— Ах ты, бля такая — не понимает! Ты ему давала тута при нас? Теперь понимаешь?

Она потупила глаза, входя в роль:

— Ах, это-то. Это я не знала, как называется.

Парень бубнил:

— Да ведь всего один разок, товарищ судья, всего-то разок.

Судья взвизгнула:

— Я вас не спрашиваю, сколько раз. Это не имеет значения.

Народ зашумел:

— Нет, если бы он ее много раз уделывал, так ему бы и наказание больше. Это не по справедливости.

— Но, значит, сам факт вы признаете? — перекричала народ судья.

— Может, он и признает, а я вот не признаю, — обиделась подсудимая. — Кажись, я в тот раз и не с ним была вовсе.

Народ покатился от смеха:

— Ай да артистка! Да тебе не сучки рубить, тебя в кине снимать надо.

— Тише, товарищи, внимание! — призывала судья. — Если это был не этот товарищ, то кто же другой? Назовите, чтобы не наказывать невиновного.

— Так я же его не видела, он же мне подол поверх головы загнул.

Все уже устали смеяться, секретарь и судья чувствовали себя по-дурацки. Она назначила штраф — по пятидесяти рублей с каждого нарушителя, и они быстро уехали. Толпа в сенях провожала их, комментируя событие. Осужденные стояли тут же. Она сказала ему.

— Ну, теперь небось побоишься?

— Что, я побоюсь? — возмутился парень и схватил ее за руку. — А ну пойдем!

И они повторили все в более изощренном варианте.

После того как ребята рассказали мне об этом, в следующий мой приезд они показали тех Ромео и Джульетту. Она кокетливо предложила:

— Хотите посмотреть, доктор?

Визит министра

Никакой опыт жизни не должен проходить мимо — все может обогатить понимание и может пригодиться. В Шалговарах я был абсолютно изолирован, но зато еще больше узнал скудную русскую глубинку. И я научился быть врачом на все руки. Этот опыт дал мне умение справляться с болезнями минимальными средствами, которые есть под рукой.

Но я истосковался по хирургической работе, по своей уютной комнате, по друзьям, подругам и книгам. Когда живешь в такой глубинке, которая кажется отсталой по сравнению даже с глухим городком, то постепенно погружаешься в жизнь той дыры и отстаешь от мира. Пока я тосковал и мерз в Шалговарах, я даже не знал, что Карело-Финскую Республику переименовали в Карельскую и ввели в состав РСФСР. Это было явно миролюбивым шагом по отношению к соседней Финляндии и снимало угрозу присоединения ее к СССР. Правда, с этим понижением статуса потерялось и высокое положение местных властей, и в петрозаводских министерствах была растерянность.

Еще одна новость ждала меня: наша республиканская больница переехала в новое, наконец-то построенное большое здание — на краю города, возле леса. Для сотрудников там выстроили два жилых дома и мои друзья — молодые доктора — впервые получили квартиры. Сменился и главный врач — новым начальником стала Лидия Теодоровна Филимонова. В работе она делала ставку на молодых, и многие из моих друзей продвинулись на заведование отделениями. Для них это был период возрождения — жизнь все-таки постепенно налаживалась.

И вдобавок ко всем новостям ходили слухи, что при Петрозаводском университете будет открыт медицинский факультет. Для этого ожидали приезда нового министра здравоохранения РСФСР Николая Виноградова. Я помнил его начальником Управления учебных заведений, когда он распределял нас на работу. Он славился как деспот, антисемит, взяточник и бабник. Говорили, что по всем больницам были его любовницы. Многие петрозаводские начальники хотели бы устроить своих детей на новый факультет. Чтобы задобрить министра, они, по советским традициям, приготовили ему своего рода взятку — дачу за городом и выделили на обслугу симпатичных молодых сестер.

Но меня все это уже не касалось. У меня были три свои большие новости: я получил место клинического ординатора в Боткинской больнице в Москве, я собрал свои стихи в одну книгу, и Корней Чуковский согласился быть моим редактором и я купил автомобиль «Победу». После скучной жизни в Шалговарах все это переполняло меня радостью.

Собственные машины были тогда большой редкостью, ни у кого из наших докторов их не было. Но в Москве их покупали чаще, и поэтому там образовалась очередь — получения машины нужно было ждать около трех лет. В Петрозаводске это было быстрей и проще. «Победа» стоила, по курсу 2004 года, около четырех тысяч долларов. Таких денег у меня, конечно, не было, но я уговорил родителей, что лучше купить машину в Петрозаводске теперь, чем годами ждать очереди в Москве. Мама, как всегда, была рада выполнить любую мою просьбу, отец немного поворчал: «Зачем ему машина?», но она его уломала, и они прислали мне деньги.

Получать в банке такую большую кучу денег и нести ее в магазин было страшновато. Я попросил Васю Броневого идти со мной. Он к тому времени стал начальником ОБХС (отдел борьбы с хищением), заметной фигурой в городе, ходил с оружием и его знали и побаивались все жулики. По дороге Вася размечтался с энтузиазмом:

— Слушай, на машине можно будет возить девок в лес и трахать прямо на сиденье — не выходя: и мягко, и никому не видно!

Вася был прав: как только я стал уникальным в своем роде владельцем машины, это сразу прибавило мне веса в глазах молодых женщин. Многие были не прочь прокатиться куда-нибудь в лес, а там — не прочь и на все остальное. Катался, конечно, со своей компанией и Вася.

Однажды попросила прокатиться моя бывшая соученица по институту Аня, та, которую распределили в Магадан, но потом она каким-то образом оказалась в Петрозаводске. Мы виделись редко, хотя всегда поглядывали друг на друга с интересом.

Глубоким, вкрадчивым голосом она сказала:

— Я хочу тебя попросить повезти меня на правительственную дачу. Мне нужно поздороваться с министром Виноградовым.

Я вспомнил, как она плакала, когда он посылал ее в Магадан:

— Ты что — соскучилась?

Она кокетливо опустила глаза:

— Это моя тайна, и для меня это особая встреча. Я потом тебе все объясню, я обещаю. Только ты ничему не удивляйся.

Странно и загадочно. На встречу она оделась очень изысканно и была чертовски привлекательна. Я рулил и посматривал на ее коленки. Она открыла их намного выше обычного и делала вид, что сама того не замечала. А я из-за этого часто отвлекался от дороги. Как-то вкрадчиво она опять попросила:

— Только, пожалуйста, ничему не удивляйся.

Километрах в десяти от города был дачный поселок местного правительства, въезд — через охраняемые ворота. Моя новая машина выглядела вполне правительственной, и охранник пропустил нас, не останавливая, посчитав, видимо, что мы «принадлежим».

Министр, в расстегнутой рубашке, сидел за столом, уставленным бутылками, с ним две женщины, все слегка пьяные. Он уставился на приближавшуюся Аню. Она подошла к нему немного развязной походкой:

— Здравствуйте, Николай Аркадьевич. Вы меня узнаете?

Он молчал.

— Помните? — вы переписали мне распределение на Петрозаводск вместо Магадана. Я никогда не забуду вашей доброты.

Он слегка нахмурился.

— А это — мой муж, — она показала на меня. — Теперь мы хорошо устроены и приехали к вам на своей «Победе» просто поздороваться.

На этот раз он хмуро ответил:

— Я вас не помню.

— Ну как же? Вы должны помнить — вы же пригласили меня в комнату отдыха за вашим кабинетом, чтобы угостить чаем и поговорить о распределении.

— Я никогда не пил с вами чай. Это ваше воображение.

— Ах, мое воображение? — голос ее начал срываться. — Я могу вам напомнить детали той беседы, — она сделала ударение на слове «беседы», взывая к его памяти.

Он отвернулся и явно стремился избавиться от нее.

— Так вы не хотите вспомнить? А я думала, что после того чая мы с вами останемся друзьями и вы захотите увидеть меня в этом городе. Что же, если так, то нам с мужем ничего не остается, как попрощаться.

Я вел машину и думал: что за странное поведение? Аня нервно курила, коленки ее были открыты еще больше.

— Останови где-нибудь в стороне. Давай посидим.

Я отъехал за деревья на край лужайки — оттуда нас не видно. И вдруг она расплакалась:

— Я обещала тебе рассказать и расскажу все. Этот негодяй изнасиловал меня в той комнате за кабинетом... О, я была такая молодая и неопытная, я была еще девушка...

Моя больная мать посылала меня поговорить с кем-нибудь из начальников, чтобы нас не отправили в Магадан. Это зависело только от него. Я несколько раз пыталась прорваться к нему в кабинет, но секретарша меня не допускала. Один раз я опять была в приемной, и он проходил мимо. Я кинулась к нему, умоляя принять. Он согласился. Это в первый раз я попала в кабинет такого большого человека и была ужасно смущена. Я стала быстро-быстро рассказывать ему про больную маму, что я не могу ее оставить, что меня нельзя посылать в Магадан. Он слушал и ничего не говорил. А потом спросил, не хочу ли я выпить чашку чая, и провел меня в комнату за кабинетом, — она слегка задыхалась и опускала глаза.

Неловко слушать рассказ женщины, как ее изнасиловали:

— Аня, может, не надо рассказывать?..

— Нет, я хочу, чтобы ты знал. Помнишь, ты меня спрашивал? Меня это мучает, и я давно собиралась рассказать тебе. Ты ведь единственный, кто видел, как после распределения я рыдала у телефона. Я это помню. Ты должен понять, почему я ему уступила. Вот слушай: в той комнате он нажал мне на плечи и усадил на диван. Я все продолжала говорить и вдруг почувствовала, как его рука легла мне на колени. Я отодвигалась, а он все налегал на меня и уже гладил меня под юбкой. Когда он придавил меня, я боялась, что закричу. Я извернулась и хотела укусить его руку. Тогда он встал и приказал: снимай трусы! Если будешь ласковой девочкой, я тебе все устрою. И еще сказал, если я не сделаю того, что он хотел, то я поеду в Магадан и никогда оттуда не вернусь. У меня не было времени думать, не было выбора, я понимала, что оказалась полностью в его власти. Полностью. Ты понимаешь? Я не хотела, чтобы он раздевал меня своими лапами. Он сидел и смотрел, как я сама раздевалась... Прости меня, что я тебе все это говорю... Я сама легла на тот диван, отвернулась и закрыла глаза, чтобы не видеть его. Он хотел меня целовать, но я не далась. Тогда он стал делать со мной все, что хотел. Он играл мной, как игрушкой. Я была в шоке — я ничего не понимала. Ведь я была абсолютно невинной, я была недотрогой. Девчонки в институте говорили о разных способах любви, но я даже слушать не хотела. И вдруг мне пришлось вытерпеть так много сразу — от мужчины, который меня насиловал. Он делал все-все. А когда кончил, то пошел в кабинет и переписал мне распределение на Петрозаводск. И сказал: если придешь еще, то могу переписать на Москву. Но я ничего от него не хотела. Я бродила по улицам, не хотела идти домой. Я была такая несчастная и все думала: почему мне пришлось испытать это? Ведь если бы я не была еврейка, то меня не стали бы загонять в самый дальний угол, как крысу. Значит, еврейку можно насиловать, можно делать с ней все?.. Мама ждала, и когда узнала, что мы поедем в Петрозаводск вместо Магадана, она сказала: какой хороший человек этот начальник, надеюсь, ты его поблагодарила. Я чуть не сказала ей, что очень хорошо его поблагодарила...

Помолчав, она продолжала:

— Ну, а сегодня, сегодня я хотела посмотреть в лицо этого негодяя — как он встретит меня? Я хотела, чтобы он знал, что я замужем, что он не изуродовал мою жизнь. Поэтому и сказала, что ты мой муж. Ты не сердишься? В общем, по-настоящему, я сама даже не знаю, чего я хотела. Ну а он прикинулся, что не помнит, и опять перехитрил меня.

Она плакала. Я вытер ее слезы платком.

— О, я испачкала твой платок! Ты правда не сердишься?

Теперь ее платье взбилось так высоко, что обнажились все бедра. Она придвинулась:

— А знаешь, почему я тебя просила повезти меня?

— Наверное, потому, что у меня есть машина.

— Нет, глупый. Потому, что я давно хочу тебя. Я хочу прямо сейчас, теперь!..

Мы были молоды.

* * *

Так случилось, что через пять лет я встретился с Виноградовым на ученом Совете института. Его уже выгнали с министерского поста, но он остался заведовать кафедрой организации здравоохранения. Все большие советские начальники заранее заготавливали себе теплые места «на отступление». Я был тогда ассистентом на кафедре травматологии и ортопедии. Мы с Виноградовым сидели рядом. Он, конечно, не помнил меня. Но я ему напомнил:

— Один раз в Петрозаводске, лет пять назад, я виделся с вами. Там со мной была одна молодая женщина-доктор. Вы помогли ей получить распределение в Петрозаводск вместо Магадана.

Он покосился на меня:

— Да, я тогда делал много добрых дел.

На пути в новую жизнь

Всегда с благодарностью вспоминаю те свои первые три года работы в провинции: самостоятельный опыт и наблюдения над работой практикующих докторов научили меня главному — как быть врачом. Конечно, оборудование и лекарства там были не на высоте, а в глубинке были просто примитивные. Но это выработало во мне умение выходить из положения с помощью минимальных средств. Если бы я оставался в московской клинике, окруженный маститыми специалистами, то долго был бы на низком положении неоперившегося птенца — «на подхвате». Я должен был бы смотреть на всех старших снизу вверх и не научился бы самостоятельности. На все действия я должен был бы спрашивать разрешения и подчиняться. Но на самом деле врачебная работа настолько ответственна, что врач обязан уметь думать самостоятельно и быть способным принимать свои решения. Вот уже почти три года, как я это делал. Поэтому к концу тех трех лет я чувствовал, что после трудной школы провинциальной медицины мне не страшно явиться в московскую клинику — я уже не неоперившийся птенец, я становился молодым орленком. Ветры жизни стремились мне навстречу, и надо было только суметь правильно выбрать в них свою струю и начинать парить в ее течении, расправив молодые крылья. Главная моя задача была — стать не просто врачом, а специалистом.

И еще: за те три года я увидел «жизнь на самом деле». В Москве я ездил бы в теплом метро, ел бы мамины пироги и принимал горячие ванны. В Карелии я жил, как другие: ездил в мороз на лошадях, мерз и нередко бывал голоден, не спал по несколько суток и иногда неделями не мог принять душ. Я видел вокруг себя многие тяготы жизни народа. Я дружил с разными людьми и увлекался разными женщинами. Все это дало мне взросление — я ехал в Москву взрослым мужчиной.

А к тому же за те три года я стал публикуемым поэтом, и в карельском издательстве уже набирали мою первую книгу стихов — это тоже было большим достижением. В стихотворении «Первый вылет» я писал:

Если хочется летать,
В синем небе мчаться,
Надо крылья расправлять,
Надо не бояться.

Мой первый вылет завершился, я готов был парить, расправив крылья.

На последние дни ко мне в Петрозаводск приехали родители, впервые за три года было радостное единение семьи. Я закончил работу, попрощался с друзьями и учителями и вместе с родителями поехал в Москву на своей машине. А книги, велосипед и вещи — накопления моей самостоятельной жизни — отправил контейнером. Была громадная разница в том, как я приехал сюда с одним чемоданом, и как теперь уезжал — жизнь во многом налаживалась.

Путь по маршруту Петрозаводск—Сортавала—Ленинград—Москва оказался очень непростым: прямой автомобильной трассы в 1956 году еще не было, ее только прокладывали. Нам приходилось делать много объездов, иногда мы буксовали в непроездной грязи и нас тащили на буксире самосвалы (за деньги, конечно). То, что теперь занимает всего один или полтора дня пробега, нам пришлось проделать за четверо суток. К тому же ни гостиниц, ни ресторанов по дороге не было — мы спали и ели в машине. Мама наготовила столько вкусных вещей, что нам хватило. Моим родителям нравилось ехать в подаренной ими «Победе», они радовались тому, что я сам их везу, как настоящий шофер — ведь собственные машины были тогда большой редкостью.

В Москве мы не задержались, а быстро поехали в Крым, в Ялту — провести отцовский и мой отпуска. Крым тогда был территорией России, исторически и традиционно это было оправданно. Никита Хрущев еще не успел сделать бессмысленный и безответственный жест диктатора — подарить Крым Украине, как какой-то сувенир, не спрося желания народа. В Ялту нас пригласила знакомая родителей, вдова знаменитого советского драматурга Константина Тренева — Лариса Ивановна. Мы хорошо знали всю семью, отец их лечил, и приглашение остановиться у них было актом благодарности. Тренев был любимым драматургом Сталина; особенно ему нравилась пьеса 1930-х годов «Любовь Яровая», о годах революции. Героиня пьесы, с этими именем и фамилией, происходила из дворян, но через многие сомнения и трудности пришла к идее революционной деятельности. Сталин обожал такие сюжеты, а раз ему нравилось, то было дано указание — ставить пьесу во всех театрах страны. Получая большие гонорары, Тренев сказочно разбогател и построил в Ялте двухэтажную виллу по проекту своего сына-архитектора.

В доме было десять комнат, зал со сценой, оранжерея и мраморный бассейн со ступеньками в воду. Таких условий жизни в советской действительности мы себе не представляли. Вот когда мы впервые увидели, как живут писатели — любимцы Сталина.

Вилла стояла в окружении лесистого парка на холме и была единственным строением на извилистой улице Павленко. Улица была названа в честь другого писателя — тоже любимца Сталина. Павленко был зятем Тренева и самым большим воспевателем вождя. Сразу после войны он написал сценарий фильма «Падение Берлина». Роль Сталина играл грузинский актер Геловани. Вместе с автором они представили великого вождя в таком идеализированном образе, в каком еще не изображался ни один владыка мира: Сталин был ужасный симпатяга, всем доступный, со всеми простой, очень мудрый, ко всем добр, внимателен к рабочим, сам сажал сады, а заодно руководил победой над гитлеровской Германией. Кульминацией фильма была сцена, как сразу же после победы Сталин прилетает в Берлин, и к нему навстречу бегут толпы солдат, они его окружают, и он запросто и по-отечески беседует с ними о будущем (для справки: в том будущем он пересажал миллионы людей, летать он боялся, ехал в Берлин на Потсдамскую конференцию на поезде; специально для него сменили колею дороги, перед его поездом шли три камуфляжных состава, и вдоль всего пути для охраны было выстроено более семнадцати тысяч военных — по сто пятьдесят солдат на каждый километр, все просматривалось глазом; и конечно, все это происходило втайне, и не только толпа, но ни один человек его там не видел).

Во время войны Павленко был военным корреспондентом, подружился с моим отцом и написал о нем статью во фронтовой газете. В 1943 году, когда шла война, он приезжал в город Чистополь; там в эвакуации жила его жена с двумя сыновьями. Он захотел навестить нас с мамой в деревне, куда мы уехали на лето и где я работал помощником конюха. Чтобы привезти почетного гостя (он был в чине генерала — носил один ромб в петлице), мне дали высокую кобылу Медузу и легкий плетеный тарантас. Павленко понравилось, как я управлял большим конем. Уехав от нас, он написал в газете «Красная звезда» статью «Родной дом» о той деревне и несколько строк посвятил мне — как я, бывший городской мальчик, в тринадцать лет стал конюхом и прекрасно справлялся с лошадьми. Это соответствовало действительности больше, чем его выдумки о великом вожде. Так что Павленко прославлял не только Сталина, но и нас с отцом.

Август в Ялте — пик сезона, народу — тьма, я слонялся по каменистому ялтинскому пляжу в поисках знакомства с какой-нибудь девушкой и так набрел на своего старого приятеля Мишу Богуславского, альтиста из оркестра радио.

— Миша, вот неожиданность! С кем ты здесь?

— Мы здесь группой, со мной Рудик Баршай с женой.

Оказалось, что они с другим музыкантом — Рудольфом Баршаем, знаменитым альтистом, в ту пору организовывали первый в стране оркестр камерной музыки. Я присоединился к их группе и стал свидетелем рождения этого замечательного музыкального коллектива. Так я начал обзаводиться знакомствами с москвичами — у меня появлялись новые друзья. Петрозаводск уходил в прошлое — начались московские связи.

ЧАСТЬ ТРЕТЬЯ
В БОТКИНСКОЙ БОЛЬНИЦЕ

Вхождение в столичную медицину

И опять я жил в той же самой небольшой комнате с родителями, в которой мы жили с 1935 года — двадцать один год. И опять я спал на составляемых к ночи чемоданах — поставить еще одну кровать в комнате было негде, тем более что я привез много книг. Положение отца, по сравнению с роковым 1952 годом, упрочилось, он стал доцентом в большой хирургической клинике. Но квартиру ему так и не дали — жилищный кризис Москвы никак не изменился, жилых домов строили очень мало. Хотя писателям, восхвалявшим Сталина и советскую власть, квартиры все-таки давали, и все наши знакомые писатели жили в хороших условиях.

Мои бока от спанья на чемоданах пока не болели, я был молод и мало думал об этом. И уж, конечно, совсем не мог думать о женитьбе — куда мне было жениться, где и на чем спать с женой? Да и заработок мой оставался мизерным — шестьдесят рублей в месяц, на это семью содержать невозможно. Поговорка, которую я усвоил от мамы: «в тридцать лет жены нет — и не будет», угрожала реальностью (мне уже было неполных двадцать семь). Поэтому я не строил никаких личных планов и собирался полностью погрузиться в новую работу — на два года специализации на кафедре травматологии и ортопедической хирургии. Кафедра была в больнице имени Боткина — Боткинской. Это самая большая и самая известная столичная больница, в ней тогда было две с половиной тысячи кроватей. После провинциальных больничек ее величина меня поражала.

Больницу построили в 1910 году на пожертвования купца Солдатенкова (щедрого мецената старой России) и до революции ее называли Солдатенковской. На обширной парковой территории стояло восемнадцать небольших кирпичных корпусов и красивая церковь. В Первую мировую войну пристроили деревянные сыпнотифозные бараки. Старая архитектура не удовлетворяла развитию медицины. В советское время в корпуса поместили новую технику, церковь сделали моргом, построили четыре больших корпуса и переименовали больницу в честь знаменитого доктора Боткина.

Я постепенно включался в работу и присматривался к своему окружению. Заведующим кафедрой травматологии и ортопедии был профессор Дмитрий Ксенофонтович Языков, шестидесяти лет. Вид у него настоящий профессорский — грузный большой человек, говорил громким голосом, любил шутить и рассказывать неприличные анекдоты. Все сотрудники перед ним заискивали и подобострастно смеялись на его шутки. Он и меня встретил шуткой:

— Заходи, заходи, карельская береза (сорт редкой и ценной древесины).

Я с интересом ждал момента, когда увижу его операцию. В моем представлении московский профессор хирургии должен быть виртуозом своего дела. Наконец я попал на его операцию и — поразился: оперировал Языков довольно тяжело и кроваво, не было в его руках видно технической быстроты и изящества.

Языков — чисто русский, хотя и не член партии. Выдвижение русских докторов на места евреев было политикой, поэтому он быстро пошел в гору, стал деканом факультета и консультантом Кремлевской больницы. Когда стали возвращать арестованных «отравителей», Фридланд тоже попытался вернуться на свою должность. Языков этому воспротивился.

Но, кроме этого случая, Языков был человек добрый и ко мне тоже относился хорошо.

Второе лицо клиники — доцент Ксения Максимильяновна Винцентини, пятидесяти лет, крупная красивая женщина. Мы звали ее Ксана. Она родилась в Одессе, и ее странная фамилия была от итальянских корней. Ксану любили за доброту и красоту. Она первая позвала меня ассистировать ей, и мне показалось, что она оперировала лучше профессора.

Вскоре я узнал, что первый муж Ксаны был академик Сергей Королев — основатель советской ракетной техники, «отец» первого спутника и первого запуска человека в космос. Тогда его имя еще не гремело, но потом о нем узнал весь мир. Она рассказывала много интересного о нем — как его арестовали и держали в лагере с 1938 по 1944 год, а сама она в это время бедствовала с их общей дочкой Наташей.

В Боткинской при мне еще продолжали работать гиганты советской медицины — уходящее поколение старых докторов. Это были знаменитые советские профессора: терапевты Мирон Вовси и Борис Вотчал, хирург Борис Розанов — ученик самого Юдина, рентгенолог Самуил Рейнберг, уролог Анатолий Фрумкин, эндокринолог Николай Шерешевский. С ними работали тоже очень сильные специалисты, их помощники — терапевты Долгоплоск и Каневский, хирург Панченков, рентгенологи Шляпоберский, Пипко, Свиридов и другие. Это были знаменитые на всю Москву врачи-практики.

Наша больница была настоящая академия практической медицины, а медицина — такая специальность, в которой необходимо постоянно совершенствоваться. Поэтому больница была базой Центрального института усовершенствования (ЦИУ) и в ней проходили усовершенствование врачи со всей страны.

Как в каждом научном учреждении, у нас постоянно проводились конференции, симпозиумы и читались лекции по разным специальностям. Меня интересовало все, и хотя я работал в травматологии, но ходил на лекции, конференции и консультации наших гигантов медицины и многому научился у них. Вскоре я понял, что мое медицинское образование отстало от моей практической натренированности — руки мои обогнали голову.

Не один я вернулся в Москву: после трех лет работы из провинции вернулись мои друзья Вахтанг с Марьяной, Изя Зак, Павел Шастин, Инна Гурьян, Софа Кантер и многие другие. Все они, как и я, устроились на прохождение специализации. Мы были рады встрече и возобновили прерванную дружбу, на этот раз — уже навсегда.

Иногда на конференциях я встречал других своих однокурсников — тех, которых за общественную работу оставили в Москве. За три года многие из них, особенно партийные, сумели высоко продвинуться и защитить диссертации. Гена Сидоренко, Капитон Лакин и Юра Панченко стали доцентами. Павел Ширинский, тоже доцент, пробился в медицинский отдел ЦК Коммунистической партии — стал большим начальником.

Однажды на конференции я встретился с двумя сокурсниками-хирургами — Славой Францевым и Сашей Микаэляном:

— Ребята, здравствуйте! Рад вас видеть.

— А, Володя, здорово! Ты что тут делаешь?

— Проработал три года в Карелии, а теперь вот учусь в клинической ординатуре. А вы?

Они переглянулись:

— Мы защитили диссертации и стали ассистентами профессора Мешалкина, вместе с ним делаем первые в Союзе операции на сердце.

— Операции на сердце! И диссертации уже защитили! Ну молодцы!

Они были хорошие ребята и деловые студенты и, наверняка, заслужили то, чего достигли. Но про себя я с огорчением подумал: «Вот, они уже так много успели. И оперируют даже на сердце. А что я успел?»

Появилось какое-то чувство неудовлетворенности. Может, оттого, что ничего подобного не успел, а может, это было просто отражением личного духовного одиночества?

Как это случилось

Я не думал, что Ирина ждала меня все те три года. Она сама говорила год назад, что хотела выйти замуж. Но вспоминал я ее много раз — она оставила в моей душе глубокий след и нравилась мне больше всех моих знакомых женщин. Хотя, кроме поцелуев, между нами ничего не было, но моя память хранила ее ближе других. Что это было — родство душ? Не знаю, но что-то неуловимо близкое. Интересно, что же происходит с ней теперь? Я хотел, но все же боялся узнать и с некоторым трепетом набрал ее телефонный номер:

— Ирина, это Володя, я вернулся в Москву, — голос мой немного дрожал, не знаю почему.

— Я узнала тебя. Здравствуй. — «Ага, все-таки узнала!»

— Ты узнала меня? — от растерянности я говорил не то, что само просилось.

— Узнала, — ее голос тоже был какой-то неспокойный, будто она волновалась.

Я выдавил из себя:

— Ну, как ты живешь?

— Хорошо, я закончила университет.

Раз она в первую очередь заговорила об университете, то, может, не вышла замуж. Все-таки надо узнать побольше.

— Чем ты занимаешься?

— Устраиваюсь на работу.

Пожалуй, эта линия разговора все дальше отодвигается от замужества. Надо узнать еще больше.

— Что еще нового? — я все время спрашиваю, как дурак, не могу сойти с вопросов; ей это могло надоесть. Она сказала:

— Нового? Много нового, — так и есть, послышалась легкая интонация раздражения вопросами; надо мне менять линию разговора. Тогда я отчаянно брякнул:

— Могу я видеть тебя?

— Тебе этого хочется? — теперь она задает дурацкие вопросы.

О, великий Грэм Белл, неужели ты изобрел телефон для того, чтобы люди вели идиотские диалоги?!

— Конечно, хочется, — я уже наступал, как шахматист, захвативший инициативу.

— Если хочешь, приезжай.

— Когда?

— Ну, приезжай сейчас...

Я мигом сбежал вниз, сел в машину, и поехал. Нет, не поехал — я помчался, я устремился, я полетел. Спасибо милиции, что не остановила меня за нарушение скорости и, главное, не задержала. Я летел на крыльях ожидания: она сказала «приезжай сейчас» — значит, нет ни мужа, ни детской кроватки, никаких препятствий. От волнения и растерянности я еще не понимал, что уже выиграл самую сложную в моей жизни игру — мою любовь. На пятый этаж без лифта я взлетел в несколько прыжков. Только у двери слегка заробел. Она улыбнулась мне той своей улыбкой, которую я помнил все годы...

...Через месяц она стала моей женой.

Я многого не помню из того, что происходило вокруг меня в тот период времени. Я ходил на работу, я дежурил, я производил какие-то действия, из которых получались какие-то дела, но я не помню — какие. И опять я писал стихи Ирине:

Мы все безвольнее больных,
Когда желанием объяты;
Владея волей за двоих,
Легко заставила меня ты

С волненьем думать о тебе,
Ласкать мечту стихов улыбкой...
Ты так вольна в моей судьбе,
Как виртуоз владеет скрипкой.

Отдавши волю за любовь,
Согласен впредь во всем с тобой я,
С одним условием — чтоб вновь
Обрел я страсть взамен покоя.

Каждый день после работы я мчался на машине взять Ирину с работы — она стала референтом в иностранном отделе Академии сельского хозяйства — ВАСХНИЛ. У меня всегда были с собой приготовленные мамой бутерброды, пирожки и кофе в термосе. Мы ехали куда-нибудь за город, гуляли, а потом целовались, целовались. Мы были одни, а вокруг пустота. Все было только — вихрь нашей любви.

Мир остановился для нас в нашем вихре чувств. Мы сами не сразу осознали генеральное изменение в нашей жизни — супружество. Мы не были дураками, но были слишком сильно влюблены. Я доминировал в том вихре и закрутил Ирину настолько, что она невольно поддавалась мне во всем. Для нас не существовало ничего, кроме нас самих, и мы даже не думали о том, чтобы делать формальную свадьбу. Нам хотелось быть вдвоем, только вдвоем; мы не понимали — зачем это надо исполнять ритуал гражданской регистрации брака в ЗАГСе, а потом сидеть за свадебным столом, тоскуя от присутствия многих людей, пусть даже и близких. Ну, а к тому же: куда бы мы съехались после свадьбы?

Ирина жила с матерью в двух небольших комнатках коммунальной квартиры. Даже это казалось тогда хорошо — все-таки не одна комната. И логично было предполагать, что ее мать отдаст нам одну, поменьше. Но моя будущая теща — Мирра Моисеевна Бермонт — с самого начала сочла меня не очень подходящей партией для ее дочери. Кто я такой? — мало зарабатывающий врач с малоперспективным будущим. Сама она была вдовой двух довольно известных писателей, у нее остались от них деньги, круг ее знакомых состоял из людей искусства — элиты московского общества. Она не собиралась стеснять себя для нас и ютиться в одной комнате. Ирина ее ни о чем не просила, а я, естественно, ни о чем не просил Ирину. Так мы с ней крепко любили друг друга, но жили раздельно почти целый год. По счастью, теща вела светский образ жизни и часто проводила вечера и полночи в обществе своих друзей. Тогда мы могли наслаждаться друг другом.

С тех пор прошло почти пятьдесят лет нашей счастливой совместной жизни, но я с наслаждением вспоминаю весь наш молодой роман, день за днем. Я думаю, что для нас тогда самым правильным решением было не принимать никаких решений — это любовь! Только так, по-моему, и надо жениться и выходить замуж.

Ну а то, что у меня были до Ирины серьезные увлечения, это только помогло мне сделать правильный выбор. Есть такая американская поговорка: «Before You meet the Handsom Prince You have to kiss a lot of Toads («Прежде чем ты встретишь прекрасного принца, тебе придется поцеловать много разных жаб»). Это из сказки и звучит в отношении женщин. А в отношении мужчин это можно переделать так: «Прежде чем ты встретишь прекрасную принцессу, тебе нужно перецеловать много лягушек, чтобы суметь понять — кто твоя принцесса».

Корней Чуковский и Борис Пастернак

Что без страданий жизнь поэта,
И что без бури океан?

Лермонтов

В один из воскресных дней осени 1956 года я поехал познакомиться с Корнеем Чуковским. Он жил за городом, в дачном поселке писателей Переделкино. Я писал ему, что возвращаюсь в Москву и что хочу поступить на вечерний факультет Литературного института — для второго образования. Он ответил мне приглашением приехать.

Чуковскому было тогда семьдесят четыре года, он оставался одним из последних гигантов классической русской литературы и культуры конца XIX и начала XX веков, был самым известным литературоведом и критиком, дружил и работал с Репиным, Горьким, Блоком, Буниным, Ахматовой, Гумилевым, Мандельштамом и многими другими выдающимися людьми русской культуры. Даже Лев Толстой, в конце жизни, читал его критическую статью и похвалил ее. Для меня Чуковский был кумиром в поэзии для детей, прямым учителем, а теперь и редактором моей скоро выходящей книги.

Я волновался всю дорогу до Переделкино. Во дворе двухэтажной желтой дачи высилась фигура гуляющего хозяина, под два метра ростом. Он заинтересованно всматривался.

— Здравствуйте, Корней Иванович! Я доктор Владимир Голяховский.

Он вскричал высоким фальцетом:

— А-а, это тот поэт, который называет себя доктором, и тот доктор, который хочет поступить в Литературный институт. Ни в коем случае этого не делайте, — он помахал передо мной пальцем. — Они там пишут плохие стихи, читают их друг другу и приучаются плохо писать.

Так с первой фразы я получил и его высокую оценку, и деловой совет.

— Ну, рад с вами наконец познакомиться. Пойдемте в кабинет.

Он расспрашивал меня о жизненных и литературных планах. Представляя себе, что он так же разговаривал с историческими фигурами русского искусства, я отвечал смущенно и робко. Вдруг он сказал:

— Знаете, я пришел в восторг от вашей «Сказки про Ершонка». Если бы я написал такую сказку, то считал бы свою годовую программу выполненной.

Я совсем смутился: сам Чуковский сказал про мои стихи «если бы я написал такое».

А он, без тени какого-либо превосходства и назидательности, обсуждал со мной порядок стихов в моей книге и по-дружески, как равный равному, подсказывал исправления.

— Вы принесли мне что-нибудь новое? — взял три стиха, но читать не стал, а предложил: — Пойдемте во двор, у меня в саду всегда гуляют соседские детишки, сейчас мы проверим ваши стихи на них.

В небольшом саду позади дома бегало пять-шесть детей возраста от четырех до семи-восьми лет. Чуковский позвал:

— Ребята, ребята, идите сюда, я прочту вам новые стихи.

Очевидно, они привыкли к такому и сразу резво подбежали. Мы уселись на скамейку, они — вокруг нас, и он стал читать мои стихи. Я подумал: «Какая высокая честь для меня — сам Чуковский читает детям мои стихи!». Читал он с усиленной интонацией, делал паузы и посматривал на ребят. Когда они смеялись или выражали интерес, он одобрительно кивал. Когда они отвлекались или не реагировали, он молча указывал мне пальцем на те строки. Мы опять пошли в дом, пить чай.

— Старайтесь всегда проверять свои стихи по реакции детей — они лучшие критики.

— Корней Иванович, где мне брать детей, если я все дни провожу в больнице с больными?

— А вы почаще приезжайте, будем вместе читать детям ваши стихи.

От такого неожиданного предложения я окончательно растерялся. А дело было просто в том, что, как настоящий великий мастер, Чуковский любил открывать новые таланты. В период 1956—1959 годов он был увлечен своим «открытием» меня, так же, наверное, как до этого увлекался другими. Я стал ездить к нему в Переделкино почти каждый месяц, потом раз в два месяца, потом еще реже... Я был очень занят медицинской карьерой.

Многие из писательской элиты имели в Переделкино бесплатные комфортабельные дачи, построенные для них советским правительством. Это была «подкормка» инженеров человеческих душ, как их назвал Сталин. За подкормку многие из них прославляли Сталина и советскую власть. Но были и такие, кого не смогли заставить кривить душой.

Чуковский был один из них. В мои приезды он рассказывал о гонениях на него. В конце 1920-х годов правительство заставило его написать письмо великому русскому художнику Илье Репину в Финляндию. Репин презирал советскую власть, и Чуковский должен был уговорить его вернуться в Россию. Он был его близким другом, редактором его мемуаров «Далекое близкое» и даже был с ним на «ты». Но Чуковский и сам тоже не любил эту власть. Под страшным нажимом он вынужденно написал Репину о «великом прогрессе» и рекомендовал ему вернуться. Но вслед за этим он написал другое письмо и тайно передал с верными людьми: «Ни в коем случае не возвращайся». Репин не вернулся, но, когда умер в 1930 году, его архив передали в Советский Союз. Среди многих бумаг в нем нашли то второе письмо Чуковского. Тогда его вызывали на допросы, угрожали и надолго перестали печатать.

Вторая волна немилости накрыла его после опубликования детского стихотворения «Тараканище». Про таракана он написал — «страшный и усатый». Может показаться странным, но в то время этого было достаточно, чтобы власти заподозрили в описании намек на Сталина. После этого Чуковского совсем не печатали еще много лет.

Настоящее имя Деда Корнея, как его звали за глаза, было Николай, и отчество тоже было выдуманное. Он был незаконнорожденным сыном русской прачки по фамилии Корнейчук. Отец его, из богатой еврейской семьи, никогда не помогал его матери. Талантливый сын сам пробил себе дорогу в журналистику и стал известен уже в двадцать лет. Псевдонимом он избрал начальные буквы фамилии матери КОРНЕЙ-ЧУК и добавил «овский».

Однажды он рассказал мне очень интересное наблюдение о быстротечности жизни:

— Выхожу к себе в сад, вижу — маленькая девочка качается на низкой ветви яблони. Я говорю: «Девочка, как тебя зовут?» — «Танечка». — «Ты, Танечка, яблоки любишь?» — «Люблю». — «Знаешь, яблоки дает эта яблонька. Ты качаешься на ветке и можешь ее сломать. Тогда яблонька не станет давать яблоки. Танечка, ты бы лучше слезла с ветки». — «Хорошо, дедушка, я слезу...» Вот проходит немного времени, выхожу опять в сад, вижу — маленькая девочка качается на ветви яблони. Я говорю: «Танечка, ты яблоки любишь?» — «Люблю». — «Танечка, ты бы лучше слезла с ветки, а то сломаешь ее, и яблонька на станет давать яблоки». — «Хорошо, дедушка, я слезу. Только я не Танечка, я Анечка. А Танечка — это моя мама...»

Другим писателем, который не заигрывал с советской властью, был близкий друг и сосед Чуковского по Переделкино Борис Пастернак. Его молодость совпала со временем революционных переворотов в России, и он рано стал одним из самых популярных поэтов. Но когда начались сталинские репрессии, он встал в непрямую конфронтацию с властью. Диссидентов, в современном понимании слова, при Сталине быть не могло — их просто сразу уничтожали. Но редкие люди, как Пастернак, позволяли себе сопротивление неприятием власти. Он даже написал стихи: «Я настолько тебя унижу, что не стану тебе писать». В том-то и дело, что власть требовала, чтобы *писали ей*. Сталин был человеком читающим, и почему-то именно Пастернака он пощадил. Был даже случай, когда он сам позвонил ему по телефону и обсуждал вопросы талантов литературы (в частности, Мандельштама, которого ненавидел и потом уничтожил).

Я знал Пастернака и его семью в годы своего детства — во время войны, в 1941—1943 годы, — мы были соседями в эвакуации в городе Чистополе. В свои 12—13 лет я слышал про ореол славы и уважения вокруг него. Тогда я сам уже пытался что-то сочинять и потому ходил слушать выступления Пастернака в клубе Дома учителя. В школе я учился с его детьми и бывал у них в тесной квартирке. Пастернак приходил к нам в дом и играл на пианино (он был хороший пианист, а у наших хозяев был инструмент). Возможно, тогда, в опасные, холодные и голодные годы в

Чистополе, где все, включая его самого, жили в тесноте и бедности, у Пастернака зародился план знаменитого романа «Доктор Живаго».

В июне 1943 года весь эвакуированный Литературный фонд возвращался из Чистополя в Москву. Мы с мамой ехали вместе с Пастернаками. Две недели мы плыли по трем рекам — Каме, Волге и Оке — на пароходе, который по иронии назывался «Михаил Шолохов». У взрослых были каюты, а мы, дети, спали в салоне на полу. Плавание было тоскливым, по ночам пароход стоял на якоре, не зажигая огней, — из-за опасности немецкой бомбежки (это происходило вскоре после Сталинградской битвы на Волге). Капитан парохода просил всех писателей написать что-нибудь в судовом журнале. Писали что-то патриотическое, что-то юмористическое и передавали друг другу журнал. Поэтому все читали предыдущие записи. Мама показала мне, что написал Пастернак: «Очень хорошая погода, мечтаю выкупаться и о свободе печати». Разговор о свободе печати при советской власти был антигосударственной крамолой. Пароходный журнал — это, конечно, не широкая пресса, но Пастернак не удержался, чтобы и в нем не пожаловаться на отсутствие свободы печати. Возможно, кроме меня, теперь никто не знает и не помнит той строчки Пастернака.

А строчка оказалась пророческой: когда Пастернак написал роман «Доктор Живаго», ни один советский журнал и ни одно издательство не приняло его, цензура не пропускала — не было свободы печати. Пастернак мечтал о литературной славе и сумел передать роман за границу. Там в 1957 году «Доктор Живаго» был впервые напечатан. Это направило на него гнев правительства и произвело шум в интеллектуальных кругах. Власти даже арестовали любовницу Пастернака Ольгу Ивинскую, что заставило его глубоко страдать.

Роман переводился и широко издавался во всех странах, кроме Советского Союза (для «внутреннего пользования» его издали небольшим тиражом в Центральном Комитете партии и разрешали читать только самым высоким чинам). В Америке по роману сняли фильм, который прошел по всем экранам мира — кроме Советского Союза.

Общий гонорар Пастернака за роман достиг десяти миллионов долларов (что теперь может равняться минимум ста миллионам). Но выезжать за границу и получать деньги в Союзе ему было запрещено. Он вынужденно жил только переводами — он знал несколько языков, получил блестящее образование в семье своего отца, художника Леонида Пастернака. Его отец, выходец из еврейской среды, был лучшим иллюстратором книг Льва Толстого и даже другом великого писателя.

В романе «Доктор Живаго» не было ничего прямо антисоветского. Через яркие образы доктора-поэта и его любовницы Лары в нем были описаны трагические судьбы людей во время революционных событий в России. По сути, этот роман даже запоздал по времени.

В 1958 году Пастернаку присудили за роман Нобелевскую премию по литературе — высшее международное признание. К тому времени он был затравлен и изолирован нападками власти, знакомые боялись его поздравлять. Но Чуковский обрадовался за друга и соседа и поспешил на его дачу с поздравлениями. Дачу с утра окружила толпа иностранных корреспондентов, а вокруг, в стороне, стояли агенты госбезопасности. Пастернак был в настоящей осаде. Корреспонденты кинулись к Чуковскому — брать интервью. А позади мрачно стояли и подслушивали агенты. Даже Чуковский чувствовал себя неуютно, но роман Пастернака расхвалил. А давать интервью в иностранной прессе было опасно.

Что тут началось! Кампанию по травле Пастернака возглавили сам диктатор Никита Хрущев и заведующий отделом культуры ЦК партии Д.А.Поликарпов. По их указаниям несколько месяцев подряд его критиковали в газетах, журналах, по радио и телевидению. Его осуждали на собраниях в Союзе писателей, в институтах, в министерствах, на заводах. Можно было подумать, что в Советском Союзе нет никаких других проблем. Это было точь-в-точь похоже на кампанию осуждения врачей-отравителей за пять лет до того — в 1953 году. Как и тогда, выступавшие говорили про Пастернака — клеветник, предатель, отщепенец общества; предлагали судить и выгнать из страны. Самое интересное, что ни один из выступавших не читал роман (включая Хрущева), и многие из них не читали книг вообще (включая Хрущева). Пастернака исключили из Союза писателей и предложили покинуть страну. Писатель не выдержал травли, сдался и написал покаянное, отнюдь не литературное заявление, которое опубликовали на последних страницах газет. Он писал, что любит Родину и свой народ, что революция наполнила его жизнь новым смыслом, что он всегда ставил интересы страны выше своих личных, что раскаивается в ошибках, включенных в роман, и что отказывается от Нобелевской премии.

Когда я читал это, то вспоминал такое же заявление профессора нашего института Геселевича на собрании, когда в 1948 году его громили как «космополита в науке». Правда, для самого себя Пастернак написал стихотворение «Нобелевская премия» с такими ироническими и горькими строками:

Что же сделал я за пакость,
Я — разбойник и злодей?
Я весь мир заставил плакать
Над красой страны моей.

Как-то раз в те месяцы я ехал на такси в Союз писателей. Узнав, куда ехать, молодой водитель спросил:

— Что это за книга такая, которую написал Пастернак? Действительно она такая плохая?

— Ну, не такая уж плохая, — ответил я уклончиво, не желая провоцировать долгий разговор.

— Вот и я так думаю — если власть сильно ругает, значит, книга должна быть хорошая.

Пастернак еще два года прожил в Переделкино и умер от рака. В один из моих приездов к Чуковскому я увидел Пастернака на его даче. Чуковский, один из немногих, не прекратил с ним дружбы. Как всегда бравурно, хозяин представил меня:

— Этот молодой человек уже опытный хирург и еще начинающий поэт.

Пастернак посмотрел на меня:

— Где вы работаете?

— В Боткинской больнице.

— Мой доктор Живаго тоже работал там, — я был удивлен, что он говорит о герое своего романа как о реальном лице.

— Можете вы вылечить меня? — спросил он. — У меня спина болит, все мышцы ноют, особенно руки — вот здесь.

Я обследовал его прямо в кабинете Чуковского. Во время обследования я напомнил ему о встречах в Чистополе пятнадцать лет назад. Он только улыбнулся. После обследования мне стало ясно, что у него развивается миостения (слабость мышц). Я предложил:

— Вам надо пройти курс массажа и физиотерапии.

— Где я могу получить эти процедуры?

— У вас в Переделкино — здесь же есть Дом творчества писателей с медицинским кабинетом.

— Это Дом творчества советских писателей, — подчеркнул он. — Теперь меня не считают одним из них. Недавно группа европейских писателей приезжала в Москву и хотела повидать меня. Но первый секретарь Союза Сурков велел мне временно скрыться в Тбилиси. Я ходил по улицам, и грузинские писатели спрашивали: что я там делаю? А я был в ссылке, в бесчестии.

Он умер 30 мая 1960 года. В конце газеты «Вечерняя Москва» было маленькое объявление в черной рамке: «Скончался член Литфонда Борис Леонидович Пастернак».

На его похороны в Переделкино съехались тысячи людей. Даже сама его могила сразу стала местом паломничества людей. Говорили, что через несколько лет Хрущев кричал на помощников: «Это ваша вина, что вы мне не сказали, кто такой Пастернак. Я не обязан был знать, кто он такой».

Одна моя знакомая женщина, Лаура Виролайнен, сказала над его могилой: «Он был поэт всех нас».

В клинике

Опираясь на свой небольшой, но разнообразный опыт, я приучил себя жить и работать внимательно. И в новую работу кинулся тоже с интересом и молодым запалом — «Хочу все знать!». Общий уровень развития хирургии в Боткинской больнице был выше петрозаводского и оснащение клиники инструментами тоже было лучше. Но вскоре я понял, что, несмотря на название «клиника» и на более совершенные инструменты, далеко не все хирурги были на высоком уровне. Сказывалась недостаточная подготовка в институтах и почти полное отсутствие специализации. К тому же большинство хирургов были женщины; редкие из них умели оперировать; у многих не было вообще никакого хирургического таланта. Как говорили про них мужчины: «руки не тем концом вставлены». Из-за их неумения случалось много осложнений и среднестатистические результаты лечения были не очень хорошими.

Мой приход в клинику — появление молодого неженатого мужчины — вызвал большой интерес. Женщинам хотелось поближе познакомиться и побольше узнать обо мне. Я старался этого не замечать — я потонул в любви к Ирине. До поры до времени я никому о ней не говорил, а отделывался от новых сотрудниц вежливыми улыбками. Тогда молодые сменили тактику и, заигрывая, стали просить:

— Помоги мне сделать операцию.

— Помоги наложить гипсовую повязку.

— Не можешь ли ты подежурить за меня эту ночь?

Мне приходилось переделывать за них плохо сделанное скелетное вытяжение и перекладывать их аляповатые гипсовые повязки.

Хирургия — это мужская специальность. Особенно ортопедическая хирургия — операции на костях и суставах. Они требуют такой физической силы и такой энергии, на которую способны редкие женщины. Наложение гипсовых повязок, особенно больших и тяжелых, тоже требует силы и особого искусства. При всем развитии равноправия все-таки существует логическое разделение человеческих функций на мужские и женские. А в Советском Союзе, при тяжелом повседневном быте, женщины были страшно перегружены семейными и домашними заботами. Рожать, воспитывать детей, стоять в очередях, готовить, стирать, убирать и к тому же быть хорошим хирургом — задача непосильная. В медицине даже есть такая поговорка: «Женщина-врач — это не женщина и не врач». Может, это несправедливо, но отражает суровую правду жизни. На работе наши женщины постоянно думали о домашних делах, а дома думали о работе.

На одном из дежурств в приемном покое женщина-хирург Людмила М. дала пощечину пьяному больному, лежащему на каталке. Если женщина дает пощечину мужчине, она почти всегда права и это их личное дело, хотя, конечно, в кодекс отношений врач—больной рукоприкладство не входит. Людмила крупная, и рука у нее была тяжелая. Ошалевший от удара больной мгновенно протрезвел, схватился за щеку и, лежа на каталке, тупо повторял:

— Вот еще, вот еще, вот еще...

Может, все обошлось бы и затихло, но эту сцену видели через открытую дверь сидящие в очереди больные. Один из них, семидесятилетний военный в отставке, поднял крик:

— Что это такое?! Бить советского больного?! Скоро нас всех начнут избивать!.. Я коммунист, я этого так не оставлю!.. Пусть она понесет наказание!..

Другие больные уговаривали его:

— Но вы же не знаете, что произошло между ними.

— Чтобы ни произошло, врач не имеет права бить советского больного!

— Да вы посмотрите — он же пьяный.

— Ну и что? Выпимши человек, а может, у него радость какая. Что ж, за это его бить?

Мы, врачи, собрались вокруг Людмилы и говорили с ней. Она отмалчивалась.

— Слушай, может, ты сама объяснишь этом крикуну, что произошло. Он может навредить.

— Ему? Ему не объяснишь, — медленно отчеканила она.

Въедливый пенсионер пошел по разным инстанциям, Людмилу судили, она и там отмалчивалась и не объяснила, почему дала пощечину. Ей дали полгода условного наказания «за применение на работе физической силы к больному человеку».

После суда мы все пошли на квартиру к заведующей приемным покоем д-ру Татьяне Бельской и ее дочери Ирине, тоже доктору из нейрохирургии. Мы купили по дороге водку и стали праздновать — неизвестно что. Разогревшись водкой, Людмила рассказала:

— Знаете, за что я его ударила? У него была ущемленная грыжа, когда я его осматривала, спустив ему штаны, эта пьяна скотина сказал мне: «Пососи мой хуй». А вы бы не ударили? Я не хотела объяснять это раньше, думала, что из этого не может быть никакого суда. А когда дело дошло до суда, то мне стало даже интересно: смогут ли эти негодяи осудить женщину-врача, если она сама не оправдывается, считая себя правой? Они смогли. Теперь я знаю: грош-цена всем разглагольствованиям об уважении к труду женщины-врача. Только на Восьмое марта нам цветочки дарят и в трамвае место уступают, но никто нас не ценит и не защитит. Давайте, выпьем еще!..

После революции 1917 года число женщин-врачей росло в Советском Союзе параллельно с уменьшением врачебного заработка, начатого Лениным, и с увеличением экономических проблем. Мужчины стали вынужденно выбирать себе более оплачиваемые специальности — инженеров, техников, даже шоферов. А женщины занимали образующийся вакуум работ. Политика эмансипации женщин тоже способствовала их притоку в освободившиеся места — женщины были горды становиться врачами, это было новым течением в обществе. В годы войны с фашистской Германией (1941—1945) почти все врачи-мужчины и многие женщины ушли на фронт. Медицинские институты тогда выпускали до 90 процентов женщин-врачей. Война и сталинские репрессии уничтожили около двадцати миллионов молодых мужчин. В 1950-е годы женщины составляли около 70 процентов всех врачей, и медицина окончательно стала считаться женской специальностью.

Врачи вообще зарабатывали так мало, что мужчины — добытчики для семьи вынуждены были иметь вторую ставку где-нибудь в поликлинике и дежурили за деньги в разных больницах. Женщины этого не делали из-за семейных забот. Почти все врачи постоянно одалживали друг у друга деньги, и главной темой разговоров в ординаторских комнатах было ожидание прибавки к зарплате:

— Говорят, что новое правительство собирается повысить врачебную зарплату.

— Как же, повысят они! Держи карман шире!..

Я мог позволить себе не брать подработок, потому что жил пока у родителей и мог тратить свои деньги только на себя (и на Ирину тоже — на цветы ей, на театры). Зато я работал с молодым энтузиазмом. Заметив и оценив это, профессор Языков и доцент Винцентини часто брали меня ассистировать на операциях. Я учился у них — как и что надо делать, а иногда — как и что не надо делать.

Мы тогда многое лечили консервативно — гипсовыми повязками. Присматриваясь к результатам лечения, я увидел, что переломы ключицы (один из частых видов травмы в то время) срастались медленно и неправильно. Я думал, как это улучшить? Я читал научную литературу и придумал новый вид гипсовой повязки. Она была легче обычных и фиксировала плечо в нужном положении. Языкову идея понравилась, он меня одобрил, и я стал накладывать *свою* повязку. Вскоре выявилось, что результаты лечения улучшились. Я был горд своим первым «вложением» в нашу науку, написал статью, нарисовал к ней иллюстрации, и ее напечатали в сборнике трудов аспирантов и ординаторов. Это была моя первая опубликованная научная работа, я гордился ею перед родителями и Ириной. Отец по-деловому одобрял, мама по-матерински радовалась, а Ирина выжидательно улыбалась — что-то еще у тебя впереди?.. Кстати, вместе с моей статьей в сборнике были статьи других молодых врачей, которые потом стали профессорами — Кана, Кулакова, Килинского, Орлова, Кечкера.

Языков поручил мне сделать небольшой доклад на заседании Научного общества ортопедов и травматологов:

— Только смотри — докладывай четко, по-деловому, чтобы не было впечатления, будто ты в лужу перднул (это была его любимая и частая присказка — ему, выходцу из рода дворян на Оке, нравилось применять старинные обороты речи и простонародные высказывания. Когда его кто-то расстраивал, он говорил: «Ну ты меня как серпом по яйцам саданул»).

Получив такое «деловое» наставление, я тщательно готовился, репетировал перед Ириной. Выступал я с таким напором и энтузиазмом, что аудитория даже зааплодировала (а это бывало редко). Старейший академик Приоров, корифей нашей специальности, выступил и похвалил мое доклад. Я зарделся от смущения.

На другое утро, на ежедневной конференции клиники, довольный Языков громогласно и, как всегда, с свойственным ему юмором произнес:

— Кто был вчера на заседании Общества, мог убедиться, что наш Володька умеет болтать языком. Он в лужу не перднул, потому что старается всегда быть «у курсе».

Мне стали чаще доверять делать операции, сначала под руководством старших, а потом и самостоятельно. В больнице было много хирургов разных профилей: полостных, нейрохирургов, урологов, онкологов, гинекологов и, конечно, травматологов, как я сам. Я старался впитывать в себя как можно больше практических наблюдений, насыщаться ими, как губка влагой. Если я не был занят своей работой, то старался помогать всем.

Постепенно у меня образовались хорошие отношения со многими хирургами — через год ко мне привыкли, я стал «боткинцем» и одним из активных молодых хирургов. Почувствовав себя уверенно, я решил еще через год поступать в аспирантуру. Появилось новое желание, о котором еще недавно я не думал: надо защитить кандидатскую диссертацию, это может дать мне лучшее положение и больше денег. Я думал о том, как мы будем жить с Ириной, хотя и не знал, когда эти улучшения произойдут.

Завоевывать авторитет в новом коллективе, тем более в большом и сложном, очень непросто. Оглядываясь назад, я думаю, что мне помогал мой общительный и покладистый характер, унаследованный от родителей. Но в советском обществе личные качества ценились намного ниже, чем вовлечение в общественную работу. При всех успехах, я не был членом партии и не был активным комсомольцем. За это на меня недоброжелательно косились общественники и это могло помешать моему продвижению. К тому же популярность и протекция старших рождали зависть. Мне еще предстояло проходить через эти рогатки.

Вскоре у меня появился важный пациент.

Летом 1957 года мой шеф, профессор Языков, делал в Кремлевской больнице операцию легендарному маршалу Семену Михайловичу Буденному — у него был тяжелый перелом плечевой кости. Мне потом пришлось помогать Языкову долечивать маршала. Лечение высоких начальников всегда имеет свою сложную историю...

Буденный был кавалерист-фельдфебель в царской армии, за храбрость награжденный четырьмя Георгиевскими крестами. Во время революции он перешел на сторону большевиков и в 1918 году создал легендарную Первую конную армию — от этого пошло рождение советских вооруженных сил. Армия Буденного под его командованием завоевала большую часть территории Украины и Белоруссии. Внешность у него была импозантная, особенно выделялись его знаменитые длинные пышные усы, выходящие за пределы скуластых щек, а на груди было более сорока орденов. О нем писали книги, изображали его на картинах, снимали кинофильмы про него сочиняли песни:

Среди зноя и пыли
Мы с Буденным ходили
На рысях на большие дела,
Помнят псы-атаманы,
Помнят польские паны
Конармейские наши дела...

Человек он был малообразованный, но за прежние заслуги его держали в должности заместителя министра обороны. Ко времени нашего лечения ему было уже восемьдесят лет, он числился почетным Генеральным инспектором армии и уже не принимал участия в государственных делах.

В том 1957 году Никита Хрущев и тогдашний премьер-министр Георгий Маленков пригласили в Москву югославского диктатора маршала Иосипа Броз Тито. Когда в 1948 году Сталин рассорился с Тито, его называли «кровавый палач югославского народа». Но новое советское правительство повело политику на примирение с ним, и Хрущев с Маленковым сами полетели к нему для приглашения. Тито поставил несколько условий и хотел, чтобы на встрече присутствовал маршал Буденный. В годы революции Тито был сербским военнопленным в России, перешел на сторону большевиков и служил в конной армии под командованием Буденного. Он был с ним дружен и хотел этим подчеркнуть свою связь с Советской (Красной) армией.

Старика Буденного, после многих лет отсутствия, выволокли в большой свет. Встречи с Тито проходили в теплой атмосфере, никто не вспоминал прежнюю склоку. Тито с Буденным целовались и фотографировались вместе. Но вот подошел день отъезда. Все хорошо выпили в Кремле с тостами «за вечную дружбу между двумя нашими великими народами» и направились к машинам, чтобы ехать на Внуковский аэродром. Перед дорогой все зашли в туалет, Буденный тоже. Когда все отошли от писсуаров, Буденный остался там один — у него была увеличена «кавалерийская» предстательная железа, и мочиться ему было не так просто. Он задержался.

Вот отсюда начиналась его история болезни.

Кавалькада правительственных машин, следующих одна за другой, промчалась по проспекту Ленина. Движение было перекрыто, люди, согнанные с работы, стояли вдоль проспекта и махали флажками бывшему «палачу югославского народа». Уже все машины проехали, и милиционер на перекрестке переключил зеленый свет, пуская поперечное движение.

Первым тронулся автобус. И тут вдруг показалась мчавшаяся догонять других машина Буденного. Она врезалась в автобус. Маршал сидел на заднем сиденье, правую руку он положил в мягкую замшевую петлю-подвеску. От удара его рвануло вперед и кость руки сломалась. Этот перелом Языков оперировал в Кремлевской больнице. Он скрепил отломки кости петлями специальной титановой проволоки. Это была не очень прочная фиксация. Поэтому после операции он наложил пациенту тяжелую гипсовую повязку — так называемую «тороко-брахиальную»: на всю грудную клетку и на руку до самой кисти. Здоровая натура помогла Буденному быстро поправиться, и он выписался на свою правительственную дачу. Но он страдал от тяжелой и неудобной повязки. Мечтой старого кавалериста было опять сесть в седло. Несмотря на свой возраст, он каждый день ездил верхом и держал для этого на даче конюшню из шести скаковых лошадей специальной «буденновской» породы.

Языков поехал к нему на дачу, чтобы сменить гипсовую повязку на более легкую. Делать одному это невозможно. В помощь ему должны были дать женщину-хирурга из Кремлевской больницы. Помощница ему не нравилась. Он сказал мне:

— Поедешь со мной к старику Буденному. Не хочу брать кремлевскую бабу, ну ее к ... матери. Снимем ему тяжелую повязку и наложим твою, легкую. Но ты смотри, держи язык за зубами — чтобы ни одна живая душа не узнала о нашей поездке.

Это был знак большого доверия моего шефа ко мне. Я не был в штате Кремлевской больницы, и с официальной точки зрения мое участие в лечении было нарушением правил. Языков попросил у Буденного разрешения привести своего ассистента и прислать за нами его машину, чтобы избежать машины Кремлевской больницы. Все надо было делать в секрете, потому что за всеми следили и могли донести.

Мы мчались по средней линии Минского шоссе в тяжелой машине ЗИЛ-111, на номере были буквы МЩ — это значило, что машина принадлежит военному министерству. Милиционеры пропускали нас, вытянувшись и беря «под козырек». Дача в местечке Баковка, в 22 километрах от Москвы, не доезжая Переделкино. Дежурный офицер заглянул в машину, шофер, тоже офицер, назвал ему нас, все были предупреждены о нашем приезде.

Сплошные железные ворота открылись, и мы въехали на территорию. Вдали виднелся трехэтажный деревянный дворец. На балконе сидел знаменитый усатый старик, накинув на гипсовую повязку плащ с маршальскими погонами.

Рассказ маршала Буденного

Нам с Языковым пришлось повозиться до пота, меняя гипсовую повязку. Знаменитому нашему пациенту стало легче, он угощал нас сладкими дынями, присланными ему с юга.

Как все старики, он любил поболтать и вел рассказы про опыты своего лечения.

— Это вот теперь все лечат разными лекарствами да операциями. В мою молодость ничего этого не было. Помню, в Первую мировую войну рубанули меня шашкой по левому плечу. Что делать? Зашел я в первую же хату, нашел там густую паутину и наложил ее поверх раны. А сверху замотал тряпкой, которую тут же и подобрал. Вот и вся операция. А ведь зажило! От паутины зажило. Это такое старинное казачье лечение было — паутина всякую рану заживляла.

Мы вежливо слушали, Языков дал этому научное обоснование:

— Возможно, паутина с плесенью содержит в себе какие-то антибиотические средства — ведь открытие пенициллина тоже началось с изучения свойств плесни.

— Вот я и говорю — без операций, — сказал Буденный, — А то еще случай был в 1914 году: пожаловался я фершалу-коновалу (он выговаривал — «фершалу»), что ухо болит. Аж мочи никакой нет, болит — туда его растуда (добавил несколько нецензурных слов для подтверждения силы боли). Фершал завел меня в солдатский нужник, срезал ножом лучинку с дощатой стены, заострил на конце, потом оттянул мое ухо, да как воткнет туда острую лучину — прямо в ухо! Я света не взвидел от боли. А оттуда гной потек — и сразу боль пропала, как рукой сняло. С тех пор ухо никогда не болело. Что скажете?

Языков, подыгрывая старику:

— Интересная какая история! А теперь ведь для этого в больницу кладут. По-научному это называется операция парасентеза — прокол барабанной перепонки.

Наша реакция Буденному льстила. Он повел нас осматривать дом. В больших комнатах было много картин с его изображением — целая галерея одного человека, и почти все изображали Буденного на коне. Стояло недоконченное парадное полотно — портрет работы художника Преображенского. В стороне висела копия знаменитой картины «Сталин принимает парад Первой конной армии». Репродукция этой картины была во всех школьных учебниках — она символизировала значение Сталина как организатора Красной армии. Буденный недовольно прищурился на нее:

— Вот ведь наврал художник — ничего этого не было. Держал для порядка, выброшу скоро.

На стенах висели подписанные фотографии советских министров и маршалов. Отдельно на столе стояла в рамке фотография Сталина с его подписью. Редкую подпись вождя мы видели впервые и стали всматриваться: «Действительному организатору Первой конной армии С.М.Буденному от И.В.Сталина». Странная подпись. И дата — зловещий 1937 год. Хозяин рассказал историю фотографии.

В те годы Сталин стал очень подозрительным. Он часто всматривался в глаза человека и говорил ему со своим грузинским акцентом: «Почэму это у тэбя взгляд такой бэспокойный?» или: «Что-то ты пэрестал смотрэть мне в глаза». После того этот человек пропадал, и все знали: не дай бог упомянуть о нем в разговорах со Сталиным или даже друг с другом. Все боялись не только его, но и друг друга тоже. Так погибли маршалы Блюхер и Тухачевский и много честных и заслуженных революционеров. Зловещее замечание Сталина однажды услышал и Буденный:

— Что-то, я вижу, разлюбил ты меня, Сэмен Михайлович.

Знаменитый герой заволновался:

— Что вы, Иосиф Виссарионович! Да я за вас в огонь и в воду, только прикажите!

— А если нэ разлюбил, то почему ты мнэ свою фотографию нэ подаришь?

— Да я давно хотел, Иосиф Виссарионович! Ей-ей, собирался...

— Ну, если собирался, то подари тэпер.

Буденный быстро сбегал за фотографией:

— Вот, принес, Иосиф Виссарионович, карточку.

— Вижу, что принэс. Тэперь подпиши.

Буденный сел к краю стола, взял ручку и застыл в нерешительности — как написать?

Для него легче было срубать головы шашкой, чем написать несколько слов. Он боялся написать «Дорогому» — это могло показаться Сталину слишком фамильярным; и боялся написать «Глубокоуважаемому» — это могло показаться слишком холодным (в этом месте рассказа я вспомнил, как годы назад мой отец испытывал такие же муки, когда собирался писать Сталину и просить квартиру). А Сталин ходил позади нерешительного маршала и курил трубку. Видя его замешательство, сказал:

— Что, нэ можешь сам написат?

— Никак не могу, Иосиф Виссарионович.

— Хочэшь, я тэбе продиктую? Пыши: «Великому и гениальному»... написал? Пыши дальше: «создателю Первой конной армии»... написал? Пыши дальше: «Иосифу Виссарионовичу Сталину и подпыши — от Семена Михаловича Буденного». Напысал?

— Написал, Иосиф Виссарионович!

— Ну, тэпер вижу, что ты меня нэ разлюбил. Поэтому хочу подарит тэбе свою фотографию.

И написал: «Действительному организатору Первой конной армии С.М.Буденному от И.В.Сталина». Эту фотографию мы и видели.

Рассказав, маршал добавил:

— Теперь понимаете, почему картина «Сталин принимает парад Первой конной» — это выдумка художника.

Рассказ Буденного произвел на нас гнетущее впечатление: вот какие игры унижения разыгрывал характер диктатора за Кремлевской стеной! Это было похоже на сумасбродства римского императора Нерона две тысячи лет назад. Но, по крайней мере, римский Сенат терпел-терпел, а все-таки проголосовал за казнь императора, и тот вынужден был покончить с собой. А во всем окружении Сталина не было никого, кто бы хоть в чем-то возразил ему. Буденный, этот рубака-кавалерист, герой революции, вел себя со Сталиным, как трусливый раб.

Интересно было бы узнать: насколько Сталин верил в ореол величия и гениальности своей личности, которые сам культивировал? Из рассказа Буденного выходило, что это была типичная игра параноика — он возвышал себя за счет унижения своего окружения (и всего советского народа!).

Даже Языков не знал, как реагировать на рассказ о фотографии — удивляться, возмущаться? Всю обратную дорогу мы молчали, думая одно и то же.

Рождение сына

И теперь с новой мыслью и целью
Я, как птица, гнездо свое вью...

Александр Вертинский

И наступил тот логический момент в каждой любви, когда Ирина сказала мне:

— Я беременна.

Она сказала это не радостно, а растерянно — ведь ничего в нашей жизни еще не было решено, у нас не было жилья, мы мало зарабатывали и совсем не были готовы к такому исходу любви. Я на мгновение растерялся, но тут же обнял и притянул ее:

— Я вас обоих ни-ког-да не брошу.

Первым делом надо сказать родителям и вместе с ними что-то решать. Они тоже были в некоторой растерянности — все из-за неустроенности нашего быта. И вот я впервые привел Ирину в наш дом — познакомить с родителями. Поднимаясь по грязной деревянной лестнице на второй этаж, она смотрела на все с тем же чувством растерянности — она еще никогда не видела такого бедного дома. И такой тесной комнаты она тоже не видела. Ирина росла в относительно благополучной писательской семье, они и все их знакомые жили в намного более приличных условиях. Я ласково поддерживал ее, старался хоть как-то ободрить. Глядя вокруг ее глазами, я стеснялся неустроенности нашей жизни — она еще больше усугубляла неуверенность в будущем. Но родители были на высоте, особенно мама — она сделала все, чтобы Ирина чувствовала себя в своей семье.

Мама никогда не была практичной, но каким-то образом умела находить выход из любого положения. И на этот раз она тоже сделала невозможное: договорилась вскоре со своей старшей сестрой, Тоней, у которой были две комнаты в большой коммунальной квартире в центре Москвы, чтобы мы все временно переехали к ней, обменявшись жильем на полгода-год. А там видно будет.

Пора мне было подумать не только о своем будущем, но и о будущем своей семьи. Я пошел к Языкову, с которым у меня уже были очень доверительные отношения:

— Дмитрий Ксенофонтович, теперь я женатый человек.

— Знаю, слышал — наши бабы мне донесли. Все они об этом говорят.

— Как они узнали — я им не рассказывал?

— Бабы всегда все знают.

— Я пришел просить у вас тему для кандидатской диссертации и узнать — могу ли я подавать в аспирантуру?

— Тема у меня есть — хирургическое лечение привычного вывиха плеча. Благодатная тема.

Тема действительно была «благодатная» — когда происходят многократные вывихи в плечевом суставе, это называют «привычным вывихом». Тема для диссертации очень конкретная и мало разработанная: в то время еще немного было научных статей об этом и не было диссертаций. Но для меня в этом была одна загвоздка — в клинике лечили привычный вывих методом прежнего шефа, профессора Фридланда. Языков предложил его идею, но этого мне не сказал. Если без разрешения автора метода я буду описывать в диссертации то, что он предложил, я могу оказаться в неловком положении — обойти автора было бы некрасиво. Что делать? Я быстро думал: «Спросить об этом Языкова или не спрашивать?» И решил поговорить о тактике с Ксаной — доцентом Винцентини. Все знали, что годы назад, когда был арестован ее муж Сергей Королев, она была любовницей Фридланда. Может, она поможет связаться с Фридландом? Пока я сказал шефу:

— Очень интересная тема, спасибо.

Языков был явно доволен, что я не задаю лишних вопросов. Сам он почти никогда не упоминал имя Фридланда и не очень любил, если при нем это имя упоминали. А я, к тому периоду моей жизни, уже усвоил рациональное правило поведения: никогда не задавай лишних вопросов о взаимоотношениях других людей, это может только повредить. Он продолжал:

— А вот насчет аспирантуры, так это может оказаться непросто. Я-то возьму тебя с удовольствием, но партийный комитет станет возражать — они рекомендуют только членов партии. Надо подумать, как их обойти.

Тот важный разговор дал мне надежду на продолжение карьеры, но все-таки оставил в душе осадок неудовлетворения: как много интриг в уважаемом мной ученом мире!

Теперь надо было срочно переезжать на новое временное жилье и как можно скорей составлять план диссертации. Мы с родителями начали переезд. Вдруг позвонила Ирина, она плакала и была в панике:

— Ой, приезжай скорей — меня чуть не убил кусок упавшей с потолка штукатурки.

Я кинулся к ней. Она, испуганная, сидела в углу, а на потолке зияла большая дыра — их квартира была на последнем этаже, крыша промокла, и упал громадный пласт потолка. По счастливой случайности он не задел Ирину. Я представил себе, какой ужас она пережила, схватил ее в охапку и привез на новое, еще не устроенное жилье. Так началась, наконец, наша совместная жизнь.

Надо было зарегистрировать наш брак — ребенок должен быть законнорожденным. Мы думали об имени и договорились: если будет девочка, назовем Женя, в честь ее покойного отца; а мальчика назовем Владимиром, чтобы был Владимир Владимирович, так звали моего покойного деда (его очень любила моя мама). Прямо из ЗАГСа родители пригласили нас в старый роскошный ресторан «Гранд-отель», напротив музея Ленина. Тот отель с рестораном давно снесли, а жаль памятника доброй богатой старины.

Пятого января 1958 года Ирина родила сына. Было около часа ночи, я сидел в посетительской, через две комнаты от родовой. На секунду мне послышался какой-то писк, но я не придал этому значения. Дежурная врач-акушер знала, что Ирина — жена доктора. Приняв роды, она вышла ко мне:

— Ну, слышали?

— Слышал что?

— Голос вашего сына.

— Сын... какой он? — я не знал, что сказать, и спросил от растерянности.

— Какой? Без дефектов, — ответила дежурная.

Она имела в виду физическое развитие младенца. Но я тогда же подумал: это самая лучшая оценка — без дефектов; пусть она останется с моим сыном навсегда.

Я возбужденно шел по холодным заснеженным улицам к теще — сказать ей. Она открыла дверь, вопросительно глядя. Она хотела внучку. Я выпалил:

— Поздравляю вас с внуком!

Теща поджала губы и сухо ответила:

— Ничего хорошего я от вас и не ожидала.

Ну что было сказать ей? Я улыбнулся и пошел в нашу новую квартиру — к родителям.

— Ну, кто, кто?

— Сын, Владимир Владимирович.

Мы расцеловались и распили бутылку шампанского.

В первый же вечер после рождения сына я понес Ирине передачу — деликатесы и фрукты. Было строгое правило: в родильный дом никого не пускали во избежание занесения инфекции. Поэтому новоиспеченные отцы или бабушки сидели внизу, в приемной, и ждали. Появлялась санитарка, разносившая передачи. Все кидались к ней и отдавали пакеты и записки. Когда она возвращалась с написанными ответами, опять все кидались к ней, хватали записки и давали ей чаевые — по рублю. Ирина писала смешные записки, что сын очень много и жадно ее сосет, самый жадный из всех. Просила что-то принести. Я ходил туда десять вечеров подряд, пока их не выписали.

В морозный день я поехал на такси за Ириной и сыном, со мной теща и ее домработница Нюша. Теща заморочила меня советами — как взять на руки сына и что обязательно надо дать на чай медсестре, которая его вынесет из дверей. Я нервничал, ожидая первой встречи с сыном, слушал рассеянно.

Ирина выскочила из дверей веселая и счастливая, как птичка. За ней толстая баба-нянька несла какой-то сверток — моего сына. Я неловко сунул ей в руки десять рублей (немалые деньги тогда) и еще менее ловко взял на руки завернутого в ватное одеяло сына. Теща приподняла край пеленки над его лицом и застонала от удовольствия видеть внука. Нюша сказала: «Красавец!». Я этого не находил, по-моему, он выглядел довольно непривлекательно: лицо красное, нос маленький и курносый, губы большие.

В такси теща спросила:

— Сколько вы дали санитарке?

— Десятку.

Она недовольно поджала губы. Но мне для своего сына ничего не было жалко. С того первого момента мои расходы на сына постоянно увеличивались.

Мой визит к профессору-изгнаннику

Вскоре я убедился, что для кандидатской диссертации нужны три параметра: надо иметь идею, надо собрать научный материал, а сверх этого надо преодолеть интриги внутри научного мира.

Однажды, после моего разговора с Языковым, доцент Винцентини читала лекцию на тему: «Лечение привычного вывиха плеча». Она рассказывала о методе операции профессора Фридланда, не упоминая, однако, что раньше он был директором нашей клиники. Идея метода заключалась в укреплении плечевого сустава созданием новой связки. Ее делали из фасции (покрытия мышц) самого больного. Сначала делался разрез вдоль бедра и сразу под кожей выкраивалась полоска из фасции, рану зашивали. Потом делали разрез над больным плечевым суставом и укрепляли его дополнительной связкой из взятой полоски фасции. Рану зашивали и накладывали гипсовую повязку на плечо. Фактически операция состояла из двух разрезов и двух частей.

Я уже несколько раз ассистировал на таких операциях, результаты были хорошие, но мне не нравилось, что больным с вывихом плеча надо делать разрез еще и на бедре. Во-первых, приходилось объяснять больным, что хотя у вас больное плечо, но сначала сделаем вам разрез на бедре; во-вторых, это удлиняло операцию; в-третьих, после разреза на ноге больным следовало неделю лежать, не вставая; в-четвертых, потом приходилось разрабатывать движения не только в руке, но и в ноге. Одним из наших больных был знаменитый футболист 1940—1950-х годов Григорий Федотов, капитан команды ЦСКА. У него много раз вывихивалось плечо, и это мешало ему играть. Профессор Фридланд сделал ему свою операцию — вывихи прекратились, но он долго не мог играть из-за разреза на бедре и никогда уже не восстановил свою спортивную форму.

Все это я обдумывал для будущей диссертации. В те годы в научных журналах стали появляться статьи о применении в хирургии пластмассовых тканей для пластических целей. Мы знали об этом из статей из-за границы — там из капрона, нейлона, тефлона и других пластмасс делались сосуды и другие искусственные ткани. Россия, как всегда, отставала — у нас еще не было тех материалов.

В конце своей лекции Винцентини спросила:

— Какие есть вопросы?

Я поднял руку:

— Можно ли вместо фасции бедра укреплять плечо искусственной пластмассовой тканью?

— Думаю, что это возможно, но никто не пробовал, — сказала она.

Я пошел за ней в кабинет:

— Ксения Максимильяновна, профессор предложил мне тему для диссертации — хирургическое лечение привычного вывиха в плечевом суставе.

— Я знаю, он сказал мне.

— Что вы думаете, если я попробую вместо фасции вшивать пластмассовую ткань?

— Идея интересная, но у нас нет такой пластмассы.

— Я постараюсь где-нибудь достать.

— В таком случае надо будет сначала делать опыты на животных.

— Я сделаю.

— Если ты сможешь сделать все это — диссертация будет интересная. Желаю удачи.

— Ксения Максимильяновна, могу я попросить вас связать меня с профессором Фридландом? Неудобно писать диссертацию по его методу, не спросив его разрешения.

Она задумалась:

— Знаешь, только это строго между нами, Фридланд, конечно, на пять голов выше Языкова. Но с ним поступили ужасно несправедливо. В 1953 году, когда громили так называемых «врачей-отравителей», Фридланду было уже за шестьдесят. Как еврей, он мог тоже ожидать ареста. Его уговорили вступить в партию, он думал, что это ему поможет. На партийном собрании ему велели выступить с осуждением «отравителей». Большинство из них были его друзья. Как он мог выступать против них? А отказаться выступить тоже не мог как член партии. Тогда все повторяли друг за другом, что надо быть бдительными. И он тоже сказал: если бы мы были более бдительны, то эти несчастные, понимаешь — несчастные! — не сидели бы сейчас в тюрьме. От волнения он просто оговорился словом. Но собрание сразу прекратили, его вызвали в партийный комитет и предложили написать добровольное заявление об уходе. И пригрозили, что если он этого не сделает, то его просто уволят.

Он приехал в клинику поздно вечером и позвонил мне. Мы были с ним друзья (от Языкова я знал, что они были любовниками). Я сразу приехала, он меня спрашивал: что мне делать? Я твердо сказала ему — не пишите. Он говорит: мне сказали, что при добровольном уходе мне сохранят пенсию, а при увольнении меня лишат ее. Это было такое время, когда евреи всего боялись. На другой день в клинику прислали комиссию партийного комитета. Комиссия проверяла, какие он делал идеологические ошибки. Какие ошибки? — он был ученый и хирург. Но они присылали еще комиссию за комиссией, самых махровых антисемитов. Они буквально травили его, обвиняли, что он не читает газету «Правда», потому что она не лежала в кабинете. Обвиняли, что у него нет записанного текста лекций. Как будто его учебник — это не отражение его обширных знаний. Они даже вменяли ему в вину, что он оперирует заграничными инструментами. А он получал их в подарок от иностранных коллег, и инструменты были лучше советских. В конце концов они затравили его до того, что он подал заявление о добровольном уходе. Знаешь, каково это было видеть, как он в кабинете собирал свои книги и инструменты? У него было такое ужасно растерянное выражение лица — мы все навзрыд плакали в коридоре перед кабинетом.

Рассказывая, она чуть не плакала. Потом добавила:

— На его место тут же назначили Языкова, потому что он русский. Он не выступал против Фридланда, но когда через несколько дней всех «отравителей» оправдали и Фридланд захотел вернуться, то Языков не взял его обратно. Только все это строго между нами!

Помолчав, еще:

— С тех пор Фридланд не хочет видеть никого из нашей клиники. Только у меня сохранились с ним добрые отношения. Я позвоню ему и попрошу принять тебя. Поскольку ты человек новый, может быть, он согласится говорить с тобой...

И вот в назначенный час я сидел в квартире у профессора Фридланда, по учебнику которого мы все учились. Фридланда еще в 1930-е годы считали самым крупным ортопедом и пригласили работать в Москву из Казани. Он написал учебник, он предложил много своих методов операций, ему дали звание заслуженного деятеля науки.

Но теперь он был рядовым заведующим рядового отделения рядовой больницы.

Он спросил:

— Что я могу сделать для вас?

— Михаил Осипович, мне дали тему для диссертации по лечению привычного вывиха плеча вашим методом. Я пришел посоветоваться с вами.

— Хорошо, что пришли. Только какие же я могу давать советы? — он горько усмехнулся. — Я ведь теперь не профессор, а простой завотделением. У вас есть свой профессор, пусть он вам и советует.

В его тоне звучали старая горечь и обида. Я подумал: как должно быть тяжело заслуженному ученому переносить незаслуженную несправедливость изгнания! Ведь его насильственное увольнение было просто грязной интригой партийного комитета, мотивированной только политической игрой. Им хотелось избавиться от профессора-еврея, и они его выжили, полностью игнорируя его настоящую ценность, его научные заслуги, труды всей его жизни.

Подумать-то я это подумал, но сказать ничего этого не мог. А только:

— Михаил Осипович, я пришел к вам потому, что ценю именно ваше мнение. Вы для меня самый большой авторитет. Вы ведь знаете, что, кроме как от вас, я не могу получить ценный совет.

И я стал рассказывать свою идею о замене фасции пластмассовой тканью. Постепенно в нем пробудился интерес ученого, и он начал подробно обсуждать со мной, какую ткань и как лучше применить, как упростить технику операции.

Перед моим уходом он сказал:

— Желаю вам успеха. И еще желаю, чтобы вам никогда не пришлось испытать горечь изгнания и отрицания ваших заслуг.

Самый важный пациент

В Боткинской больнице однажды лечился сам Владимир Ильич Ленин, когда уже был главой государства — 20 апреля 1922 года ему удаляли пулю из левого плеча, после покушения на него. С тех пор палата, в которой он лежал, при входе в хирургический корпус №2, на втором этаже, стала маленьким мемориальным музеем. В ней стояла старая железная кровать-койка, застеленная серым одеялом, по стенам висели портреты Ленина и фотокопии некоторых документов, отражавшие тот исторический для больницы день, в углу высился темно-бронзовый бюст вождя на высокой подставке, а при входе висела мемориальная доска.

Каждый год в день рождения Ленина, 22 апреля, партийный комитет больницы устраивал собрание возле той палаты. Собирали врачей, сестер и санитарок, и кто-нибудь из коммунистов делал доклад, в котором с восторгом перечислял, как много сделал Ленин для развития советской медицины. Он действительно подписал около двухсот декретов по реорганизации частной русской медицины в социализированную советскую, запретил приемы частных больных и приказал судить тех докторов, которые брали деньги за лечение. Одновременно он назначил врачам и сестрам низкую заработную плату — внизу шкалы государственных ставок.

Коммунисты на собрании умилялись любви Ленина к советской медицине и под конец выставляли вперед старейшую сестру Анну Тихоновну, которая ухаживала за Лениным в день операции. Он распорядился после этого дать ей с ее усыновленным мальчиком отдых в специальном правительственном санатории. Анна Тихоновна стала знаменитой персоной, ее наградили орденом Ленина и держали на работе долгие года, несмотря на возрастной склероз. В мое время она уже не работала. Ее привозили на машине, ставили для нее стул возле палаты, и она рассказывала, какой был Ленин. И плакала от восторга умиления. Долгие годы она прибавляла к своему рассказу массу выдуманных деталей о необыкновенных человеческих качествах Ленина, о том, как он страдал от ран, но все равно говорил всем ласковые слова и, презирая свою боль, заботился о других. Она создала образ Ленина, приближавшийся к чудодейственным поступкам Христа. Когда она доводила себя до истерических слез, ей давали сердечные капли и уводили под руки, чтобы сохранить для выступления в следующем году.

История ранения Ленина была хорошо известна. 30 августа 1918 года еврейка Фани Каплан, член социал-демократической партии, стреляла в Ленина после его выступления перед рабочими на заводе Михельсона. Она поджидала свою жертву возле его машины и сделала несколько выстрелов из пистолета почти в упор. В Ленина попали две пули, но так для него счастливо, что они прошли в стороне от сердца и легких и застряли в мышцах правого и левого плечевых суставов, не задев костей, сосудов и нервов. Кровопотеря была небольшая, его отвезли на квартиру в Кремль, он страдал от болей, но стал быстро поправляться. Думаю, что в более поздние времена его сразу бы отвезли в больницу и вынули бы пули, но тогда все растерялись. Судьба террористки Каплан оставалась неизвестной: с момента ареста сразу после покушения ее никто не видел, хотя был пущен слух, что Ленин ее помиловал.

Детали истории лечения Ленина долго были скрыты. А оно имело политический фон.

Я заинтересовался этим, когда работал в Боткинской, и мне удалось их узнать.

Лечащими врачами Ленина были три опытных доктора: постоянный его врач профессор Борис Вейсброд, еврей; доктор Владимир Обух, русский; и доктор Владимир Минц, еврей. Все — не члены партии большевиков. После ранения Ленин часто жаловался на обострение хронических головных болей. В марте 1922 года для консультации был приглашены два известных немецких профессора: терапевт Феликс Клемперер, из Берлина, и невропатолог Отфрид Р. Фостер, из Бреслау. С русской стороны на консультации были хирург профессор Владимир Розанов, не член партии, и доктор Марецкая (большевик). Руководил консультацией первый министр (тогда — народный комиссар) здравоохранения Николай Семашко.

При всех громких именах, консультация главы государства проходила на довольно низком уровне развития медицины того времени. В арсенале средств врачей не было тонких исследований — не существовало тогда ни изображений магнитного резонанса, ни биохимических, ни иммунологических исследований. Если бы они были, то показали бы разрушение мозговой ткани от давно имевшегося у Ленина сифилиса. Сифилис мог быть приобретенным или унаследованным. В России в XIX веке это было распространенное заболевание, особенно в Поволжье, где Ленин вырос. Клиническая картина заболевания совпадает с его случаем: обычно активное здоровье продолжается до 45—50 лет, а потом наступает нарастание симптомов разрушения мозга. Это можно было заподозрить, но подтвердить — нельзя. Думали ли консультанты об этом или нет — неизвестно. Профессор Клемперер высказал предположение, что обострение головных болей Ленина было вызвано свинцовым отравлением от двух пуль, которые находились в теле пациента уже почти три года. Комиссия согласилась с мнением Клемперера, и поэтому через три недели в Москву приехал известный немецкий хирург, профессор Мориц Борхард. Он привез с собой необходимые для операции инструменты, лекарства, повязки и даже хирургические перчатки. Оперировал, под местной анестезией, немецкий хирург, а ассистировал русский профессор Владимир Розанов, директор хирургической клиники Боткинской больницы. Из предосторожности Розанов положил Ленина в женское отделение, чтобы другие больные не узнали, что рядом с ними находится Ленин. К тому же его палата хорошо просматривалась охраной.

Эта история была подробно описана в воспоминаниях Розанова в конце 1920-х годов, но они издавались небольшим тиражом лишь один раз и сразу стали библиографической редкостью. В советской прессе операцию Ленину подробно не описывали; упоминали, что он ее перенес, но никогда не писали, что его оперировал немецкими инструментами немецкий хирург.

Скорее всего профессиональная подготовка Розанова и других русских врачей была не хуже, чем у немца, но правительство не доверяло политической благонадежности интеллигентов. К тому времени, по указанию Троцкого, более тридцати русских врачей были приговорены к смерти как враги республики. Их бы и расстреляли, но тогда существовал закон, что если какое-нибудь иностранное государство примет приговоренного к смерти, то смерть может быть заменена высылкой в ту страну. Тех докторов приняла Германия, и они уехали.

Медицина в Германии была на более высоком уровне. Ленин сам это знал, потому что с 1905 до 1917 года — целых двенадцать лет — прожил в Европе и стал за это время больше европейцем, чем русским. Он сам хотел немецкого хирурга. Да ведь Ленин и не был полностью русским по рождению: его отец, Илья Ульянов, был калмык, а мать, Мария Бланк, была наполовину еврейка, внучка Алекса Бланка. Из такого необычного смешения кровей и получился русский Ленин.

Хотя лечили Ленина немецкие доктора, но когда он умер 21 января 1924 года, то вскрытие его тела производил русский патологоанатом Алексей Абрикосов — иностранцам не надо было знать, от чего умер Ленин. В Центральном музее Ленина в Москве долгое время висел текст протокола вскрытия, потом его убрали со стены. В нем описывались большие разрушения мозгового вещества, похожие на старый сифилитический процесс.

Возникла идея забальзамировать тело на несколько дней, чтобы продолжить ритуал прощания на пять дней вместо христианских трех. Для этого вызвали из Харькова профессора Владимира Воробьева, он поддерживал состояние бальзамированного тела великого русского хирурга Николая Пирогова, умершего еще в 1881 году. Воробьев был дворянин и алкоголик, у него были трения с новой властью — его уже арестовывали. У него созрела идея забальзамировать тело Ленина навечно, чтобы он мог его поддерживать. Это гарантировало бы ему безопасность. Воробьев один был не в состоянии справиться с таким бальзамированием — нужны были особые знания. Он обратился к профессору биохимии Борису Збарскому, еврею. Збарский сначала испугался:

— Вы с ума сошли! Вы себе представляете, насколько опасно иметь *с ними* дело? Знаете, что с нами будет, если мы не сумеем его сохранить?

Однако Воробьев сумел уговорить его и предложил свой план Цурюпе, Калинину, Рыкову и Троцкому. Архитектор Щусев построил на Красной площади Мавзолей по образцу первой египетской «Пирамиды ступеней» архитектора Имхотепа пять тысяч лет назад. По идее Имхотепа фараон Зостер, забальзамированный в виде мумии, мог, продолжая жить после смерти, подниматься по ступеням пирамиды в небо (у египтян еще не было понятия рая). Куда и как было подниматься неверующему Ленину — неизвестно.

И Воробьев, и Збарский, оба, оказались правы в предсказании своего будущего: для них при Мавзолее создали специальную лабораторию, и они успешно продолжали в ней работать и получали награды. Но Воробьев успел умереть своей смертью в 1938 году, а Збарского все-таки сослали в лагерь ГУЛАГа в начале 1950-х годов (правда, потом отпустили, чтобы он забальзамировал Сталина).

Когда я проходил по Красной площади и видел толпы народа, стремящиеся в Мавзолей, чтобы посмотреть на мумию Ленина, я всегда вспоминал историю его лечения в нашей Боткинской больнице.

Семейные тяготы и первая книга

> Все счастливые семьи похожи друг на друга.
>
> *Лев Толстой*

Иринины родители были евреи, хотя абсолютно ассимилированные русской культурой настолько, что Ирина росла, не зная долгое время, что она еврейка. У меня отец был еврей, мама русская. Так что сын наш получался по крови на три четверти еврей. Но быть евреем — это невыгодная ситуация: в Советском Союзе постоянно происходили приливы и отливы волн антисемитизма разной интенсивности. Мечтой многих евреев было каким-нибудь образом получить паспорт с пятым пунктом «национальность — русский». В моем паспорте было написано «русский»: полукровки могли выбирать национальность одного из родителей. Как русский, я имел право зарегистрировать сына в ЗАГСе русским. Я отправился туда, предвкушая удовлетворение от получения первого документа на сына — свидетельства о рождении.

Молоденькая регистраторша была на работе первый день, долго возилась, выискивая нужные бумаги, наконец нашла и стала выводить имя на гербовой бумаге. Потом вздохнула и сказала:

— Смерть легче регистрировать — проще.

Я поразился дурацкой наивности ее высказывания. Но самое главное сделано: наш сын был записан русским.

С самого начала жизни сын обладал тремя качествами, которые остаются с ним всегда: хорошим здоровьем, непомерным аппетитом и нетерпеливым характером. Из-за ненасытной жадности он буквально высасывал Ирину, а из-за любого неудовольствия поднимал ужасный крик, не давая нам отдыхать ни минуты. Моя бабушка, его прабабка Прасковья Васильевна, которой было девяносто лет, сказала про него:

— Благородный ребенок — ничего не терпит.

Я старался всячески поддерживать здоровье Ирины, кормил ее грецкими орехами, черной икрой, апельсинами и ананасами, чтобы у нее было больше молока. Это стоило дорого. Ирина уволилась с работы, чтобы сидеть с сыном, и мы лишились больше половины нашего дохода. Но моя мама кормила нас всех и во всем помогала Ирине.

Каждый день приходила теща и командовала всеми нами. У нее был пунктик — абсолютная чистота для ребенка. Тогда вообще еще не было «памперсов», и в обеих комнатах нашего временного жилья висели и сушились сотни пеленок. Теща требовала, чтобы пеленки гладили с обеих сторон, Ирина гладила, я складывал. Раз в две недели приходил частный доктор—педиатр Целестин Михайлович, старый еврей на пенсии. Он наблюдал новорожденных в семьях состоятельной московской интеллигенции, и теща пригласила его к нам — она ни в чем не доверяла районной педиаторше. Целестину каждый раз платили по десять рублей — дорого!

Потом сыну стали покупать детское подкармливание в районной молочной кухне. Ранним утром, до работы, я бежал туда за бутылочками и банками. Это тоже стоило недешево. Но однажды в одной из банок Ирина обнаружила что-то болтающееся, посмотрели — это был большой кусок бутылочного стекла. Какое счастье, что сын не проглотил его! С тех пор стали покупать все на рынке у частных торговцев, это было вдвое дороже, зато менее опасно.

Подходило лето, теща строго сказала:

— Володя, надо заранее снять дачу в Подмосковье, чтобы ребенок мог дышать чистым сосновым воздухом.

Дача была большой проблемой: стоила в сезон втрое больше моей зарплаты, туда надо было ежедневно возить из города свежие продукты — в подмосковных магазинах их не было. Сам по себе переезд на дачу был кошмаром: надо перевозить холодильник, детскую кроватку, посуду, все мягкие вещи, одежду на разные погоды... Теща поселилась с нами на даче и продолжала командовать Ириной и мной. Она все больше восхищалась внуком, но все-таки предпочитая называть его женскими именами:

— Она, Любочка, такая красавица! И она такая умница — я ее высадила на горшок, и она сделала писюревского (это значит, что сын пописал).

От забот и расходов я изнывал — тяжко чувствовать на себе бытовые тяготы семейной жизни. Мне было неловко: зачем же я женился и завел семью, если не в состоянии сам ее содержать? Я уже осуществил вторую часть маминой поговорки: «в тридцать лет жены нет и не будет» — была и жена, и сын. Но еще оставалась третья часть: «в сорок лет денег нет — и не будет». Денег пока не было, хотя до сорока мне было еще далеко.

И все-таки мне было легче, чем многим другим, потому что мои родители на все давали нам деньги, не скупясь. Мама умела давать деньги так легко и просто, что мне не стыдно было их брать. Правда, ей приходилось уговаривать отца. Обычно она просила их у него, он удивлялся:

— Куда им так много?

У мамы на это был один ответ:

— Но, Юля, нашим детям надо...

То, что родители помогали нам материально, освобождало меня от рабской необходимости дополнительно трудиться за гроши, превращаясь во врача-поденщика. Я мог продолжать заниматься диссертацией и иногда по ночам даже писал стихи. Без помощи родителей я не смог бы стать тем, кем я стал.

От родителей я перенял простую истину: существует взаимодолг поколений внутри семьи — родители помогают выросшим детям, чтобы они не покачнулись под тяжестью жизни и устояли на ногах; а те будут так же помогать своим детям (что я и делаю всю жизнь). Это было отражением неустроенности жизни в Советском Союзе. Там даже была такая поговорка: «надо суметь довести внуков до пенсии».

Наконец в Петрозаводске вышла моя первая книга стихов «Малышам», мне прислали авторские экземпляры. Видеть изданной свою первую книгу — почти такое же удовольствие, как видеть своего ребенка. Я отвез экземпляр Чуковскому.

— Ну, поздравляю! — и он опять читал ее детям в своем саду. Потом сказал мне: — Представляете, я стал прадедушкой. Да, да, мой сын стал дедушкой. Тому, что он дедушка, я не удивляюсь, а поражаюсь тому, что я родил дедушку.

Я раздаривал экземпляры своей книжки всем друзьям, у многих из них уже были дети.

Дарить свою книгу тоже большое удовольствие. Потом мне прислали гонорар — триста рублей. Таких денег я еще никогда не получал. Мы купили Ирине зимнее пальто, сыну купили утепленную зимнюю коляску, а себе я купил новую портативную немецкую пишущую машинку фирмы «Эрика» (у моей старой был до неприличия плохой шрифт).

С выходом книги я стал думать, что скоро смогу вступить в Союз писателей. Быть членом этого Союза приятно, почетно и выгодно — писатели имели много льгот, которых не было у врачей, и жили намного лучше. Правда, одной опубликованной книги для вступления в Союз мало, поэтому я уже писал стихи для второй, которую в Москве запланировал к изданию «Малыш». И предстояло получить рекомендации трех членов Союза писателей. Для этого надо было заводить знакомства в писательском мире.

Работа над кандидатской диссертацией

Ученым можешь ты не быть,
Но кандидатом быть обязан.

(популярная перефразировка строчек Николая Некрасова)

Научные достижения являются одним из самых чувствительных нервов развития общества. Известно, что наука требует денег — чем больше в нее вложено, тем большего она достигает. Но во все времена наука не давала большого дохода самим ученым, даже наоборот — многие авторы научных достижений жили и умирали в бедности.

В советском обществе отношение к науке было поставлено вверх ногами: средств на науку выделяли мало, но ученым платили повышенную зарплату. Естественно, на эту приманку кинулись тысячи посредственностей, они писали и защищали тысячи никому не нужных диссертаций. Создалась армия бесталанных псевдоученых. Их принцип был: за деньги можно сделать все, любую диссертацию-пустышку. Но это не была наука. Настоящая наука не продается, она завоевывается кровью и потом талантов.

Все это не значит, что советские люди были бесталанные. Были среди них тысячи ярких умов, и некоторым даже удавалось создавать нечто ценное. Но вся их работа шла под нажимом идеологии, ими руководили бездарности с красными книжками коммунистов в карманах, и они, по своему скудоумию, чаще давали дорогу таким же бездарностям.

Медицина — это и наука, и ремесло, и искусство. В советской медицинской науке отражались все отрицательные стороны советского подхода. Начиная с 1950-х годов шла эпидемия защиты медицинских диссертаций, потому что за них платили. Были кандидатская и докторская надбавки к мизерной врачебной зарплате. Ну и, конечно, научная степень позволяла занять место с более высокой зарплатой.

И я тоже кинулся в тот «диссертационный водоворот». Самое простое было бы собрать материал наблюдений над десятками больных, которым делали операцию Фридланда, и подытожить это в выводах. Так писалось большинство кандидатских диссертаций. Но у меня была своя идея — применить искусственную связку из пластмассы и этим упростить и сократить операцию вдвое. То, что я хотел доказать, было абсолютно новым решением. Но сколько я ни пытался узнать про пластмассу для хирургических целей, никто ничего не знал — в Москве ее еще не применяли. Чтобы начать исследования, мне пришлось познакомиться и завести деловые контакты с массой разных людей. Диссертацию тоже можно оценить по вовлечению в нее других специалистов. Вот когда мне помогла дружелюбность и общительность, унаследованные от родителей.

Сначала я нашел инженеров-химиков, интересных и образованных людей. Люди ученые, они поняли мою идею и стали помогать. От них я узнал, что плотную капроновую ткань применяли в... мукомольной промышленности. Это было страшно далеко от моих связей. Все-таки разными сложными путями я добрался до мукомольников. Они были производственники, рабочий народ без каких-либо научных претензий, и удивились:

— Зачем вам, хирургу, эта ткань?

— Я хочу попробовать вживлять ее в своих пациентов для создания искусственной связки.

Это их так поразило, что мне дали несколько небольших полотен. Никаких точных данных о свойствах той ткани у меня не было. Мне предстояло доказать, что лоскуты из нее могут по прочности и по химической инертности заменить человеческую фасцию. Это было основой для начала работы: если ткань не подойдет, придется отказаться от идеи диссертации или искать другую ткань. Надо было изучить физические свойства фасциальной ткани и капрона и сравнить их на испытаниях на крепость при растяжении.

Фасциальную ткань я вырезал из трупов. В дальнем конце Боткинской больницы стояла церковь, превращенная в советское время в морг. Я договорился с заведующим, что буду приходить по вечерам и вырезать ткань из свежих трупов (нужны были свежие, чтобы не успел начаться процесс разложения). Не на каждом трупе я мог экспериментировать — только на тех, кого не брали родственники и их отправляли в анатомические залы медицинских институтов для учебы студентов. Я завел знакомства с санитарами морга.

Это была третья группа моих деловых контактов и совершенно особая порода людей. Казалось бы, что хорошего в такой работе? Но при кажущемся низком уровне и простоте труда, эти люди зарабатывали больше, чем врачи, приводя в порядок умерших. Обычно родственники покойного просили:

— Вы уж постарайтесь, чтобы в гробу нестрашно выглядел.

— Это мы постараемся, как живой будет.

И получали за это «на лапу». Поэтому они крепко держались за свою работу. Все алкоголики, почти всегда пьяные, работали они грубо — швыряли трупы на секционный стол, но зато умели быстро и ловко вскрывать черепную коробку и помогали врачам на вскрытии.

Одна из старейших докторов-патологоанатомов, маленькая интеллигентная женщина-доцент, сказала им:

— Ну что же вы так швыряете труп-то? Это ведь человек был.

— Не волнуйтесь, Рахиль Израйлевна, уж вас-то мы аккуратно уложим.

Был среди тех санитаров один уродливый косоглазый мужичок-коротышка. Как-то раз в больницу привезли молодую женщину, которая выбросилась из окна и умерла в приемном покое. Пока она была жива, ее обследовали разные специалисты, и гинекологи определили, что ее девственная плева не была нарушена, то есть ее не насиловали. А на вскрытии трупа обнаружили, что она нарушена. Что за загадка? И тут выяснилось, что тот уродливый санитар оказался некрофилом — его случайно застали за этим занятием.

Вот с этим народом я тоже связался в своей работе над диссертацией (чего только не приходится делать ученому!). За спирт и водку они давали мне знать, что есть подходящий труп, и помогали принести его из холодильника в секционный зал.

Выкроив лоскут из фасции трупа, я тут же мчался в лабораторию к физикам, с которыми тоже познакомился и подружился. Только по дружбе они позволили мне испытывать на их аппаратах ткань мертвецов (по закону этого делать нельзя). Я проводил эксперименты по прочности фасции и капроновой ткани на растягивание.

Физики, четвертая профессиональная группа моих новых знакомых, были прямой противоположностью тем санитарам: интеллигентные люди с разными интересами, приятные в общении. Под их руководством и с их советами я выяснил, что капроновая ткань не уступает фасции в прочности. Это было большой победой: теперь я мог вживлять ее в ткань. Но есть строгое научное правило: прежде, чем делать что-либо на человеке, необходимо испытать это на животных. Даже была такая злая шутка: чем отличались классики марксизма-ленинизма от настоящих ученых? Тем, что они проводили эксперимент по своей теории на людях, не попробовав сначала на животных.

Для экспериментов на животных я связался с институтом экспериментальной хирургии. Там судьба свела меня вплотную с профессором Анатолием Геселевичем, уволенным с заведования кафедрой и изгнанным десять лет назад, когда я был начинающим студентом. После многих лет мытарств Геселевич смог, наконец, устроиться заведующим лабораторией того института. Ему уже было за шестьдесят. Годы, страдания и унижения состарили его, но ум его все еще был светлый и ясный. Я объяснил:

— Анатолий Михайлович, я ездил к профессору Фридланду и получил его разрешение модифицировать операцию.

— Хорошо, что вы не обошли обиженного старика. Он незаслуженно пострадал, как и я.

Он усмехнулся, и мне послышалась в этом горечь обиды, как в тоне самого Фридланда.

Как глубоко должны были страдать эти незаслуженно изгнанные с работы ученые!

Геселевич давал мне ценные советы по экспериментальной работе. Однажды я сказал:

— Я очень вам благодарен. Могу я спросить: как получилось, что вы не академик?

— Видите ли, быть академиком я могу, но вот стать академиком — не могу.

В этой фразе была та же горечь непризнания, в ней отражался перевернутый вверх ногами мир советской медицинской науки.

Сначала я оперировал на кроликах, вживляя в них капроновую ленту. Потом забивал кроликов и с помощью гистологов изучал — как их ткани реагируют на вживленный капрон. Опыты показали, что капрон не наносит вреда тканям. Тогда я перешел к операциям на собаках: на их плечевых суставах я делал настоящую модель операции Фридланда, но с созданием новой связки не из фасции, а из капрона. Жалко мне было забивать собак, но по прошествии трех-четырех месяцев надо было узнать, что произошло в их суставе. Геселевич подсказал мне — как это проверить, не забивая их.

Экспериментальная работа заняла у меня около двух лет. Я принес Языкову результаты.

— Могу я начать оперировать на людях с капроновой лентой?

— Давай вместе попробуем, я буду твоим ассистентом.

Ого, не зря я работал, если сам профессор решил мне ассистировать!..

Оспа в Боткинской больнице

Летом 1958 года я окончил клиническую ординатуру и стал аспирантом. Экзамены в аспирантуру сдавать было нетрудно, кроме марксистской философии. Все годы нас продолжали мучить обязательными еженедельными занятиями по марксизму. И я, как многие другие, продолжал ничего в этом не понимать. Для экзамена я стал смотреть в рекомендованные книги, но смысл их текста расплывался по поверхности моих мозговых клеток, не проникая в них и не задерживаясь. Экзаменовать нас должен был доцент Шепуто — толстый и медлительный тугодум, который монотонно читал лекции. Чтобы хоть как-то сдать экзамен, я нашел к нему подход: жена моего друга Бориса Шехватова Маргарита Ананьева была философом и преподавала в Высшей партийной школе при Центральном Комитете.

— Рита, ты знаешь доцента Шепуто?

— Конечно, знаю. Мы все друг друга знаем. Почему ты спрашиваешь?

— Мне надо сдавать ему экзамен, а я не понимаю — что такое марксистская философия и чем она лучше других. И вообще я ничего в этом не понимаю.

Умная Рита саркастически посмотрела на меня:

— Ах, Володя, да ничего же в ней и нет.

Получив такой ответ от специалиста, я шел на экзамен более уверенно. Шепуто не придирался и поставил мне пятерку.

Аспирантура была укреплением моих профессиональных позиций для защиты диссертации и для будущего. Даже теща стала относиться ко мне менее раздражительно.

После дачного сезона Ирина с сыном опять переехали в ее отремонтированную квартиру.

Там стало тесно с годовалым ребенком, и мы снова разделились. Я жил с родителями, опять одиноко спал на составляемых чемоданах и стал «приезжающим папой и мужем» — привозил продукты, гулял и играл с сыном, помогал Ирине и уезжал. Когда я вечером садился в машину, чтобы уезжать, Ирина и сын смотрели на меня из окна, я махал им рукой, и сын всегда пускался в рев. Нам с Ириной тоже было грустновато, но что поделаешь — c'est la vie («это жизнь», французская поговорка).

Один раз в январе 1959 года я помахал им на прощанье рукой, а снова смог их увидеть... только через месяц. В тот день в инфекционное отделение нашей больницы — деревянные одноэтажные бараки в конце территории — привезли нового пациента — известного художника Кокорекина, шестидесяти лет. У него был озноб, высокая температура, слабость, головная и мышечные боли и множественные мелкие кровоизлияния на коже. Поскольку он был важной персоной, больного осмотрел сам заведующий кафедрой инфекционных болезней академик Руднев. Он считался одним из больших авторитетов, хотя все знали, что его научная карьера была построена на партийной активности — он смолоду стал членом партии и большим активистом. Руднев поставил диагноз «грипп в тяжелой форме». У больного взяли анализы крови и мочи, но ответы из лаборатории приходили обычно на третий день. Больной умер раньше, чем их получили.

Люди иногда могут умереть от гриппа, если это эпидемия вируса особой формы (в начале XX века грипп «испанка» убил в Европе миллионы людей). Но на этот раз эпидемии в Москве не было. Откуда взяться такой тяжелой форме? Поскольку случай был необычный, устроили врачебную конференцию. Обсудили историю заболевания: больной только накануне прилетел на самолете из Индии, где он провел месяц. Там он зарисовывал уличные сцены и для этого часто внедрялся в толпу, а толпы в Индии — везде. Перед поездкой Кокорекин прошел курс обязательных вакцинаций и имел справку об этом. Справку он предъявил таможенному контролю, без чего его не впустили бы обратно — это было строгое правило.

Академик Руднев и много титулованных специалистов гадали-решали, что могло быть у покойного, и не могли прийти ни к какому решению. Одна молодая врач-аспирант нерешительно сказала:

— Может быть, это оспа...

На нее зашикали все ученые:

— Надо думать, что говоришь. Оспы не было в России сто лет. И кроме всего, больной был вакцинирован, есть справка.

Она смутилась и не настаивала. Через два дня умерли два санитара инфекционного барака, которые привезли и перекладывали больного на кровать. На этот раз ни у кого не было сомнения: это была оспа — в нашей больнице началась эпидемия.

Оспа в Москве! Больницу закрыли и окружили кордоном милиции. Внутри больницы появились новые случаи заболевания. Всех, кто имел хоть какой-то отдаленный контакт с заболевшими, держали на карантине. Срочно вакцинировали всех сотрудников и всех, с кем они имели контакты. И конечно, нужно было вакцинировать всех, кто имел контакты с умершим Кокорекиным. Тут выяснилось, что он недавно женился на молодой женщине и, чтобы быть здоровым и сильным в любви, не хотел вакцинироваться — к вакцинам у него была аллергия. Он подкупил доктора, дал ему сто рублей и получил фальшивую справку о вакцинации. И выяснилось, что в подарок жене он привез много нарядов и тканей. Она, испугавшись, что после его смерти их отнимут, быстро раздала их по разным знакомым. Милиция стала выискивать те ткани и тех людей.

Многие пассажиры самолета, на котором прилетел Кокорекин, разъехались в разные города. Их стали разыскивать по всему Советскому Союзу, а с ними и тех, с кем они контактировали, — всех надо вакцинировать. Получилось, что нужны тысячи доз вакцины. Столько готовых доз не было, никто не ждал оспы. Срочно принялись изготавливать новые дозы вакцины.

Никаких сообщений в печати и по радио не было — как всегда, правительство держало людей в неведении. Поэтому по Москве ходили слухи, один другого страшней. Я звонил Ирине и родителям по нескольку раз в день, чтобы сказать, что я жив и здоров.

Новая беда поджидала вакцинированных людей: загрязненная сыворотка для вакцины. В спешке массового изготовления не сумели сделать чистую сыворотку. В результате было много осложнений от самой вакцинации. Никто на знал, что это дефект сыворотки, и поэтому впадали в панику от каждого осложнения — может, это оспа?

Ирина сказала по телефону, что у нашего сына после вакцинирования раздуло руку. Теперь была моя очередь волноваться, но сын вскоре поправился. Зато у нас в клинике тяжело заболел профессор Языков — у него отекли суставы, он еле шевелил пальцами и плохо ходил. Он лежал в своем кабинете, мы по очереди дежурили возле него.

Жить в карантине было трудно: больных не выписывали, все кровати были заняты, и мы спали где попало. Мне с другими мужчинами досталось место в рентгеновском кабинете.

Кормили нас невкусным больничным питанием — для здоровых людей, тем более молодых, этого недостаточно. Родственники присылали нам готовую еду, мы устраивали трапезы. В тайне от больных мы даже пили присланное вино.

Одна молодая женщина-ординатор, симпатичная круглолицая Валя, пострадала от оспы, даже не заболев ею: у нее была назначена свадьба, но из больницы ее не выпустили. Валя плакала, часами беседовала с женихом по телефону:

— Ты меня любишь?.. Ты не раздумаешь?.. Ну потерпи еще немного, не будет же это продолжаться вечно... Ты меня любишь?.. Ты не раздумаешь?.. — и так каждый день.

Мы предложили:

— Слушай, мы можем устроить тебе свадьбу.

— Каким образом?

— Устроим что-то вроде «пира во время чумы» — шуточную свадьбу. Выбери себе жениха!

— Вы, ребята, с ума сошли!

Она отказывалась, но поддалась уговорам и выбрала меня, сказав:

— Смотри — только в шутку.

За большим столом собралось человек двадцать, женщины смастерили Вале белое подвенечное платье из простыней. По русскому обычаю гости кричали «горько, горько!» — нам надо целоваться. Валя затрепетала всем телом, отстраняясь:

— Я умоляю! Я же сказала — только в шутку.

Но гости продолжали кричать и подталкивали нас друг к другу. В конце концов мне удалось «сорвать поцелуй». Глаза Вали затуманились, и при следующем «горько» она охотно подставила влажные губки. Мы веселились, пили, целовались еще и еще. Тут позвонил ее жених. Валя мгновенно перестроилась и стала говорить плачущим голосом:

— Ты меня любишь?.. Ты не раздумаешь?.. Ну потерпи еще немного, не будет же это продолжаться вечно... Ты меня любишь?.. Ты не раздумаешь?..

Положив трубку, она сама впилась в меня губами. Все закричали:

— Ну артистка! Теперь вам пора отправляться в брачную постель.

Тут Валя опять затрепетала:

— Вы с ума сошли! — и не поддалась.

А жалко — оба мы хорошо разогрелись для этого.

Когда карантин сняли, Валя все-таки устроила настоящую свадьбу, но меня не позвала.

Первая встреча с доктором Илизаровым

На усовершенствование в Боткинскую больницу приезжали врачи со всех городов и районов Советского Союза. Как правило, у них был стаж от пяти до двадцати лет; большинство — женщины, что отражало состав врачей по стране. Приезд в столицу и учеба в большой клинической больнице были для них полезным и интересным праздником. Они слушали лекции, посещали московские клиники, ассистировали на операциях. Короткий срок в четыре недели давался им для освежения старых знаний и получения нового опыта по последним методам лечения. Ну а кроме того, они могли наслаждаться жизнью большого культурного центра и его богатством — ходили в театры, в рестораны, покупали вещи для себя и семьи.

В одной из групп врачей-курсантов был моложавый мужчина кавказской наружности — смуглое продолговатое лицо с темными глазами навыкате, пышные черные усы. По-русски он говорил тоже с кавказским акцентом. Оказалось, что работает он не на Кавказе, а в сибирском городе Кургане, в госпитале для инвалидов Отечественной войны. Его звали Гавриил Абрамович Илизаров, ему было тридцать восемь лет.

После первой же лекции он, несколько стесняясь, подошел к профессору Языкову и стал горячо и сбивчиво рассказывать, что он изобрел аппарат для сопоставления смещенных костей при переломах. Он испытывал этот аппарат для лечения инвалидов в Кургане, и все переломы срослись хорошо. Он несколько раз повторил:

— И не надо делать никакого разреза кожи, и больные совсем не теряют кровь. Я привез аппарат в Москву и хотел бы показать его вам.

Языков тогда все еще с трудом поправлялся после осложнений от вакцинации во время эпидемии оспы, отеки в суставах не проходили, он страдал от болей, приезжал только на чтение лекций. Он доброжелательно, хотя с некоторым недоверием, выслушал молодого изобретателя:

— Что ж, приносите ваш аппарат, я с удовольствием посмотрю. Покажете его всем нам.

— Аппарат большой и тяжелый, — сказал Илизаров, — я оставил его на вокзале, в камере хранения. Не знаю, как мне привезти его сюда?

Я стоял рядом, и Языков указал ему на меня:

— Вот у него есть машина, попросите его — он вам поможет.

И мы поехали с Илизаровым на Казанский вокзал. Он был неразговорчив, молчал, мне пришлось его расспрашивать:

— Вы в Кургане давно работаете?

— Пять лет.

— А до этого?

— До этого работал в деревне Долговка.

— В деревне? Когда же вы изобрели свой аппарат?

— Когда работал в деревне, еще в 1951 году.

Я покосился на него с удивлением — изобретательность в деревне была довольно необычна. Переломы там лечили старым способом скелетного вытяжения, только недавно в городских клиниках начали делать операции скрепления сломанных костей. В крупных клиниках бывали редкие хирурги-изобретатели, которые предлагали для этого новые аппараты. Один из них, пожилой доктор Перцовский, работал в хирургическом отделении нашей больницы. Но это — Москва. Если врач изобретает в деревне аппарат для лечения переломов, то он или самоуверенный незнайка-самоучка, или по-настоящему талантливый человек. Я еще спросил:

— Вы ведь, наверное, родились не в Сибири?

— Нет, я — тат. Вырос в Дагестане, в селе Кусары. А учился в Крыму, в Симферополе.

— Таты, это кто — дагестанцы?

— Нет, — он сделал паузу, посмотрел на меня, — нас называют горскими евреями.

Пока что все в нем было необычно и интересно для меня. Даже его редкая национальность.

Аппарат оказался тяжелой и массивной конструкцией, завернутой в одеяла и перевязанной бечевками, он с трудом поместился на заднем сиденье моей «Победы». По дороге обратно я спросил:

— Какой принцип лечения вашим аппаратом?

— Это сложно объяснить, это совсем новый принцип. Я фиксирую отломки перекрестными спицами и закрепляю в кольцах моей конструкции. Ими легко исправить перелом без операции. И разрез кожи делать не надо, и больные не теряют кровь, — повторил он.

Без операции, без разреза, без кровопотери? Это было интересно и непонятно — действительно новый принцип, любопытно будет посмотреть.

На следующий день Илизаров объяснял всем нам конструкцию и принцип своего аппарата. Это было сложное и малопонятное сооружение, а говорил он сбивчиво и еще менее понятно — русский язык не был его родным. Все столпились вокруг и задавали много вопросов.

Языков сказал:

— Хотите показать нам аппарат в действии? Я назначу операцию.

Оперировал Илизаров, ассистировали ему я и врач-курсантка из Краснодара. Он все делал сам, нервно, но старался работать очень тщательно, нас просил только удерживать детали аппарата. У больного был перелом голени ниже колена. Илизаров умело просверлил кости перекрестно насквозь двумя тонкими спицами выше и ниже перелома. Это было опасно — можно поранить сосуды и нервы. Но видно было, что он имел в этом опыт, ничего не повредил, кровотечения действительно не было. Потом он надел на те спицы два кольца. Закончив это, он начал поворачивать кольца с помощью аппарата и закрепил их нарезными штырями. Возился он долго, волновался, объяснял. Не сразу, но все-таки в конце получилось вполне хорошо. Больного отвезли в рентгеновский кабинет, рентгенотехник Женя сделала снимки — отломки кости стояли в правильном положении. Мы с Илизаровым понесли снимки в кабинет Языкова, где он отдыхал. Профессор с удивлением посмотрел на снимки, с еще большим удивлением — на Илизарова:

— Действительно, хорошо получилось. Ваше изобретение очень интересное. Я напишу положительный отзыв на ваш аппарат.

Но сам он писать не мог из-за болей в суставах кистей. Когда Илизаров ушел, он сказал:

— Володька, ты с ним ездил, разговаривал и ассистировал ему на операции — напиши ему положительный отзыв. Дай мне завтра прочитать, секретарша Ия напечатает на бланке кафедры, и мы отдадим этому парню. Он интересный человек.

Я мучился дома весь вечер, впервые в жизни составляя отзыв на изобретение. Чем больше я думал, исправляя и переписывая, тем больше мне казались необычными и сам автор, и его идея. Через несколько дней Языков прочитал мое творение — он чувствовал себя плохо и не приезжал в клинику. Илизаров ждал с нетерпением, ходил сумрачный, часто отпрашивался с занятий и ездил по другим московским клиникам, чтобы рассказать другим профессорам о своем аппарате. Наконец, секретарша принесла исправленный профессором текст заключения на бланке кафедры. Языков позвал меня:

— Слушай, ты ведь хорошо рисуешь. А подпись подделать можешь?

— Я никогда не пробовал.

— Вон там, на столе, старая бумага с моей подписью. Попробуй — подделай ее.

У него был замысловатый дрожащий почерк, я несколько раз срисовал, показал.

— Да ты мастер подделывать подписи. Теперь подпишись за меня на отзыве — меня пальцы не слушаются, болят, мать их....

Илизаров внимательно читал отзыв, он все делал внимательно — это я уже заметил.

— Хорошо. Спасибо вашему профессору.

— Что вы собираетесь теперь делать?

— Я приехал в Москву только для того, чтобы предложить здесь мой аппарат и мой метод. Теперь покажу этот отзыв в научном отделе Министерства здравоохранения.

Он еще обращался к нескольким профессорам, но услышав, что он, провинциальный доктор, что-то изобрел, они даже не хотели смотреть на его аппарат. И в министерстве его аппарат и метод никого не заинтересовал. Вместо помощи чиновник даже высмеял его:

— Что вы занимаете наше время своими бредовыми идеями?

Он уехал обиженный, не закончив курсы и даже не попрощавшись.

Мне запомнился этот уникальный деревенский доктор, который приехал на курсы не для того, чтобы усовершенствоваться самому, а чтобы усовершенствовать московских специалистов своим новым методом лечения. Только через десять лет он сумел сделать это — убедить московских профессоров в ценности своего изобретения. Ему предстояло пройти долгий путь преодоления барьеров советской медицинской бюрократии. И мне суждено было помочь ему в этом. Мы встретились с ним через восемь лет в его городе Кургане и с тех пор стали друзьями. А в далеком будущем, через двадцать пять лет, я стал распространителем его нового метода по всему миру.

Медицинский бюрократ-взяточник

Проработав три года в Боткинской больнице и с тремя годами опыта работы в Карелии, я почувствовал, что начинаю становиться специалистом в травматологии и ортопедии.

Я уже делал самостоятельно типовые операции и двенадцать раз сделал операции с применением капроновой ленты вместо фасции. В журнале «Травматология и ортопедия» напечатали мою статью об этом опыте. На дежурствах мне доверили быть старшим — это была очень ответственная работа.

Однажды профессор Языков позвал меня в кабинет.

— Володька, по моей просьбе на нашу кафедру выделили еще одно место ассистента. Как ты думаешь, кого взять на это место?

— Дмитрий Ксенофонтович, я просто не знаю.

Он хитро уставился на меня:

— Не знаешь? А я знаю: я хочу перевести тебя в ассистенты.

Я опешил. Должность ассистента профессора была моя мечта в будущем, после защиты диссертации. Это было высокое положение и оплачивалось хорошо.

— Спасибо, конечно, но я в аспирантуре только первый год, а полагается три.

— Вот в этом все дело. И к тому же ты не член партии. Но я боюсь, что мне станут навязывать какого-нибудь дурака с партийным билетом или какую-нибудь блядь, которая спит с большим начальником. Чтобы перевести тебя, я должен заручиться чьей-то мощной поддержкой. Вот что: поедем к Ермакову, начальнику управления кадров министерства. Он мужик добрый, но предупреждаю: он — взяточник.

Я смутился: давать взятку должностному лицу — это уголовное преступление.

— Дмитрий Ксенофонтович, я не знаю, как это делается и сколько может стоить?

Языков ухмыльнулся:

— Сколько? По секрету скажу: я знаю случай, когда он помог еврейскому мальчишке поступить в институт, за это родители парня подарили его жене брильянтовые сережки.

— Ого! Такой подарок я не осилю.

— Я и не хочу, чтобы ты так потратился. Я постараюсь уговорить его на банкет в хорошем ресторане. Он это тоже любит. И безопасно, и обойдется рублей в четыреста-пятьсот.

— Ну, банкет я осилю, и банкет не преступление — судить не будут.

В Министерстве здравоохранения происходили большие перемены: министром недавно назначили Сергея Курашова, который до этого был заместителем директора нашего института. Курашов назначил бывшего министра Марию Ковригину директором нашего института. Про Ковригину ходили слухи, что она была любовницей Михаила Суслова, главного идеолога партии, и за это получила пост министра. В Управление кадров новый министр назначил Владимира Ермакова.

Я, конечно, был далек от тех перемещений и «подводных течений» с большими интригами. Все это доверительно рассказывал мне Языков по дороге в министерство:

— Все они продажные партийные суки, мать их... И чем выше, тем больше. Вот я уже и профессор, и старый человек, а все равно, чтобы взять себе ассистента, какого хочу, или избавиться от того, кого не хочу, мне приходится просить и заискивать. Я тебе это потому говорю, чтобы ты знал, в каком мире ты живешь, среди каких людей тебе придется вращаться. Пригодится, если сам когда-нибудь станешь профессором. Вот сейчас ты увидишь Ермакова и поймешь — у него на лице написано, что он взяточник. Уважать его я не могу, но буду перед ним ваньку ломать, чтобы он помог мне взять тебя.

Ермакову немного за сорок — одутловатое лицо кабинетного работника и любителя выпить — «испитое»; лысинка, слегка прикрытая редкими волосами; глаза, бегающие и сверлящие, — как будто все время что-то оценивают и чего-то ждут. Он обрадовался Языкову, они обнялись и расцеловались. Языков его поздравил с повышением:

— Я всегда считал, что тебе на роду написано быть начальником.

— Стараемся, стараемся, — похохатывал Ермаков.

— Надо нам это вместе отметить.

— Да, надо бы, конечно, только вот все некогда.

— Так за чем дело стало, мой молодой помощник готов устроить банкет на славу. У нас к тебе дело: у него уже почти готова диссертация, я хочу забрать его из аспирантуры и перевести в ассистенты. Только он не член партии. Помоги, а он в долгу не останется.

Ермаков немного задумался, прикидывая — выгодно ли ему?

— Что ж, если вы просите, так поможем — ради вас я согласен.

— Где скажешь?

— Давайте в «Арагви», только в отдельном кабинете, чтобы нас не видели. Ждать меня снаружи у входа не надо, я сам приду. Жена придет отдельно. Позовите только своих — вашего доцента Ксану и подругу моей жены Нину Иванову. Их я знаю, а чужих не надо.

Было ясно — он не хочет никаких свидетелей.

Грузинский ресторан «Арагви» был одним из самых дорогих. Кроме грузинских дельцов, его облюбовали для себя московские бюрократы-начальники. Официанты были избалованы большими «чаевыми», а дирекция — разными сомнительными делами.

Ирина, конечно, была в курсе предложения Языкова и цели предстоящего банкета — мы всегда рассказывали друг другу свои дела. Обещанная должность была для нас обоих подарком судьбы. Но мы чувствовали себя неловко из-за этого банкета: если профессор считал, что я заслуживал место ассистента, так почему надо тратиться и угощать какого-то чужого человека? Я передал Ирине слова Языкова: «Я тебе это потому говорю, чтобы ты знал, в каком мире ты живешь, среди каких людей тебе придется вращаться. Пригодится, если ты сам когда-нибудь станешь профессором».

Я предупредил ее:

— Конечно, тебе полагается идти со мной. Но удовольствия ты там не получишь. Решай.

— Скажи, что я нездорова, — отговорилась она.

В назначенный день я приехал в ресторан пораньше, прошел в отведенный нам дальний кабинет и стал обсуждать меню с официантами. Они привыкли иметь дела с крупными тузами и забросали меня грузинскими названиями дорогих блюд: сациви, лобио, харчо, хачапури, лаваш, чурек, шашлык по-карски... По всему получалось, что это обойдется около четырехсот рублей. Чтобы слегка сократить расход, я попросил:

— Подайте две бутылки коньяка «три звездочки», подешевле, но налейте его в графины.

Ермаков приехал раньше других, по-хозяйски оглядел стол:

— Скажи, чтобы поставили четыре бутылки коньяка «особый», самый дорогой, и чтобы подали в бутылках — без обмана.

Первый тост произнес Языков — громогласно и немного подобострастно:

— За нашего дорогого друга Владимира Ермакова, человека широкой души, большой доброты и самых лучших душевных качеств. Он заслуженно получил высокий пост: поднимем бокалы и пожелаем ему успехов в новой работе и счастья в личной жизни!

Все полезли чокаться с дорогим другом. Пить полагалось до дна. Потом пили за подругу жизни, тоже до дна. Потом каждый опять поднимал тост за Ермакова и его жену. И опять все лезли чокаться. Пили за всех, дошла очередь и до меня, Ермаков сказал:

— Пожелаем молодому ассистенту успехов.

Языков мне подмигнул: это равносильно утверждению в должности.

Шла настоящая русская пьянка, все захмелели, больше всех сам Ермаков — его душа это обожала. Он разошелся и рассказывал сальные анекдоты, годные в солдатских казармах:

— Пришел балагур-солдат из увольнительной, ребята его обступали, ждут рассказа. Он сапоги стащил, портянки развернул и говорит: «У невести был — на-еб-си!». А еще — спрашивают старого еврея: «Рабинович, вы еще ебетесь?» — «Да, ебусь, только после меня надо переебывать».

Пьяные женщины истерически взвизгивали, хохотали. Он запел матерные частушки:

Сверло — колун,
Топор — пила,
Пизда по старице плыла,
Перепоясана ремнем,
Эх, поебемся вечером!

Языков слегка похохатывал громким басом — видно было, что удовольствия не получал. Я стеснялся и пьяно улыбался на этот разгул бюрократа-взяточника. А он разошелся:

— Я кто? Я Ер-ма-ков ! Мой род от Ермака! Мы завоевали Сибирь! Я все могу!..

На прощанье он полез целоваться со всеми, достались лобызания и мне. Вдвоем с Языковым мы поддерживали его при выходе из ресторана. На следующий день я смущенно поблагодарил Языкова:

— Спасибо вам за помощь. Я понимаю, что вы вытерпели этот разгул ради меня.

— Да, терпеть приходится. Помнишь старую истину из «Горя от ума»: «служить бы рад, прислуживаться тошно»? Тошно, а коль надо чего-нибудь — и приходится.

Ирине я только сказал:

— Дело улажено. Но хорошо, что тебя там не было — я бы не смог смотреть тебе в глаза.

Улучшение жизни

Два важных события в нашей жизни произошли к моему тридцатилетию: я стал ассистентом кафедры и моему отцу дали, наконец, квартиру на всех нас.

Ассистент — это солидное положение, особенно для моего возраста. Оно давало перспективу дальнейшего научного роста и зарплату в три раза больше прежней. Когда защищу кандидатскую диссертацию, она возрастет еще — надбавка за ученую степень. Мы с Ириной вздохнули свободней: она все еще не работала и материально мы были очень стеснены. Родители нам помогали, но ведь каждому хочется иметь свои деньги, особенно с возрастом. Теперь я мог сказать, что опроверг все три пункта маминой поговорки: «В двадцать лет ума нет — и не будет; в тридцать лет жены нет — и не будет; в сорок же денег нет — и не будет». Все уже было.

Квартиру отцу дали, когда ему было уже почти шестьдесят лет, после двух лет нервотрепки и тяжелой борьбы с бюрократией. Ничего в Советском Союзе легко на доставалось. По всем статьям закона нашей семье полагалась квартира — каждому было положено по 9 квадратных метров, и отцу с научной степенью еще дополнительные 10 квадратных метров — всего 55 квадратных метров. Нам выделили только 36 квадратных метров, мало для пятерых — родителей и нас. Но даже при этом районные власти тянули, тормозили и отказывали. Мы вынуждены были искать рычаги поддержки. Знакомый депутат районного Совета доктор Рафаил Зак помог нам преодолеть бюрократический барьер.

Квартира в новом строящемся районе Москвы — в Черемушках. В те годы по указанию Хрущева строили много стандартных блоковых пятиэтажных домов с низкими потолками. Правительство все-таки спохватилось, что надо развивать жилищное строительство. Но Хрущев громогласно заявлял на партийных съездах, что он против «архитектурных излишеств», и поэтому строительство домов было доведено до минимума затрат. Отсюда и плохая планировка, и плохое качество домов. Остряки назвали их «хрущобы». После двадцати четырех лет жизни в деревянном бараке мы переехали из трущобы в хрущобу. Наш дом был далеко от работы, далеко от центра и далеко от метро. Но все равно — это была большая общая радость. Наконец-то мы с Ириной после трех лет раздельной жизни станем жить семьей.

Наша радость была так велика, что мы отпраздновали мое тридцатилетие, новоселье и новую должность, даже не успев купить мебель. Мама сымпровизировала стол из досок, накрыв их скатертью, а вместо стульев гости сидели на пачках книг. Радостная Ирина впервые в жизни сделала маникюр и хвастливо показала мне свои красивые руки.

Покупать мебель тоже непросто: на нее был постоянный дефицит — надо ездить из магазина в магазин по всей Москве и искать. Через знакомого директора мебельного магазина я первым делом купил кровати для родителей. И наконец, в тридцать лет я перестал спать на составляемых на ночь чемоданах, но — на раскладном кресле.

Была у меня и еще одна радость: после трех лет ожидания в очереди я купил новую «Волгу» цвета морской волны. «Волга» была дорогая модель, я продал «Победу» и одолжил деньги на доплату у своей тетки Ольги.

Теперь я отвозил отца в его больницу и приезжал к себе на новой машине и в новом качестве ассистента. Всех поразило мое быстрое возвышение. Ассистенты и доценты больницы были в солидном возрасте за сорок и за пятьдесят — и вдруг меня вознесли в их ранг. До меня на кафедре было два ассистента: Ниссон Руткевич, тихий педантичный еврей пятидесяти лет, порядочный человек, но ужасно медлительный хирург; и была Антонина Белова, такого же возраста, бесцветная и бесталанная в хирургии, но член партии и председатель профсоюзного комитета.

Друзья поздравляли меня, особенно тепло мой друг Норберт Магазаник, который тоже работал в Карелии. Теперь он был терапевтом в клинике профессора Вотчала; талантливый ученый; ему впереди светила яркая карьера, может быть, ярче моей. Но были в больнице и такие, кто возмущались моим возвышением. Языков рассказал мне:

— Слушай, Володька, ко мне приходила с протестом группа врачей, все бабы. Они, суки, стали говорить: как я мог доверить такую ответственную работу молодому малоопытному врачу, выскочке и не члену партии? Я наорал на них: кто кроме заведующего кафедрой может решать, какой ассистент ему нужен, а какой не нужен? Это мое право — подбирать себе ассистентов. Они тебе завидуют и ревнуют к твоему успеху. Ты должен знать своих недоброжелателей: Анна Комарчева, жена генерала, шестидесятилетняя дура, которая сама ничего не умеет, но считает себя выше других; Вера Паллер, еще глупей, но зато член парткома больницы; Тонька Белова, смолоду всем давала без разбору и за это ее сделали ассистентом еще до меня; и молодая идиотка Наташка Грачева — завистница и интриганка. Хочешь знать, они ведь и против меня были, когда меня назначили заведующим. Да руки оказались коротки. Но ты учти: они дуры, но в нашей больнице бабы — это большая сила. Знай, кто твои враги. Слабое твое место, что ты беспартийный. А станешь подниматься выше, у тебя будет больше врагов. Всегда руководствуйся правилом: оглянись вокруг себя — не ебет ли кто тебя. Понял?

Это было хорошее предупреждение, много раз в жизни я вспоминал, как он был прав.

Я хорошо знал тех женщин, у меня с ними были спокойные деловые отношения, без столкновений. Я недоумевал: почему бы им восставать против меня? Я был молод и полон энергии, делал операции лучше них, успешно продвигался в науке. Они вообще не умели сами оперировать, всегда просили помощи, в том числе и моей. И я охотно им помогал. Они не занимались наукой, не писали статей. Да, я обогнал их, но ведь это было заслуженно. Почему они хотели бы остановить меня, да и любого способного человека? В этом было отражение общей морали советских людей. Коммунистическая пропаганда воспитывала в обществе идеологию уравниловки: все «строители коммунизма» должны быть равны, потому что все они делают одно общее дело построения коммунизма. Ленину принадлежат две символические фразы: «Мы любую домашнюю хозяйку научим управлять государством» и «Мы из золота нужники будем делать». В этих фразах содержалась вся практическая философия советского общества — уравниловка, ничего индивидуального, никаких ценностей. Конечно, в обществах муравьев и ос все равны — они одинаково строят свои термитники и соты. Однако между насекомыми и людьми есть все-таки разница. Этого идеология коммунизма не учитывала. Мои недоброжелатели не хотели и не были в состоянии оценивать индивидуальные качества работников клиники. В их понимании было общее правило — все должны быть одинаковы и чины должны доставаться не по заслугам, а по возрасту и по партийной принадлежности.

А Языков, не боясь интриганов, назначил меня хозяйственным ассистентом — я должен был вести все административно-хозяйственные дела и стал третьим по значению лицом.

Как меня вербовали в КГБ

Я никогда не ходил в отдел кадров нашего института — мне там ничего не было нужно.

Поэтому я удивился, когда мне позвонили оттуда и пригласили прийти в восемь часов вечера. Сам по себе вызов мог быть обычным делом, но назначенное время было странным — работу все заканчивали в шесть часов.

Хотя в отдел кадров я не ходил, но знал, что новый директор института Ковригина, бывшая раньше министром, считала его чуть ли не самым важным в нашей работе. Всю жизнь она работала в аппарате ЦК и в министерстве, никогда раньше не имела дела с профессорами и научными сотрудниками, и для ее понимания отдел кадров был ближе и родней — через него она могла контролировать состав преподавателей. Тем более, что в институте было много профессоров-евреев, бывших «врачей-отравителей», среди них профессор Мирон Вовси, с фамилии которого начинались тогда все обвинения. Это была потенциально вольнодумная категория интеллектуалов. Поэтому Ковригина возвысила над ними начальника отдела кадров Н.Бурав-ченко, бывшего военного писаря. К его пятидесятилетию она издала приказ: «под руководством юбиляра отдел кадров превратился в лучшее структурное подразделение института».

Наш Центральный институт усовершенствования врачей был на площади Восстания, в длинном здании бывшего «Вдовьего дома», построенного полтораста лет назад «во вкусе умной старины». С площади в него вела широкая лестница с колоннами, а вестибюль был дворцового типа, хотя переделанный и перекрашенный.

В отделе кадров никого не было, я стоял в пустой первой комнате и ждал. Из боковой двери кабинета заведующего появился незнакомый мне человек среднего возраста, в сером костюме. В руках у него была папка. Он исподлобья глянул на меня:

— Ваша фамилия Голяховский? Садитесь, я хочу поговорить с вами.

Он никак не представился мне, не пожал руку, не улыбнулся. Мы уселись по двум сторонам стола. Человек в сером положил папку на стол, раскрыл ее и перелистывал страницы. Я понял, что это было мое «личное дело», досье, в котором хранились все документы обо мне. Минут десять он листал страницы, иногда отрываясь от них и поглядывая на меня. Все знали, что отделы кадров — это любимое место агентов КГБ, отсюда они получали нужную информацию. Пока он листал и поглядывал на меня, я догадался, что человек в сером — это представитель КГБ и что он собирается меня допрашивать. Я лихорадочно думал, что могло его заинтересовать? Может, я рассказал кому-то политический анекдот? Все рассказывали в своих компаниях, и теперь уже за это не арестовывали. Что же еще? Мы все слышали столько историй об арестах, что я представил — сейчас из той комнаты выйдут два солдата, и он скажет: «Вы арестованы».

А может, мне все это кажется? У всех советских людей была параноидная боязнь арестов. Он закрыл папку, молча и не спеша достал папиросу и закурил, не сводя с меня глаз. Я нервничал, но старался казаться спокойным.

— Почему вы не вступили в партию? — спросил он.

Вопрос явно наводящий, пока без угрозы. К этому я был готов всегда, слыша такой вопрос много раз от других. У меня был отработанный стандартный ответ:

— Я давно думал сделать это, но считал, что мне надо более созреть политически, больше прочитать политической литературы классиков марксизма-ленинизма, глубже понять ее. Из-за занятости работой мне все не хватало на это времени.

Было невозможно прочесть на его лице — верил он мне или нет. Кто кого дурачил? Но внешне мы беседовали серьезно. Однако что будет после этого вступления?

— Что ж, вам надо вступить в партию, это будет полезно для вас.

Я радостно воскликнул:

— Вы абсолютно правы, я должен это сделать.

Обрадовался я потому, что если мне предлагают вступать в партию, то наверняка не для того, чтобы тут же арестовать.

— Какие у вас планы на ближайшее будущее?

Интересно, с какой стати незнакомому человеку знать мои планы? Однако если он интересуется, значит, имеет на это право.

— Я собираюсь защитить диссертацию и потом написать научную книгу.

— Что бы вы сказали, если бы вам предложили возможность работать за границей?

Я был поражен — этого я не ждал никак. Некоторых из моих коллег посылали работать за границу, но все они были активисты партии. Там им платили в долларах и довольно высоко, хотя часть заработка они должны были возвращать в Советское посольство. Конечно, поездка на работу за границу сулила интересные впечатления и большие деньги. Но надо все-таки узнать побольше:

— Какую страну вы имеете в виду?

В первый раз по его лицу скользнула тень улыбки — он меня «поймал»:

— Ну, скажем, Камбоджа.

Выехать хоть когда-нибудь и хоть куда-нибудь за границу — это была заманчивая и неосуществимая мечта советских людей. Мы с Ириной всегда интересовались жизнью за рубежом, но и думать не могли, что нам доведется выехать за пределы СССР. И вдруг — такое предложение! В голове быстро-быстро стало восстанавливаться, что я слышал о Камбодже. Я старался вообразить себе жизнь в другом климате, в совершенно других условиях. Я знал, что там идет гражданская война и многие азиатские страны вовлечены в конфликт, но Советский Союз был нейтральным. В газетах писали об ожесточенных боях и упоминали «кровавую реку Мегонг» в той стране — в ней вода смешалась с кровью. Если агент КГБ предлагает мне ехать туда, значит, там есть какие-то советские интересы. Но какое отношение к этому может иметь хирург? Вряд ли его хотят послать туда работать только по профессии. Возможно, профессия — это только прикрытие для другой работы, и я, за спиной которого нет никакой политической активности, подхожу для этого. Но что скажет Ирина? У нас маленький сын, вынесет ли он тот климат?

— Смогу я взять семью с собой?

— Конечно.

— Как долго мне придется там работать?

— Два или три года.

— Когда я должен дать ответ?

— Лучше — прямо теперь.

— Какую работу я должен делать там?

— Я не могу объяснить вам это сразу, но вы будете хирургом в советском госпитале для гражданского населения. Ваша зарплата будет в валюте и в три раза больше теперешней.

Я понимал, что он недоговаривает, и молчал. Он добавил:

— Да, вот еще одно условие: вам надо стать офицером запаса.

— Но я уже офицер запаса.

— Мы должны будем перевести вас в резерв другого ведомства.

Это означало, что меня сделают капитаном КГБ — почти все врачи, кто работал за границей, были офицерами КГБ. Вот это и было главное, чего он пока недоговаривал.

Итак, мне предлагали продать душу дьяволу за заграничную командировку и высокую зарплату. Я оказывался между Сциллой и Харибдой — никогда я не собирался вступать в партию и никогда не собирался служить в КГБ. Над вступлением в партию и над поступлением в КГБ мне виделись мрачные слова, висящие над входом в ад: «Оставь надежду всяк сюда входящий». Что мне сказать ему?

— Я должен подумать и поговорить с женой.

Он сурово посмотрел — был недоволен. Очевидно, когда вербовал других, те сразу соглашались.

— Что ж, если хотите. Но о нашем разговоре не должен знать никто, кроме нее.

Я вышел из отдела кадров в смятении чувств — взволновала и сама неожиданность предложения, и то, что все предложенное было полностью противоположно моему пониманию своего места в жизни. Дома я сказал Ирине:

— Знаешь, мне предложили поехать работать в Камбоджу.

На мгновенье в ее глазах зажегся огонек любопытства: это так интересно!

— Да, но знаешь — какой ценой? — и я передал предложение дьявола, и что нас ждет в той пасти дьявола — эта «кровавая река Мегонг». На это она согласиться тоже не могла.

Я еще раз поехал поздно вечером в отдел кадров, чтобы отказаться от предложения человека в сером. Отказ бросил на меня тень «чужака», тень несговорчивости и непослушания. Человек, который не вступал в партию и отказался служить в КГБ, был для власти чужой по натуре. Большая бумага об этом осталась наверняка в моем личном деле в отеле кадров. Впоследствии начальник отдела Буравченко, любимец директора Ковригиной, мне это сурово припомнил.

Это было время...

Конец 1950-х и начало 1960-х годов для советской интеллигенции было время всколыхнувшихся надежд на обновление. Впервые из жизни исчез страх — люди стали дышать свободней. Новые настроения вначале отразились в литературе: хотя шла травля Пастернака, но были напечатаны повести «Не хлебом единым» Владимира Дудинцева и «Оттепель» Ильи Эренбурга. А вслед за ними, в 1962 году, в журнале «Новый мир» напечатали «Один день Ивана Денисовича» Александра Солженицына — эту самую яркую энциклопедию советской жизни. За считаные дни эти повести становились известны всем читающим людям. Они зачитывались правдой, как глотали воздух. За ними была напечатана сатирическая поэма Александра Твардовского «Теркин на том свете». В ней открыто высмеивались многие пороки советской партийной бюрократии. Эту поэму похвалил Хрущев, и автора наградили Ленинской премией. Всем казалось, что за этим стояли близкие перемены к еще лучшим временам.

«Новый мир» с его редактором Твардовским становился в осторожную оппозицию к правительству. В нем и в журнале «Юность» стали печатать молодых смелых поэтов — Евтушенко, Вознесенского и других. Им давали выступать на стадионах перед большим скоплением людей. В их стихах было много критики прошлого, но был и призыв к лучшему будущему. Молодежь того периода зачитывалась и заслушивалась стихами, это ее вдохновляло.

Стали печатать больше переводных книг и показывали некоторые западные фильмы. Американец Эрнест Хемингуэй становился популярным писателем, и остряки в шутку назвали западную литературу «хемингуевина».

Появились новые барды: Галич, Окуджава, Высоцкий. В их песнях было издевательство над советскими традициями и зашифрованный призыв к новому. Еще не было пластинок и кассет с их песнями, но люди ухищрялись записывать их на тонких листах рентгеновской пленки. В каждом интеллигентном доме молодежь имела эти записи.

В Москве устраивались выставки достижений западных стран. Первой большой выставкой была экспозиция достижений США в парке «Сокольники» в 1958 году. Ее открыл вице-президент Ричард Никсон и в модели американской кухни вел острый диалог с Хрущевым о будущем. Это вошло в историю как «кухонный диалог». Хрущев сказал ему:

— Будущее поколение советских людей будет жить при коммунизме.

Никсон ответил:

— Будущее поколение советских людей будет жить при капитализме американского типа.

(История потом показала, кто был прав.)

В то знаменательное для истории время миллионы людей побывали на выставке и увидели образцы американской жизни. Побывал там и я, беседовал с русскоговорящими гидами-американцами и впервые в жизни пил кока-колу.

И, конечно, вместе со всем этим появились люди, открыто протестующие против еще существующих атавизмов прошлого — многие не боялись подписывать протесты. Особенно это распространилось среди студентов университетов и интеллигенции. Стало зарождаться новое явление — диссидентство. Для многих это было новое слово и новое понятие.

В медицине тоже начиналось некоторое возрождение, появились молодые специалисты — в хирургии это были профессора Долецкий, Угрюмов, Бураковский, Мешалкин, Соловьев, Савельев, Ефуни. Они ездили на международные конгрессы, делали доклады, знакомились с мировыми достижениями. Все они стали потом медицинскими академиками, а Сергей Ефуни стал даже академиком Академии наук.

В мае 1960 года я впервые выехал за границу — на мировой конгресс хирургов-ортопедов в Чехословакию. Это называлось научный туризм: за свои деньги мы, группа из двадцати советских ученых, будем две недели ездить по стране, включая три дня конгресса в городе Брно.

Трудно представить, какие трудности пришлось преодолеть, чтобы поехать в дружественную страну социалистического лагеря. За два месяца до поездки надо было представить положительную характеристику с работы от «тройки» — руководителя, парторга и профорга, заверенную райкомом партии. Все характеристики составлялись стандартно — в них должны быть слова «политически грамотен, идейно выдержан и морально устойчив». Черт знает, что это означало, но без этих слов никого за границу не выпускали.

Языков уже не раз бывал за границей, продиктовал мне нужный текст и велел подделать его подпись — пальцы еще плохо слушались его. После этого надо получить подписи двух моих недоброжелательниц — Веры Паллер и Антонины Беловой. Они сурово наставляли:

— Вы не член партии, поэтому не можете понять, как это ответственно — ехать за рубеж.

Мне хотелось послать их подальше, но приходилось через силу сдерживаться и делать вид покорного послушания:

— Я понимаю.

— Вы будете окружены иностранцами и должны вести себя там очень осторожно.

— Я понимаю.

— Мы сделаем для вас исключение и подпишем характеристику, но вы должны...

— Я понимаю.

Еще две недели в КГБ рассматривали и утверждали список группы. Мы волновались, не зная — кому и почему не разрешат ехать. Этот этап я тоже «проскочил». За неделю перед поездкой нас вызвали для инструкции в отдел внешних сношений Центрального Комитета партии на улице Куйбышева. Почти все мы впервые были в ЦК и впервые собрались вместе. В группе были известные профессора Шулутко, Чаклин и Богданов, старейшая женщина-профессор Никифорова, несколько доцентов и кандидатов наук, среди них мои приятели Иосиф Митбрейт и Илья Мовшович, моя подруга по больнице Нина Сеферова и еще знакомые. Состав был очень солидный, многие везли с собой научные доклады — результат большой работы.

Мы нервничали, ожидая инструктора, перешептывались полушепотом. Пришел моложавый мужчина в хорошо сшитом костюме (в отделе внешних сношений очень соблюдалась внешняя форма). Он говорил нам банальные фразы:

— Вы, товарищи, едете за границу и будете представлять там нашу великую Родину и нашу передовую медицину... Вы все должны понимать ответственность, которая будет лежать на вас как на представителях Советского Союза.

Пока он это разъяснял, я украдкой посматривал на нашу группу: все сидели с дурацкими напряженными лицами, как внимательные первоклассники. Я вспомнил политрука нашей роты в военном лагере под Курском, где мы студентами проходили солдатскую службу; свои политбеседы с нами он проводил таким же языком. Хотя теперь мы сидели в Центральном Комитете и были не ротой солдат, а группой известных ученых, рецепт советской пропаганды оставался тем же самым. Но главный смысл инструктажа сводился к тому, что в Чехословакии мы обязаны:

1. Не ходить по улицам поодиночке во избежание провокаций, а всегда быть группой не менее двух-трех человек.

2. Не вступать ни в какие контакты с иностранцами, включая чехов и словаков.

3. Быть постоянно настороже и внимательно следить друг за другом.

4. Если кто-нибудь из нас заметит что-то подозрительное в отношении любого другого, следует немедленно доложить партийному руководителю группы.

Руководитель была уже назначена — Катерина Абамасова, хирург-ортопед, 36 лет, незамужняя, с приятной внешностью: гладко зачесанными русыми волосами и добрыми серыми глазами. Я мало знал ее, но мы всегда приветливо здоровались на научных заседаниях. В принципе, я всегда не любил партийных женщин. Теперь я стал относиться к ней со злобной настороженностью, потому что знал — она будет следить за нами и доносить.

Результатом такого инструктажа стало то, что мы вышли на улицу, уже побаиваясь друг друга — не знали, кто на кого станет доносить. Доносы всегда были распространены среди советских людей, а тут даже сам инструктор ЦК дал нам указание: доносите!

Меня бесила злоба, я внутренне протестовал против такого беспардонного контроля над личностью. Можно было подумать, что мы не группа ученых-туристов, которая едет в дружественную страну, а группа парашютистов-десантников, которых забрасывают в тыл врага.

Я озлобленно думал: какое же это время обновления? — несмотря на все новые веяния, мы остаемся под полным контролем партии и КГБ. Да еще и эту партийную бабу Катерину приставили наблюдать за нами. Но, не подавая вида, прощаясь, я улыбнулся ей.

И она тоже улыбнулась серыми глазами из-под пушистых ресниц — довольно приятно.

Поездка в Чехословакию

В приподнятом настроении мы всей группой ехали в одном вагоне поезда «Москва—Прага». Все приоделись понарядней, у женщин красивые прически. Катя выглядела не как партийный руководитель, а просто как милая женщина. На мне был элегантный, хотя и не новый, французский костюм, который теща купила у знакомой спекулянтки специально для поездки. Уже в дороге оказалось, что в нашей группе появилось новое лицо — мужчина лет сорока, тихий, скромно улыбавшийся. Его не было на инструктаже и теперь он не вступал с нами в контакт. И мы его избегали, решив, что он агент КГБ, приставленный следить за нами — это портило наше веселое настроение. Еще мы волновались: как будет проходить процедура осмотра наших вещей в пограничном городе Чоп. Мы толком не знали, что нам разрешено вывозить. У меня было пять бутылок водки и пять банок черной икры — для подарков чешским коллегам, если придется. Но я не был уверен, что таможенники не отберут их на границе. Чоп мы проехали ночью, пограничники проверили документы, но вещи не проверяли — пронесло!

Утром мы уже ехали по территории Чехословакии, за окнами пробегали незнакомые, совершенно отличные от русских, пейзажи. Была весна, фруктовые деревья стояли в пышном цвету, все по-другому — другие дома в деревнях, другие вокзалы в городах. И на душе тоже становилось как-то по-другому — ощущение праздника, приподнятое настроение.

Я стоял у окна рядом с Катей, мы восторженно обменивались впечатлениями:

— Смотри, смотри — какой дом красивый!

— А поле как аккуратно возделано!

— Все у них такое чистое, яркое!

— Да, все выглядит иначе.

Вагон качало, и ее плечо несколько раз касалось моего, каждый раз мы отстранялись, улыбаясь друг другу. Потом как-то так получилось, что перестали отстраняться, прижав плечи еще тесней. Катя изредка поглядывала на меня снизу вверх из-под пушистых ресниц, она была низкого роста. Я думал: такая милая женщина, а на самом деле вредная партийная баба — должна следить за мной; и поэтому я должен ее бояться; ну, нет! — я мужчина и не стану пасовать перед ней, будь она трижды партийная.

В Праге нас встретила симпатичная молодая чешка, наш гид, и повезла в отель третьего класса «Флора». По сравнению с советскими гостиницами все было приятнее и чище. Не терпелось выйти на улицу и пройтись по Праге. Мы шли группой, стараясь, по инструкции, не отставать друг от друга, и наш «незнакомец» тоже с нами.

Прага — красавица! Какой восторг впервые в жизни иметь удовольствие идти по ее улицам! Мы гуляли весь день, а под вечер дома осветились закатом, и мы увидели, что значит «Злата Прага». Как-то так получалось, что мы с Катей все время шли рядом, по ее восклицаниям я понимал, что она переживает такой же восторг, как и я. У нас возникло притягательное ощущение чего-то неуловимо общего, мы часто и привычно касались друг друга — это воздух пражской весны навевал нам любовь. Она все больше нравилась мне, и эти касания разжигали в нас обоих непереборимую силу желания. Но и мое чувство протеста против нее тоже обострялось, смешиваясь с желанием. Все в нас наэлектризовалось. Нет, я докажу ей, что лучше меня любить, чем за мной следить! Как?..

Очевидно, наши касания и переглядки были давно заметны другим. Когда стемнело и мы подходили к отелю, Илья Мовшович отвел меня в сторону:

— Хочешь, я задержу всех на час? А вы с Катькой уходите в отель.

Импульс решительности подтолкнул меня — я взял ее под руку и увлек в переулок. В темноте мы впились губами друг в друга.

— Пойдем скорей.

— Куда? — в ее голосе была дрожь.

— В отель.

— Ты с ума сошел! А другие? — шепотом, с той же дрожью.

— Другие придут только через час.

Мы побежали быстро-быстро и ворвались в ее комнату. У нас было мало времени, но нам не нужна была подготовка — мы мгновенно оказались в жарких объятиях друг у друга. Ни думать, ни вспоминать супружеские клятвы я не мог. Нехорошо? Может быть. Но это случается со всеми. И уже раздев ее, горячо прижимаясь всем телом, я спросил:

— Ты не боишься, что вся группа разбежится поодиночке?

— Черт с ними! — шепнула Катя. — Ну же, делай скорей. А-а-ах!..

* * *

Чехословакия — центр Европы, страна многовекового сосредоточения европейских культур. По сравнению с отсталой советской Россией она казалась процветающим краем.

Нас поражало и восхищало все — богатство невиданной архитектуры, красоты более мягкой природы, изобилие продуктов и товаров, отсутствие очередей, хорошо одетая публика и то, что на улицах никогда не видно пьяных. Однако своими наблюдениями мы делились друг с другом осторожно, только с теми, кому доверяли. Кто знает, похвала Чехословакии могла быть воспринята доносчиками как критика Советского Союза. С Катей мы были откровенны: я добился своего — она за мной не следила, только влюбленно смотрела и говорила с теплотой в голосе:

— Будь осторожен, не болтай ни с кем.

На вокзале в Брно нас встречал очень представительный высокий мужчина в прекрасном синем костюме с белым кружевным платочком в кармане пиджака и в белых лайковых перчатках. Выглядел он как звезда Голливуда. Это был профессор Милош Янечек, сорока пяти лет, организатор конгресса. Он со всеми здоровался за руку, всем улыбался и произнес несколько приветливых слов глубоким бархатным баритоном. С ним были его жена и трое детей-подростков, которых он представил нам. В его внешнем облике и манере общения была свобода светского европейского интеллигента. Я смотрел на него с восхищением и испытывал комплекс неполноценности из-за собственной неяркой внешности.

Однажды в перерыве между заседаниями конгресса я оказался рядом с ним, и он очень свободно и весело заговорил со мной по-русски. Я рад был поддерживать беседу, но, на всякий случай, осторожно оглядывался — не наблюдает ли за мной кто-нибудь из нашей группы, особенно тот «незнакомец». Чуть ли не с первых слов Янечек сказал:

— Расскажу вам анекдот: что такое Спутник? Это единственный сателлит, которому удалось оторваться от Советского Союза.

Анекдот, что и говорить, был острый, особенно в устах представителя страны-сателлита.

Хотя ситуация была против меня, я весело засмеялся, что не полагалось члену советской группы, в ответ на такой анекдот. Чтобы не оставаться в долгу, я ответил анекдотом:

— Знаете, как описать настоящий коммунизм? Представьте себя в совершенно темной комнате, в которой вы ловите черного кота, про которого знаете, что его там нет, но все равно кричите: есть, поймал, поймал! Это и есть описание коммунизма.

Янечек так громко рассмеялся, что оглянулись все, включая нашу группу. Он сказал:

— Это очень точно, я член Чешской коммунистической партии, поэтому могу понять.

Я немного растерялся, узнав, что он коммунист — в моем представлении его образ никак с этим не вязался. Он дружески взял меня под локоть:

— Я хочу пригласить вас сегодня вечером к себе домой, но знаю, что вы, советские, никуда не ходите поодиночке, — он сделал паузу, глядя вопросительно, — если хотите, можете привести с собой кого-нибудь из ваших.

Во мне, что называется, взыграло ретивое — пусть он думает, что хочет, про советских вообще, но я не поставлю себя в идиотское положение послушного труса, я докажу, что ко мне это не имеет отношения.

— Спасибо, я приду к вам один.

Мы уговорились о позднем времени. Ситуация была рискованная: уходить поздно вечером одному из отеля явно не следовало. Я сказал Кате:

— Профессор Янечек пригласил меня к нему домой, — добавил его замечание и спросил, — что ты на это скажешь?

Из-под пушистых ресниц на меня смотрела сама любовь:

— Конечно, если ты обещал, ты должен идти. Не волнуйся, я устрою какое-нибудь срочное собрание группы, а ты уходи. Все уже знают, как ты не любишь собраний: ну не явился — и все. А если даже кто донесет, так все равно — только мне, — и добавила, — непокорный ты, парень, играешь с огнем. Ох, не сносить тебе головы...

Я отгладил свои единственные брюки, взял бутылку водки и банку игры и в полном одиночестве вышел в темноту «иностранной ночи». Янечек жил на центральной площади Менделя, на третьем этаже старого семиэтажного дома. Громадная квартира во весь этаж и богатая обстановка поразили меня — никогда я не видел ничего подобного. Оказалось, что Янечеку принадлежал весь дом, он получил его в приданое на свадьбу и теперь сдавал квартиры в аренду жильцам. Дом давал ему большой частный доход. Собственный дом и частный доход?! Для меня это было нечто новое, невозможное в Советском Союзе, и никак не укладывалось в мое представление о хозяине-коммунисте. Я удивленно спросил:

— Как объяснить, что вы, коммунист, одновременно как бы и капиталист?

Он хитро улыбнулся:

— У нас другие представления о коммунизме, чем у вас.

Это высказывание поразило меня еще больше. Впервые я не только слышал, но воочию видел, что чье-то представление о коммунизме может отличаться от пропагандируемого у нас аскетического советского типа. Это было как раз то, о чем говорил его анекдот про «Спутник» — отрыв от СССР. У меня возникло неясное ощущение, что такое несоответствие представлений опасно для Чехословакии — уже были примеры резких обострений отношений между Советским Союзом и Югославией и Венгрией. Это смутное ощущение оказалось потом настоящим предчувствием: через восемь лет, весной 1968 года, чехи и словаки попытались сделать свою, так называемую «бархатную революцию» — мирно оторваться от Советского Союза и идти своим путем. Это привело к вторжению советских войск и кровавому подавлению тех представлений чехословацких коммунистов.

Этого мы, конечно, не обсуждали, но оба с Янечком проявили свой славянский дар к дружбе, выпили русскую водку и чешскую сливовицу и перешли на «ты». Он стал звать меня по-чешски — Володька. Милош рассказал, что родом из бедной семьи, что его отец погиб в 1919 году в России, где был солдатом иностранного «чешского корпуса».

— Где в России?

— Где-то за Уралом, кажется, это место называется Курган.

— О, я знаю это место, — мне вспомнился доктор Илизаров из Кургана.

— Когда-нибудь мне хотелось бы поехать туда и отыскать его могилу, — сказал Милош.

— Эта зона секретная, вряд ли туда впустят иностранца.

— Все у вас секретное.

Что было ответить на это?

Еще он рассказал, что во время войны был в составе сил сопротивления немецким оккупантам и что через два дня — девятого мая — будет парад в честь годовщины освобождения его страны от немцев.

Я с радостью:

— Я обязательно приду на этот парад, мы все придем, потом приглашаю тебя и твоих друзей к нам в отель — допивать русскую водку.

— Конечно, Володька, мы придем. Знаешь, этим летом я приеду в Москву на Международный съезд хирургов.

— Я встречу тебя и буду рад отплатить за гостеприимство.

— Спасибо. У меня к тебе деловое предложение. В Москве мне нужны будут рубли. Если хочешь, я дам тебе три тысячи чешских крон, а ты отдашь мне там рублями.

Предложение смутило меня страшно. Конечно, я хотел иметь больше чешских денег — в Москве нам обменяли только по сто рублей, это была мизерная сумма — всего триста крон по официальному курсу, а соблазнов купить вещи для Ирины, для себя и для родителей было много. Он предлагал мне в десять раз больше — до чего заманчиво! Но желание смешивалось со страхом: иметь незаконно приобретенную иностранную валюту было нарушением закона. Милош видел мое смущение:

— Ну, что ты, Володька, решайся. Бери кроны — отдашь мне рублями в Москве. Не беспокойся: я никому не скажу — у нас нет обычая доносить.

— Я согласен, — и положил в карман большую пачку.

Когда я стал владельцем большой суммы, у меня появилось новое беспокойство: как покупать вещи таким образом, чтобы другие в группе не видели, что я трачу намного больше, чем дали каждому? Все в группе испытывали недостаток в деньгах, и кое-кто мог ревностно отнестись к тому, что у меня их больше — откуда и почему? Я поделился своим секретом, и деньгами тоже, с Катей и Ниной Сеферовой, и мы решили ходить за покупками втроем, чтобы создать у других впечатление, что каждый из нас покупает весьма умеренно. Катя тоже опасалась разговоров о моих больших деньгах: как-никак ее обязанностью было знать все про каждого. Особенно ее волновал «незнакомец», которого все продолжали считать приставленным к нам шпионом.

Но оказалось, что он — доктор Леонид Закревский, из Ленинграда; просто никто из нас его не знал раньше. Это обнаружилось, когда он сделал доклад на конгрессе. И доклад был хороший, и сам он тоже оказался симпатичным человеком.

На обратном пути мы с ним ехали в одном купе и довольно быстро сблизились. Я решился сказать ему:

— Знаете, ведь в начале поездки мы считали вас скрытым шпионом, следящим за нами.

— Шпионом? Почему?

— Вы не были с группой на инструктаже в ЦК партии, а потом вдруг оказались с нами.

— Я тогда задержался в Ленинграде и проходил тот дурацкий инструктаж отдельно. Но раз вы мне это сказали, то я вам тоже признаюсь: я считал шпионом вас.

— Меня? Почему?

— Потому что я однажды видел, как вы выходили поздно вечером из отеля в Брно, совершенно один, да еще с каким-то свертком. Я и решил: кто же, кроме шпиона, решится ходить за границей в одиночку, да еще и ночью?

Так нас, советских людей за границей, приучали подозревать друг друга в шпионаже.

Кончалась наша поездка; подъезжая к Москве, мы прощались друг с другом. Катя была грустная, в ее серых глазах — слезы:

— Помни, что я тебе сказала: не сносить тебе головы, ты непокорный. Будь осторожен и будь счастлив.

На вокзале меня встречала Ирина с сыном на руках. Я все забыл и кинулся обнимать их. Катю никто не встречал, она издали смотрела на нас.

* * *

А с Милошем Янечеком мы стали потом друзьями на всю жизнь, до его смерти в 1977 году. Мы семьями ездили в гости друг к другу, и когда я стал профессором и автором метода новой операции, он сразу пригласил меня в свою клинику — делать первую в Европе операцию по моему методу. Об этом писали в иностранных газетах и журналах, напечатали наши фотографии во время операции. И с некоторым опозданием даже в «Вечерней Москве» появилась небольшая заметка об этом: «Советский профессор был приглашен иностранным коллегой в Европе оперировать по своему методу».

На всю жизнь мой близкий друг Милош Янечек стал для меня образцом в жизни, я многому научился от него и всегда старался копировать его отношение к жизни и его красивую светскую манеру поведения.

Мои иностранные пациенты

Летом 1960 года я впервые делал операции трем иностранным пациентам, и во всех случаях это были необычные истории. В изолированном от мира советском обществе иностранцы вызывали в людях противоречивые чувства: с одной стороны, интересно узнать поближе человека из другого мира, а с другой стороны — опасно. Опасно потому, что за всеми иностранцами следили агенты КГБ, и было легко попасть под подозрение.

Американский рабочий

Мистер Сэм Перельман, чикагский рабочий пятидесяти пяти лет, поскользнулся на улице и подвернул ногу. Его осмотрели в специальной поликлинике для иностранцев. Там подрабатывали врачи из Боткинской — платили хорошо, но все обязательно должны были быть членами партии — для той работы требовали высокой идейной сознательности. Хирург Люба Дзюбенко послала его на лечение в нашу больницу. Иностранных туристов тогда было мало, и его положили в обычное отделение, в общую палату с советскими больными, хотя у нас был специальный «дипломатический корпус». Перельман плохо говорил по-русски, я тоже тогда не знал английского, но мы понимали друг друга. Я поставил ему диагноз — разрыв боковой связки коленного сустава. Необходима была операция, он согласился.

На утренней врачебной конференции я рассказал о плане операции по методу американского хирурга Кэмпелла. Для этого из соседней связки выделяется лоскут и им укрепляется порванная — «пластика боковой связки». Все со мной согласились. Я мог бы укрепить связку по своему методу — капроновой лентой, но не хотел делать эту новую операцию иностранцу. Хотя она давала хорошие результаты, но вдруг у американца возникнут осложнения? Есть же поговорка: «что русскому здорово, то немцу смерть».

Операция прошла удачно, я наложил на ногу гипсовую повязку на три недели, пока связка срастется. Все это время он лежал в больнице, общался с соседями и научился лучше говорить по-русски. А я перенял у него некоторые американские словечки. У нас с ним образовались теплые деловые отношения «врач-больной». По утрам на обходе он встречал меня непривычным звонким американским произношением:

— Хэлло, док!

— Хэлло, Сэм. Хау ду ю фиил? (Как себя чувствуете?)

— Ай фиил вэри гуд, док (Я чувствую себя очень хорошо, доктор).

Он приехал туристом потому, что его предки были иммигрантами из старой России и он захотел увидеть их родину. В Белоруссию, откуда они уехали, его не пустили и он проводил время в Москве. Мне хотелось расспросить его про Америку, но мы были окружены другими больными и я опасался, что мой интерес вызовет неверную реакцию, возможно, и донос (у всех нас была паранойя — боязнь доносов). Один раз Сэм открыл бумажник и стал показывать мне доллары. Я увидел их впервые и очень испугался: вдруг он мне их предложит. Иметь доллары считалось тяжелым уголовным преступлением. Я даже отшатнулся. Он увидел мою реакцию:

— Почэму рашен докторз не брат дэнег з пайшент? Амэрикан доктор брат вери мач — много.

— Сэм, у вас в Америке медицина частная, а у нас — государственная.

Через три недели я снял с него гипс, он ходил свободно, лечение прошло успешно.

Успешно для него, но не для меня. Секретарь партийного комитета Вера Паллер подняла скандал: на каком основании я мог оперировать иностранца, особенно — из Америки? Она вызвала меня в кабинет.

— Вы знали, что он американский гражданин?

— Конечно, это написано в истории болезни.

— Так. А, может быть, он шпион?

— Шпион? — я пожал плечами. — Может быть.

— Что значит — «может быть»?

— Вы сами сказали, что он «может быть, шпион».

— Он вас расспрашивал о чем-нибудь?

— Расспрашивал — когда ему снимут гипс, когда он сможет ходить без палочки...

— Я не об этом. Он хотел от вас узнать секреты про нашу страну?

— Нет, об этом он не спрашивал, только о своем здоровье.

— Вы знаете, что мы лечили его здесь бесплатно?

— Не знаю, но это не в моей компетенции.

— Так вот знайте, что советское правительство потратило на его лечение деньги. А в Америке советских людей бесплатно не лечат.

Мне хотелось спросить ее: сколько советских людей бывают в Америке? — туда никого не пускали. Но я рассудительно промолчал. Она наступала:

— Он предлагал вам деньги?

— Нет.

— Он мог предложить, чтобы подкупить ваше доверие и потом завербовать вас.

Это было слишком, я обозлился:

— Я не меньший патриот, чем вы сами.

— Ну-ну, это я вам говорю потому, что вы молодой человек, не член партии и можете легко сделать ошибку. Почему вы не вступаете в партию?

— Вы же сами сказали, что я еще не созрел политически.

— Имейте в виду, если решите вступать в партию, я могу дать вам рекомендацию. Я ведь в партии уже двадцать лет. Учтите это.

Ну, куда мне надо было послать ее за это предложение?.. Я сдержался и притворился:

— Спасибо, я учту.

Этот разговор я передал Языкову. Он тоже был беспартийный и скептически относился к советскому строю. Выслушав, сказал прямо по-русски — куда я должен был ее послать.

Интересно, что сказала бы та партийная сука, если бы знала, что через двадцать лет я стану американским хирургом и буду делать операции только американцам? Но тогда я и сам еще этого не предполагал.

Я помнил судьбу великого русского хирурга Сергея Юдина — его арестовали и сослали за то, что он сделал операцию сотруднику британского посольства, это было в 1948 году, всего двенадцать лет назад. На него донесли помощники, такие же партийцы, как моя недоброжелательница. Теперь времена изменились, мне арестом не угрожали, да и пациент мой не был важной персоной. Но подозрительность, настороженность и нелюбовь к иностранцам была все та же. Откуда она? Это одна из самых древних черт русского народа. Иностранцы стали оседать в России при царе Алексее Михайловиче. Его молодая вторая жена Наталья Нарышкина, мать Петра Первого, была прогрессивная и образованная женщина, любила общаться с иностранцами и привила эту любовь своему сыну (подозревают, что он и произошел от иностранца — грузинского царевича). В своей любви к иностранцам Петр отличался от всех русских, и, кстати, у него были нерусские внешность и характер. Он дружил с Лефортом, ездил в Европу и старался сломать русскую нелюбовь к иностранцам. Народ и бояре из страха подчинялись ему, но примириться с иностранцами никак не могли. Слово «немец» не относится к германцам, а ко всем «немым», не говорящим по-русски. И нелюбовь к «немцам» осталась в русских людях навсегда. А в советское время к ней прибавился еще и антагонизм идеологий: в американцах русские видели своих врагов и, возможно, продолжают видеть и до сих пор.

* * *

Шведский журналист

Этого больного я лечил уже с разрешения больничной администрации и партийного комитета (разногласий между ними не было, потому что это были одни и те же люди). Шведскому журналисту Свенсону было сорок с небольшим лет, он несколько лет жил в Москве, по-русски говорил хорошо. Его привезла скорая помощь — у него на улице произошел разрыв ахиллова сухожилия (над пяткой). Я дежурил и сшил его сухожилие. Свенсона положили в корпус для дипломатов, в отдельную палату. Я навещал его почти каждый день, мы могли разговаривать свободно, без свидетелей. От него я много узнал про Швецию, которая тогда переживала экономический расцвет:

— Знаете, где настоящий социализм? Вы думаете — у вас в России? Нет, настоящий социализм у нас в Швеции.

— Но ведь у вас — королевство, королевская власть.

— Это королевство только по названию. Шведские граждане выбирают правительство демократическим путем, не как у вас, где людям предлагают одного кандидата без оппозиции. Знаете анекдот: с чего началась демократия? Это когда Бог подвел к Адаму Еву и сказал ему — выбирай! Вот такие точно выборы и у вас.

— Но в чем же выявляется ваш шведский социализм?

— В очень широких социальных правах и свободах. Мы все платим большие налоги — пятьдесят процентов. Но за это имеем передовую бесплатную медицину, бесплатное образование, гарантированную высокую пенсию. А король — он такой же гражданин, как все. Он свободно ходит по улицам, любит собирать антикварные вещи и часто заходит в магазины. Люди, конечно, узнают его, но, чтобы не смущать его покой, делают вид, что не знают и не здороваются.

— Как — король ходит по улицам без охраны?

— Конечно, без охраны. Кто же тронет короля в Стокгольме?

Действительно — кто тронет короля в Стокгольме? Так это тогда было. Меня поражали его рассказы. После поездки в Чехословакию, где я увидел, что может быть разное представление о коммунизме, теперь я понимал, что и социализм бывает разным и советская модель далеко не самая хорошая.

В другой раз Свенсон сказал:

— Я вам очень обязан за лечение. Просите у меня что хотите, и мне сразу перешлют оттуда. Знаете, какая у нас страна — у нас все есть в продаже.

Слова «все есть в продаже» тоже звучали необычно — у нас, наоборот, было так мало всего, что часто звучало «ничего нет в продаже».

В то время мой отец перенес инфаркт, выписался из больницы, и ему нужно было дома делать уколы. Каждый раз для этого мама стерилизовала шприц и иголки кипячением на спиртовке. Это было очень канительно и утомительно. Да и иглы были такие тупые, что уколы были болезненными. Я читал, что где-то за границей существует так называемый «вечностерильный шприц».

— Можете мне достать такой шприц?

— Конечно!

Через неделю он вручил мне металлическую ампулу со специальным раствором, в нем хранился шприц и набор сменных иголок, все специально заточенные. Отец потом пользовался этим набором годами, шприц был безотказно стерильным, и иглы легко входили под кожу, не вызывая боли. А в Союзе я никогда такого не видел.

Хорошо, что партийное начальство не пронюхало про тот подарок — они наверняка сочли бы его подкупом.

Поскользнувшийся посол

Третий иностранец, в лечении которого я принимал участие, был дипломат высокого ранга — посол Франции в СССР и дуаен (староста) дипломатического корпуса в Москве мосье Морис Дежан. Во время дипломатического приема он поскользнулся на паркете, упал и получил тяжелый перелом левой плечевой кости, ниже плечевого сустава. Это случилось всего за три недели до поездки Хрущева во Францию — для встречи с президентом Де Голлем. Об этом важном визите писали все советские и иностранные газеты. Как посол, Дежан обязан был присутствовать на всех переговорах. А вместо этого его привезли на операцию к профессору Языкову. Прожив много лет в Москве, Дежан прекрасно говорил по-русски. Хотя его рука болела и болталась, но первой его заботой была та важная поездка.

— Скажите, профессор, смогу я после операции ехать во Францию с мосье Хрущевым?

Языков сказал, что сможет, хотя на самом деле это было сомнительно: операция предстояла большая; как она пройдет, было неясно, и как будет идти выздоровление после операции — тоже неясно. Дежану было семьдесят лет, он был толстый и грузный. А все это — знаки не очень благоприятного предсказания. Даже самый лучший хирург не может давать своему пациенту гарантию, как часовщик дает клиенту: человеческий организм — не часы с шестеренками. А Языков не был очень хорошим хирургом, да и больные пальцы еще плохо его слушались. Отказаться от важного пациента он не хотел, передать его никому не мог — большая ответственность: все-таки ведь это посол Франции. Языков сказал мне:

— Будешь ассистировать — справимся вдвоем, никаких баб нам не нужно.

Перелом был тяжелый, много осколков кости, которые надо собрать и скрепить. Близко к осколкам — сосуды и нервы, их надо обходить, чтобы не повредить. В то время еще не было таких пластинок на винтах, какие применяются теперь. Мы скрепляли отломки титановой проволокой К-40. Шефу было трудно удерживать в руках хирургические инструменты. Пальцы хирурга, как пальцы пианиста, должны двигаться все вместе и при этом быть даже более гибкими с инструментами, чем на клавиатуре. У него это не получалось, он нервничал, говорил мне — что делать, а я за него выполнял. Операция шла три часа, мы сумели соединить отломки, но соединение было непрочным. Поэтому наложили массивную грудо-плечевую гипсовую повязку на долгий срок — до полного сращения — вокруг груди и вокруг оперированной руки, рука находится в отведенном положении; для ее поддержки между грудью и рукой вставляется распорка. Языков устал, ничего не мог делать, сидел, свесив кисти больных рук, вздыхал. Мы с гипсовым техником накладывали повязку. Фабричного гипса хорошего качества у нас не было, все гипсовые бинты накатывались вручную, порошка было то много, то мало, а его зерна слишком крупные. Возились мы долго, и повязка получилась очень аляповатая.

К нашей радости и удивлению, Дежан перенес наркоз и операцию легко: так мы спасли честь русских хирургов перед Францией. Как только он открыл глаза, сразу спросил:

— Могу я ехать во Францию с мосье Хрущевым?

Языков опять заверил его:

— Можете, но только в этой гипсовой повязке.

Посол Дежан лежал в отдельной двухкомнатной палате-люкс в корпусе для дипломатов, его жена была с ним. Обстановка там была роскошная. Мы с Языковым ходили к нему, но потом состояние самого Языкова так ухудшилось, что я навещал Дежана без него.

Приближался срок визита Хрущева во Францию, посол чувствовал себя хорошо, ему только мешала массивная и тяжелая гипсовая повязка.

— Когда вы ее снимите?

— Профессор сказал — не раньше, чем через два месяца.

Он был послушный больной. И вот, к моему удивлению, один раз я увидел в его палате портного — он примерял на мою громадную повязку пиджак, смокинг и фрак, все для официальных приемов. Выглядел Дежан в них смешно, но вполне респектабельно.

По возвращении в Москву он рассказал, что Хрущев и Де Голль постоянно с удивлением на него посматривали. Французские хирурги признали нашу операцию удачной, но поражались массивности и аляповатости гипсовой повязки. Конечно, во всем мире, кроме Советского Союза, были фабрично изготовленные тонкие гипсовые бинты.

Посол выздоровел, я снял с него гипсовую повязку. В благодарность он прислал на дом Языкову ящик отборного коньяка. Интересно, что мой шеф не дал мне ни бутылки.

Самый первый космонавт

Присядем, друзья, перед дальней дорогой,
Пусть легким окажется путь,
Давай, космонавт, потихонечку трогай
И песню в пути не забудь.

Из песни о космонавтах

22 марта 1961 года я дежурил в Боткинской больнице. Меня вызвали к телефону, я услышал взволнованный мужской голос:

— Товарищ дежурный хирург, с вами говорит военный врач полковник Иванов. Через несколько минут к вам привезут больного с тяжелым ожогом. Будьте готовы к оказанию немедленной помощи. Я приеду вместе с ним.

Это было задолго до мобильных телефонов, звонок и взволнованный голос военного врача были необычным предупреждением. Я сказал сестрам и анестезиологу приготовить комнату для выведения из шока, наладил систему для вливания физиологического раствора и вышел наружу — встречать. Через несколько минут на большой скорости в ворота въехала военная санитарная машина, а за ней несколько официальных черных «Волг». Из них торопливо выскочили военные в полковничьих папахах и кинулись к «санитарке». Из нее уже вытаскивали носилки с пострадавшим. Ничего не спрашивая, я тоже взялся за носилки, почти бегом мы внесли больного в «шоковую». От прикрытого простыней тела исходил жгучий запах опаленных тканей, типичный для ожога. С помощью сестры я снял простыню и — содрогнулся: человек сгорел весь! На теле не было кожи, на голове не было волос, на лице не было глаз — все сгорело: глубокий тотальный ожог с обугливанием тканей. Но больной был еще жив, он с трудом поверхностно дышал и шевелил сгоревшими губами. Я наклонился вплотную к страшному лицу и разобрал еле слышные слова:

— Больно... Сделайте... чтобы не болело...

Первым делом следовало начать внутривенное вливание жидкостей с обезболивающими лекарствами, но в обожженных тканях невозможно было найти ни одной вены. Только на обеих стопах еще оставалась кожа. Я с трудом смог найти мелкую вену и ввел в нее иглу (пластмассовых катетеров тогда еще не было). Через иглу я ввел в сосуд морфин, и больной задышал спокойней.

Тогда я смог поговорить с полковником Ивановым. Он был напряжен и взволнован:

— Сделайте все, что возможно, чтобы спасти его — он не простой человек.

Выяснилось, что этого молодого больного — Валентина Бондаренко, двадцати четырех лет — привезли к нам прямо из института космонавтики, возле метро «Динамо», всего в трех километрах от нас. Он получил ожоги час назад, когда находился внутри испытательной барокамеры с повышенным содержанием кислорода. Внезапно в ней произошел пожар, и Бондаренко оказался в атмосфере горящего воздуха. Пока смогли разгерметизировать камеру, прошло около получаса, и все это время он горел. На нем был специальный костюм, который частично предохранял его вначале. Но потом сгорел и костюм, осталась только специальная обувь — поэтому на стопах сохранилась кожа.

— Что это за барокамера, в которой он находился?

— Я вам скажу, только не для распространения: это модель космического корабля для человека. Бондаренко проходил в ней испытания — готовился к полету в космос.

Теперь стал понятен и механизм тотального ожога, и взволнованность полковников, и секретность вокруг больного. До того времени еще никто не вылетал в космос, кроме собак Белки и Стрелки. Ходили разговоры, что готовится полет человека, но информации об этом, естественно, не было. Эта трагедия носила секретный характер.

Все время звонил единственный телефон отделения неотложной хирургии — полковники отвечали кому-то. Позвали меня:

— Вас просит к телефону главный хирург Советской Армии генерал-полковник Вишневский.

Это был близкий друг моего отца, свой человек в нашей семье.

— Слушаю, Александр Александрович, это Володя Голяховский, сын Юли Зака.

— А, это ты! Объясни мне толком — что такое с больным?

Я рассказывал, он задавал вопросы, потом сказал:

— Высшее военное начальство требует, чтобы я взял его в институт хирургии, в наш ожоговый центр. Как ты думаешь, его можно довезти живым?

— Думаю, что нет.

— Наверное, ты прав. Вот что: я пришлю к тебе Шрайбера со специальными жидкостями.

Михаил Шрайбер — начальник ожогового центра Института хирургии, у него был самый большой опыт в лечении ожогов. Он тоже профессор и генерал, а также хороший знакомый отца — все они вместе воевали на фронте. Шрайбер быстро приехал со своей помощницей Долговой, и сколько они уже перевидали ожогов, но такого тотального не помнили. Они привезли с собой жидкости, которых у нас не было, и объяснили, что эти жидкости проходили испытания под грифом секретности.

С приездом военных специалистов с меня снялась ответственность за жизнь космонавта. Но и под их руководством вся тактика лечения сводилась только к тому, чтобы дать больному возмещение потерянной при ожоге жидкости и этим сохранять его жизнь хоть сколько-то времени. Ничего другого сделать нельзя, я слышал, как по телефону Шрайбер сказал Вишневскому:

— Нет, спасти его невозможно.

Привезли заплаканную жену Бондаренко. Что было делать, как показать ей обугленное тело без волос, без глаз, без губ? Сестра подвела ее к двери и показала его с расстояния.

Другие больные поступали для неотложного лечения, а телефон все звонил. Звонили большие люди и спрашивали о состоянии Бондаренко. Приходилось отрываться от дел и все снова объяснять. Я попросил Иванова:

— Посадите кого-нибудь из ваших у телефона, чтобы он отвечал на вопросы.

Вскоре появился молодой старший лейтенант, на него накинули халат и посадили у телефона. Он был маленького роста, с простым симпатичным лицом и красивой скромной улыбкой. Он тихо сидел, водил за нами грустными глазами и отвечал на звонки:

— Состояние тяжелое... врачи делают все возможное, чтобы спасти... слушаюсь, товарищ генерал... будет сделано, товарищ маршал... так точно, я передам, товарищ главный конструктор... все еще без сознания, товарищ министр...

Доносились только обрывки его разговоров. Иногда он подзывал к телефону Иванова или меня, если просили начальники. Я отвечал на вопросы, а молодой лейтенант слушал, грустно наклонив голову.

Валентин Бондаренко прожил шестнадцать часов и умер на следующий день к утру — но и это было поразительно. Столько времени мог жить только очень сильный организм, даже и при специальных засекреченных жидкостях-лекарствах.

На следующее утро я опять увидел в холле того молодого лейтенанта, он одиноко сидел на диване. Я подошел к нему, он по-военному вскочил и вытянулся, выжидательно глядя.

— Сидите, пожалуйста, — я сел рядом и спросил, — вы были друзья?

— Очень близкие. Мы из одного отряда.

— Как случилось, что возник пожар в камере?

Он вздохнул:

— Просто случайность. Он был в программе трехсуточного испытания, и как раз ночью программа должна была закончиться. Он собрался согреть себе еду на электроплитке, протер руки спиртовой салфеткой, и она коснулась раскаленной плитки. Воздух вспыхнул, он пытался его загасить, дал сигнал тревоги. Но пока его разгерметизировали — сгорел.

— Неужели обычная плитка? Это же опасно.

— Да, обычная, только спираль покрыта железом. Спасибо вам, товарищ врач, за все, что вы для него сделали.

Я пожал его маленькую руку, кисть была почти как детская, но пожатие очень крепкое, мужское.

Через три недели, 12 апреля 1961 года, когда я делал обход больных, одна из них слушала радио через наушники и воскликнула:

— Человек в космосе, человек в космосе!

Это было историческое событие, и все хотели узнать подробности. Их напечатали в газетах на следующий день. Тогда я увидел в газете портрет улыбающегося приветливой улыбкой моего недавнего собеседника — это был Юрий Гагарин.

Я не мог знать, заместил ли он умершего Бондаренко, но через много лет стало известно, что Гагарина выбрали к полету всего за четыре дня до события. Кто знает, вполне возможно, что Бондаренко должен был стать самым первым космонавтом.

Мне пришлось еще два раза встречаться с Гагариным. Через год он приезжал в Боткинскую больницу опять — навещал своего друга летчика-испытателя Георгия Мосолова, которого мы лечили от множественных переломов, полученных при испытании истребителя МиГ-17. В другой раз я видел его в клинике Вишневского, после операции по поводу аппендицита. Вишневский пригласил его побеседовать с группой хирургов. Мы спросили:

— Юрий Алексеевич, а по-настоящему — страшно вам было взлетать?

Он улыбнулся ставшей знаменитой на весь мир мягкой улыбкой:

— Еще бы не страшно! Пока я сидел наверху той гигантской ракеты и ждал взлета, я понимал, что подо мной тысячи тон горючего, да еще какого горючего. А как оно загорится — кто его знает? Но по-настоящему я испугался при приземлении, после витка вокруг шарика (так он фамильярно называл земной шар и имел на это право, потому что был первым человеком, который видел этот шар весь). Когда мой «Восток-1» вошел в плотные слои атмосферы, я увидел через иллюминатор, что вокруг меня бушует пламя и я лечу в сплошном огне. Откуда мне было знать — выдержит корабль это горение или нет? Тогда я вспомнил своего друга из отряда, сгоревшего при испытаниях.

Он не назвал Валентина Бондаренко — советская пропагандистская машина держала в секрете все сведения о космических полетах: у советских не должно было и не могло быть никаких ошибок!

Гагарин был любимцем диктатора Хрущева и всего советского народа. Его даже назвали Колумб XX века. Да, он совершил подвиг, превозмог страх и выдержал испытания. Но сам он ничего не сделал для успешного полета в космос — не задумал и не подготавливал его. А Колумб все задумал и осуществил сам. Какой же Гагарин Колумб?

Через несколько лет в Америке сгорели сразу три космонавта, тоже при испытаниях корабля на земле, и обстоятельства их гибели были почти такие же, как у Бондаренко. Этот факт и обстоятельства их гибели разбирались в прессе досконально. Советские люди тоже узнали об этом и, возможно, думали: американцы не умеют тренировать своих космонавтов, не то что у нас в Советском Союзе!

Защита кандидатской диссертации

Защита диссертации — одна из древнейших традиций цивилизации, она началась в Европе в XII веке. Претендент на ученое звание бакалавра был обязан публично «защитить» свой труд перед компетентными учеными. Защита была искусством доклада и полемики, и в основе это так и осталось до сих пор. Одно дело — работать над научными исследованиями для диссертации, другое дело — ее написать и защитить. Есть много врачей, для которых написание — самая тяжелая часть. В Москве был врач Матвей (Мотя) Долгопол, который за деньги писал и правил врачам диссертации. Сам он не имел ученой степени, но был хороший стилист и делал за других литературное изложение их материала. Но для меня эта проблема не существовала — писать мне всегда было интересно и легко. Я написал двести с лишним страниц текста диссертации и одновременно написал научную книгу по той же теме и нарисовал для нее иллюстрации. Книгу приняли к печати в издательстве нашего института на следующий год.

Волнений перед защитой много. Где защищать? Я подал диссертацию в самое высокое медицинское учреждение — в Академию медицинских наук. Полагалось пройти предварительную апробацию. Где? Это я сделал тоже в высоком учреждении: в Институте хирургии. Там мою работу одобрили. Потом я полгода ждал очереди в Академии. Кого просить быть оппонентами? Мне помог мой шеф Языков, он просил двух больших профессоров: Николая Новаченко — директора Харьковского института, члена-корреспондента Академии, и Якова Дуброва — директора клиники Московского областного института.

И вот, наконец, я стою на трибуне Академии и говорю заученное наизусть выступление на двадцать минут. Это всегда обставляется торжественно. Главным «коньком» моей работы были придуманные мной искусственные связки из капроновой ткани. Я первым доказал, что это возможно. Оппоненты дали положительные отзывы. Руководитель работы профессор Языков все еще болел, но на защиту приехал и выступил:

— Голяховский заслуживает ученой степени кандидата и, я уверен, пойдет еще дальше.

Председатель ученого совета Иван Сперанский, член-корреспондент Академии, и еще тринадцать профессоров и академиков единогласно проголосовали «за».

В тот же вечер я отпраздновал это в ресторане «Арагви». Было пятьдесят гостей — семья, близкие родственники, друзья. Деньги на банкет дали, конечно, родители.

Протокол ученого совета полагалось утверждать на президиуме Академии — только после этого присуждалась ученая степень. Утром накануне заседания президиума я приехал в Академию — закончить формальные бумажные дела. Все шло так гладко и хорошо, у меня было прекрасное настроение: завтра я буду «остепененный». Секретарь ученого совета профессор Николай Краковский сказал:

— Я не могу поставить вас завтра на утверждение — на вас пришло письмо-обвинение.

— Какое обвинение, о чем вы говорите?

— Вот прочтите, — он протянул мне вырванный из тетради листок.

Довольно плохим почерком и корявым языком написано: «Я обращаюсь к Председателю Совета, потому что может совершиться большая ошибка. Я пишу про врача Владимира Голяховского, я его больная. Диссертация этого так называемого врача, это сплошная ложь. Он делал мне операцию на плече и взял с меня за это сто рублей. Но мне операция не помогла, я пришла к нему опять, а он потребовал еще пятьдесят рублей. Тогда я пошла к профессору Дуброву, он сделал мне операцию и сказал, что Голяховский обманул меня, что он сделал только разрез кожи. Я еще хочу сказать, что Голяховский выскочка, и он и его отец Зак, оба настоящие жулики, они даже не достойны носить высокое звание советских врачей. Я даже не понимаю, как это до сих пор их не раскрыли. Я прошу товарища Председателя не давать Голяховскому звание кандидата, он выскочка и жулик».

Письмо было подписано незнакомым мне именем, на конверте был обратный адрес.

Я был абсолютно потрясен и обескуражен:

— Николай Иванович, это все — злостная ложь. У меня не было пациентки с такой фамилией, я никогда не обманывал своих пациентов и не делал им лишь кожный разрез. Никогда ни у кого я не просил денег и ни с кого их не получал. А что касается части про моего отца и меня, что мы недостойны быть советскими врачами, так это же просто политическое обвинение.

Краковский был старый хирург, много лет знал моего отца, он верил мне:

— Слушай, ясно, что письмо написано каким-то твоим врагом. Она целила очень точно, потому что написала накануне твоей защиты. Но пока письмо задержалось на этажах Академии, ты успел защитить. Это твоя удача, иначе мы вынуждены были бы отменить защиту. Но главное в том, что это — не анонимка, там есть подпись, это подписанное письмо. Пока ты не докажешь, что все это ложь, я не могу передать тебя на утверждение президиума. Привези мне подтверждение, что этого не было.

Я был в полном смятении — кто и почему мог это написать? Но разбираться некогда, надо срочно опровергать все написанное. Есть такая истина: если тебя обозвали верблюдом, то приходится доказывать, что ты не верблюд. Я лихорадочно думал — как и что делать? Первым делом поехал в больницу, с трудом уговорил работников архива проверить наличие больной с такой фамилией. Пришлось приложить все навыки людского общения, и мне дали справку, что такой больной не было. Потом я поехал по адресу автора письма — в большой дом на Ленинградском проспекте. В домоуправлении мне тоже пришлось объяснять и упрашивать, я вручил делопроизводительнице большую коробку конфет. Оказалось, что в доме не было квартиры с написанным номером и не было такой жилицы. Она дала мне справку. Потом я помчался к профессору Дуброву:

— Яков Григорьевич, вы делали операцию больной с такой фамилией?

— Почему ты спрашиваешь?

Я объяснил ситуацию. Он удивился:

— Ну дела! Такой фамилии не помню, но давай проверим по операционному журналу.

Оказалось, что такой больной не было. Он написал мне об этом письмо.

Со всем этими справками, что я не «верблюд», я в тот же день вернулся к Краковскому:

— Николай Иванович, я привез доказательства ложности обвинений.

На следующий день меня утвердили в звании кандидата медицинских наук.

Я поехал домой к больному Языкову и рассказал ему всю историю. Несмотря на не очень хорошее самочувствие, он разразился такой тирадой, какую трудно здесь привести:

— Ну бляди! Это они тебя, как серпом по яйцам. Слушай, это должны быть те самые суки, которые приходили ко мне отговаривать брать тебя ассистентом. Я тогда говорил, что тебе надо их бояться, помнишь — оглянись вокруг себя, не ебет ли кто тебя? Ну, ладно: мы их выведем на чистую воду!

— Дмитрий Ксенофонтович, как? Для этого нужен Шерлок Холмс.

— А вот как: это письмо написано настоящим преступником, а преступники обязательно сами когда-нибудь проговариваются. Мы это узнаем!

Все в письме подсказывало, что автора (или авторов) надо искать где-то совсем рядом. Автор была точно осведомлена о дате моей защиты, знала, где она будет, была в курсе техники операции, знала имя моего отца и знала имя Дуброва. Она не хотели писать анонимку: анонимных писем по всему Союзу писали так много, что на них перестали реагировать. Скорей всего она из нашего института, потому что больничные врачи мало интересовались научными делами, могли не знать имя моего отца и им незачем было его порочить. Автор выдумала для себя чье-то имя и даже адрес. Почему Ленинградский проспект? Возможно, автор жила где-то рядом. И в то же время письмо было написано довольно примитивным языком. Это говорило о ее низкой культуре. А может быть, это тоже умысел — подделка под простоту? Кто же все-таки собирался всадить мне нож в спину? Ей руководили зависть и злоба. У большинства советских людей, воспитанных в традициях доносов и наветов, этого всегда было много.

Долгое время я приглядывался к женщинам, о которых говорил Языков, а заодно и к некоторым другим врачам. Что придумать, чтобы спровоцировать автора на признание?

Да, но что мне это даст? Вывести автора на чистую воду невозможно, набить морду — нельзя (хотя очень хотелось бы!). Много раз мы говорили об этом с Ириной, но родителей я решил не расстраивать — пусть думают, что люди хорошо относятся к их успешному сыну. Мы с Ириной так отчаивались, были настолько бессильны, что ей-богу, если бы была возможность, сразу уехали бы из того паршивого советского общества куда-нибудь за границу. Именно тогда впервые появилось в нас отчаянное желание бежать от тех завистливых и злобных людей.

Мой шеф оказался прав: спустя время выяснились два автора — Антонина Белова, ассистентка, которая завидовала моему продвижению, и Наталья Грачева, которая просто всему завидовала. Они рассорились между собой, обвиняли друг друга и проговорились.

Но к тому времени я работал уже в другом учреждении.

Поездка на целину, чеченцы в Кокчетаве

Едем мы, друзья, в дальние края,
Станем новоселами и ты, и я.

Из песни целинников 1960-х годов

Уже шесть лет я работал в столичной клинике и стал забывать, что такое медицина в провинции. Вскоре после защиты диссертации меня с бригадой из восьми специалистов послали на месяц работать на целину — в казахский город Кокчетав. Мы должны были проводить усовершенствование на месте: читать врачам лекции, консультировать больных. Руководил бригадой хирург Виктор Маневич, мой хороший знакомый, немного старше меня. Мы запаслись продуктами на дорогу и трое суток ехали поездом по заснеженным просторам европейской и азиатской частей Союза. Пейзажи за окном были зимние, унылые. Но в бригаде все были молодые и ехали весело, с энтузиазмом.

В ту пору Хрущев пытался увеличить недостаток производства зерна за счет освоения богатых заброшенных земель Северного Казахстана. Уже много лет Советский Союз не мог наладить обеспечение себя сельскими продуктами — колхозные хозяйства с этим не справлялись. Хрущев считал себя компетентным в этих вопросах и постоянно нагнетал кампанию за кампанией, а толку все не было. Теперь он проводил пропагандистскую кампанию по переселению рабочих кадров в целинные земли. По его указаниям обкомы и райкомы партии и комсомола слали туда многие тысячи людей. Для организации работ он назначил туда своего нового любимца Леонида Брежнева (который потом его скинул). Но, как всегда, ничего не было подготовлено для жизни приехавших новоселов: люди жили в палатках и землянках, а климат там суровый. Поэтому производительность труда была низкая. Вся кампания по освоению целины шла на одной раздутой агитации.

В морозном Кокчетаве нас встретил областной хирург Исаак Киль и отвез в городскую гостиницу — двухэтажное деревянное строение, далеко не чистое внутри. Одна комната на четверых мужчин, одна — на четырех женщин, умывальные комнаты с водопроводными кранами в конце коридора, а уборные — на выносе, в конце двора. Мыться надо ходить в баню, открытую три дня в неделю. Зато была на этаже кухня с дровяными печами — женщины обрадовались: можно самим готовить и разогревать еду.

В областную больницу полчаса езды на городском автобусе. Больница старая, двухэтажная, палаты на десять и больше человек, оборудование довольно обветшалое, новых аппаратов и инструментов мало. Эта бедность напомнила мне недавнюю работу в карельских больницах. Посмотреть, сразу ясно, что если было плохо с развитием сельского хозяйства, то не лучше и с развитием здравоохранения.

В первый день, к концу работы, когда мы собрались уезжать, прибежал взволнованный хирург Исаак Киль и попросил меня делать срочную операцию: привезли больного с огнестрельным ранением бедра. Он объяснил:

— У нас в Кокчетаве стреляют: много враждующих между собой чеченских кланов, все они бандиты — убивают друг друга, да и других тоже. Этот больной — важный человек, глава одного из кланов.

О чеченцах я знал мало — несколько строк из Пушкина и Лермонтова и повесть Толстого «Казаки». По их описаниям чеченцы были суровый и отчаянный народ, жили своими законами, коварно и смело налетали на русских захватчиков Кавказа. Еще я знал, что чеченцы издавна занимались невероятно уникальным промыслом — захватом заложников, за которых требовали выкуп. Во время войны с Германией чеченцы были обмануты гитлеровской пропагандой, что они получат свободу, поэтому воевали на стороне немцев. За это Сталин приказал выслать всех чеченцев в глухие степи Казахстана. В феврале 1944 года целый народ насильно посадили в теплушки и вывезли — без права возвращения. Правда, с 1957 года они стали постепенно возвращаться на Кавказ. Но что чеченцев было много в Кокчетаве, я услышал впервые.

На операции думать об этом было некогда — хирургу нельзя думать ни о чем, надо только концентрироваться на своих действиях. Больному около тридцати лет, рана бедра опасна для жизни — прострелена одна из артерий и разбита на мелкие осколки кость.

Когда мы оперировали, в коридоре раздался шум, крики, скандал. Вбежала взволнованная дежурная врач-педиатр:

— Там ворвалась группа чеченцев и требуют, чтобы больному переливали только чеченскую кровь. Они все засучили рукава, протягивают свои руки и кричат — не дадим чеченцу переливать русскую кровь, бери у нас чеченскую! Что мне делать?

Киль сказал мне:

— Если не возражаете, я пойду к ним на несколько минут, а то они ворвутся сюда. Если им не уступить, они разнесут всю больницу и нас с вами изобьют.

Я остался один с начинающим врачом. Делать операцию в непривычных условиях всегда трудно, к тому же я уже избаловался лучшим набором инструментов. Исаак быстро вернулся, опять встал к столу:

— Взяли кровь у двух чеченцев, его братьев — проверяем на совместимость. Я обещал перелить их кровь. Если их обмануть — нам будет плохо.

Так и сделали, справились со всем за два часа. Когда мы переодевались в кабинете Исаака, он рассказывал:

— Эти чеченцы такой дикий народ — они терроризируют весь город. Городские власти не могут справиться с ними, потому что они подкупают милицию. Посадят чеченца в тюрьму, а через два-три месяца он уже опять разгуливает по городу. Живут они по своим законам: никто не работает, но все очень зажиточные — торгуют и грабят. Все строго соблюдают мусульманские традиции — у мужчин по несколько жен, селятся только в построенных ими низких домах, наподобие горных саклей. А внутри домов все в богатых коврах.

Я уехал из больницы почти в полночь. В промерзшем автобусе было два пассажира — я и близко позади меня какой-то мрачный субъект явно кавказской наружности. После рассказа Исаака мне стало неуютно от того соседства: вдруг охотятся за мной, приезжим? Когда я вышел у гостиницы, кавказец пошел за мной, но остановился у порога. На следующий день он опять сидел в автобусе позади меня и опять шел следом. На третий день я спросил своего больного:

— Слушай, почему за мной ходит один из ваших?

— Это мой кунак, доктор. Он охраняет вас от моих врагов, чтобы они не мстили вам за операцию, что спасла меня. Но мы их всех перережем — вы не волнуйтесь.

Каждый день наша бригада была занята с утра до позднего вечера: читали лекции, консультировали больных, мы с Маневичем делали много операций. Из-за плохих санитарных условий после операций было много нагноений — бич советской хирургии.

Мне несколько раз пришлось делать операции по поводу запущенного остеомиелита (гнойного воспаления костей) у детей и взрослых. В Москве такие случаи были редкостью. Сказывалась разница между столичной и провинциальной медициной.

Нас, конечно, интересовала жизнь на целине. Казалось бы, при массовом притоке рабочей силы она должна быть налажена. Но снабжение целины продуктами было поразительно плохое: агитировали людей туда ехать, а обеспечить сносное питание им не побеспокоились. В продуктовых магазинах — скудный набор из макарон, картошки и овощных консервов, мяса почти никогда нет, то же самое с курами и рыбой. Хлеб плохого качества, а свежих овощей и фруктов нет совсем. Мы пробовали есть в столовых — дешево, но давали удивительно невкусную и малокалорийную еду: жидкие супы и котлеты резинового вкуса. Поэтому и здоровье местного населения было ослабленным: у многих анемия (малокровие), хронические желудочные болезни, почти поголовная глистная инвазия (глисты в кишечнике).

В воскресенье мы пошли всей компанией на базар. Там — изобилие мяса, баранины, овощей — чего только нет! Все продают чеченцы и все дорого. Откуда это — непонятно. Наши женщины решили делать сибирские пельмени. Мы дружно накатали тесто, разрезали, вложили порции мясного фарша и налепили много сотен пельменей. Питались ими почти все дни, благо, что заморозить было легко — лишь вывеси сумку за окошко.

Американская тетка

У нас два важных события: Ирина нашла работу и приехала моя тетка из Америки.

Ирина уже измаялась сидеть и гулять все время с сыном. Ее деятельная и интеллектуальная натура была подавлена этими исключительно материнскими обязанностями и заботами.

— Для чего я закончила биологический факультет Московского университета — чтобы только водить сына за ручку?

Она видела мою активную научную и хирургическую работу, морально участвовала в моем росте, и ей хотелось тоже реализовать свои возможности на работе. На какой?

Мой друг детства доктор Геннадий Трофимов приехал по делам из Казани в Москву и остановился у нас. Его дела были связаны с профессором Андреем Адо, который недавно организовал первую в Союзе лабораторию аллергологии Академии медицинских наук. Дело было новое и перспективное — как почти всегда, советские отстали в этой области. По вечерам у нас дома Гена рассказывал о той лаборатории. Однажды он сказал:

— Может, Ирина хотела бы поступить туда на работу?

Об аллергологии ни она, ни я не думали. Мы переглянулись:

— Ты можешь ее рекомендовать?

— Конечно. Мы с Адо оба казанцы, а он любит и доверяет только казанцам. Я поговорю с ним. Правда, у Ирины есть минус — она еврейка. Но зато она хорошо знает английский, а Адо нужны сотрудники со знанием иностранных языков — читать и переводить для него иностранные статьи. Он сам прекрасно знает французский — вырос в дворянской семье.

К нашему удивлению, Адо сразу согласился принять Ирину, но только на должность лаборанта. Зарплата маленькая, зато это интересная работа и с перспективой научных исследований. А деньги для нас не были проблемой — я зарабатывал достаточно. Ирина была счастлива! Теперь по вечерам она рассказывала мне о работе и сотрудниках —

докторах Польнере, Медуницыне, Порошиной и, конечно, о самом Адо. У него большое имя — он академик, заведует кафедрой, а теперь еще и лабораторией. Он собирался ехать в Америку и просил Ирину заниматься с ним английским. Ирининым возбужденным рассказам не было конца, каждый вечер я слышал: «А Польнер... а Медуницын... а Адо...».

В то же время наладилась связь со старшей сестрой отца Любой, которая давно жила в Нью-Йорке. В 1960-е годы шло потепление отношений между Советским Союзом и Западом. Хрущев стал первым «выездным» диктатором — по несколько раз в год он ездил в капиталистические страны и в ответ приглашал в Москву их руководителей. Эти частые поездки, всегда с армией журналистов, слегка приподняли сталинский «железный занавес». Через ту щелку и стали приезжать в гости к родственникам бывшие жители России, которые уехали очень давно. После полной изоляции это был громадный прогресс — в сталинские годы люди боялись даже упоминать о родственниках за границей. Я с детства смутно знал, что в Америке есть какие-то родные, дома об этом почти не говорили: родственники в Америке — это было чуть ли не преступлением. Ни отец, ни мой дядя, ни я не писали об этом в анкетах. Но младшая сестра отца Фаня никогда не работала, ей нечего было опасаться, и поэтому она единственная поддерживала очень редкую переписку с Любой, уехавшей из России в 1913 году.

С конца XIX века многие еврейские семьи бежали от погромов и преследований. Оседали они в основном в Америке, немногие — в Европе, еще меньше — в Австралии. В революционные годы начала XX века к ним перебирались их родственники. С 1890-го по 1924 годы по этим континентам расселилась большая колония еврейских беженцев из России. Поэтому приезжавшие теперь к родным почти все были евреи.

Тетя Люба уехала вместе с мужем, к тому времени в Нью-Йорке уже жил ее старший брат Аркадий Зак. С тех пор прошло сорок девять лет. Семья раскололась почти на полвека — временами не было никакой связи по много лет. И вот пришло письмо от Любы: ей уже семьдесят два года, она вдова, брат умер, она хочет повидать своих младших братьев и сестер и собирается приехать.

Московская ветвь семьи взволновалась: шутка ли, увидеться через полвека! Я повез на встречу Любы отца с мамой, дядю Мишу и тетю Фаню. Когда Люба уехала, все они были еще детьми, а теперь стали стариками за шестьдесят.

Громадный четырехмоторный американский Боинг-707 плавно приземлился и подкатил к старому аэропорту Шереметьево (нового еще не было). Мы стояли на балконе и видели сверху, как пассажиры спускались по лестнице. Какая из них Люба? Братья и сестра всматривались и спорили — не узнавали. Мы спустились вниз и через стеклянную стену наблюдали, как таможенники проверяли пассажиров. Среди них была маленькая аккуратная старушка в шляпке. Отец и дядя Миша чуть не запрыгали:

— Это Люба, это Любочка, это она, я узнал ее!..

Они махали ей. Люба рассеянно и подслеповато оглядывалась по сторонам и увидела машущих за стеклом людей. Еще не закончив формальностей, она подошла к стеклу и стала пальцами указывать на каждого. По шевелению ее губ мы видели, что она называет имена каждого из нас. Это была трогательная и фантастическая минута — увидеться через полвека, и все-таки быть разделенными стеклом. Потом Люба проходила проверку вещей, и мы видели, как таможенники придирчиво осматривали все в ее чемоданах и в сумочке. Братья заволновались:

— Они у нее все отберут!.. Бедная Любочка!.. Да что же это за безобразие так осматривать?!

Женщина-таможенница достала из ее сумочки пудреницу, открыла и, чтобы проверить содержимое, наклонилась над ней и дунула. Она была за это наказана — пудра полетела ей в лицо.

Наконец, у выхода все кинулись обнимать Любу. Они плакали, и когда я смотрел на них, у меня тоже наворачивались слезы. Им хотелось говорить-говорить и говорить, но боялись разговаривать откровенно — в международном аэропорте полным-полно агентов КГБ. Люба только сказала, что приехала туристкой на десять дней в гостиницу «Националь». К ней подошел мягко улыбающийся молодой мужчина и по-английски сказал:

— Мисс Черчин, «Интурист» прислал за вами машину, чтобы отвезти в отель.

Парень был наверняка из КГБ. Я упросил его разрешить Любе ехать в моей машине.

— Она с братьями и сестрой не виделась почти полвека. Дайте им хоть посмотреть друг на друга вдоволь.

Он согласился нехотя:

— Только строго следуйте за нашей машиной, я должен доставить ее в отель.

Лишь только мы оказались одни в моей машине, все заговорили откровенно и первым делом стали предупреждать:

— Любочка, ты будь осторожна — вокруг может быть много шпионов.

— О, господа, я знаю об этом. Мы в Америке слышали о ваших порядках.

— Любочка, в твоей комнате в отеле тоже может быть подслушивающее устройство. Будь осторожна.

— О, господа, я знаю об этом. Мы в Америке слышали о ваших порядках.

Она говорила по-русски с небольшим акцентом и несколько по-старинному — слова «господа» в советском лексиконе не было, она помнила его из старины и, конечно, не умела говорить обычное советское «товарищи».

После вселения в отель Люба была вольна делать что хотела. А хотела она только общения с родными. Каждый день я приезжал за ней и вез ее то к нам, то к дяде Мише, то к тете Фане с ее сыном Сашей. И шли бесконечные воспоминания о старых годах и о потерянных близких. Ее «младшие» заботились о ней:

— Ты ляг, Любочка, полежи, отдохни, Любочка.

— О, нет, господа, я никогда не ложусь днем.

В Любе сразу был виден человек из другого мира: она не только была одета лучше и выглядела всегда особо подтянутой, но была очень сдержанная, рассудительная. Я держался позади старших — это их встреча — и обращался к ней на «вы». Она сказала:

— Можешь говорить мне «ты».

О политике разговоров не было, но ей нравилось, что ее братья стали крупными специалистами и что я тоже на пути становления. Люба не была богатой, но то, что она рассказывала о своей жизни, все было намного благополучней нашей. Она сказала:

— Господа, я хочу подарить каждому своему родственнику по двести долларов.

Мы смутились: официальный курс доллара был десять рублей за один, это значило, что каждый получит по две тысячи. Для нас это были довольно большие деньги. Но...

— Любочка, по закону советские люди не имеют права иметь доллары.

— Не имеете права — почему?

— Ах, Любочка, есть много «почему» в нашей жизни.

Решили, что Люба будет ездить с каждым в валютный магазин «Березка» и покупать там по нашему желанию — каждому на сумму в двести долларов.

Три валютных магазина были открыты в Москве недавно — для иностранцев, туристов и советских специалистов, заработавших за границей иностранную валюту. Продавали в них иностранную продукцию высокого качества — все, от автомобилей до сигарет. Иметь что-либо из «валютного» была мечтой многих. Эти магазины просматривались агентами КГБ, и простым советским гражданам вход туда был закрыт.

Я оказался в «Березке» впервые и чувствовал себя не в своей тарелке: удивляло и изобилие, и красота иностранных товаров, да вдобавок я как-то не привык покупать на чужие деньги. Но Люба была очень внимательна и терпелива:

— Пожалуйста, не торопись, присмотрись, выбери что нравится и скажи мне — я заплачу.

В результате двух-трех поездок я купил два костюма, две пары туфель, японский транзисторный приемник и американские сигареты. Никогда в жизни у меня не было двух новых заграничных костюмов и никогда я не курил американские сигареты.

Нам с Любой пришлось по очереди возить в «Березку» всех родных и участвовать в их покупках. Это было довольно мучительно: они терялись еще больше моего, волновались, меняли решения. Но Люба все переносила стойко.

Среди всех воспоминаний Люба рассказывала много интересного об Америке. Я слушал с жадностью — что это за страна, про которую Хрущев сказал: «Мы Америку догоним и перегоним»? Я спрашивал про американскую медицину, Люба толково рассказывала и добавила:

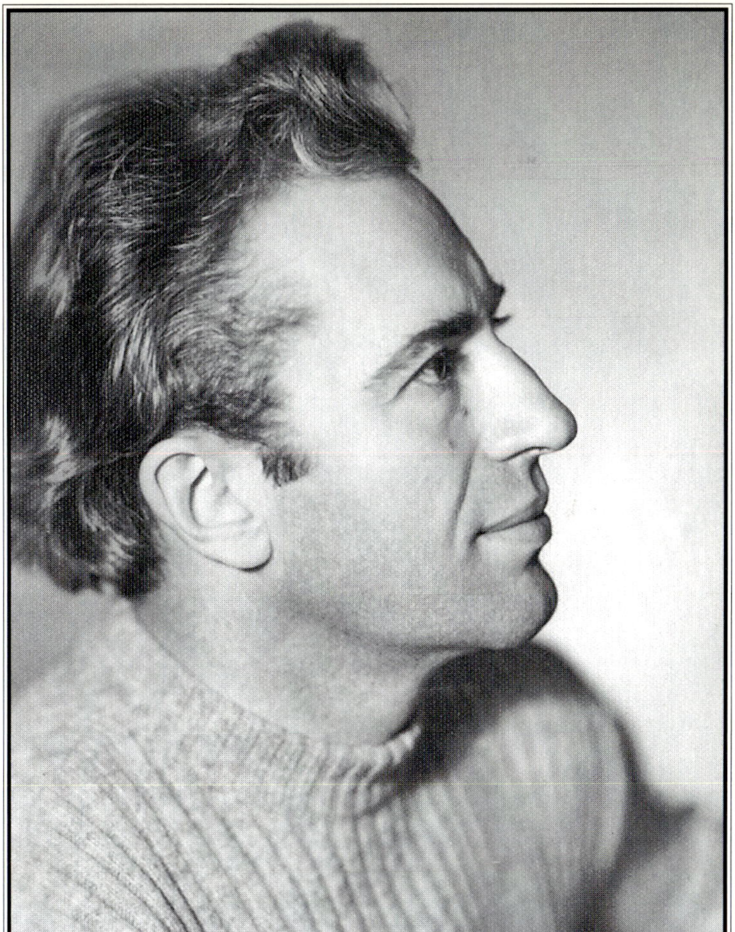

Я только что вернулся из Восточной Германии, куда меня пригласили сделать первую в Европе операцию по замене локтевого сустава на искусственный — по моему методу.

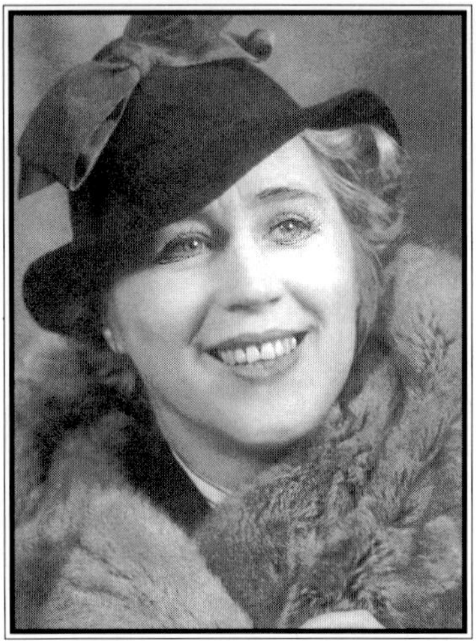

Моя мама Августа Владимировна Голяховская происходила из старинного дворянского рода терских казаков. Воспитанница Института благородных девиц, она в 1913 году преподносила цветы императору Николаю II на праздновании 300-летия Дома Романовых. Фото 1938 года

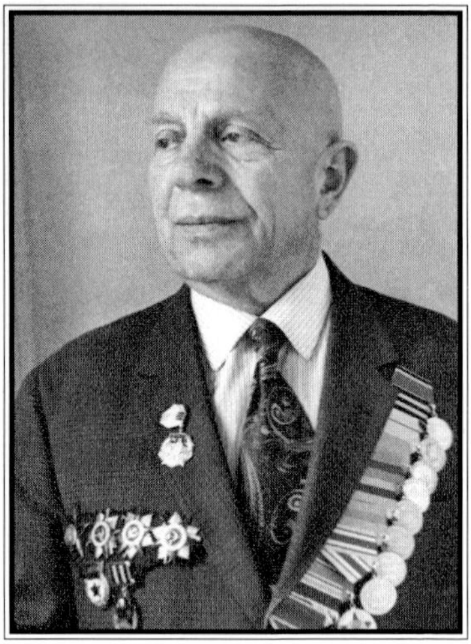

Мой отец Юлий Иосифович Зак, выходец из бедной мещанской еврейской семьи, вырос в известного хирурга, поднялся до замдиректора Института хирургии и декана хирургического факультета. Во время Великой Отечественной войны был главным хирургом танковой армии. Фото 1970-х годов

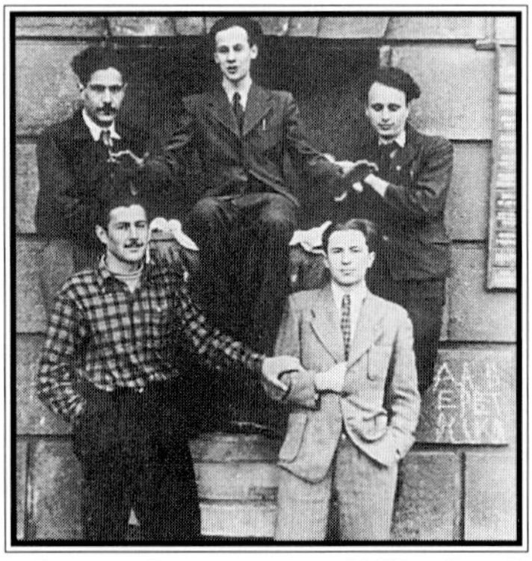

Друзья – студенты 3-го курса в 1950 году. Слева направо: в первом ряду – Автандил Чоговадзе, Владимир Голяховский; во втором ряду – Вахтанг Немсадзе, Борис Катковский, Николай Рыбаков

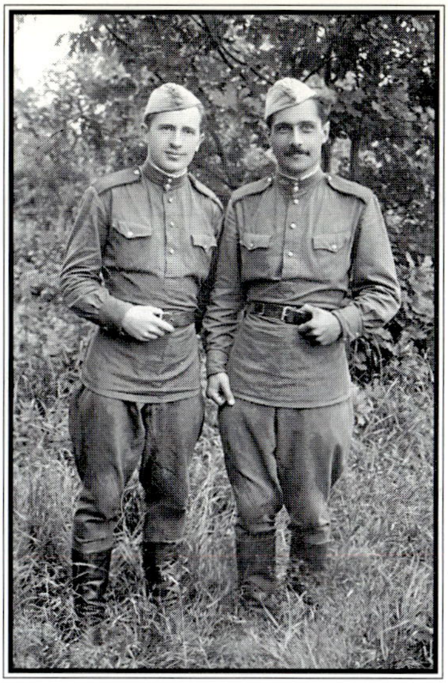

Летний лагерный призыв 1952 года. Рядовые пехотного полка Владимир Голяховский (слева) и Вахтанг Немсадзе

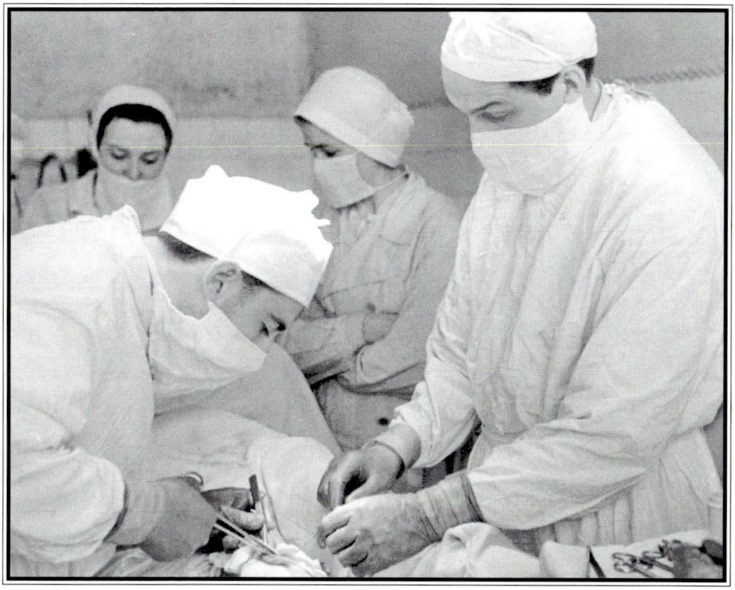

На шестом курсе института в Филатовской больнице. Я делаю свою первую операцию — аппендектомию. Мною руководит ассистент Михаил Громов. Через 18 лет мы с ним оба заведовали кафедрами хирургии в московских институтах. 1953 год

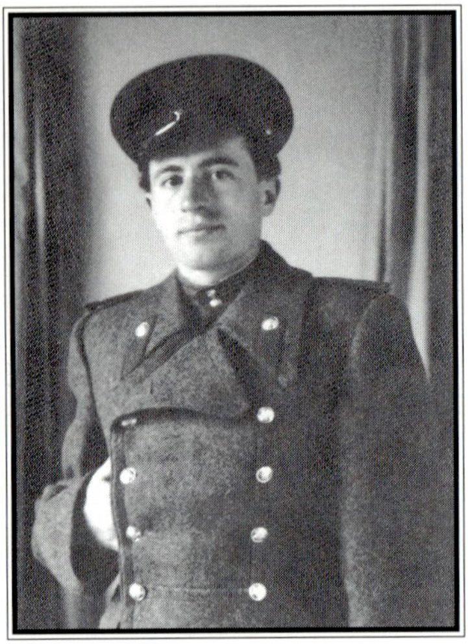

Я – младший врач полка,
лейтенант медицинской службы,
на призыве
в г. Сартавала (Карелия).
1954–1955 годы

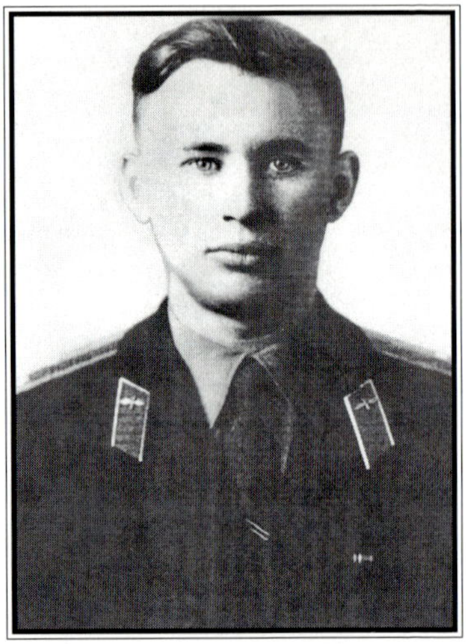

Старший лейтенант Валентин
Бондаренко был членом первой
группы космонавтов,
но еще до полета Гагарина сгорел
в прообразе камеры космического
корабля на тренировке в 1961 г.
Мне пришлось лечить его один
день в Боткинской больнице
от тотального ожога.
(Возможно, его фотография
публикуется впервые.)

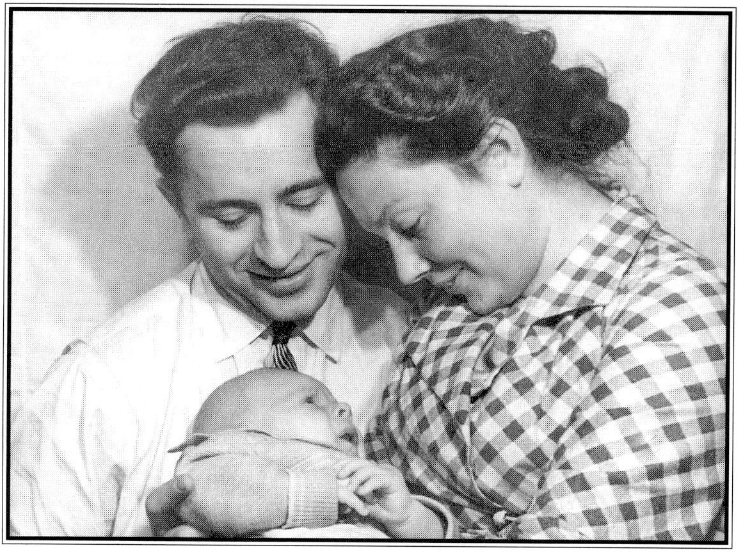

Молодая семья. Мы с Ириной склонились над сыном Владимиром-младшим. 1958 год

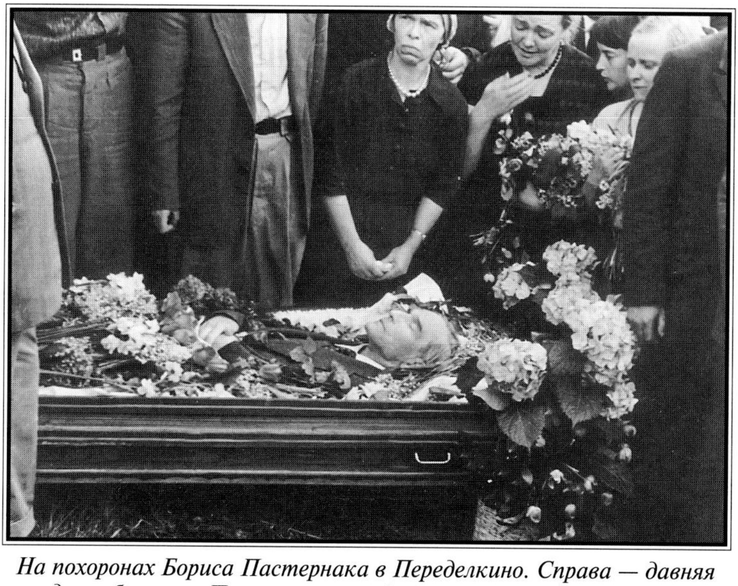

На похоронах Бориса Пастернака в Переделкино. Справа — давняя домработница Пастернаков, рядом с ней — плачущая Ольга Ивинская, подруга последних лет поэта и прообраз Лары в его романе «Доктор Живаго». 1959 год

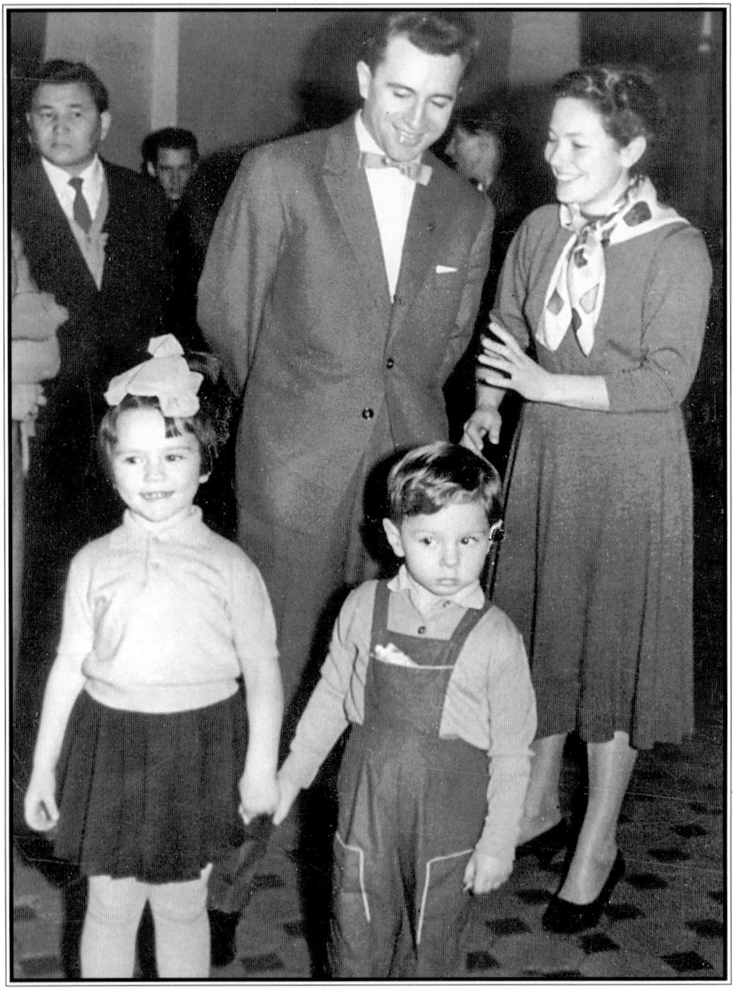

Наша семья на детском празднике в 1961 году.
Наш трехлетний сын с подружкой Катей

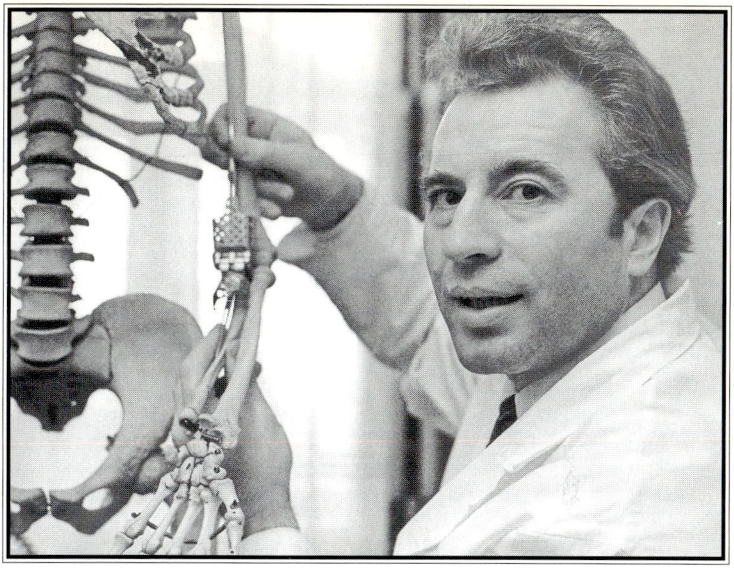

Я показываю на скелете изобретенный мной искусственный металлический локтевой сустав

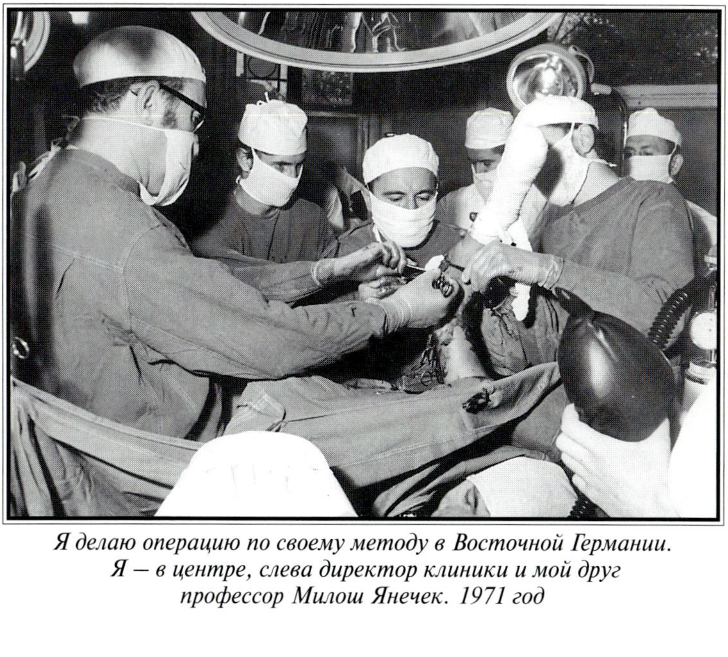

Я делаю операцию по своему методу в Восточной Германии. Я — в центре, слева директор клиники и мой друг профессор Милош Янечек. 1971 год

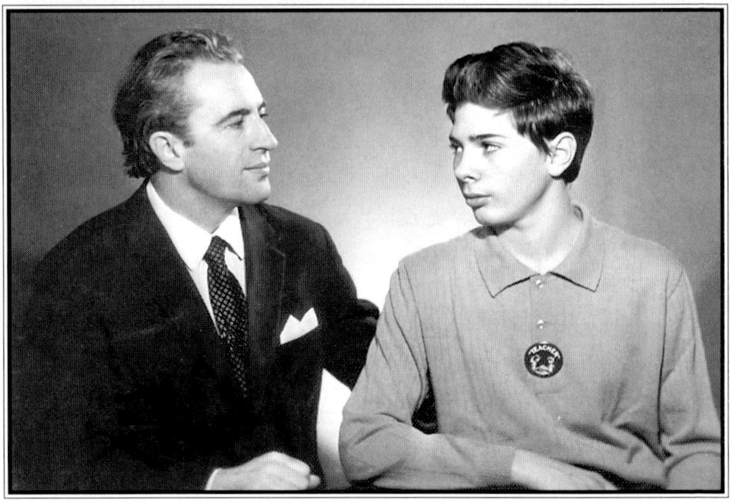

Мы с сыном. Ему 14 лет

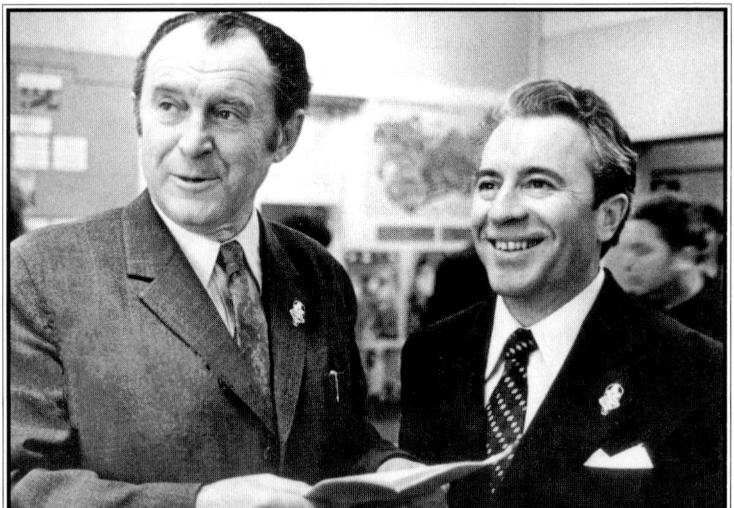

Чешский профессор Милош Янечек (слева) был моим большим другом, первым европейцем, от которого я научился очень многому в жизни

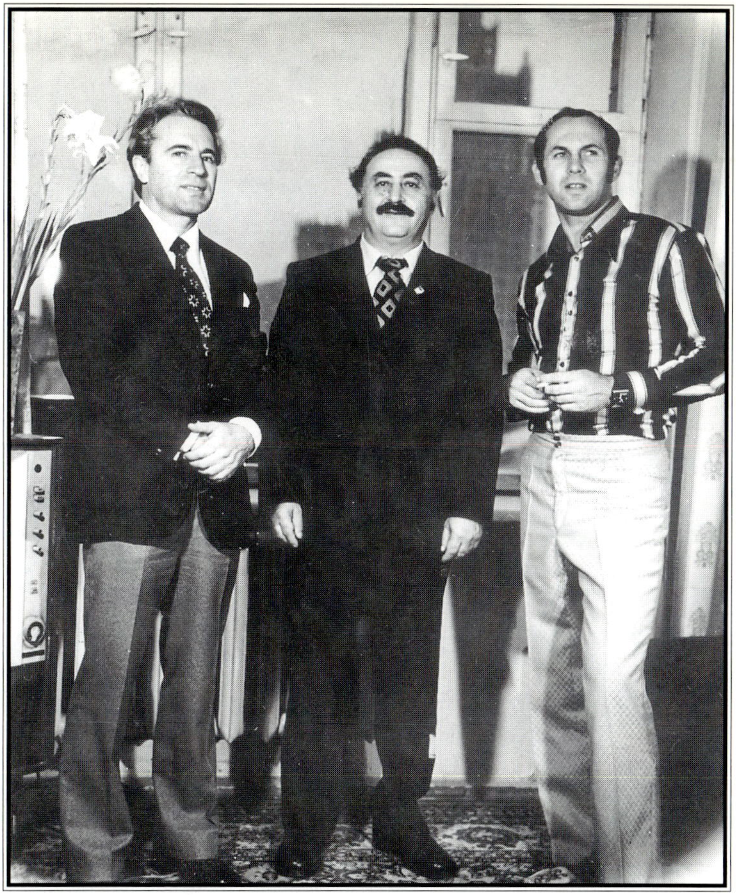

*Встреча на квартире великого прыгуна в высоту Валерия Брумеля.
Слева направо: я, профессор Гавриил Илизаров и Брумель.
В 1967 году спортсмен почти потерял ногу, в Москве его лечили неправильно. Я направил его в г. Курган к малоизвестному тогда Илизарову. Тот спас ногу своим методом,
и Брумель прыгал опять. 1974 год*

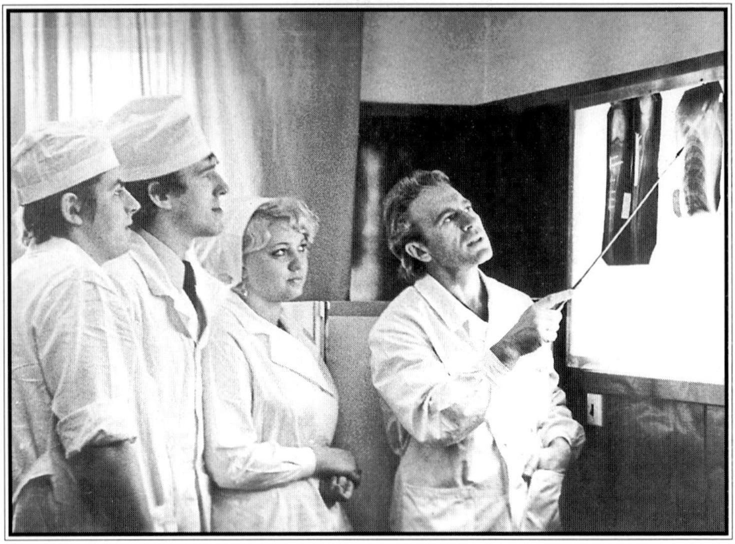

После операции я объясняю студентам по рентгеновским снимкам, что было сделано. 1975 год

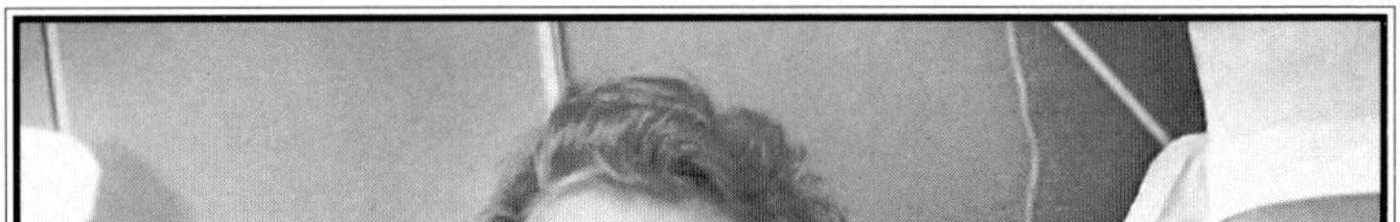

На обходе больных с врачами клиники рассматриваем рентгеновские снимки

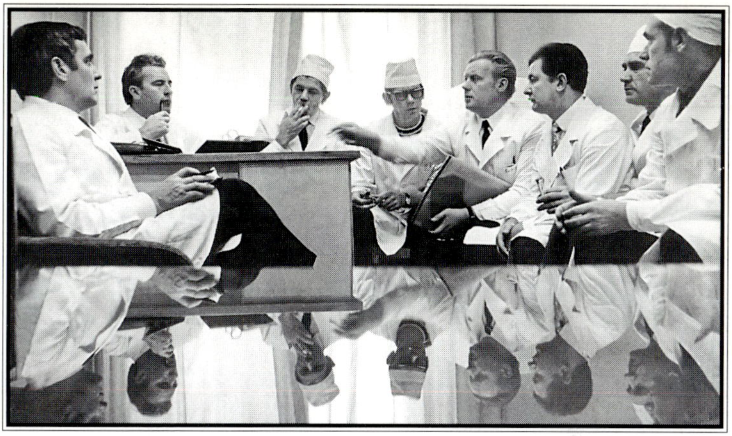

Заседание коллектива кафедры в моем кабинете в 1973 году. Слева направо: парторг Михайленко, я — заведующий, доцент Бурлаков, аспирант Артёмов, ассистенты Печёнкин, Валенцев, Лукин и Косматов

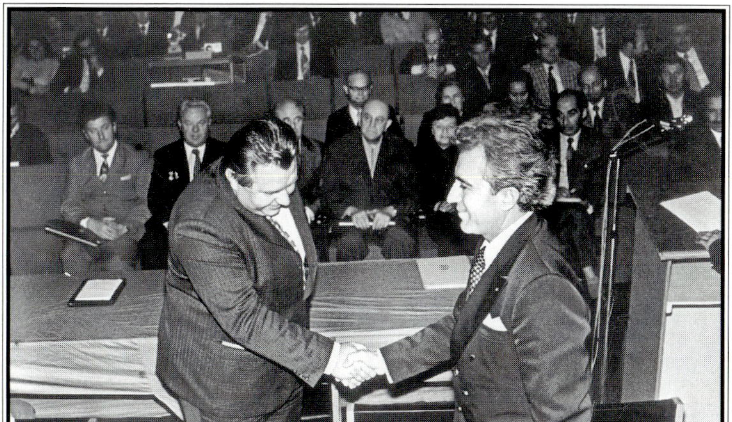

В посольстве Чехословакии в Москве. Посол (слева) вручает мне почетный подарок — набор хирургических инструментов, изготовленных по передовому швейцарскому образцу. Таких инструментов в России не производили. Потом коммунисты обвинили меня в том, что я оперирую иностранными инструментами. 1974 год

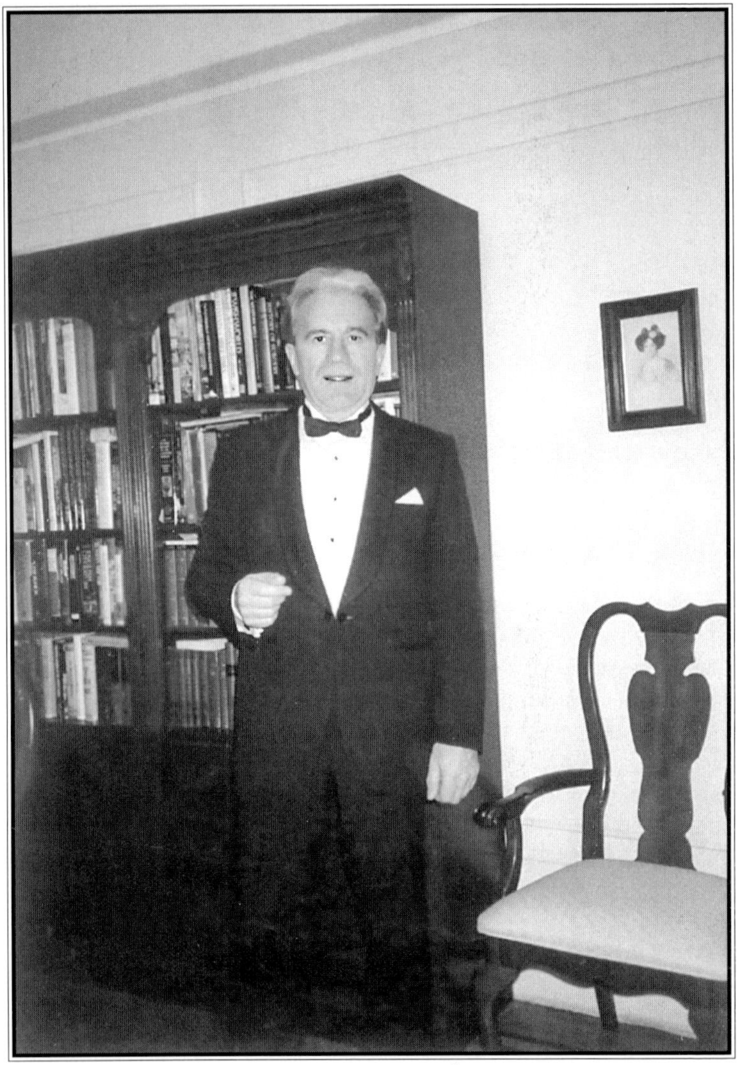

У себя дома в Нью-Йорке

— Американские доктора — это одна из самых богатых прослоек общества, среди них много миллионеров. За такие операции, какие делаешь ты, они берут большие деньги.

— А у нас доктора — одна из бедных прослоек, и за операции они ничего не получают.

Я не скрывал перед ней своих оппозиционных настроений.

За день до отъезда я повез Любу погулять в красивом парке возле речного вокзала «Химки». Был теплый вечер, мы уселись на скамейке под русскими березами. Она сказала:

— Ты меня извини, если тебе будет это неприятно, но я хочу задать вопрос: если бы ты мог уехать в Америку, ты решился бы на это?

Вопрос был неожиданным — я никогда не думал об этом, и эмиграции из Советского Союза тогда вообще не существовало.

— Я не думал об этом, потому что это нереально. Но если бы передо мной стоял такой выбор, вряд ли бы я захотел навсегда уехать из России. Я понимаю, что жизнь в Америке лучше, чем здесь: свободней, богаче, спокойней. Но для меня главное не то, что вокруг меня, а то, что в моей душе, в моем уме, в моем сердце — мой внутренний мир. Несмотря на многое плохое, я могу сказать, что своей жизнью здесь я доволен. У меня большие творческие планы: я хочу стать крупным специалистом в своей области, я хочу стать популярным писателем. И я уверен, что мне это удастся.

— Но ты еще молод и мог бы сделать то же самое в Америке.

— Мне уже тридцать два и, пожалуй, поздно начинать сначала.

— Многие американские доктора только начинают свою практику в таком возрасте. А через десять—пятнадцать лет становятся богатыми.

— Я совсем не знаю, что такое быть богатым. Благодаря родителям я никогда не был бедным, в том смысле, что всегда был сыт и одет. Зато я знаю, что такое быть счастливым: это ставить перед собой цель и добиваться ее осуществления. Я надеюсь многого добиться в своей стране.

Люба уехала на другой день. Уходя в глубину аэровокзала, она оглядывалась и махала нам рукой. Все мои старшие плакали. Их можно понять: не виделись почти пятьдесят лет и неизвестно — доживут ли до новой встречи. И мне было грустно. Я думал о вчерашнем разговоре; каким-то непонятным образом он всколыхнул во мне новые мысли: интересно было бы все-таки пожить той невиданной жизнью — в свободе, в покое, в богатстве.

Открытый массаж сердца и другие хирургические воспоминания

Я хирург и мои самые яркие воспоминания связаны с эпизодами из профессиональной жизни. Молодое поколение Боткинской больницы 1960-х годов, к которому принадлежал и я, было полно рабочего энтузиазма и стало основателями нескольких новых направлений в советской медицине. У нас началось реанимационное лечение — искусство оживления умирающего и даже уже умершего больного. При всех успехах медицины, против наступившей смерти она была бессильна. Победить саму смерть — это казалось несбыточным, сказочным. Но врачи нашли арсенал средств и против самой смерти. До тех пор незнакомое слово *реанимация* стало все чаще повторяться в наших разговорах. Теоретические основы и эксперименты реанимации проводились под руководством профессора Неговского, он создал базу для лечения и организовал клиническую группу. Я не входил в ту группу, потому что был занят преподаванием на кафедре. Но все мы интересовались новым направлением и были в курсе основных элементов лечения. На той стадии реанимации рекомендовалось делать оживление с помощью *открытого массажа сердца* — широко разрезать грудь между ребрами над сердцем, завести ладонь прямо под сердце и массировать его, сжимая и разжимая ладонь. При дополнительном искусственном дыхании остановившееся сердце может снова начать биться и качать кровь. Практики в этом ни у кого не было, а без опыта ничего сразу не удается. Мы ходили в морг и практиковались в массаже сердца на трупах. Но пока что никого не удалось оживить.

На одном из дежурств мне пришлось вести борьбу со смертью. Мы дежурили с доктором Владимиром Кассилем, младше меня на четыре года. Володя был худой, как щепка, необычно энергичный, деятельный, исполнительный, а к тому же дружелюбный и остроумный. Наверное, во многом он пошел в своего отца — известного писателя для детей и юношества Льва Кассиля. Со студенческих лет Володя работал по ночам волонтером в отделении неотложной хирургии и был активным помощником для всех и во всем. Став врачом, он с энтузиазмом включился в группу по реанимации, но у него не было хирургического опыта. Поздно ночью скорая помощь привезла старушку восьмидесяти двух лет; она упала дома (садилась на горшок), сломала тазовые кости и получила неглубокие раны кожи. Я начал зашивать раны, Кассиль делал внутривенное вливание и давал наркоз. Вдруг, в самом начале операции, пациентка умерла. Факт смерти старой женщины после тяжелой травмы был раньше вполне обычным явлением — умерла так умерла. Но теперь, со знанием приемов реанимации, мы с Кассилем переглянулись и мгновенно решили попытаться оживить ее открытым массажем сердца. Нельзя было терять не то что минуту, но даже секунду. Я быстро сделал широкий поперечный разрез под грудной железой, Кассиль раздвинул рану расширителем, и я ввел ладонь под сердце. Ощущение очень необычное — сердце было как большая вялая тряпка: не только не билось, но в нем не было никакого мышечного тонуса. Так вот что происходит с остановившимся сердцем!.. Но поражаться и думать некогда — срочно начинать массаж. Техника такая: положи заднюю поверхность сердца на четыре пальца, а потом ритмично сжимай и разжимай их вместе с большим пальцем, все — за секунды. Я жму-отпускаю, отпускаю-жму, опять, опять — сердце не реагирует, остается тряпкой. Может, потому, что пациентка очень старая? Кассиль суется головой:

— Ну что — реагирует?

— Нет.

— Дай я попробую.

Он массирует, я спрашиваю:

— Ну, что — реагирует?

— Нет.

— Дай мне опять попробовать.

Если взялся реанимировать больного, надо терпеливо действовать не менее двадцати—тридцати минут, из которых первые пять — критические. После двух-трех минут массажа, которые показались часами, я почувствовал, что под рукой что-то зашевелилось: такое ощущение, будто цыпленок хочет вылупиться из яйца и робко стучит в скорлупу. Я сам себе не поверил — жму еще, жму еще. Ей-богу, цыпленок вылупляется!

— Володя, что-то зашевелилось!

— Не останавливайся, жми!

С каждым нажимом сила сокращения сердца увеличивалась, это уже был не цыпленок, а настоящее сердцебиение. Но прекращать массаж опасно: если сердце остановится, его «не запустить» — может не забиться опять. Мы по очереди продолжали массаж минут десять, помогая сокращениям сердца. Потом я зашил разрез груди, скрепив разделенные ребра.

Больная старушка выжила, мы успели вовремя, потому что ее мозг продолжал работать ясно, и она выписалась из больницы в хорошем общем состоянии. Я не говорил ей, что она была уже мертвая — зачем пугать? Родственникам просто сказал, что делали реанимацию, но они не поняли, что это такое.

Насколько я помню, это был если не самый первый, то один из первых успешных случаев полной реанимации умершего человека. Кроме врачей больницы и, особенно, группы реанимации, никто этим не заинтересовался. Во всем мире о таком случае стали бы писать в газетах, передавать по радио. Но в Советском Союзе медицина была на таком незначительном месте общественной жизни, что для широкой публики никаких сведений об этом достижении не было. Народу всегда интересны достижения его медицины, они всех могут касаться. Но интересы народа, как всегда, полностью игнорировались.

* * *

Как все хирурги, я не получал от своих больных аплодисментов, цветов и других наград. Но ведь никто из больных и не в состоянии оценить искусство своего хирурга. Больной может быть доволен или недоволен результатом операции, но неспособен понять искусства хирурга. А жаль — ведь понимают же люди искусство артиста или художника.

Впрочем, на одном из дежурств... В отделение неотложной хирургии приехала на такси молодая женщина, лет двадцати: она на улице подвернула ногу, не смогла идти, прохожие посадили ее в такси. У нее был тяжелый перелом лодыжек ноги (люди говорят — щиколоток) — кости разлетелись на мелкие осколки. Я сказал:

— Вам нужна операция.

— Доктор, как — операция? А без операции нельзя?

— К сожалению, нельзя.

Мне пришлось вложить много умения, чтобы восстановить все обломки, как мозаику, и скрепить их так, чтобы та молодая больная не осталась хромой на всю жизнь. Усталый, я пошел в комнату дежурных и увидел на столе букет красивых цветов. Санитарка сказала:

— Это вам от молодой больной, которую вы оперировали.

Я удивился: цветов я никогда не получал. На позднем обходе я подошел к кровати той женщины:

— Как вы себя чувствуете?

— Хорошо, правда — болит немножко.

— Вам сделают обезболивающий укол на ночь. Да, спасибо за цветы. Признаться, я очень удивился.

Она засмущалась:

— Этот букет не мой, я шла на похороны и купила его по дороге, чтобы положить на гроб. А тут такой случай. Я решила: куда же цветы-то девать? — попросила отдать хирургу.

Все-таки один раз я получил цветы за свое хирургическое искусство.

* * *

Хирург всегда остается хирургом, в любой ситуации человеческих отношений он спасает жизни. Хирургу поддаваться отрицательным эмоциям нельзя, его долг — спасать жизни.

Я слышал одну историю об этом от доктора Николая Григорьевича Домье — человека самых высоких профессиональных и человеческих качеств. Он работал главным хирургом Морозовской детской больницы в Москве, я водил к нему на занятия и лекции наших курсантов. Мы с ним сблизились, и однажды он рассказал мне:

— Не знаю, откуда у меня французская фамилия Домье. Я еврей, семья моя из-под Вильны, там жило много литовских евреев. Как эта фамилия туда затесалась? Но в 1938 году мне пришлось поплатиться за свою французскую фамилию: агенты НКВД арестовали меня прямо в больнице. Я делал операцию, они хотели войти, но главный врач — добрая женщина — расставила руки на пороге и не впустила их. Она сама вошла и сказала мне на ухо: «Николай Григорьевич, они пришли за вами». В те годы не приходилось долго догадываться, кто они. Было лето и меня вывели в белых брюках и рубашке с коротким рукавом. Дети видели в окна. Обвиняли меня в том, что я — французский шпион. Странно, шпион не стал бы действовать под французской фамилией. Я сидел в Бутырской тюрьме, а в это время моя жена должна была родить нашего первого ребенка. Она родила дочь, но оказалось, что родила в тюрьме — ее арестовали по делу «О связи с французом Домье». Как я просил, чтобы нам дали свидание, я говорил: «Вот этим моими руками я делал операции тысячам московских детей; неужели я не могу узнать, что происходит с моим ребенком?» Ничего не помогало. Зимой стало холодно, мы стирали свое белье в ледяной воде. Я заморозил руки, и началось воспаление сухожилия — крепитирующий тендовагинит. После многих просьб меня отвели к тюремному доктору. Она сурово посмотрела на меня и велела своей молоденькой помощнице выписать мне простые таблетки от боли. Я извинился и сказал, что сам врач, что это мне не поможет. Тогда она крикнула: «Что, учить меня?!» и приказала конвоиру: «Увести». Молоденькая докторша демонстративно разорвала написанный ею рецепт перед моими глазами. У нее были красиво наманикюренные пальцы.

Но через пару месяцев случилось чудо: меня выпустили из тюрьмы, очевидно, поняв, что я не французский шпион. В холодную зимнюю ночь меня вывели на улицу, а я в белых брюках и рубашке с коротким рукавом. Мимо проезжал такси, и шофер удивленно сказал: «Товарищ, вы откуда?». Я показал на тюрьму, тогда он сказал: «Поздравляю!» и повез меня к родным. Я опять начал работать, а мою жену с дочерью послали в ссылку, как семью французского шпиона. Началась война, меня мобилизовали, я был главным хирургом госпиталя, подполковником. А жена все была в ссылке. Только после войны их выпустили, и мы стали жить вместе. Я вернулся в Морозовскую больницу. Однажды привезли больного мальчика семи лет с гнойным аппендицитом. Его мама — жена какого-то начальника и сама доктор, она сама лечила сына и запустила болезнь. Я осмотрел ребенка и сказал маме, что нужна срочная операция. Я оперировал его, а потом целый месяц выхаживал от воспаления в животе. Маму я видел часто. В день выписки она пришла ко мне в кабинет: «Николай Григорьевич, как доктор, я могу понять, что вы для меня сделали. Я хотела бы отблагодарить вас». Я сказал: «Мне ничего не надо, но я хочу рассказать вам одну историю». И рассказал, как в тюрьме меня водили к врачу и как молоденькая доктор наманикюренными пальцами разорвала рецепт. Она упала передо мной на колени и кричала: «Простите, простите!». Это была та самая женщина, я узнал ее в первый день. Мне не нужно было ее прощение, но я хирург — я хотел спасти ее сына.

Ученый мир ортопедической хирургии

Я постепенно приобщался к ученому миру своей профессии. Наша клиника и профессор Языков занимали уникальное центральное положение в том мире — он был председателем Московского научного общества и влиятельным членом редколлегии журнала. Тогда все зависело от Москвы, и к Языкову тянулись многие нити науки, приезжали с просьбами о протекции ученые со всего Союза. Сам он не был большим ученым, его преимущество было в чисто русском происхождении. В научном мире, где было много евреев, Языков возвысился благодаря русским корням: политика партии в науке строилась на том, чтобы не давать дорогу евреям. Но в отличие от многих русских выдвиженцев Языков был интеллигент, добрый и дружелюбный человек, практически мудрый и осторожный. Его уважали, прозвали «рука Москвы», у него были друзья и связи повсюду.

К сожалению, он никак не мог восстановиться после введения зараженной вакцины во время эпидемии оспы, совсем перестал делать операции, приезжал в клинику ненадолго и ходил с трудом, так что мне иногда приходилось поддерживать его под локоть. Но духом он не падал — надеялся поправиться. Из Москвы он не выезжал, поэтому к нему часто приезжали профессора и ученые со всей страны. Меня он рекомендовал им так:

— Это Володька — мой первый ассистент и верный помощник. Он парень свой, в курсе всех моих дел. При нем можно говорить.

Из Казани приезжал директор института профессор Лазарь Ильич Шулутко, крупный специалист, еврей-весельчак. Он любил рассказывать анекдоты и вспоминать истории из прошлого. Если ему надо было добиться чего-нибудь, он просил помощи у Языкова:

— Митя, у меня к тебе просьба: есть у меня тоже первый ассистент и верный помощник Гриша Самойлов, сын Самуила Зиновьевича Самойлова, известного чистопольского врача. Я хочу сделать Гришу доцентом, он заслужил. Но беда в том, что он еврей, а у нас в Татарской республике выдвигают только татар. Суди сам: я еврей и помощником хочу сделать еврея — этого местное министерство мне не позволяет и старается подсунуть своего татарина. А он по сравнению с Гришей — ничто. Помоги, Митя.

Языков тут же звонил кому-то и договаривался. Телефон на диске набирал я — его пальцы не могли. Обрадованный Шулутко благодарил и тут же рассказывал анекдот:

— Мужчина звонит в публичный дом и просит хозяйку, мадам — может ли она прислать ему девочку на дом? Хозяйка говорит — мы так не делаем, приходите сами. Он отвечает — я бы рад, но у меня ног нет. Она соглашается и спрашивает: «Вам блондинку или брюнетку?» Он отвечает: «Мне все равно, я слепой». Еще более смущенная хозяйка опять спрашивает: «Вам полненькую, или худенькую?» Он отвечает: «Да мне все равно, у меня рук нет». Тогда она кричит: «Слушайте, зачем вам девочка? Может у вас и члена нет?» Он отвечает: «А чем же, вы думаете, я номер набираю?»

Другим частым гостем был профессор Федор Родионович Богданов, директор института из Свердловска, член-корреспондент Академии. Это был высокий красавец, выглядел как кинозвезда. Любитель и любимец женщин, он жил широко и из-за этого пострадал: построил себе дачу за счет института, на него написали жалобу и завели уголовное дело.

— Митяша, выручай меня — не могу я там оставаться, они меня засудят. Мне срочно надо искать место. Можешь мне помочь?

Языков звонил в министерство Ермакову (опять с помощью моих пальцев), долго говорил и потом сказал Богданову:

— Федор, есть одно горячее место заведующего кафедрой в Киеве. Поедешь? Только там конкурс: украинцы любят своих. Чтобы их обойти, сам понимаешь — надо подмазать.

— В Киев? Конечно, поеду и подмажу. Скажи — кому?

— Володька, напиши ему телефон Ермакова. Встретитесь в ресторане «Арагви», — потом продолжал: — Слушай, Федя, признайся — в последней статье в журнале ты ведь здорово наврал в цифрах? Не может быть, чтобы у тебя был всего один процент осложнений, когда у всех нас не менее пяти. Совесть у тебя есть?

Богданов самодовольно улыбнулся:

— Совесть? Совесть-то у меня есть, да только я ею редко пользуюсь.

Я с удивлением узнавал, что в нашей науке процветало научное жульничество. Даже такой маститый ученый, как

Богданов, врал. Многие авторы беззастенчиво уменьшали число своих осложнений после операций, во многих статьях стояли ложные цифры.

К Языкову стал часто приезжать доцент Мстислав Волков — ему тоже нужна была помощь. Ходили слухи, что он претендует на место директора Центрального института травматологии и ортопедии (ЦИТО), после недавно скончавшегося академика Приорова. Для такой высокой должности, да еще после знаменитого академика, он был довольно молод и еще только собирался защищать докторскую диссертацию — как ученого его никто не знал. Но зато у него был хороший партийный послужной список — он несколько лет был секретарем парткома института и работал в министерстве. Он был типичным продуктом политики выдвижения партийных активистов. Но вопрос о таком важном назначении решался на уровне самого министра. Волкову нужен был Языков, потому что тот хорошо знал министра Курашова и мог рекомендовать его. Это делалось втайне даже от меня, хотя потом сам Языков все мне рассказал.

Я помнил Волкова молодым ассистентом, когда был субординатором на шестом курсе. Я часто с ним дежурил, ассистировал ему на операциях, и он иногда доверял мне сделать какую-нибудь часть операции. Встретясь, мы обрадовались друг другу:

— Володя, рад тебя видеть! Что ты тут делаешь?

— Я ассистент у Языкова.

— Вот как? Молодец!

Очевидно, рекомендация Языкова помогла ему — буквально на другой день после защиты диссертации министр Курашов назначил Волкова директором ЦИТО. Он приехал благодарить шефа, мы поздравляли его с повышением. Он отозвал меня в сторону:

— Володя, ты не хотел ли бы перейти на работу ко мне? Мне нужны свои люди.

— Спасибо, Мстислав Васильевич, но не могу же я оставить больного профессора.

— Это хорошо, что ты такой преданный шефу.

Разговор этот мне запомнился.

А шефу становилось все хуже, теперь даже дома ему надо было помогать во всем — его жена Вера Николаевна была маленькая больная старушка. Он попросил:

— Володька, не в службу, а в дружбу — приезжай ко мне и помоги мне помыться в ванной. Ей-богу, некого попросить — детей-то у нас нет, а ты мне как сын стал.

Я был тронут — я его уважал, был ему благодарен и совсем не считал такую помощь унижением. Теперь я часто ездил к нему домой, мыл его в ванне, возил к нему врачей.

Но отсутствие шефа плохо отражалось на работе кафедры: старшей оставалась доцент Ксана Винцентини, у нее был авторитет, но не было опыта руководства. Я тоже не имел опыта и, по своему молодому возрасту, совсем не имел авторитета.

Ксана в молодости пережила большую трагедию, которая сказалась на ее характере: в 1938 году был арестован ее муж, инженер Сергей Павлович Королев, руководитель ГИРДа (Государственный институт реактивных двигателей). Его вместе с авиаконструктором Туполевым держали в «шараге», где они работали над заданными проектами («шарага» описана Солженицыным в романе «В круге первом»). Но потом Королева почему-то послали в лагерь ГУЛАГа на общих основаниях. Ксана рассказывала:

— Следователь кричал на него: «Сволочь! Стране нужны были самолеты, а ты занимался какими-то ракетами!» и бил его по лицу так, что выбил зубы.

У Ксаны с трехлетней дочкой Наташей отобрали квартиру, она боялась, что ее выгонят с работы из Боткинской. Что было делать молодой женщине? И она стала любовницей профессора Фридланда. Это давало ей хоть какое-то удовлетворение в жизни и упрочило положение: он помог ей защитить кандидатскую диссертацию. Она рассказывала:

— Я пришла в тюрьму на свидание к Сережке. Там толпа родственников. Мы стояли у одной решетки, арестованных приводили на пять минут за другую решетку, между нами ходил охранник. Сережку ввели, он плакал, заливался слезами. Все старались друг друга перекричать. Чтобы подбодрить его, я тоже закричала ему: я диссертацию защитила. А он не слышал. Охранник остановился и крикнул на меня: у нас о защите не говорят!

В 1944 году Королева так же неожиданно освободили, сразу сделали полковником и послали в завоеванную часть Германии — размонтировать и перевозить заводы фон Брауна, на которых немцы делали ракеты ФАУ-1 и ФАУ-2. Он перевез заводы и сделал на них первые советские ракеты для запуска в космос. Он стал академиком и знаменитым Главным конструктором, запустившим в космос первый спутник и первого космонавта.

Но с Ксаной они разошлись. Она не говорила — почему, но можно было догадаться. Она любила Королева, гордилась им и страдала всю жизнь.

По своим надломленным человеческим качествам она не могла быть руководителем кафедры. Мы с ней поделили функции руководства: она отвечала за преподавание, я — за административную часть. Я вел все дела, получал письма и статьи на имя Языкова, возил ему их и читал, он говорил, что отвечать, я писал и подписывал. Постепенно он перестал интересоваться и этим. Мне самому приходилось отвечать за него на серьезные деловые письма и давать рецензии на статьи.

Врачи со всей Москвы и даже из других городов стремились в нашу клинику для апробации диссертаций. Однажды на апробацию кандидатской диссертации пришел молодой врач из ЦИТО Вениамин Лирцман. Я не был с ним знаком, но слышал от других, что он хороший хирург и замечательный парень. Диссертант на апробации — это вроде просителя: ему необходимо получить положительный отзыв, поэтому он заискивает. Лирцман тоже сначала держался робко. А я как раз хотел его подбодрить, улыбался, говорил, как со старым знакомым. Диссертация о несросшихся переломах тазобедренного сустава была очень добротная: тогда еще не было эндопротезов сустава, Лирцман изучил лечение почти четырехсот больных и показал, что процент осложнений был очень высокий — двадцать пять. В отличие от многих других научных работ это была честная цифра. Значит, есть молодые ученые, которые не врут.

Докладывал он четко, хотя говорил скороговоркой, на вопросы отвечал толково. По окончании апробации мы пошли в кабинет шефа, где я проводил всю административную работу. Лирцман безапелляционно потребовал:

— Мне нужен отзыв прямо сейчас — надо сегодня же отвезти его в ученый совет ЦИТО.

Обычно на написание отзыва у меня уходил день-другой. Но что делать, если ему надо?

Работы у меня было много, но я сел за пишущую машинку и стал стучать отзыв на бланке кафедры. Пока я стучал, соображая, в каких выражениях выразить свое одобрение, Лирцман вдруг снял туфли и сидел, устало шевеля пальцами стоп — очевидно, новые туфли жали. Я немного поразился такому слишком фамильярному для первой встречи поведению — мы ведь не были близкими друзьями.

Да, тогда еще не были. Но очень скоро мы ими стали, и эта дружба прошла через всю мою жизнь.

Драма смерти и драма жизни

Как медленно иногда ставят диагноз терапевты! У хирургов нет времени на раздумья — мы обязаны действовать. А терапевты все думали: чем же болен Языков? Кожа на его теле шелушилась, во многих суставах шло омертвение хрящей и разрушение костей. После долгих осмотров, анализов и консультаций пришли к заключению: у него довольно редкая болезнь — псориотическая артропатия.

По прошествии многих лет я понимаю, что введенная Языкову загрязненная сыворотка оспенной вакцины нарушила иммунологический защитный баланс организма. Но в те годы наука иммунология была в России еще не развита, и определить диагноз было нелегко.

Поскольку он был консультантом Кремлевской больницы, его положили на лечение в ее главный корпус, на улице Грановского. К тому времени он был почти обездвижен. За ним прислали машину с двумя санитарами. Лифта в доме нет, мы несли его на носилках с третьего этажа, а весил он сто шестьдесят килограмм — десять пудов. Я из последних сил держал головную часть носилок, боялся, что пальцы мои не выдержат и сами разожмутся, тогда голова шефа упадет на камень ступенек. Чтобы как-то отвлечь себя от непомерного усилия, я вспоминал, что Тарас Бульба, по описанию Гоголя, весил вдвое больше — двадцать пудов. Донесли.

В Кремлевке ему дали большую палату с ванной комнатой, уход там был по высшему классу. Но шеф привык ко мне и попросил:

— Ты уж меня не бросай на чужих людей.

Я приезжал к нему через день и мыл его в большой ванне.

Впервые я был в Кремлевке — этой «цитадели парадной медицины». Центральный подъезд с улицы был только для высоких чинов, там стояли их черные ЗИСы. Я входил со двора, получал пропуск и оказывался в сказке. Довелось же мне такое: раньше работал в нищих поселковых медпунктах и старых деревянных больницах, а теперь шагал по начищенным паркетным полам широких коридоров, на громадных окнах — гофрированные шелковые занавеси, на стенах — картины. Я оглядывался по сторонам: так вот где собирались обвинения против «врачей-отравителей» — якобы они были в заговоре, чтобы убивать членов правительства! Там продолжали работать те же самые врачи, которые давали показания против них. В кабинете электрокардиографии работала Лидия Тимашук, главная фигура обвинения, псевдогероиня сталинского террора.

Врачи Кремлевки — все проверенные члены партии, многие с большими родственными связями — привилегированные дети и племянники. Про них была поговорка: «полы паркетные, а врачи — анкетные». Но профессионально они были как беспомощные котята — настолько парализованы боязнью ответственности за лечение высокопоставленных пациентов. Сами они ничего не решали, им нужны были заключения профессоров-консультантов. К моему шефу вызвали консилиум из трех профессоров: терапевта Тареева, ревматолога Нестерова и кожника Картомышева. Я ездил за ними, привез и отвез всех троих. Они долго совещались и назначили лечение гормональным препаратом декстаметазон:

— Надо начать с ударной дозы по две таблетки в день, а станет лучше — дозу уменьшить.

Препарат этот в России не выпускался, но в Кремлевке он был. Действительно, через две недели Языкову стало лучше, а еще через две недели я привез его домой, и он сам, хоть и с трудом, смог подняться по лестнице. Он стал ненадолго приезжать в клинику. Но запаса дексаметазона хватило ненадолго — надо было его доставать за границей. Время от времени шеф пополнял запас, но иногда лекарства не было. А без него он уже не мог жить.

Долгая болезнь Языкова вызвала подозрения у директора института Ковригиной — может ли он вообще работать? Сама она с профессорами не общалась, прислала в клинику декана Леонтьева, якобы для разговора о планах, а на самом деле для выяснения — не пора ли Языкову уходить? Леонтьев видел, что шефу становилось все хуже. Беседовали они вдвоем, после одной из бесед шеф сказал:

— Володька, я хочу оставить кафедру.

— Дмитрий Ксенофонтович, почему оставить, кому?

Он хитро посмотрел:

— Дурак ты — я хочу оставить кафедру тебе.

Я был полностью обескуражен: в моем возрасте о заведовании кафедрой я не мог и думать, мои сокровенные планы не доходили до таких высот — я не мог представить себя в высокой должности профессора. Что было сказать — радоваться, отказываться, выражать сомнения? Но я понимал, что в этом предложении была высшая степень его доверия ко мне.

— Дмитрий Ксенофонтович, спасибо, но...

— Что, ты не хочешь?

— Это так неожиданно...

— Если не ты, то после меня они пришлют какого-нибудь партийного выхлеста. Он вас всех разгонит и насадит своих. Подумай от этом.

Неудобно мне было говорить — это ведь было не только обо мне, но еще больше об его уходе. Очевидно, он уже понимал, что приближался конец.

Вечером я сказал Ирине:

— Языков собрался уходить. Он хочет сделать меня заведующим кафедрой.

— Тебя? В твои тридцать два года и даже без степени доктора наук? Это нереально.

— Я тоже думаю, что нереально. Но у него такие мощные связи, он может это сделать.

А через несколько дней шефу стало так плохо, что мы уложили его в кабинете на больничную кровать — оставлять его дома было невозможно. Жена переехала с ним, я спал в соседней комнате и по несколько раз в ночь проверял его состояние — у него вздулся живот, его тошнило, он был покрыт потом и почти не реагировал на нас. Я сказал Вере Николаевне:

— У него развивается перитонит, воспаление брюшной полости. Надо срочно звать хирурга. Я хочу позвонить Вишневскому, он не откажет — они в дружеских отношениях.

— Ах, делайте все, что считаете нужным для него.

Было близко к полуночи, когда я позвонил Вишневскому домой:

— Александр Александрович, извините за поздний звонок — это Володя Голяховский. У нас тяжело заболел профессор Языков. Его жена и мы все просим вас приехать — наверное, нужна срочная операция. Очень просим. Я заеду за вами.

Жизнь хирурга такова, что покоя у него нет никогда. Вишневский был академик, генерал-полковник, директор Института хирургии, главный хирург армии. Но при всех регалиях оставался хирургом: если надо помочь больному даже среди ночи, был готов.

Когда Вишневский ощупывал живот больного, шеф был так слаб, что смог лишь слегка приоткрыть глаза и слабо сказал:

— А, Саша (так он звал его)...

По лицу Вишневского видно, что ситуация безнадежная. Вере Николаевне он сказал:

— У него разлитой перитонит (термин тотального воспаления в животе). Поверьте, я рад бы сделать операцию, но она ему уже не поможет, а будет только лишним мучением.

Жена заплакала:

— Спасибо вам, что приехали.

Вишневский был не только блестящий хирург, но и широкообразованный врач. Когда я вез его домой, он ругал терапевтов:

— Вот ведь — ученые люди, а человека сгубили. Ясно, что они дали ему слишком большую дозу гормона. В организме развилась типичная перегрузка кортизоном, от этого возникли язвы в кишечнике, одна или несколько из них прорвались — это смерть. А жаль, он был очень хороший человек.

Говорил он о шефе уже в прошедшем времени и знал, что говорил — утром шеф умер.

Мы не ожидали, что столько народа придет на похороны, из многих городов приехали ученые, которым он помогал. А потом... потом я возил вдову на Донское кладбище, она плакала, а я грустно стоял поодаль. За шесть лет я сжился с шефом, особенно в период его болезни. Научные шефы бывают разные — одни руководят, другие тормозят. Языков не руководил моей работой, но он помог мне вырасти. Он так верил в меня, что даже хотел оставить мне кафедру. Такого доброго отношения и такую веру я уже никогда не увижу. С его уходом я терял очень многое.

Клиника представляла собой потревоженный муравейник — все только и обсуждали, что с кем будет. Директор Ковригина слала какие-то бумаги с указаниями, и через две недели мы узнали, что она намечает назначить заведующим доцента Валентина Полякова, специалиста по радиологии (лучевое лечение). Он даже не был ортопедическим хирургом, но зато был членом парткома. Кандидатуру дал ей начальник отдела кадров Буравченко, которого она почти безоговорочно слушалась. Я понимал, что с приходом Полякова клиника потеряет свое лицо, а я могу потерять и положение, и зарплату. Я поехал в министерство к Ермакову, начальнику управления, просил его помочь. Он ничего не сделал — шефа уже не было. Я писал профессору Новаченко в Харьков — тоже просил помочь. Но он ничего не мог. Тогда мне пришла шальная идея — косвенно повлиять на решение самой Ковригиной. У меня был друг и пациент Владимир Ривин, корреспондент «Литературной газеты», который писал на научные темы под псевдонимом Михайлов.

Я знал, что руководители боятся обличающих газетных статей, и рассказал ему ситуацию:

— Можешь ты чем-нибудь помочь через газету?

— Знаешь что — я приду к ней от газеты, для интервью, и задам вопрос на эту тему. Посмотрим, что она скажет. Тогда я смогу прокомментировать ее ответы в газете.

Ковригина «клюнула на эту удочку» и приняла подосланного мной корреспондента.

В тот же вечер Ривин рассказывал:

— Она с энтузиазмом говорила о достижениях института под ее руководством. Я задал ей вопрос: в Боткинской больнице недавно скончался профессор Языков. Какого специалиста вы хотите видеть на его месте? Она удивилась и продолжала рассказывать свое. Но я снова вернул ее к этому вопросу. Тогда она обозлилась, вызвала начальника отдела кадров Буравченко, а мне сказала, что у нее нет больше времени отвечать. Этот ваш кадровик — ну и тип! Он понес такую демагогию, что мне не оставалось ничего, кроме как кончить интервью — газета этого печатать не станет. Но напоследок я спросил: что он думает о молодых специалистах, например — о Владимире Голяховском. Наверное, это была моя ошибка — зря я раскрыл твое имя.

Действительно, это было зря. Опытный кадровик и не менее опытная в интригах Ковригина распознали, что если корреспондент спрашивал про меня, то между нами была какая-то связь. Они решили мне отомстить, а для них это было просто — в отделе кадров лежало мое личное дело, в котором было записано, что я отказался служить в КГБ и, наверное, какие-нибудь анонимные письма. Как раз в то время в издательстве института должна была выйти моя научная книга. Вдруг мне позвонил директор издательства:

— Слушай, Буравченко передал мне строгое указание Ковригиной — не выпускать твою книгу, уничтожить набранные экземпляры и рассыпать типографский набор. Я стал возражать — мол, книга хорошая и мы потратили на нее средства, надо их вернуть от продажи. Но он закричал: вы не знаете этого типа, он ведет себя как наш противник. Мы вызовем его на комиссию парткома и обсудим его поведение... Я доверительно передаю тебе это. Приезжай скорей, я дам тебе два-три экземпляра на память о неизданной книге.

Значит, директор и партком считают меня своим противником. Они расправляются со мной инквизиторскими методами — уничтожили мою книгу, как инквизиция уничтожала научные книги Галилея и других противников ее доктрины. Следующим шагом меня осудят на парткоме и признают не соответствующим занимаемой должности. Это старый и хорошо разыгранный ход, чтобы меня уволить. Я понял, что в институте мне оставаться нельзя — на меня поднялась партийная сила, а против нее не пойдешь.

Я был в отчаянии, Ирина тоже — рушились наши планы на устройство будущей жизни. По ночам мы шептались, обсуждая варианты выхода. Но их не было. Выход был один — куда-то бежать. Но куда?

Новый директор ЦИТО Волков опять несколько раз приезжал к нам в клинику. Он уже правил институтом со всей энергией начала и молодости. Институт помещался в тесном доме в Теплом переулке, Волков хотел сделать нашу клинику базой для травматологии и поэтому был против прихода доцента Полякова. Теперь он сам был мощной фигурой, и ему это удалось. При нашей следующей встрече он сказал:

— Володя, переходи ко мне, я дам тебе должность старшего научного сотрудника.

Это было везение — работать в самом высоком научном институте! Он предлагал мне даже больше, чем я мог ожидать — должность соответствовала положению доцента.

— Спасибо, Мстислав Васильевич, шефа у меня уже нет, и я с радостью пойду к вам. Вы не пожалеете, что взяли меня.

— Я тебе верю. Только сначала я направлю тебя в организационно-методический отдел. Я знаю, что ты хирург, но не могу сразу поставить тебя так высоко в клинике. В ЦИТО есть старые сотрудники, которые давно ждут повышения. Я не хочу задевать их и брать тебя на положение старшего через их голову. А как хирург ты можешь дежурить в Боткинской.

Что такое организационно-методический отдел, я не представлял и не очень об этом думал. Раз он обещал, я обязательно вернусь к клинической работе.

ЧАСТЬ ЧЕТВЕРТАЯ
В ЦЕНТРАЛЬНОМ ИНСТИТУТЕ ТРАВМАТОЛОГИИ И ОРТОПЕДИИ (ЦИТО)

Унижения Геракла

> На три года продан был Геракл в рабство царице Лидии Омфале. Герой терпел от нее постоянные унижения, должен был сидеть, согнувшись, за ткацким станком или прясть шерсть руками, привыкшими владеть острым мечом.
>
> *Н.А.Кун («Легенды и мифы Древней Греции»)*

Институт назывался звонким именем «Центральный», работали в нем крупные ученые, но ютился он в тесном и старом четырехэтажном доме конца XIX века. Дом в Теплом переулке был построен для общежития ткачих соседней фабрики. В 1920-е годы его приспособили для лечебного института. Но он больше подходил для ткачих, чем для тяжелых больных с переломами, да еще для операционных, рентгеновских кабинетов и научных лабораторий.

Организационно-методический отдел института сдавлен в трех узких темных комнатах, до потолка заваленных папками — архивом годовых отчетов травматологических институтов. Обстановка прямо противоположна привычной мне обстановке операционных и палат. И сама атмосфера отдела напоминала канцелярии, описанные Гоголем. Сидя там, я вместо хирурга почувствовал себя ничтожным чиновником, этаким Акакием Акакиевичем из «Шинели». После интенсивной хирургической работы, когда лилась кровь и я привык считать время на минуты, делать мне там было абсолютно нечего. Интересно, что меня и не просили ничего делать. Встретили приветливо, но настороженно: было известно, что я взят на работу новым директором, и догадывались, что надолго я там не задержусь.

К тому времени у меня уже было достаточно известное в профессиональных кругах имя, я привык быть весомой составной частью больниц, где работал. В Боткинской я был ее солидной частью и хотел теперь стать тем же в ЦИТО. Но частью того бумажного отдела я себя представить не мог. Мне хотелось пройти через узкие коридоры и заглянуть в операционную — что и как делают хирурги института? Или хотя бы пройти по палатам и увидеть результаты их работы. Однако директор взял меня в оргметодотдел, и я не имел права нарушать его указание. Это было моими «геракловыми муками» в рабстве оргготдела.

Выжидая новые возможности, я думал, что все-таки за безделье мне хорошо платят. Людям приходится многое делать ради денег — «люди гибнут за металл». Но гибнуть там я не собирался, а отсиживал для перспективы карьеры в будущем. Карьера — как шахматная игра: надо знать, когда, куда и какую из своих возможностей применить для победы — как передвижение фигур на доске.

На мою удачу, вскоре в отдел пришел Вениамин Лирцман, который апробировал свою диссертацию у нас на кафедре. Мы обрадовались друг другу.

— Как ты-то попал в орготдел? — удивился он.

— Волков направил временно, не мог взять меня старшим сразу в клинику.

— Да? Это потому, что ты записан русским. Мне он прямо сказал: ему хирурги-резаки не нужны, иди в орготдел. Это же специальное место для ссылки евреев — тут одни евреи. Прежний директор Приоров был русский, но брал евреев во все отделы и даже спасал их во время кампании против «отравителей». А новый, он тип из породы молодых карьеристов, они евреев не любят.

«Еврейский вопрос» был здесь острей, чем в Боткинской. Среди евреев было много ученых, здесь им платили больше: в Теплом переулке им жилось теплей.

Веня продолжал:

— Знаешь, если бы я не был евреем, то стал бы какимнибудь министерским боссом. Они получают большую зарплату, дополнительные пакеты, государственные квартиры, дачи, машины, путевки в привилегированные санатории. А ученые ничего этого не имеют.

— Значит, ты стал бы большой канцелярской крысой? Нет, скажи спасибо, что ты — еврей.

И мы рассмеялись. Веня был живой, энергичный, а главное — с чувством юмора. А в скучной атмосфере, в какой мы оказались, чувство юмора очень спасительно.

Действительно, пять научных сотрудников отдела — все евреи. Никто из них никогда не держал в руках скальпель и не лечил больных, у нас с ними не было ничего общего. Заведующий делал вид, что дает нам работу — читать старые отчеты институтов, а мы делали вид, что ее выполняли. Один отчет как-то потерялся, искали его месяц — нет.

Оказалось, что секретарша заведующего (и его любовница) Лариса поставила на отчет электроплитку и кипятила чайник. Читать отчет было невозможно из-за пятен желтого кипятка. Но заведующий не растерялся и написал, что отчет составлен правильно. Мы с Веней с иронией наблюдали все это и давали шутливые прозвища сотрудникам.

Заведующий, Александр Маркович Дворкин, пожилой полный говорун и добрый человек, относился к нам хорошо, работой совсем не заваливал. Он считался мудрецом. Его функция была — координировать работу одиннадцати подобных институтов по стране. Новый директор мало знал институты и не ориентировался в их работе. Дворкин часами сидел в его кабинете и «заморачивал ему помороки» — говорил о важности своей работы, втирал ему очки — как его везде ужасно слушают. Мы прозвали его «ученый еврей при губернаторе» (была в старой России такая смешная должность).

Пока мы развлекали себя остротами, для Вени Лирцмана подошло время зашиты кандидатской диссертации. Защита проходила в Институте усовершенствования врачей, из которого я недавно ушел. С неприятным чувством сидел я снова в том зале, в котором раньше у меня было свое насиженное место. Венина защита была своего рода событием: он считался одним из самых способных молодых докторов, проделал громадную и важную работу. Но к тому же был и другой интерес — национальный: как члены ученого совета отнесутся к диссертации еврея? Члены совета были те самые, которые голосовали за изгнание профессоров Вовси, Шерешевского, Фельдмана, Фридланда.

Веня докладывал свою работу толково и ясно, ее материал был громадным — четыреста больных с несросшимися переломами бедра. Такого материала хватило бы и на докторскую диссертацию. Он представил совету логичные и честные выводы: лечение давало 25% плохих результатов — это говорило о неудовлетворительных методах лечения.

Оппоненты хвалили диссертацию, двое из членов совета выступили и тоже похвалили — профессора Иосиф Кассирский и Борис Огнев, оба члены-корреспонденты Академии.

Никто не задавал вопросов и не выступал против — все шло благополучно. Голосование было тайным. Зачитали его результаты: тринадцать голосов — за, четыре — против. Значит, четверть членов совета все-таки проголосовали против, даже не выступив и не высказав своих сомнений. Ясно, что антисемитизм проявился здесь в новой форме — скрытой. Раньше антисемиты открыто осуждали и изгоняли прогрессивных ученых, но теперь боялись это делать и старались навредить тайно.

Услышав результат, Веня поник головой, а мы расстроились за него и обозлились на совет. Выйдя из зала, наши профессора собрались в коридоре в тесную кучку и с тихим возмущением обсуждали результат, осторожно оглядываясь; иногда с их стороны слышалось приглушенное «ш-ш-ш», чтобы другие не услышали. Это была привычная за долгие годы еврейская настороженность: не надо, чтобы другие знали, о чем они толкуют.

Я успокаивал друга Веню:

— Все равно тебя утвердят. Знаешь, на меня тоже написали кляузу, когда я защищал, а все равно утвердили. И тебя утвердят.

Веня был по характеру немного паникер:

— Могут не утвердить. Ой, что будет! Ведь что обидно — никто не сказал ни слова против, даже вопросов не было. А все-таки четверо проголосовали против.

— Эти четыре голоса не тебе, это твоему народу.

Я тут же сочинил эпиграмму и прочитал ему:

Антисемитский суд суров,
Но голосует всем в угоду:
Тебе — тринадцать голосов,
Четыре — твоему народу.

Веня только слабо улыбнулся на рифмованную остроту.

Диссертацию Вениамина Лирцмана утвердили — справедливость восторжествовала.

Волны 1960-х годов

Москва 1960-х годов была бурлящим городом: прошел взлет ожиданий, кончились незначительные послабления, откатом назад усилилась цензура, участились запрещения и даже аресты. Просочились сведения, что в Архангельской области строят новые лагеря ГУЛАГа. В интеллигентской прослойке зарождались недовольства — движение диссидентов. Люди подписывались под протестами, за это их арестовывали. Я писал для самого себя антисоветские стихи на темы дня.

Писал — и прятал в стол. На работе нам с Веней Лирцманом было о чем поговорить. Я слушал «Голос Америки» и Би-би-си (если удавалось прорваться через шум заглушений) и рассказывал ему.

В стране все больше ощущалась диктатура Хрущева. Каждый день печатались его пространные бестолковые выступления, шла пропаганда его имени и идей. Главные идеи были направлены на распространение коммунизма по всему миру. Он явно продолжал политику Сталина, которого сам недавно развенчал. Хрущев задабривал Фиделя Кастро на Кубе и Гамаля Насера в Египте. Оба они свергли свои правительства, но сами не были коммунистами. Хрущев давал им материальную и военную поддержку и сделал из них коммунистов. Ежедневное содержание Кубы и египетская Асуанская плотина стоили советским людям миллиарды.

А Хрущев взял на содержание еще и Патриса Лумумбу в Конго и открыл в Москве университет для обучения африканцев; на самом деле — чтобы готовить кадры для советского влияния в африканских странах. В тот же период Хрущев сделал героем Советского Союза Бен Беллу в Алжире и засылал туда оружие и большие средства.

А тем временем условия жизни советских людей ухудшались: по всей стране стал чувствоваться недостаток хлеба и основных продуктов. Даже в Москве люди часами стояли в очередях за самым необходимым, хотя Москва всегда снабжалась лучше всей остальной страны. При таких тяжелых внутренних условиях Советский Союз все больше тратил средств и сил за рубежом. Хрущев захотел иметь военно-морскую базу на Средиземном море, чтобы грозить Европе с юга. Он уговаривал на это диктатора Албании Энвера Ходжа, но албанец испугался, что это станет оккупацией его страны, и отказался. Тогда крохотная Албания была объявлена врагом России. Угроза, которая из нее исходила, была угроза непослушания Хрущеву, как когда-то Сталину — от Тито.

Уже почти десять лет Советский Союз слал миллиарды в Китай, помогая Мао Цзэдуну укрепить режим коммунизма. Мао придумал «Великий индустриальный скачок». Для этого он заставил людей в деревнях разводить мелкие местные металлоплавящие подобия доменных печей. Ничего из этого, конечно, не вышло. Тогда Мао начал «культурную революцию» — заставил всех хором учить наизусть его произведения.

И Хрущев все больше вел себя как распоясавшийся «царь Никита»: он приезжал на художественные выставки и говорил художникам, что и как рисовать; он выступил в ООН, возмутился реакцией аудитории, снял ботинок и стучал им по трибуне. После этого он стал посмешищем всего мира. На одном из юбилейных заседаний он, без согласования с кем-либо, заявил, что Россия дарит Украине Крым (как мог бы сделать император). На другом заседании он провозгласил: «Советский Союз стоит как утес!». Из этой фразы сделали лозунг нового времени, и все должны были ее повторять, не хуже чем цитаты Мао в Китае. В нашем институте на политзанятиях лектор серьезно спрашивал врачей:

— Как стоит Советский Союз?

Никто из нас не знал, отвечали все по-разному, мялись. А правильный ответ был, оказывается, только один — «как утес».

И вдруг буквально за один день возникли глубокие расхождения с Китаем. Ходили слухи, что во время своего визита туда Хрущев поссорился с Мао и кричал на него. Это было похоже на ссору Сталина с югославом Тито в

1948 году. Из Союза срочно уехали все китайцы, в Китае их стали преследовать как шпионов. Интеллигенцию ссылали в деревни, переделывали, заставляя хором учить цитаты из Мао.

В это же время советских людей стали выгонять на так называемые «коммунистические субботники» — бесплатную работу по расчистке помещений и улиц. Когда-то, в 1920 году, это делал Ленин, и была даже написана известная картина: в Кремле он несет бревно. Но тогда была послереволюционная разруха.

Субботники назывались «Великий почин». Есть неприличная русская поговорка про соломинку и бревно, которую использовал Пушкин — «в чужой пизде соломинку ты видишь, а у себя не видишь и бревна». Я написал:

ВЕЛИКИЙ ПОЧИН

Весенним днем, давным-давно,
Один мудак поднял бревно,
И с той поры полсотни лет
В его стране покоя нет.

Здесь коммунисты из бревна
Слепили всякого говна,
Распространив на целый мир
Его, как русский сувенир.

Обязан каждый, всю равно,
Боготворить ЕГО бревно,
С восторгом думая о том,
Как Он сгибался под бревном.

И мы готовы в каждый миг.
Поднять истошно-бравый крик,
И все как стадо, заодно,
Еще сто лет таскать бревно.

И хоть таскающим бревно
Совсем должно быть не смешно,
Но мы смеемся. Угадай —
Что нас смешит? — сосед Китай.

Там в маоистском все говне
Сидят, не зная о бревне:
И двадцать лет уже подряд
Цитаты хором голосят.

Смеясь, мы чешем языки:
— Они рабы и дураки!..

У них — соломинка видна,
У нас не видно и бревна.

Дошло до того, что Россия и Китай вступили в местную войну и вели между собой бои за небольшой остров на реке Амур. Вместе с этим пропали миллиарды народных денег, вложенных Россией в развитие Китая.

Первый кризис советской силы возник в Германии: 13 августа 1961 года по указанию Хрущева за одну ночь в Берлине была построена бетонная стена, отделяющая восточную зону от западной. Пятьдесят тысяч восточных немцев не смогли ехать на работу и вообще — ехать на Запад. Советские и американские танки встали друг против друга по обе стороны стены. Но и на этот раз столкновения не произошло. Тем временем Хрущев послал советские ракеты на Кубу. 14 октября 1962 года американский разведывательный самолет У-2 сфотографировал эти ракеты на Кубе, некоторые из них были с атомными боеголовками. Президент США Джон Кеннеди потребовал удаления ракет, Хрущев отказался. Остряки в Москве придумали шутку: как расшифровать название острова КУБА — Коммунистическая Угроза Берегам Америки. 22 октября Америка заблокировала Кубу с воздуха и моря, и Хрущев вынужден был отступить перед угрозой войны.

В Советском Союзе велась пропаганда против Соединенных Штатов.

В Далласе произошло убийство президента Кеннеди. Возникли подозрения, что это сделано по указанию из Союза. Убийцей оказался американец Ли Харви Освальд, но перед тем он приезжал в Минск и женился на советской девушке — дочери полковника КГБ. Комиссия долго разбирала дело, многие советские граждане не были уверены — не кончится ли это войной? В конце концов участие России доказано не было.

Сам стиль Хрущева был образцом поведения для всего руководства — на всех ступенях бюрократической лестницы имелись примеры большого или малого диктаторства. И в нашем институте директор тоже вел себя как небольшой диктатор — с самого прихода все сотрудники стали его бояться, особенно, конечно, еврейская прослойка.

Кульминацией всех событий начала 1960-х годов стал переворот в правительстве Союза. В октябре 1964 года Хрущева неожиданно сняли со всех постов «по состоянию здоровья».

Как членам Политбюро удалось выгнать всесильного диктатора, мы не знали, но были потрясены. Ждали, что его арестуют. Однако вопреки прежним традициям его не арестовали, а просто отправили на пенсию. Во главе страны встал Леонид Брежнев, которого поднял наверх сам Хрущев.

При снятии Хрущева была сохранена видимость спокойной смены власти. На самом деле это был тонко разработанный военный переворот. В городе Реутово, в 20 километрах от Москвы, стояла дивизия имени Дзержинского. Это была дивизия особого назначения — она охраняла Кремль, то есть самого Хрущева. В день снятия Хрущева, в октябре 1964 года, они на рассвете обнаружили, что их дивизия окружена танками. Не понимая, что происходит, пытались звонить в Кремль, но связи не было. Со стороны окружения явились офицеры другой советской дивизии — бронетанковой Кантемировской дивизии, самой показательно сильной во всей армии. Они пришли под белым флагом парламентеров и заявили: дула наших орудий наведены на вашу дивизию, и если вы тронетесь с места, мы тут же вас разнесем. Дзержинцы оказались в котле, угроза была серьезная. Они знали, что кантемировцы подчинены министру вооруженных сил, значит — выполняли его приказ. Из этого вытекало, что правительство шло против Хрущева. Ему было бы достаточно поднять дзержинцев, чтобы началась настоящая война за власть. Но его выманили с отдыха хитростью — для обсуждения очередного доклада.

Обвиняли его во многом, даже в том, что он стучал ботинком по трибуне ООН, но только не в распространении коммунизма. Этого они сами хотели.

К концу дня новость о снятии Хрущева распространилась по Москве, а потом стала известна всем. По радио ее объявили на другой день. На место Хрущева назначили

Леонида Брежнева. Но две советские дивизии стояли друг против друга, как враги, еще несколько дней.

Для советских людей опять наступило время надежд на хоть какие-нибудь улучшения. Сколько уже раз мы надеялись!

Переезд института, поездка на целину

Наш институт получил новое здание в поселке «Красный балтиец» — за станцией метро «Войковская». Его выхлопотал у городских властей еще прежний директор, но из-за задержек, проволочек и медленного строительства он не дожил до переезда. Заслугу в получении здания охотно присвоил новый директор, но улицу института назвали именем прежнего — улица Приорова. Шестиэтажный дом — типовой проект областной больницы, рассчитанный на четыреста кроватей для больных. Но научно-исследовательский институт — это не больница. В нем много научных отделов и лабораторий разного профиля. Опять пришлось тесниться, чтобы их размещать. Все равно все радовались. Мы с Веней упаковывали отчеты институтов, перевозили на моей машине — транспорт не дали.

— Слушай, на кой черт сдались все эти отчеты в новом здании?

— Что ты предлагаешь?

— Выбросим половину — никто не хватится.

Половину мы не выбросили, но несколько самых толстых отчетов тайком выкинули.

Однажды я слышал по Би-би-си, как в Бирмингеме, в Англии, один научный институт переезжал в новое здание: сотрудники собрались у входа, директор раздал им ключи от кабинетов и лабораторий, они вошли и приступили к работе — оборудование уже стояло на местах и было подготовлено к работе; институт не потерял ни одного дня.

Не такая картина ожидала нас. Подъезд и подход к зданию не подготовлены, проехать трудно, а подходить опасно: надо осторожно ступать по неровной замерзшей трясине между заледенелыми лужами и строительным мусором.

Внутри здания тоже все завалено брошенным строительным материалом — досками, щепками, гвоздями, разбитым стеклом, все было забрызгано цементом и краской. Впечатление такое, будто здание бросили, не закончив. И это — после приема государственной строительной комиссией! Само качество стройки такое паршивое, что класть больных и расставлять аппаратуру без многих переделок невозможно. Даже пройти по лестницам трудно из-за налипшей на ступени цементной грязи. Пришлось все доделывать нашим сотрудникам: молодые выносили грязь, вносили оборудование, красили, а старшие мыли и чистили. Профессор Зоя Миронова, бывшая спортсменка-чемпионка, в затрапезном халате две недели сидела на лестнице и рьяно отдирала цементные нашлепки с гранитных ступеней.

В новом помещении мы с Веней организовали плотницкую мастерскую для изготовления полок под отчеты — набрали пилы, рубанки, молотки, гвозди и целыми днями строгали, выпиливали, приколачивали, клеили, подгоняли. Мастерили мы с увлечением, с утра надевали рваные халаты и вкалывали, потешаясь над такой «научной» работой. В комнате пахло столярным клеем и деревом, на полу валялись опилки и стружка. Узнав о нашем мастерстве, заведующие другими отделами просили сделать полки для них тоже. На все это у нас ушло три зимних месяца, а когда кончили плотничать и расставили по полкам отчеты, нам опять стало нечего делать.

С обретением нового здания директор Волков почувствовал себя окончательным хозяином, тень прежнего на него уже не давила. Он сменил опытного заместителя по науке на бесцветного, но послушного сотрудника без всякого опыта — Аркадия Казьмина. Стиль руководства Волкова становился все больше диктаторским: он не терпел рассуждений и возражений, с сотрудниками разговаривал свысока, грубо их одергивал. Но перед начальством он делал вид, что пустой институт начал работать в полную силу. Для этого он «прикарманил» травматологическое отделение Боткинской больницы и сделал его своей базой, доцента Ксану Винцентини назначил старшим научным сотрудником, а докторов Вадима Пожарийского и Валентина Герцмана — младшими. Я был из того же гнезда, Волков вызвал меня в новый, красиво обставленный кабинет. Разговаривал сугубо официально — сухо, тоном приказа:

— Я хочу, чтобы вы начали дежурить в Боткинской и поставляли оттуда больных в ЦИТО.

Мне больше всего не хотелось терять хирургические навыки, я с удовольствием дежурил по ночам. Руки хирурга нуждаются в постоянной тренировке, как руки музыканта. Какое счастье стоять у операционного стола после тоскливой обстановки оргметодотдела!

По-настоящему я совсем и не нужен был в том отделе. В те годы все продолжалась кампания Хрущева по освоению целины, и столичные организации были обязаны посылать туда своих специалистов. Летом 1963 года Дворкин сказал мне:

— Директор велел мне послать вас в командировку в Целиноград — для работы по повышению квалификации местных хирургов.

Целиноград — столица целинных земель, более благоустроен, чем Кокчетав, чеченцев-переселенцев там нет. Второй раз я был на целинных землях и второй раз видел, как плохо шло их развитие. Чем больше писали и говорили о прогрессе на целине, тем хуже становилось снабжение продуктами, тяжелей была жизнь людей.

Главным бичом хирургии там была инфекция, как следствие плохой стерилизации инструментов — старые инструменты, иногда с ржавчиной, стерилизовали простым кипячением, хирургических перчаток не было совсем. На одной из первых операций мне пришлось увидеть тотальный остеомиелит бедра (гнойное воспаление кости) у мальчика десяти лет. Нагноение началось после укола в той же больнице — игла была плохо простерилизована. Рентгеновская аппаратура была старая, дефицит пленок такой, что для экономии их резали на четыре части. Но снимки все равно были такого плохого качества, что на них ничего нельзя разобрать. Поэтому до операции у меня не было представления — что я увижу. Сделав разрез, я почти остолбенел от неожиданности — вместо кости был мешок надкостницы, наполненный гноем (надкостница — это полумягкая оболочка, покрывающая плотную кость, как тонкая кора на молодых деревьях покрывает древесину).

Что делать с ногой без кости? Фактически спасти ее нельзя, но ампутировать ее у десятилетнего мальчика — на это у меня просто не поднималась рука. Ассистировал мне доктор-литовец Альгис Петрулис. Год назад он закончил институт в городе Каунасе и был распределен на работу в Целиноград. Альгис смотрел на меня с испугом и ожиданием.

— Будем спасать кость, — сказал я.

— Разве это возможно?

— Вообще-то невозможно, но надо попробовать.

В основе хирургического умения лежит, прежде всего, знание анатомии и физиологии тканей. У меня не было точных знаний о возможности роста целой кости из надкостницы. Этого тогда никто не знал, и до сих пор это еще изучается. Но я знал, что сосуды надкостницы участвуют в образовании новых костных клеток, и интуитивно чувствовал — если сохранить надкостницу, то она может дать рост новой плотной кости. Как быстро и насколько много — я не знал, но другого выбора не было. Ободряло то, что сама надкостница не подверглась нагноению, а только слегка утолстилась. Значит, в ней бродили какие-то силы, способные противостоять инфекции. Я сделал небольшой разрез надкостницы и отсосал гной большим шприцем. Потом несколько раз тщательно промыл пустой мешок надкостницы раствором пенициллина, под напором. Главный врач пришел посмотреть на операцию. Комиссия здравоохранения проверяла условия стерилизации инструментов в его больнице, и он боялся, что если я сделаю ампутацию, то его могут наказать. Увидев, что я развожу много пенициллина, он заволновался:

— Вы так весь мой запас пенициллина израсходуете.

— Что же мне делать — не спасать ногу? Я напишу в протоколе операции, что из-за нехватки пенициллина мальчику сделали ампутацию. Он останется инвалидом, а вас будут судить за плохую стерилизацию иглы.

Он махнул рукой.

Очистив надкостницу, мне надо было умудриться зафиксировать ногу без кости в правильном положении. Аппаратов наружной фиксации тогда не было. Я ввел по две тонких стальных спицы в два конца бывшей кости, а концы самих спиц оставил торчать над кожей. Зашив разрез, я держал ногу в правильном положении, а Альгис под мою диктовку осторожно накладывал большую гипсовую повязку. В нее мы вмонтировали торчащие концы стальных спиц — получилась довольно прочная фиксация ноги.

Вся эта уникальная операция была — интуиция и чистейшая вынужденная импровизация. Но и то и другое было основано на хирургическом опыте моей прежней работы в провинции и столице.

Операция была такая трудная и грязная, мы с Альгисом так устали и пропотели, что решили первым делом идти в баню — отмыться от пота и гноя. Баня как раз была недалеко от больницы. Пришли туда — закрыто, не пускают. Через дверь видно, что внутри суетятся работники, расстилают ковровую дорожку в коридоре.

— Почему же баня закрыта? — спрашиваю служителя.

— Сегодня приедет мыться председатель крайисполкома товарищ Мицкевич, — и добавил доверительно, — он большой любитель попариться, всегда с компанией приезжает.

Советским боссам все дозволено: он пожелал попариться, значит, простые люди должны ходить грязными. Пришлось сполоснуться в прохладном больничном душе.

Хирургия основана на знании и умении, но интуиция и импровизация способны иногда делать чудеса в хирургии. Такое чудо произошло с ногой мальчика: на месте сгнившей стала формироваться новая кость — из оставленной надкостницы. По правде говоря, я сам был удивлен. Я радовался за своего пациента и был счастлив, что не пропали мое хирургическое умение и находчивость, которые я оттачивал упорной работой. Сколько смолоду я делал ошибок, сколько раз отчаивался после операций — а все-таки все пошло на пользу. Да, успех дела приходит с мудростью, которая достигается опытом, который достается ошибками.

Альгис Петрулис поверил в меня, как в бога, и не отходил все время, пока я был в Целинограде. А я соскучился по преподавательской работе и с энтузиазмом передавал ему все, что знал и умел. Мы с ним остались друзьями на всю жизнь. Через двадцать лет Альгис защищал в

Каунасе докторскую диссертацию, и я был его оппонентом. Потом он стал профессором и заведующим кафедрой. Я тешу себя надеждой, что в его успехах была заложена капля моей заслуги.

Узбекское лечение переломов с помощью мумиё

Уже почти два года мы с Веней Лирцманом «сидели взаперти» в орготделе и томились без хирургической работы. Я беспокоился, что руки отвыкнут от скальпеля и я потеряю уверенность движений, необходимую для тонкостей хирургического умения. Врачебная работа требует натренированности всех чувств — умения распознавать болезнь на ощупь, на слух, на запах. Так, пальцами врачи определяют границы органов, прощупывают опухоли и их консистенцию; на слух определяют изменение шумов сердца и легких, обонянием улавливают запах ацетона при диабетической коме. Натренированные руки хирурга должны уметь чувствовать ткани через сталь инструментов и, руководствуясь этим шестым чувством хирурга, удалять из организма лишь вредное, не повредив здоровое.

Вот это особое, шестое чувство хирурга я и боялся потерять, сидя над бумагами. Тоскуя без применения своего умения, я лишь изредка решался беспокоить директора просьбой вернуть меня в клинику. В Волкове произошла трансформация зазнайства: его назначили главным травматологом и выбрали членом-корреспондентом Медицинской академии (без всяких научных заслуг). Это был типичный случай взлета молодого карьериста, который «попал в обойму» нового поколения директоров научных учреждений. Быстрый взлет кружил ему голову и, занятый своей карьерой, он вряд ли беспокоился о моей. Говорят, чтобы проверить человека, надо сделать его начальником.

Теперь, если Волков брал евреев, он обязательно посылал их работать в наш отдел. К нам пришли еще трое сотрудников — Нахим Махсон, Наум Любощиц и Валентин Герцман. Все они писали кандидатские диссертации по хирургии, всех их сослали к нам. Отдел переполнился евреями, как «терем-теремок» из детской сказки переполнялся зверюшками.

По организационным делам к нам часто приезжали сотрудники из других институтов. Это дало мне широкий круг знакомств с коллегами. Из Свердловска приезжал мой друг Валентин Фишкин, очень активный, яркий ученый и хороший хирург, моего возраста, всегда полный новых интересных идей. Он удивлялся, видя нас за бумажной работой:

— И долго это вы собираетесь замерзать в вашей еврейской синагоге?

Синагога — да? Но куда было податься талантливым евреям-ученым, если им ставили палки в колеса и не хотели давать хода в клинике? Эти новые сотрудники прошли войну: Махсон был хирург-полковник в отставке, Любошиц провел войну лейтенантом. Они совершали подвиги на войне, а теперь, уже в немолодом возрасте, совершали научный подвиг — писали хирургические диссертации. Это трудная цель, и немолодые люди редко идут на такое самоотречение. У Наума Любошица особо интересная диссертационная тема — лечение переломов костей таза. До работы в нашем отделе он лечил больных в детской больнице. И диссертацию он защитил с блеском. На диссертационном банкете глаза Наума сияли искринками — у него были очень красивые, лучистые глаза. Мы с Лирцманом сочинили ему стихи, а я пропел на популярный цыганский мотив:

Эх, раз, еще раз
Диссертация про таз.
Если вы сломали таз,
Таз у вас раскрошится,
Но если дорог таз для вас,
Лечитесь у Любошица.
Эх, раз, еще раз,
Диссертация про таз.
Ради ваших чудных глаз
И вашей диссертации,
Я б себе сломала таз
В любой локализации.
Эх, раз, еще раз,
Диссертация про таз.

Синагога или не синагога, но в те скучные годы в оргтделе мы с Веней Лирцманом поддерживали друг друга и валяли дурака. Потом оба наших новых сотрудника — Махсон и Любошиц — доказали, чего они стоят: когда им все-таки удалось прорваться на работу в клинику, оба написали докторские диссертации и оба стали профессорами.

Отдушиной в работе бывали командировки. В 1964 году меня послали в Ташкент. Мы летели целой комиссией: профессор Шулутко, Елена Морозова (которую мы с Веней за громадные размеры прозвали «царь-жопа»), Иосиф Митбрейт и я. Если я встречал человека с полным набором свойств святого, то это был мой друг Осик Митбрейт — мужчина, приятный во всех отношениях.

Комиссии для проверки работы научных институтов были обычной традицией. Если не интриги и жалобы, то работа комиссии была бы проформой: не совать нос глубоко в дела проверяемых, написать положительное заключение, выпить на прощальном банкете коньяк и уехать. На этот раз Волков дал нам определенное задание:

— Сотрудники Ташкентского института по очереди бомбардируют меня письмами, что они первыми открыли способ быстро сращивать переломы костей с помощью какого-то мумиё. Каждый из них пишет, что он первым сделал это открытие. Выясните, что такое мумиё, и доложите мне. Если это стоящее дело, я готов начать его здесь применять.

Вся советская национальная политика была основана на подчинении Москве — из нее нацменам давали указания и образцы. Высшее образование в азиатских республиках было на довольно низком уровне. Для создания «национальных кадров» некоторых узбеков присылали как «целевых аспирантов», и московские профессора писали за них диссертации. Получив степень, они занимали ключевые посты в науке в своих республиках. Москва создавала там учреждения по русскому образцу. Но у новых руководителей не было достаточного культурного уровня для поддержания насаждений этого образца. Они больше занимались интригами между собой, чем делом.

Узбеки славятся своим гостеприимством, а в советское время славились и заискиванием перед начальством из

Москвы. Нас встретили с почетом — надели на нас узбекские тюбетейки, подарили корзины с фруктами и разместили в лучшей гостинице. Институт травматологии — трехэтажное покосившееся здание, напротив Алайского базара, знаменитого своим изобилием. Директор института — Шамат Шаматович Шаматов, отделением травмы заведовал Шакир Шакирович Шакиров, оба кандидаты наук. Директор Шаматов завел нас в кабинет и плотно закрыл дверь. Он разлил в пиалы ароматный зеленый чай и пониженным голосом сказал:

— Шакыров станыт хвасыт, что он отыкрыл лечные перыломов с помыщу мумиё. Вы ему не выртe. Это я, я первый начыл прыменять мумиё. Но тогда я ыще не был дыректыром. Он хотыл стать дыректыром, но наш Цынтралный Комытет утвердыл мыня, у мыня былшой партыйный стаж. Шакыров злытся, что это он едынственный, кто открыл мумиё.

Когда мы вышли, Шакиров стоял прямо за дверью и с видом заговорщика повел нас в свой кабинет. Опять угощая зеленым чаем, он стал горячо нас убеждать:

— Вы Шаматову не верты. Это я, я открыл новый способ лычения пыреломов с помыщью мумиё. Я вам покыжу докызателствы.

— Как это вам удалось? — спросил профессор Шулутко.

— Потому что я веру в ныродную мудрыст, — он значительно тронул пальцем свою голову. — Да-да, нады верыт в народную мудрыст. Старыкы-узбеки дывно собыралы в горах мумиё — окамыневшый восык дрывных пчел. Наш народ верыт, что мумиё помыгает от многых болезней. Я знал об этым от моыго деда, а он ызнал от свыего деда. Я первым пробывал мумиё для лычения перыломов. В моем отдылении перыломы срыстаются вдвое быстрей!

Он показал нам препарат, мы повертели в руках кусок темно-коричневой массы с резким, неприятным запахом, напоминающий застывшую смолу.

Народные средства — это большой и важный раздел медицины. В устных преданиях есть много историй о лечении народными средствами. Отмахиваться от них и отвергать их априорно было бы неправильно. Однако эффективность такого лечения нужно проверять и подтверждать научными данными. Для проверки нужны эксперименты. Шакиров горячо воскликнул:

— Конычна, конычна! Я сдылал опыты на кроликах, много опытов сдылал!

В коридоре он познакомил нас с миловидной узбечкой:

— Моя жына, кандыдат наук тожы и старшый научны сотруднык. Она можыт расскызат, как мы ходыли эспыдыцы в горах — искат мумиё. Она тоже прыводыт опыт.

Мы с уважением пожали ей руку, она только улыбалась и кивала головой. Муж пригласил нас вечером домой, на узбекский плов, она молчала, улыбалась и кивала.

Машина въехала в узкую знойную улицу между длинными рядами голых саманных стен — глиняных. Этот убогий вид резко изменился, когда мы вошли в глубокий прохладный двор: с перекладин свисали тучные гроздья винограда, абрикосовые, гранатовые и миндальные деревья давали приятную тень, земля утопала в янтарной траве и цветах. Во дворе молодые доктора из отделения Шакирова и его родственники суетились с приготовлением плова — исключительно мужское занятие. Несколько женщин с женой Шакирова и детьми стояли в дальнем конце двора, издали кивали нам и улыбались. Мы направились к ним поздороваться, но они смущенно юркнули в конец дома. Хозяин под руки повернул нас и повел в дом. В первой комнате важно сидел на коврах старик узбек.

— Это мой отец, — отрекомендовал хозяин.

Мы подошли пожать ему руку. Во второй комнате разложены подушки для сидения. Когда толстожопая Лена села, ее юбка задралась, обнажив громадные ляжки. Узбекам, с их традиционной длинной женской одеждой, редко доставалось увидеть такую картину. Этот вид привлек внимание их нейрохирурга. Лена, сексуально озабоченная разведенная женщина, начала флирт с ним. Хозяин принес узбекский халат — прикрыть ее, но она иногда как бы невзначай кокетливо скидывала его. Тут внесли и поставили в центр комнаты громадное блюдо с дымящимся пловом — гору жирного риса с кусками баранины. Рекой полились узбекский коньяк и тосты. А хозяйки и других женщин все не было.

— Где жа ваша жена — мы хотим выпить за ее здоровье?

— Сычас прыдет, сычас прыдет, вы кушыйте. Она прыдет.

Но она так и не появилась. Восточные женщины не едят и не сидят вместе с мужчинами (даже если они кандидаты наук). Хозяин познакомил нас и с другой традицией: он брал пирамидку плова на ладонь и запихивал ее в рот гостя — оказалось, что это знак выражения особой чести; гость, с полным ртом, должен поблагодарить и сказать свое имя.

Уезжали мы переполненные жиром и коньяком, хозяйка опять стояла в конце двора и издали нам улыбалась и кивала. Лена уехала с нейрохирургом и пропала на два дня. Мы делали вид, что ничего не заметили, но ее это не устраивало: она охотно высказывала намеками свое удовлетворение. В командировках многие часто пускаются в разгул.

Утром нас повели осматривать виварий на первом этаже института. В длинных рядах клеток по обеим сторонам коридора сидели кролики. Шакиров объяснял:

— Всым кролыкам я слымал лапы. С правый стороны кролыкым даем в пыщу мумиё. С левый стороны кролыкам мумиё ны даем. С правый сторыны лапы срыстают в двы неделы, с левый сторыны лапы срыстают в четыры неделы.

Это был примитивно поставленный опыт. Чтобы проверить действие лекарства, надо делать эксперимент «двойным слепым методом» — проверяющий не знает заранее, что и кому давалось и какой результат действия ожидается.

— Покажите, пожалуйста, протоколы опытов.

— Пыжалыста, пыжалыста.

Он открыл замасленную толстую ученическую тетрадь, в ней карандашом два ряда записей, в каждом ряду номер кролика и дата сращения сломанной лапки — больше ничего. Протокол был еще примитивней самого эксперимента.

— Выдыте, справы запысыны кролики с мумиё, слева запысаны кролики без мумиё. Все цыфыры справы в два разы мынше.

— По каким критериям вы определяете, что произошло сращение?

— Это очын просто: есылы кролык можыт прыгат — лапка срыслас, есылы кролык ны можыт прыгат — лапка ны срыслас.

Критерии были примитивнее и опыта, и протокола. Мы переглянулись, ничего не сказав.

Когда мы вышли из вивария, к нам незаметно пристроился какой-то сотрудник института.

— Нэ верты Шакирову. Ныкакые кролыки мумиё ны получают. Работныца выварыя нычего им ны дает, она продыет все мумиё на бызары. Пойдытэ со мной на бызар, я вам покыжу.

Прямо через дорогу на Алайском базаре — горы риса, овощей и фруктов, на простынях на земле разложены куски мяса, все засижено мухами. Провожатый показал:

— Вон та женщына — служытел выварыя, это она прыдает мумиё, ны дыет кроликам.

Толстая узбечка в больничном халате сидела перед разложенными кусочками мумиё.

— Сколько стоит?

— Одын кучка — десыт рублей.

— Так дорого, нельзя ли по пять рублей?

— Нет, одын кучка — десыт рублей.

Ее мумиё продавалось довольно бойко. Бедным кроликам ничего не доставалось.

На следующий день мы с Шакировым обходили его отделение, где он лечил больных с переломами, давая им мумиё. Само лечение велось обычным способом вытяжения, но больным каждый день полагалось пить раствор мумиё. Пациенты в тюбетейках водили за нами глазами и не понимали русский разговор. Шакиров объяснял:

— Этыт болной всыго тры неделы на вытыженыи, а перылом ужы сроссы.

— Можно увидеть его рентгеновский снимок?

— Конычно, конычно, можно. Снымкы в моем кабынете, я ныкому ых не дыю, это сыкрет.

Когда мы увидели снимки, то пришли в замешательство: они были такого плохого качества, что определить на них сращение перелома было невозможно. Он уверял:

— Этыт снымок черыз тры неделы, выдыте — полный срыщеные.

Было ясно, что никаких доказательств ускорения сращения переломов от применения мумиё у него нет — ни в экспериментах, ни в клинике на больных. Но наше задание было не развенчивать, а дать заключение Волкову. Через четыре дня мы поблагодарили обоих отдельно — Шакирова и Шаматова, сказали, что нам все было интересно, мы все доложим.

Мы прилетели в Москву и написали в отчете, что никаких подтверждений эффективности мумиё при лечении переломов нам не показали. Волков был в заграничной поездке, мы оставили ему наш отчет. Дворкин потом говорил, что он выражал ему свое недовольство.

— Зачем вам было убивать узбеков? Черт с ними, что они там творят. Написали бы помягче, мол, открытие перспективное, но надо доделать. Волков хочет все больше славы и готовился разделить с ними это открытие, а вы испортили ему сладкий пирог.

— Александр Маркович, но ведь это «открытие» пахнет темным средневековьем. При всем уважении к Волкову, мы не могли написать, что это — перспективное открытие.

Прошло три-четыре года, однажды мне передали от Волкова толстый том с его запиской: «Прошу Вас срочно дать заключение на докторскую диссертацию Шакир Шакировича Шакирова». На титульном листе написано, что Волков — научный консультант этой диссертации. Значит, упорный узбек продолжал работать по своему открытию, и Волков продолжал его поддерживать. Это было подозрительно: мумиё никто и нигде не применял и поддержка Волкова могла лишь означать хорошие подарки — тип взяток от Шакирова.

Хотя я был настроен скептически, но в науке скептицизм не должен превышать степени информированности. Может, там написано что-то новое? Сначала я пролистал четыреста страниц в поисках иллюстраций и таблиц, в них могла отражаться суть работы. Была одна иллюстрация — семейная фотография семьи Шакирова возле костра. Там и знакомое лицо его жены. Подпись «Экспедиция по поиску мумиё в горах». Такая иллюстрация содержала не много научных доказательств. А таблицы — только перечисление числа подопытных кроликов и леченых больных, никаких научных данных. Половина плохо написанного текста была изложением народных легенд, другая половина — история известных методов лечения переломов. Никаких исследований, никакой научной подкладки. Я понял, что со времени нашей комиссии ничего нового сделано не было, оставалась та же средневековая псевдонаучность, только переплетенная в обложку. Зачем это нужно Волкову? Я написал отрицательное заключение. Он ничего не сказал, но казалось, что был опять недоволен.

Вскоре Шакиров защитил диссертацию и получил степень доктора медицинских наук в Узбекистане. Волков не захотел выставлять его работу в нашем институте, чтобы ее не провалили, он добился, чтобы защита проходила там. Потом к нам приехал сам доктор медицины Шакиров и на заседании ученого совета зачитал указ о присвоении Волкову звания «Заслуженный деятель науки Узбекской ССР». Он обнимал Волкова и надел на него шелковую тюбетейку и пышный узбекский халат. Аудитория горячо аплодировала.

Дворянское гнездо (кооперативная писательская квартира)

Безделье в орготделе освободило меня от постоянной врачебной перегрузки. Когда я работал в Боткинской, мне некогда было думать ни о чем, кроме моих больных и научных дел. Даже по вечерам мне постоянно звонили знакомые с медицинскими просьбами. Теперь вечерами и ночами я писал стихи. В издательстве «Малыш» вышли две мои новые книги, в журналах «Огонек», «Мурзилка», «Веселые картинки» и «Здоровье» печатали мои стихи. Детские книжки тонкие, стихи короткие, они давали деньги тоже «тонкие», но были для меня большой радостью, я дарил их своим друзьям, у всех были маленькие дети. А главное, что у меня самого появлялся постоянный читатель, вернее слушатель — мой маленький сын, которого я прозвал Тяпенок в честь его мамы Тяпы. Теперь я не ездил на дачу к Корнею Чуковскому, чтобы проверять стихи на детях, я читал их дома.

По вечерам я ходил на заседания разных секций Союза писателей. Маститые литераторы Валентин Катаев, Лев Кассиль, Владимир Соловьев занимались с молодыми писателями и поэтами, делали разбор их произведений и делились опытом своего мастерства. Председатель секции детской литературы Кассиль подарил мне свою книгу с надписью: «До скорого вступления в Союз писателей». Стать членом этого Союза было моей мечтой уже много лет, и теперь все вело меня на этот путь.

Членство в Союзе писателей было очень престижно. В традициях русской культуры положение писателя в обществе всегда стояло очень высоко, выше, чем во многих других развитых странах. В России, где правительство веками игнорировало и подавляло общественное мнение, писатели отражали народные настроения, были передовыми людьми общества. Начиная с Радищева и Новикова в XVIII веке, писатели были выразителями протеста интеллигенции. А слово «интеллигенция» во многих словарях определяется как «люди, стоящие в оппозиции к правительству». Эта традиция перешла и в советское время, особенно в годы революции и сразу после преобразований начала XX века.

Членами Союза были все писатели, и он сразу стал очень престижным учреждением. Но, как все в Советском Союзе, это писательское учреждение вскоре превратилось в подконтрольное бюрократическое заведение. По схеме партии, Союз возглавлял секретариат, члены которого были полностью зависимы от Центрального Комитета партии. Задача пропагандистской машины была в том, чтобы все писали в стиле социалистического реализма, то есть не описывали жизнь как она есть, а только жизнь воображаемую — по канонам коммунизма. Любой отход от этого стиля, любое изложение суровой правды и особенно любая критика строя наказывались — писателей исключали из Союза, а то и арестовывали. Но в то же время для послушных писателей членство в Союзе давало большие привилегии.

Вступление в Союз и ведение всех дел зависело от секретаря по организационным вопросам Виктора Николаевича Ильина. Хотя сам он никогда ничего не писал, но двадцать лет был одиозной фигурой советской литературы, и многие описывают его в своих воспоминаниях как ее цербера. С 1950-х до 1970-х — он управлял всей работой

Московской писательской организации и был в ней негласным представителем Центрального Комитета партии. Первые секретари Союза часто менялись, но Ильин продолжал сидеть в своем кабинете (в том же самом, что и первый секретарь). Он был хорошим знакомым моей тещи Мирры Бермонт, так пошло мое близкое знакомство с ним, перешедшее в дружеские отношения. У него были отрицательные и положительные черты. Историю его жизни я слышал от него же. Ильин был тип советского интеллигента-службиста. В 1930-е годы он работал в кремлевской кинохронике, знал Сталина (хранил групповую фотографию с вождем). Потом он заведовал культурой и наукой Комитета безопасности, его сделали государственным комиссаром — генералом. При общей политике сталинских репрессий в адрес интеллигенции позиция генерала по слежке за деятелями культуры и учеными была весьма сомнительной. Но в те годы вся государственная система была построена на слежке, многие люди служили ей или добровольно, по убеждению, или вынужденно, под давлением. Однако надо различать — насколько охотно или пассивно они выполняли свою работу. Был тогда такой анекдот: чем отличается порядочный человек от негодяя? Тем, что он делает подлости, но неохотно. За самим Ильиным активных преследований интеллектуалов не числилось, он подличал по службе неохотно. В 1943 году его арестовал министр Абакумов — интриги внутри ведомства слежки. Он просидел десять лет, вышел после расстрела Абакумова по делу «врачей-отравителей». Прежние связи помогли устроиться на работу в Союз писателей. Это было «время оттепели», и многие писатели впервые за долгие годы стремились писать правду. Но на самом деле контроль партии не ослабел, и Ильину опять пришлось делать подлости по указанию сверху. Ему нравились и Пастернак, и Гроссман, и Солженицын, но как «службист» он вынужденно устраивал собрания для их критики, вынужденно исключал их из Союза писателей — делал подлости, хотя и неохотно.

В начале 1960-х годов для писателей строили кооперативные дома в районе метро «Аэропорт». Я еще не был членом Союза, но моя теща, вдова писателя, сказала мне:

— Володя, есть возможность записаться в строительный кооператив писателей.

— Сколько это будет стоить?

— Квадратный метр площади стоит двести рублей (около четырехсот долларов по курсу 2004 году — это считалось очень дорого). Но сразу надо внести половину, остальные деньги — в рассрочку на пятнадцать лет. За трехкомнатную квартиру надо внести пять тысяч. Одна комната для меня, две — вам. Я могу дать около двух тысяч, остальное должны внести вы.

Мы с Ириной и сыном продолжали жить в одной комнате тесной квартирки с моими родителями в типичной хрущобе. Возможность иметь свою квартиру, даже хотя бы и вместе с тещей, была заманчива. Но — деньги! Где их взять? Несколько дней и ночей мы с Ириной обсуждали это между собой. Наши ночные разговоры встревожили мою маму:

— О чем это вы все время беседуете?

— Да вот — можно записаться на кооперативную квартиру в писательском доме...

Не дожидаясь дальнейших объяснений, она сразу сказала:

— Мы с папой дадим вам деньги.

Ну что за мама! Она обожала меня, гордилась мной и любила все, связанное со мной — прекрасно относилась к Ирине и души не чаяла во внуке. Она возилась с ним, готовила нам и во всем помогала. Правда, мы давали деньги на наше содержание, но она их откладывала и отдавала нам обратно, когда мы ехали в отпуск или хотели купить что-то дорогое. И теперь она ни секунды не думала — раз нам хочется свою квартиру, она даст деньги. Чтобы уговорить отца, у нее всегда был один веский довод — она ему говорила:

— Юля, нашим детям надо.

Так мы внесли деньги в строительный кооператив «Советский писатель» и стали ждать. Наконец, через два года нетерпеливых ожиданий, в 1964 году заканчивалось строительство дома по Красноармейской улице. Нам была выделена квартира № 57. Мы с Ириной были полны сладкого предвкушения и цитировали друг другу стихи Маршака про обезьяну:

До чего же хочется жить в своей квартире,
Лапы так и чешутся — сразу все четыре.

Но... не тут-то было! Оказалось, что на нашу квартиру претендовал секретарь Союза писателей Леонид Соболев — для семьи своего сына. Соболев был мощной фигурой, и путем интриг нас стали исключать из кооператива. Я кинулся за помощью к Ильину:

— Виктор Николаевич, выручайте: два года мы ждем, внесли деньги, и вдруг...

Ильин звонил в правление кооператива, торговался с ними, вел долгие переговоры. Мы волновались — неужели надежды пропали? Но с помощью Ильина нас оставили в списке. Подошло время утверждения квартир в райисполкоме. Какое дело было райисполкому? — он дал землю под дом, но сам дом не государственный — построен за наши деньги. Однако без вмешательства советской власти ничего не делалось, и на заседании райисполкома шло поименное утверждение жильцов. Кто-то где-то поднажал, и на первом заседании было вынесено решение: в квартире нам отказать. Новое крушение! Я снова кинулся к Ильину:

— Виктор Николаевич, выручайте опять — райисполком нам отказал.

Он поехал со мной к председателю райисполкома Щербакову.

— Доложите вашему шефу — секретарь Союза писателей Ильин, — сказал он секретарше. Такие лица нечасто появлялись с просьбами, Щербаков довольно быстро принял его.

Я сидел в приемной и нервничал. Через полчаса Ильин вышел, явно довольный:

— Он обещал снова вставить вашу кандидатуру на следующем заседании и поддержать. Знаете, он, оказывается, пишет стихи и хочет, чтобы их напечатали. Я обещал ему помочь.

Так, за небольшую взятку, я получил поддержку самого председателя райисполкома и считал, что квартира уже моя. Но... на следующем заседании Щербаков почему-то не был, и мне опять отказали, по инерции. Надежда уплывала — сплошная нервотрепка! Хорошо, что Ирина в это время уехала с сыном в отпуск, отдыхать на курорт Пярну, в Эстонию. Поэтому все удары отказов я переживал один.

Сколько же раз я мог обращаться с той же самой просьбой к Ильину? Я знал, что племянник профессора

Языкова, моего бывшего шефа в Боткинской, Евгений Пирогов, получил пост первого секретаря нашего райкома партии. В Москве это очень мощная фигура. Я когда-то лечил его самого и его жену, и у меня сохранялись теплые отношения со всей семьей Языкова — они помнили, как я выхаживал его во время болезни. Я позвонил Пирогову, рассказал свою грустную историю.

— Ну, дают, мудаки! — сказал он. — Поехали вместе к Щербакову.

Для первого секретаря райкома председатель райисполкома — подчиненная фигура.

При виде Пирогова секретарша почтительно встала, он вошел в кабинет и быстро вышел:

— Щербаков мне обещал: «Я обязательно буду на заседании и скажу, чтобы утвердили».

Конечно, его влияние еще сильней. Я держал Ильина в курсе всех дел и передал это ему.

Он подумал и сказал:

— Это хорошо, но тем бюрократам верить нельзя. Я сам поеду на заседание и проверю.

С его стороны это был очень добрый поступок — вот и суди человека по его разным делам. Когда шло заседание, я опять сидел в приемной и нервничал. Через час Ильин вышел:

— Поздравляю — квартира ваша! Когда дошло до вашего имени, некоторые члены исполкома удивились и собрались снова обсуждать, но Щербаков просто сказал: «Я — за». И все проголосовали «за». Знаете, у этих бюрократов есть негласное правило: если кто-то из них «за», другие возражать не станут. А почему? Они все берут взятки и не хотят подводить друг друга. Если бы вы захотели дать взятку одному из них — квартира давно могла быть вашей.

Моя теща, старая знакомая Ильина, в благодарность за помощь пригласила его на обед. Приемы гостей она умела делать красиво и со вкусом. Я закупил на Центральном рынке лучшие продукты, а в магазинах — лучшие вина. У Ильина был хороший вкус к угощениям, наверное, еще с тех пор, когда он был большим генералом. Мы выпивали, он рассказывал истории из своей жизни, я благодарил его и разоткровенничался:

— Виктор Николаевич, со всем опытом вашей богатой жизни, скажите мне — когда можно чувствовать себя свободным от советской власти? Мой отец, профессор хирургии, получил первую и единственную плохонькую квартирку в шестьдесят лет. Чтобы ему дали ее, мне пришлось воевать с советской властью. Теперь я убедился, что власть вмешивается в мою жизнь, даже когда я сам плачу свои деньги за квартиру. Мне приходит в голову, что это противоречит одной из последних «великих мудростей» Сталина: «Основной закон социализма — это удовлетворение все возрастающих потребностей населения».

Ильин рассмеялся:

— Да, помню. Выйдя из тюрьмы, я сам подивился — у меня потребности сидеть там не было.

— Да, закон удивительный. Но ведь никто из пришедших потом к власти его не отменял. А что получается на практике — получить кооперативную квартиру за мои деньги мне удалось с еще большим трудом, чем государственную для отца. Горький сарказм этого в том, что я еле выцарапал ее у советской власти с вашей помощью, воспользовался высокими связями. Получается, что все построено не на законе удовлетворения потребностей, а на произволе. Скажите, можно ли когда-нибудь, хоть за свои деньги, почувствовать себя свободным от советской власти?

Ильин рассмеялся:

— Ишь чего захотел! Раньше церковники учили — «без воли божией ни единый волос не упадет с головы человека»; теперь — «без воли советской власти ни единый волос не упадет». Да, вы все платили большие деньги. Но вы еще не знаете, скольких хлопот этот дом стоил мне как секретарю Союза. Десятки раз мы с Сергеем Михалковым, первым секретарем, ездили к председателю Моссовета и его заместителям, выпрашивали, чтобы разрешили потолки выше обычных 2 метров 75 сантиметров, чтобы разрешили встроить шахты лифтов, чтобы был проведен мусоропровод... Деньги ваши, но все равно — все зависит от советской власти. И никуда вы от нее не денетесь. У меня было время поразмыслить над этим в тюрьме. Поэтому я продолжаю ей служить. Давайте выпьем за ваше вступление в Союз!..

Телефонной связи с Ириной в Пярну не было. Я послал ей телеграмму: «Квартира наша». Остроумная Ирина ответила телеграммой с тонкой иронией: «Поздравляю с высокой правительственной наградой!».

Получив ключи от квартиры, я на машине поехал к Ирине с сыном в Пярну — отдохнуть и привезти их, чтобы они не мучались с билетами на поезд.

Мы вернулись в Москву счастливыми владельцами новой квартиры — начиналась новая жизнь. До тридцати лет я жил в одной комнате с родителями и спал на составляемых на ночь чемоданах. До тридцати пяти я со своей семьей жил в одной тесной квартирке с родителями и спал на раскладном кресле. Теперь мне предстояло привыкать к своей хорошей квартире. Все в ней было нестандартное: большие комнаты, большие окна, высокие потолки 3 метра 25 сантиметров, хороший паркет, красивые заграничные обои. Качество намного выше среднего советского стандарта — для простых людей так не строили, только для привилегированных слоев, к которым относились писатели.

Вдобавок, при домах открыли поликлинику для писателей. Все жители вокруг ходили в старую и бедную районную поликлинику, а писатели — в свою привилегированную, новую и прекрасно оборудованную. Рядом с домами выстроили новый детский сад для детей и внуков писателей, со своей просторной территорией. Все дети вокруг ходили в бедные районные сады, а писательские — в привилегированный и прекрасно оборудованный писательский.

В этот сад пошел и наш пятилетний сын, и это во многом разгрузило Ирину от забот. Ее недавно перевели из лаборантов в научные сотрудники, у нее появилась перспектива научной карьеры, и работать ей приходилось все больше.

Рядом строился подземный гараж для писателей — тоже привилегия, которой не было ни у кого другого. У населения вокруг было считаное количество собственных дешевых машин «Москвич» или «Запорожец» и никаких гаражей, а у писателей — почти в каждой семье большие машины. Причем по величине машины явно выявлялось благополучие писателя (не всегда соответствующее таланту). В те годы Самуил Маршак написал эпиграмму «Меры веса» на эту тему:

Писательский вес по машинам
Они измеряли в беседе:
Гений — на «Зиме» длинном,
Талант — на «Волге» или «Победе».
А кто не сумел достичь
В искусстве особых успехов,
Покупает «Жигули» или «Москвич»,
Или ходит пешком. Как Чехов*.

Наши высокие девяти-десятиэтажные кооперативные дома возвышались квадратным гнездом среди обычных низких пятиэтажных. И, в результате многих бросавшихся в глаза привилегий, вскоре их не очень доброжелательно, но довольно точно прозвали «Дворянское гнездо».

Всесоюзный съезд

В орготделе оживление — приближался Первый всесоюзный съезд травматологов и ортопедов, на нас навалилось много работы. Но что за работа — и смех, и грех: мы писали бумаги, звонили по телефону, ездили в разные конторы для каких-то переговоров. Меня, хирурга, от такой работы чуть ли не тошнило. На меня взвалили обязанность доставать бумагу для печатания тезисов докладов. Среди многих дефицитов в стране бумага была одним из самых постоянных. При бесконечных просторах лесов, из которых бумагу делают, ее постоянно не хватало. А что производили, то уходило на печатание коммунистической пропаганды — как говорили «уходило в гудок». Пользуясь связями, удалось достать бумагу через Финляндию — там почему-то ее был избыток. Когда раздобыл бумагу, мне поручили провести тезисы докладов через цензуру Главлита. Легче верблюду пролезть через игольное ушко, чем через нашу «тесную» цензуру. Казалось бы, какая цензура в хирургических докладах? Но тезисы должны были пройти через шестнадцать инстанций. Вероятно, никто их там не читал, а если читал, то понять не мог. Но все равно, при-

* Я слегка модифицировал стихи, вставив в них модели «Волгу» и «Жигули», которых не было, когда об этом писал Маршак. Однако смысл эпиграммы от этого не изменился.

шлось звонить, ездить, просить, дожидаться, чтобы получить шестнадцать подписей начальников и шестнадцать круглых печатей (включая Отдел науки ЦК партии). Потом мне, как художнику, поручили нарисовать макет значка для делегатов. Сначала его менял и утверждал директор Волков, потом те же инстанции одна за другой утверждали рисунок целый месяц. Скрипучая советская машина работала плохо и медленно.

Хирургические съезды в развитых странах мира проводятся ежегодно. Но за почти пятьдесят лет советской власти это был первый съезд в Москве. Большое смятение вызвало указание директора Волкова разослать от его имени приглашения иностранным гостям. К иностранцам относились подозрительно — сказывалась политика «железного занавеса» и привычная самоизолированность советских ученых. Американцев отвергли сразу — лучше от них подальше. Волков и мы отбирали европейских хирургов не по их научным достижениям, а по сведениям об их политической терпимости к коммунизму. Список иностранцев переделывали много раз и подали на утверждение в Первый отдел — сотруднику КГБ. Он согласовывал список со своим начальством.

Я назвал своего чешского друга Милоша Янечека, на меня покосились, но я добавил:

— Он член Коммунистической партии Чехословакии.

Этого было достаточно. Я напросился опекать делегацию Чехословакии. Мне сказали:

— Ты беспартийный. Мы тебе доверяем, но смотри — веди себя с иностранцами осторожно.

Какую осторожность надо было проявлять? — власти вечно видели в иностранцах врагов. Милош уже третий раз приезжал в Москву, и наши отношения становились все теплее.

Я встретил его с делегацией в аэропорту. Как всегда бодрый и шумный, он представил мне своих коллег:

— Володька, познакомься — это академик Ян Червенянский, из Братиславы, это профессор Эмиль Гурай, ректор Братиславского университета, это профессор Гневковский из Праги, это доктор Моймир Дуфек, мой друг по учебе в институте, из города Стара Загора.

Все говорили по-русски, а понимали еще лучше. Для них заказаны номера в гостинице «Пекин». Я привез их туда:

— Сейчас вы получите комнаты, а потом я жду вас на ланч в ресторане внизу.

Все должно быть готово для раздачи ключей. В холле стояла толпа советских делегатов в ожидании номеров. Оказалось, номера еще не готовы. Нас заверили, что через полчаса все получат комнаты. Прошел час — комнаты не готовы. Толпа ожидавших выросла, привезли делегации Польши, Румынии, Болгарии. Директор Волков привез делегацию Германской Демократической Республики — Восточной Германии. Увидев толпу, Волков спросил с начальственным видом:

— Почему наших уважаемых гостей держат в холле? Сейчас же наладьте раздачу ключей.

— Мстислав Васильевич, комнаты не готовы.

Гости томились и удивлялись, я старался развлекать их разговорами. Милош достал из портфеля пластмассовую бутылку со словацкой сливовицей, крепким напитком, и пустил по кругу — все отпивали глоток, и это их как-то оживило и расслабило. Наконец, стали раздавать ключи от комнат. Волков подошел к моим чехам и словакам:

— Я вас прошу — пусть германская делегация получит ключи первой, — он махнул рукой в их сторону. — Знаете, эти немцы, они любят порядок.

Они вежливо промолчали, но когда он отошел, повернулись ко мне:

— Почему немцев надо пускать первыми? Мы приехали раньше них.

Что я мог сказать? Конечно, это было некрасиво и даже неэтично. Советские привыкли считать славян как бы иностранцами второго сорта. Однако сами славяне о себе так не думали. Когда мы собрались за столом в ресторане, они недоброжелательно косились в сторону немцев. Я всячески старался загладить неловкость и изображал перед ними русское хлебосольство (в убыток своему карману). Милош понял и сказал:

— Пусть профессор Волков заботится, чтобы немцы были впереди нас, зато наш друг Володька угощает нас лучше.

А в холле все толпились и роптали наши советские делегаты — они должны были дожидаться, когда вселят иностранцев, и получили комнаты только поздно вечером.

Дневные заседания съезда шли в Театре имени Моссовета. Приехали очень известные профессора: Лоренц Беллер из Австрии, один из основателей нашей науки; Герхард Кюнчер из Западной Германии, автор самого распространенного метода лечения переломов; Робер Жюде из Франции, который первым в мире сделал операцию искусственного тазобедренного сустава; Бойчо Бойчев из Болгарии, автор самого полного учебника. Они делали интересные доклады, прекрасно иллюстрированные яркими цветными слайдами. Любо-дорого было смотреть на такие картинки — одна иллюстрация могла сказать больше, чем много слов. Наши ученые не могли похвастаться такими яркими иллюстрациями — одноцветно-серые, они ничего не добавляли к докладам.

Выступал и мой старый знакомый доктор Гавриил Илизаров из Кургана. Он впервые докладывал в Москве свой метод лечения изобретенным им аппаратом. Я не видел его шесть лет, и мне было интересно — что он успел за это время? Говорил он сбивчиво, а иллюстрации были даже хуже, чем у других. Но доклад привлек внимание иностранцев.

В кулуарах Милош спросил о нем Волкова, тот неохотно ответил:

— Ничего особенно нового в этом методе нет. Данные Илизарова еще не проверены.

Он был против Илизарова — ему не нравился независимый курганец, который не просил его покровительства (как просили узбеки). Мы подошли к Илизарову, и Милош сказал:

— Мне понравился ваш метод. Знаете, я хотел бы приехать в ваш город. В Кургане умер мой отец, в 1919 году он был там с чешской военной бригадой. Не знаю, где его могила.

— Да, там на кладбище есть могилы чехов. Приезжайте, я помогу вам, — ответил Илизаров.

Но Курган был закрытым городом, иностранцев туда не пускали. Я пообещал Милошу:

— Я сам очень хочу поехать в Курган, чтобы больше узнать о методе Илизарова. Если я туда попаду, обязательно разыщу могилу твоего отца.

— О, моя мама еще жива, и мы оба будем благодарны. А почему ты не делаешь доклад?

— Знаешь, обидно говорить, но я временно работаю в орготделе — нечего докладывать

Слушать доклады мне было интересно, но еще больше нравилось толкаться в кулуарах съезда, прислушиваться к беседам, вступать в них. Советские доктора опасливо сторонились иностранцев — они «обтекали» их в толпе, те оказывались как в вакууме и удивлялись. Но я старался реализовать редкую возможность общения с иностранными коллегами, узнать, как они работают, как живут. Съезды и конференции — это не только научные форумы, это еще и возможность общения с разными людьми, это установление личных контактов, а это обмен мнениями и опытом.

Среди многих кулуарных встреч я неожиданно столкнулся со своей первой учительницей хирургии из Петрозаводска Дорой Степановой и с подругой по той работе Фаней Левиной. Прошло одиннадцать лет с моей петрозаводской жизни, но я всегда с благодарностью помнил о первых хирургических уроках, полученных там. Я привез Дору и Фаню к нам домой, познакомил их с Ириной, и мы вспоминали-вспоминали... Теперь я казался им солидным лицом, далеко обошедшим их, — старший научный сотрудник, кандидат медицинских наук, один из организаторов съезда. Но мне было приятно чувствовать себя таким же щенком, каким я был с ними в Петрозаводске.

А по вечерам мы водили иностранных гостей на банкеты и на балеты — в Большой театр. Я пригласил своих чехов домой, не спросив разрешения в первом отделе. Полагалось информировать о личных встречах, но меня это унижало. В своем кабинете я угощал гостей аперитивами, а в большой тещиной комнате мы накрыли стол. Впервые в жизни нам с Ириной было нестыдно в такой квартире принимать иностранцев. Она приготовила русский обед — борщ и бефстроганов. Гости почтительно хвалили ее искусство.

Милош привел с собой своего друга — знаменитого профессора иммунологии Милана Гашека. Гашек открыл, одновременно с британцем Медоваром, биологический закон искусственной толерантности (совместимости) живых тканей. Медовар получил Нобелевскую премию, а Гашека несправедливо обошли. Правда, в его стране ему дали высшую премию, сделали академиком и директором института экспериментальной биологии. Теперь в Москве его принимала Академия наук. Милан, двухметровый гигант, сразу стал центром внимания, от него исходили веселье, простота и дружелюбие. Всех поразила его способность пить, как лошадь — он легко поглощал все напитки подряд, включая спирт, и совсем не пьянел. Мы поражались, а он прочел нам небольшую лекцию:

— Пить надо много. Именно алкоголю мы обязаны культурой нашей европейской общительности. Алкоголь пробуждает веселость, желание общаться — он объединяет людей. Благодаря этому влиянию алкоголя западная культура восторжествовала во всем мире. На Востоке алкоголя не знали и вместо него потребляли опиум, он приводил людей в дремотное состояние самоизоляции. В результате культура Востока изолировалась и отстала от западной. Выпьем за алкоголь!

В тот момент я пожалел, что его лекцию не слышали русские алкаши — она наверняка привела бы их в восторг, они качали бы его, как своего героя.

С той первой встречи мы с Миланом остались друзьями и встречались потом, правда, при других обстоятельствах — после советского разгрома «Пражской весны» 1968 года.

Я провожал своих чешских и словацких гостей в аэропорт, по дороге Милош сказал мне:

— Володька, я говорил о тебе с Волковым. Он очень тебя хвалил и сказал, что скоро возьмет тебя в клинику.

Это вселило в меня новую надежду на избавление от орготдела. Вечером Волков позвонил мне и попросил:

— Я очень занят и не смогу завтра проводить профессора Беллера с женой. Я вас прошу, сделайте это и извинитесь за меня. Вы ведь говорите по-немецки.

Я воспринял просьбу как честь: Лоренц Беллер был одним из первых европейских травматологов, основателем многих начал нашей профессии. В начале XX века он изобрел шину для лечения переломов скелетным вытяжением, ею до сих пор пользуются во всех больницах мира. Он и его жена были симпатичной улыбающейся парой старичков. Я был рад нести их чемоданы, мой слабый немецкий язык все-таки помогал мне общаться с ними, я объяснял великому старцу, что мы лечим больных на его шине и все знаем его имя. Прощаясь, он спросил, курю ли я сигары. Я их никогда не курил, но смутился и из вежливости ответил «да». Он подарил мне коробку дорогих сигар и сказал:

— Курите их с профессором Волковым.

Вернувшись в институт, я пошел в кабинет директора. Он был в благодушном настроении — съезд прошел хорошо, его все хвалили и благодарили.

— Как вы просили, я проводил Беллера. Он подарил эти сигары, чтобы мы с вами курили.

Волков не курил, но, рассматривая красивую коробку, сказал:

— Что ж, давайте попробуем.

Мы неумело закурили, кабинет заполнился густым и резким сигарным дымом. Я хотел воспользоваться хорошим настроением босса и уже открыл рот, чтобы в очередной раз просить о переводе в клинику. Вдруг он сам сказал, назвав меня по-старому на «ты»:

— У меня для тебя приятная новость: я держу свое слово — с завтрашнего дня ты переведен в отделение острой травмы. Будешь работать под руководством профессора Каплана.

Я закашлялся в благодарностях. Так, в клубах сигарного дыма, закончился трехлетний срок моих «унижений Геракла».

При вступлении в храм науки

Скульптор по-своему ощущает материал, который у него в руках; музыкант по-своему ощущает струны и клавиши, которых касается; художник по-своему чувствует линию и цвет; актер по-своему чувствует слово; певец по-своему чувствует звук. Все это — виды индивидуальных искусств.

Хирург тоже привыкает по-своему ощущать ткани, которые он разрезает, потому что хирургия — это тоже индивидуальное искусство.

Можно вылепить фигуру из глины, но все же *не быть* скульптором; можно сыграть музыкальную пьесу по нотам, но *не быть* музыкантом. Надо родиться художником для того, чтобы *стать* художником. То же и в хирургии: можно научиться делать операции, но не быть хирургом. Кажется парадоксальным? На самом деле нет — настоящим хирургом надо родиться. В годы моей работы в Москве был хирург Павел Осипович Андросов. Он был довольно ограниченный человек, его даже звали по простому «Пашка Андросов», но он был непревзойденный хирург-виртуоз, делал чудеса. Успех хирургической операции определяется не только лишь самим выполнением задачи — удалить что-то лишнее из тканей или заменить в них какую-то часть. Сделать это способны практически все хирурги. Но не всегда важно, *что* сделано, зато всегда важно, *как* сделано. Настоящий успех операции определяется *искусством выполнения*, которое дано немногим.

Таким искусством обладал мой новый шеф — профессор Аркадий Владимирович Каплан.

Мне повезло, что после вынужденного перерыва в хирургической работе я попал в его отделение. Назвать Каплана своим учителем я не могу — работать к нему я пришел уже сформировавшимся хирургом. Но наблюдая его, я научился многому.

Каплан был высокий и сильный мужчина-здоровяк с лысой головой и крупными чертами лица. Настоящее его имя было Арон, а отчество — Вульфович, он родился в еврейской семье в Варшаве. Но в советское время жить с еврейским звучанием имени было невыгодно — это почти такая же отметка, как желтая шестиконечная «звезда Давида» на евреях в фашистских гетто. Поэтому все Ароны переделывались в Аркадиев, все Моисеи — в Михаилов, все Рахили — в Раис и т.д.

У Каплана были великие учителя хирургии — Сергей Сергеевич Юдин и Герман Аронович Рейнберг. Рейнберг — уникальный человек и ученый: из семьи рижского портного, семь сыновей которого стали профессорами. Он был одним из лучших хирургов Москвы; но с ним произошла трагедия — ему ошибочно дали высокую дозу плазмоцида, и он ослеп. Даже слепой он продолжал генерировать хирургические идеи и активно участвовал во всех заседаниях Хирургического общества.

Каплан многое усвоил от своих учителей, но еврейское происхождение тормозило его продвижение. А Каплан любил свой народ и гордился своим еврейством. Он вступил в партию, не веря в пропаганду коммунизма. Как многие люди, он просто считал выгодным быть в партии. Но была и другая сторона — закабаление личности. Над вступающими в партию можно было протянуть транспарант ада: «Оставь надежду всяк сюда входящий». Когда шли гонения на интеллигенцию, особенно на еврейскую, Каплан должен был сидеть на всех партийных собраниях—осуждениях своих коллег-евреев и голосовать со всеми за их осуждение и изгнание. Можно себе представить, как тяжело было ему поднимать руку «за». Эта зависимость повлияла на его характер, сделав его навсегда уязвимым для власти. Когда евреев пачками выгоняли с работы, и Каплана, доктора медицинских наук, тоже выгнали из 2-го медицинского института. Он рассказывал:

— Заместитель министра здравоохранения Алексей Захарович Белоусов грубо сказал, что в Москве для меня работы нет. Тут его вызвали на заседание, а я остался в его кабинете, не зная, что мне делать. Я проторчал там два часа, изучал рисунок обоев. Он вернулся: вы еще здесь? Я ответил: где же мне искать работу? Он закричал: можете ехать куда хотите — хоть в Биробиджан (городок в Сибири, в искусственно созданной Еврейской автономной области).

Можно представить шок и смятение Каплана — после всех стараний и достижений он остался без работы, никуда его не брали. Жизнь рушилась, вокруг бушевал разгул арестов лучших профессоров, каждую минуту он мог ждать такой же участи для себя — у него не было никакой перспективы на будущее. Этот страх еще усугубил его уязвимость.

Однако вскоре после разоблачения «дела врачей-отравителей» его пригласил на работу тогдашний директор ЦИТО академик Приоров. Он был помор из Архангельской области, но в отличие от многих русских директоров институтов, был лишен антисемитизма и буквально спас многих евреев-ученых. В ЦИТО позиция Каплана утвердилась, он написал и издал учебник по лечению переломов. Но в нем навсегда остались страх и зависимость от начальства. Нового директора Волкова он побаивался, не доверял ему — Волков становился все более деспотичным и на своем взлете мог даже быть опасен. А меня прислал к нему Волков. Поэтому Каплан встретил меня несколько настороженно.

В советской медицине в то время было 295 научно-исследовательских институтов, 94 медицинских института, 76 тысяч научных работников и преподавателей, 7200 докторов наук и 43 000 кандидатов наук. Однако такая масса учреждений и кадров говорит не о развитости научных исследований, а о привилегиях для ученых: более высокая зарплата, возможность дальнейшего роста, большой отпуск. Во многих случаях в науку принимали не за талант, в нее шли карьеристы. Происходило образование касты карьеристов.

В редких случаях советская медицинская наука была на уровне передовых западных исследований. В нашем институте тоже ни у кого не было никаких ярких идей и работ. Учебник Каплана тоже был переделкой учебника британца Уотсона-Джонса. В отделении острой травмы большинство больных лечили по старинке — скелетным вытяжением. Два старших научных сотрудника, которых я там застал, были Ольга Маркова, за сорок лет, и Юрий Свердлов, за пятьдесят, — оба очень плохие хирурги.

Но с самого начала я увидел, что Каплан очень хороший хирург, хотя и нерешительный человек. Евреи составляли около одной пятой части научных сотрудников института. Старшие профессора-евреи Каплан, Шлапоберский, Михельман, Гинзбург, Дворкин задавали тон в работе, но старались держаться обособленной группой, ни в чем не доверяя другим. Каплан никогда ни с кем не говорил откровенно и даже избегал слушать, что говорили другие. Мне пришлось применить много тактических усилий, чтобы хоть как-то расположить его к себе. Из осторожности он долго мне не доверял. Однажды я понял, что все-таки добился его доверия: я отпустил при нем невинную политическую шутку, Каплан приложил палец к губам и шепнул мне:

— Знаете, что я вам скажу? Надо быть очень осторожным, поверьте мне.

В аспирантуру к нам поступил доктор Анатолий Печенкин, малограмотный парень без всякого опыта работы. Его приняли в аспирантуру, потому что он был партийный. А через год его выбрали членом парткома института. Это был важный пост, и многие старшие ученые стали ему угождать. Как-то я сидел с Капланом в его кабинете, мы обсуждали рабочие дела. Постучал Печенкин, вошел и спросил:

— Аркадий Владимирович, не можете ли вы помочь мне составить план научной работы?

Каплан подскочил с кресла ему навстречу:

— Конечно, дорогой доктор Печенкин, давайте прямо сейчас все и сделаем.

— Но я вижу, вы заняты с доктором Голяховским.

— Пустяки, наши дела не срочные (а дела были как раз срочные).

— Я вот не знаю, с чего мне начать, — промямлил Печенкин, разворачивая бумаги.

— Сейчас мы вместе с вами все разберем, начнем и кончим.

— Спасибо вам. Но у меня сейчас как раз заседание парткома.

— О, я понимаю. Знаете, что я вам скажу? Вы идите на заседание, а бумаги оставьте мне. Я подумаю, как это лучше сделать.

Печенкин ушел, оставив бумаги. Каплан осторожно прикрыл за ним дверь и сказал мне:

— А! Видите — я должен писать план этому безграмотному бездельнику. Как вам это нравится? Я — ему. Он ничего не знает и знать не будет, потому что ему это не надо. А мне это надо? Знаете, что я вам скажу? Это никогда не кончится. Вот!

Казалось бы, почему Каплану нужно лебезить перед молодым ничтожеством — потому что он все еще боялся. Прошло уже более десяти лет после всплеска антисемитизма, который так его напугал, а он все еще был глубоко деморализован и считал, что это лишь замерло и всегда может возникнуть опять. Это была травма на всю жизнь.

Такое напуганное отношение к жизни и такое поведение были типичными для многих интеллигентов, особенно для евреев.

Я был счастлив, что моя жизнь опять потекла в привычной обстановке хирургической клиники: обходы больных, операции, приемы в поликлинике, врачебные конференции с обсуждением случаев разных заболеваний. В двенадцати отделах нашего института ежедневно делали много разнообразных операций по всем разделам костной хирургии. Дискуссии по ним бывали очень интересными. Больше говорили наши ведущие профессора: Макс Давыдович Михельман, резкий полемист с довольно мрачным выражением лица, всегда говорил громко и озлобленно, как отрубал. Деликатный и многоречивый Василий Яковлевич Шлапоберский, наоборот, заливался соловьем, захлебывался, ссылался на литературные источники. Мой шеф Каплан вначале каждой дискуссии отмалчивался, потом нерешительно поднимал руку и снова опускал, но когда говорил, то все было ясно и умно. Роза Львовна Гинзбург, за шестьдесят лет, светская женщина, пожившая в молодости в Париже, выступала остроумно, нередко смешила аудиторию. Татьяна Павловна Виноградова, такого же возраста, специалист по строению костей и по прозвищу «костяная бабушка», говорила глухим голосом, сухо, по-деловому и очень умно.

Хотя наш Центральный институт считался головным для двенадцати подобных институтов по стране, общий научный уровень в нем был не очень высокий, блестящих ученых, каких я видел в Боткинской, у нас не было. Самым ярким был Василий Дмитриевич Чаклин, наиболее эрудированный специалист по лечению болезней позвоночника, автор ценных учебников, знаток нескольких языков. Его выступления на конференциях были наиболее интересными. Но клиника Чаклина была филиалом института, и он редко показывался на конференциях. Кроме того, он был в скрытой оппозиции к директору Волкову, считая его возвышение незаслуженным.

Когда я видел в библиотеке иностранные журналы, особенно американские, то ясно понимал, что во многом мы отставали, и отставание было почти на двадцать лет. Методики лечения и способы операций в западных странах были намного прогрессивней. Консервативное лечение скелетным вытяжением там уже не применялось, как слишком медленное и неверное. А мы все еще лечили большинство больных этим методом, по старинке, для операций у нас было довольно примитивное оборудование.

За три года в орготделе я соскучился по атмосфере операционных комнат. Теперь я с интересом приглядывался к нашим. Во всем мире на операциях пользовались штифтами немца Кюнчера, пластинками швейцарца Мюллера, искусственными эндопротезами тазобедренного и коленного суставов. Считалось, что мы оборудованы лучше других советских больниц, но ничего этого у нас не было. А то, что было...

Оснащение оказалось хуже, чем я мог ожидать, набор инструментов — скудней. Тогда в западной хирургии начиналось применение инструментов однократного пользования, но у нас их не было. Даже скальпели были тупые, они с трудом разрезали ткани, и приходилось несколько раз менять их в процессе операции. Нити для сшивания были всего двух-трех размеров, набор игл — скудный. Во всем мире эти инструменты производились и хранились в стерильной фабричной упаковке, у нас — их стерилизовали простым кипячением и хранили в спирте. А это увеличивало возможность послеоперационных инфекций. Не было даже качественных электродрелей для сверления костей, необходимого для проведения спиц и винтов. Оперировали мы в латаных-перелатаных хирургических перчатках. После каждой операции сестры заклеивали на них дырки резиновыми заплатками, и они висели на шнуре в предоперационной, как белье в деревне. Рентгеновские установки были примитивные, снимки — нечеткие, пленки не хватало. Во всем мире давно применяли фабрично накатанные гипсовые бинты, у нас накатывали их вручную, гипс был плохого качества, повязки получались массивные и тяжелые.

Тематика научных работ института отражала общее отставание нашей специальности. Заместитель директора по научной работе Аркадий Казьмин был малоспособный ученый, пешка в руках директора. Многие научные темы были мелкие, некоторые высосаны из пальца для раздачи сотрудницам — женам академиков и генералов. Как и в Боткинской больнице, в институте была группа женщин-докторов, которая вмешивалась во все и мешала работать — Миронова, Малова, Мартинес. Они невзлюбили меня сразу. Молодежь подбирали не из способных ученых, а из таких партийных дундуков, как Печенкин. Были два наиболее способных аспиранта — Ромуальд Житницкий и Эрик Аренберг, но после защиты диссертаций директор не захотел оставить их в институте — оба были евреи. Наши профессора собирались в кружок и роптали втихомолку, но боялись их защитить.

Чтобы хоть как-то соответствовать техническим требованиям, приходилось во многом изощряться. Поскольку медицинская промышленность не выпускала скрепляющих пластинок типа Мюллера, изобретательный ум Каплана создал новую конструкцию пластинки. К сожалению, делали ее в наших маленьких мастерских. Каплан и инженер Антонов с гордостью показали ее мне:

— А? Что вы на это скажете? Я даю вам тему — скрепление отломков этой пластинкой.

Выглядела она неказисто. Металл плохой и тонкий, абсолютно не отполирован, пластинка довольно легко гнулась, а вся задача в том, чтобы фиксация была прочная. Но все-таки это было хоть что-то. Мы с Капланом сделали этой пластинкой более шестидесяти операций. Он сказал:

— Напишите статью от нас обоих и принесите мне.

Его доверие было лестно. Я тщательно проверял результаты лечения, но даже при его высоком хирургическом мастерстве они оказались довольно средними. Слегка смущаясь, я принес ему готовый текст. Через несколько месяцев статья была опубликована, и в ней написано... «результаты — хорошие».

Выдавать желаемое за достигнутое было общей тенденцией, много раз я видел эту необъективность в статьях и докладах у других. Этим грешили почти все советские ученые.

И все-таки было обидно, что такой крупный хирург и ученый тоже поддавался этому.

На мою удачу, к нам в отделение пришел работать мой друг Вениамин Лирцман. После орготдела его целый год продержали в поликлинике на приеме больных. Для хирурга это было как наказание, работа второго сорта. Мы с Веней обрадовались друг другу:

— Старик! Наконец-то мы опять вместе! Я тут без тебя загниваю — поговорить не с кем.

— А мне в поликлинике? Знаешь, как там тошно! Это мука — сидеть все время на приеме.

Теперь мы работали вместе, а после работы я провожал его на электричку, и мы долго бродили по улицам и обсуждали общие проблемы. Так мы провели вместе шесть лет.

Кудесник из Кургана

Из дирекции неожиданно сообщили, что меня посылают в командировку в Курган — к доктору Илизарову. Увидеть, что делает Илизаров, мне хотелось давно, но наш директор Волков открыто невзлюбил его, критиковал везде, где только мог, и поэтому я удивился предложению ехать к нему. Я был первым специалистом из Москвы, которого посылали к Илизарову. Я пошел к своему шефу Каплану:

— Аркадий Владимирович, директор посылает меня к Илизарову, в Курган.

— Да, да, я знаю. Он спрашивал меня — не буду ли я возражать? Я сам удивился. Очевидно, у дирекции есть какая-то цель. Я сказал, что не возражаю, но надо быть осторожным. Всем известно, как он не любит Илизарова. Знаете, что я вам скажу? — он понизил голос. — Этот Илизаров, он еще может им показать — у него очень интересные идеи. Только вы будьте осторожны, ничего не говорите про Волкова. И учтите, Илизаров — горский еврей.

Гавриил Абрамович Илизаров был рядовой доктор далеко в Сибири и ничего плохого Волкову не делал. Но уже десять лет он добивался признания своего метода лечения переломов. По сути, Волков, главный травматолог министерства и директор Центрального института, должен был бы вникнуть в открытие Илизарова и помочь ему. Но вместо этого, наоборот, он во всем ему препятствовал. Волков стремился подмять под себя всю советскую травматологию, и если кто-либо самостоятельно делал что-то без его помощи и участия, тот становился его врагом. Характер у Волкова был прямо-таки по-женски ревнивый. А у Илизарова, наоборот, характер был твердый, мужской: он продолжал делать операции по своему методу — с изобретенным им кольцевым аппаратом наружной фиксации костей, напечатал несколько интересных статей в научных журналах, сделал доклад на съезде. Илизаров доказывал, что открыл новый способ регенерации (сращения) костной ткани путем медленного и дозированного растяжения отломков. В нашей науке это было абсолютно ново и непонятно, это противоречило принятому учению так же, как идея Коперника о вращении Земли вокруг Солнца противоречила учению церкви о неподвижности Земли.

Хотя пока делали его операции только в Свердловском институте, но настойчивый энтузиаст Илизаров добился, чтобы к нему посылали врачей, которых он обучит своему методу. Вообще обучение у провинциального доктора без звания и без научной степени было делом неслыханным — для это существовали институты и кафедры. Но я помнил, как шесть лет назад Илизаров приехал к нам в Боткинскую не с целью усовершенствоваться, а с целью усовершенствовать нас в своем методе. Он был уверен в своей правоте, и было ясно, что сумел кое-чего добиться, обойдя препятствия, которые ставил ему Волков.

Перед отъездом со мной отдельно разговаривали заместитель директора Аркадий Казьмин и секретарь партийной организации Отар Гудушаури. Оба были противники Илизарова: Казьмин — довольно туповатый консерватор, противник всего нового, а грузин Гудушаури, хотя и неплохой человек, сам изобрел аппарат для лечения и поэтому не хотел, чтобы у нас применяли илизаровский. Каждый из них дал мне такую суровую инструкцию, что я даже удивился: «Илизаров — жулик: он все врет, никакого нового метода он не придумал. Пора вывести его на чистую воду. Он доказывает, что его аппарат лучше и что он может удлинять кости. Ты ему не верь, не поддавайся его влиянию, сам осматривай всех его больных, проверяй рентгеновские снимки, измеряй сантиметровой лентой и записывай. И привези нам эти данные».

Почему меня избрали для этого? Я не принадлежал к лагерю Волкова против Илизарова и никогда не любил интриги. Может, потому, что я был относительно новый сотрудник и взял меня сюда именно Волков? Им казалось, что поэтому ослушаться их я не посмею.

Провожая, как всегда, после работы друга Веню на электричку, я передал ему эти разговоры. Он больше меня был в курсе тех интриг, понимал, что дирекция ставила меня в тяжелое положение: посылали как бы обучиться у Илизарова, а задание давали — угробить его. Веня посоветовал:

— Ты все на месте увидишь и решишь, но будь настороже с нашими начальниками.

Гробить Илизарова я не собирался, но уже давно хотел сам увидеть, что он делает. Я дал ему телеграмму и поехал с легким сердцем.

Большие самолеты в Курган не летали, в Свердловске я пересел на небольшой местный. Половина пассажиров были инвалиды с костылями. Я завел разговор с молодым соседом:

— Вы живете в Кургане?

— Нет, лечу туда лечиться — к Илизарову. Слышали про такого?

— Слышал. У вас к нему направление? Что с вами?

— У меня воспаление кости, перелом не срастается. Направления у меня нет, но люди говорят, что он чудеса делает, его Кудесником из Кургана зовут. Мою ногу только чудо спасет: пять операций в разных городах делали — не срослась, гноится. Предложили ампутацию, а я как раз услышал про Илизарова. Авось примет на лечение, спасет ногу-то.

В разговор охотно включились двое соседей:

— Правильно, мы слышали, что его прозвали Кудесник из Кургана. Жизни спасает.

Их тоже лечили в разных городах и больницах, но вылечить не смогли. Они называли больницы и хирургов с известными именами. Надежда на Илизарова была последней. В этих рассказах отражался печально низкий уровень нашей специальности.

Прозвище Кудесник из Кургана я услышал впервые. Такие слухи о докторе и такая народная вера в него были поразительны — это настоящая народная слава. В советской прессе ничего об Илизарове не писали, но, как в древние времена, люди верили «устной газете» — передавали друг другу слухи и ехали к нему лечиться. Отсталая наша Россия!

В Кургане лежал первый снег. Илизаров встретил меня нелюбезно — я прислан из лагеря его врага Волкова. Я сразу постарался показать ему свою дружественную настроенность:

— Мне уже в самолете про вас рассказывали — все едут к вам лечиться.

Он хмуро буркнул:

— Да, к нам в больницу очередь вперед на полгода записана.

Ясно, что растопить его недоверие мне будет непросто. На старом «Москвиче» он привез меня в четырехэтажную гостиницу «Москва», единственное большое здание посреди низких деревянных строений.

По коридорам гостиницы тоже ходили люди с костылями, но были и с металлическими аппаратами Илизарова на ногах или руках — им операцию уже сделали.

Илизаров заведовал хирургическим отделением Курганского госпиталя для инвалидов Отечественной войны — в старинном двухэтажном доме с печным отоплением. После войны было так много калек, что для них создали специальную сеть больниц и назвали их по-военному — госпитали. В отделении на сорок кроватей лежало восемьдесят больных, но большинство пострадали не на войне, а смогли попасть на лечение, как мой сосед в самолете. Все, как и он, со старыми несросшимися переломами разных костей, у многих остеомиелит — гнойное воспаление кости. Теснота в палатах ужасная, между кроватями еле пройдешь, запах спертый — стены пропахли гноем и карболкой. Всех этих людей он лечил одним методом: делал им операцию и накладывал свой аппарат со спицами, просверленными через кость. После этого аппарат можно было растягивать или сжимать поворотом специальных гаек. Эти манипуляции аппаратом создавали растяжение или сдавливание кости и этим вызывали ее сращение и даже удлинение, если необходимо.

Ничего подобного я нигде не видел. За шесть лет он очень упростил аппарат, сделал его более компактным и более эффективным. Но качество изготовления аппаратов было низкое. Медицинская промышленность производить их отказывалась, поэтому все делали частным образом его благодарные больные на местном заводе для... автобусных кузовов. Но автобус и хирургический аппарат — вещи довольно разные. При мне приходили инженеры и техники, приносили выточенные болты, гайки и другие детали, обсуждали новые чертежи. Но их продукция годилась больше для автобусов, чем для хирургии.

Илизаров приходил в госпиталь до зари, а уходил уже к полуночи. Я включился с ним в этот ритм: и интересно, и я хотел показать свою заинтересованность. Каждый день я осматривал с ним десятки больных, ассистировал ему по несколько часов, выхаживал тяжелых больных. Оперировал Илизаров блестяще: он делал остеотомию (рассечение) кости за двадцать минут (у наших профессоров уходило на это два-три часа). Пока мы делали операцию, санитарка вносила в предоперационную охапку дров и затапливала печь. В таких условиях только быстрота его техники спасала больных от инфекции. Мало-помалу Илизаров стал более разговорчив со мной:

— Вот ведь, мать их за ногу, обком и облисполком заваливают меня блатными больными — прими да прими. Теперь у меня три очереди: инвалиды войны со всего Союза, обкомовские и люди, которые приехали сами по себе. Едут отовсюду, а как им откажешь?

Приехавшие и выписанные больные расселялись по всему городу, снимали комнаты и углы и приходили на осмотры два раза в неделю для продолжения лечения. По всему городу они ездили на автобусах и ходили с костылями — Курган был городом Илизарова.

Я делал то, что мне сказали делать мои начальники, — измерял сантиметровой лентой величину удлинения аппаратами. И сразу убедился, что своим методом Илизаров удлинял кости на десять, пятнадцать и даже больше сантиметров. Это нигде не было описано во всей мировой литературе — Илизаров первым в мире умел делать удлинение костей, при этом формировалась новая полноценная костная ткань.

У меня был с собой фотоаппарат со вспышкой, я фотографировал то, что видел. Но снимки были нечеткие из-за теней и не показывали ясно все детали. Тогда я стал зарисовывать положение аппарата и этапы манипулирования им. Набралось около сорока схематических зарисовок. Поздно вечером в своей комнате в гостинице я приводил в порядок рисунки и записи дня и все больше понимал, что один этот человек — доктор Илизаров, без научной степени и звания, делал больше, чем весь наш институт. Его работа была новой, прогрессивной и перспективной — как раз то, чего не хватало нам.

Я поражался и его достижениям, и тому, что он работал совершенно изолированно, без какой-либо поддержки. Нужно было его поддержать. Но как? Через три недели я решился и написал письмо Волкову, в Москву:

«Уважаемый Мстислав Васильевич! Решаю написать Вам о том, что увидел у Илизарова в Кургане. Я убедился, что он действительно добивается поразительно хороших результатов лечения своим методом, он удлиняет кости на десять и более сантиметров. При этом он одновременно вылечивает остеомиелиты. У него очень тяжелый контингент больных со всего Союза. Было бы интересно пригласить его в наш институт для семинара, чтобы он сделал несколько операций по своему методу. Было бы хорошо ему защитить диссертацию под эгидой нашего института. Его изобретение заслуживает всесоюзного и международного признания, его метод нестыдно показать на любом форуме за границей».

Я написал это по вдохновению от всего увиденного, написал то, что думал, не очень отдавая себе отчет, что пишу его противнику. Да мне и очень хотелось прекратить неоправданную враждебность между ними. Но я не сразу послал письмо: сначала я зазвал Илизарова к себе в гостиницу и купил бутылку водки с закуской — колбасой и сибирскими пельменями. Он нехотя согласился прийти.

— Гавриил Абрамович, поверьте — хотя я из ЦИТО, но я на вашей стороне. Вот прочтите, что я написал Волкову, — и дал ему письмо.

Он читал со скептическим выражением на лице. Мне пришлось проявить много искусства артистизма и человеческого общения, чтобы «растопить» его. Мы пили и беседовали:

— Вам надо защитить диссертацию и написать книгу. Выпьем за ваши успехи!

— Что ж, выпьем... Диссертация почти готова, а книгу я напишу, но все не хватает времени.

Писать Илизарову было трудно: он вырос в горном ауле Кусары, в Дагестане, и русский язык у него был слабый. Во многом он был самоучка. Излагать что он делал ему было нелегко. Уходил он от меня без недоверия. Тогда я отправил письмо.

Перед отъездом Илизаров дал мне бесценный подарок — три набора своего аппарата.

Было у меня еще одно дело в Кургане: разыскать могилу отца моего друга Милоша Янечека, как я обещал. В краеведческом музее я выяснил, что на старом городском кладбище есть какие-то памятники. Я отправился на поиски могилы и нашел большой памятник с несколькими именами, написанными латинскими буквами. Расчистив снег, я увидел имя — Янечек. Я сделал фотографию, чтобы послать Милошу...

Вернувшись в ЦИТО, я отдал привезенные аппараты. В коридоре меня встретил Веня:

— Ты что наделал? Ты что, не знаешь, что ссориться с начальством — все равно, что ссать против ветра? Волков отдал твое письмо Казьмину, а он теперь показывает его всем. По всему институту тебя теперь прозвали «прихвостень Илизарова».

Последствия

Первым делом мы с Веней пошли к Каплану, он встретил меня приветливо, но и настороженно:

— Знаете, вдруг пришел ко мне Казьмин и буквально бросил мне на стол ваше письмо. И сказал: «Что это у вас Голяховский такой восторженный?». Я сначала не понял, но когда прочитал ваше письмо, то мне стало ясно — это как выстрел в их сторону. Знаете, что я вам скажу? Я верю тому, что вы написали, но зачем вам надо было это писать?

— Аркадий Владимирович, я просто не мог по-другому. Если бы я это не написал, то они никогда не дали бы мне это сказать. Я еще не все написал. Вот посмотрите мои зарисовки.

Каплан и Веня рассматривали рисунки, я комментировал. Закончив, сказал:

— Я еще не написал, что, по-моему, Илизаров один сделал больше, чем весь наш институт.

— Ну, это вы слишком. Хотя, с другой стороны, у него все совсем новое и очень интересное. Помните, я вам говорил, что у него очень ценные идеи. Но знаете, что я вам скажу? — в жизни очень часто приходится сдерживать свои эмоции.

Это он, конечно, хорошо знал по себе. Но ведь у разных людей разные характеры. Я написал то письмо по вдохновению, как поэт пишет стихи. У Маршака есть такие строки:

У вдохновенья есть своя отвага,
Свое бесстрашье, даже удальство.
Без этого поэзия — бумага
И мастерство тончайшее мертво.

Шефу я просто сказал:

— Я привез три набора илизаровского аппарата. Если разрешите, мы начнем делать в ЦИТО операции по его методу.

Каплан просто испугался:

— Что вы, что вы! Мы не можем ничего делать через голову директора.

— Аркадий Владимирович, все равно в Москве начнут делать операции Илизарова. Убедите директора, что это прогрессивный метод. Лучше мы будем первые.

— Знаете, что я вам скажу? Переубеждать его я не буду. Сделаем, если он сам разрешит.

Вокруг меня в институте образовался некий вакуум. Директора я не видел, заместитель директора Казьмин со мной не разговаривал, секретарь парткома Гудушаури посматривал на меня мрачно. Молодые веселые секретарши ученого совета Тамара и Ирина, посмеиваясь, говорили мне и Вене, что на меня надвигается гроза. Хорошо им смеяться!

Но многие врачи, особенно молодые, встретив меня где-нибудь в коридоре, спрашивали, оглядываясь:

— Скажи, действительно ли так интересно то, что делает Илизаров?

— Очень интересно. Я привез много зарисовок его метода.

— Когда ты нам это расскажешь?

Я написал Казьмину записку, что хотел бы на утренней конференции доложить, что видел у Илизарова, и продемонстрировать свои зарисовки. Несколько недель он ничего не отвечал. Секретарши доносили, что он должен спросить разрешения у директора, а тот редко появлялся в институте, занятый высокими делами в министерстве. Наконец пришел ответ, что на следующей утренней конференции мне дается десять минут на доклад о поездке. Десять минут на Илизарова? Это же совершенно новый метод, совершенно другой принцип лечения! За десять минут этого нельзя объяснить. Мы с Веней выбрали самые основные зарисовки, он будет откидывать их через аппарат на экран, я буду тыкать в них указкой и рассказывать. Я надеялся, что у аудитории будут вопросы и я смогу в ответах многое рассказать дополнительно.

Волкова на конференции не было, перед самым началом Казьмин поманил меня к себе пальцем-крючком (указывать все пальцем была его привычка):

— Я задам вам только один вопрос: как вы считаете, это аппарат или это метод? Если ответите — метод, пеняйте на себя, — и ткнул прямым пальцем, как стрелой, мне в грудь.

Я понимал, что и вопрос, и угрозу он заранее согласовал с директором. Им хотелось, чтобы все новое в илизаровском методе было сведено лишь к аппарату. Но в том-то и дело, что изобретенный Илизаровым аппарат дал ему возможность открыть новое в нашей дисциплине — формирование кости путем растяжения (дистракционный остеогенез).

Фактически мне предлагали публично отказаться от того, что я написал в письме, как Галилею предлагали отказаться от того, что Земля вращается. Если не откажусь...

Аудитория была забита докторами — некоторым был интересен доклад, некоторым было интересно посмотреть, как меня будут бичевать за непослушание. Я волновался, говорил быстро, Веня быстро менял мои зарисовки. Когда я кончил, Казьмин спросил:

— Какие есть вопросы? У меня к вам первый вопрос: то, что вы нам показали, что это, по-вашему, — это метод или это просто аппарат?

Мне предстоял последний шанс выбора между лояльностью и совестью. Галилей, как известно, вслух выбрал лояльность, а про себя буркнул по совести: «А все-таки она вертится!» Но то было время инквизиции — Галилея могли бы сжечь на костре. Меня жечь не будут. Я ответил:

— Аркадий Иванович, я только что показал, что с помощью аппарата Илизарова можно делать операции не одним только методом, а многими методами.

— Ага, так значит — это метод?

— Да, это новый метод.

Никто больше никаких вопросов не задавал, всем было ясно, что я погиб. Я оглядывался и ждал, что мой шеф Каплан поддержит меня, он ведь согласен со мной. Но он молчал. Молчали и другие профессора-хирурги — Шлапоберский, Михельман: боялись навести на себя гнев директора. Угождение им было важней, чем научная принципиальность.

Через две недели пришло распоряжение из дирекции: перевести старшего научного сотрудника Голяховского на год в поликлинику для приема амбулаторных больных.

Обычно в поликлинику посылали только младших сотрудников и лишь на полгода.

Меня лишали возможности делать операции. Это был мой «костер».

> Сохраню ль к судьбе презренье?
> Пронесу ль навстречу ей
> Непреклонность и терпенье
> Гордой юности моей?
>
> *(Пушкин, «Предчувствие»)*

Совсем неожиданный поворот

Для хирурга каждый день видеть больных только в поликлинике — самый скучный вид работы. Конечно, интересно устанавливать диагнозы, но очень тоскливо посылать больных на операции к другим хирургам. Поликлинический прием для хирурга — это вид импотенции: представляешь себе, какую интересную операцию можно было бы сделать, а сам делать ее не можешь. Почти год уже я был в таком заброшенном положении — никаких контактов с активной хирургией и с хирургами. За спиной я ощущал волны неприязни — «прихвостень Илизарова». Кроме Вени Лирцмана никто ко мне не заходил. И вдруг, однажды, быстрой походкой ко мне вошел... сам директор Волков. Никогда он в поликлинике не показывался. Что случилось? Я привстал навстречу, он — возбужденно:

— Владимир Юльевич, я удивлен — мы посылали вас к Илизарову, чтобы вы научились его операциям, а вы до сих пор не сделали в институте ни одной операции по его методу.

У меня от удивления буквально отвисла челюсть:

— Но, Мстислав Васильевич, меня же направили в поликлинику.

— Сейчас же идите обратно в отделение Каплана и завтра начинайте делать илизаровские операции, — приказал он недовольным тоном и быстро вышел, как чем-то раздраженный.

Я — сразу к Каплану:

— Аркадий Владимирович, Волков сказал, чтобы я начинал делать илизаровские операции.

— Да, да, он только что был здесь, пришел в большом возбуждении и сказал, чтобы мы завтра же начинали делать операции по Илизарову. Я сказал, что вы единственный в нашем институте, кто делал эти операции. Тогда он пошел к вам. Знаете, что я вам скажу, что-то у них там случилось.

Действительно, с чего бы это в Волкове произошел вдруг такой резкий положительный крен в сторону Илизарова, которого он терпеть не мог? Об этом я узнал позже. А пока я даже не имел понятия, где были аппараты, которые я почти год назад привез из Кургана.

Мы с Веней Лирцманом отправились на поиски аппаратов, по дороге он рассказывал:

— Ой, Володя, что было, что было! Волков несся по коридору, как на парусах — так полы его халата раздувались. Я его таким никогда не видел. Он заскочил к Каплану, как пуля, а потом, как на парусах, понесся к тебе. Что придало ему такое ускорение?

Аппаратов ни в операционных, ни в приемном отделении не было, никто ничего про них не знал. Неужели пропали? Никто ими не пользовался, и их могли просто выбросить за ненадобностью. Если они пропали, то мы не сможем сделать операции, и виноватым опять сделают меня — недосмотрел. Санитарка приемного отделения сказала:

— Да вы чего ищите-то? Тама вон, в кладовке-то, какие-то железяки валяются.

Мы разгребли горы сломанных костылей и — о, удача! — увидели в углу сиротливо лежащие аппараты. Когда я привез их с завода, они были обмазаны тавотом, а за время, что валялись в чулане, на них толстым слоем налипла пыль. Целый вечер мы с Веней отмывали их — сначала в керосине, потом кипятили, сушили и протирали, чтобы подготовить для операций на завтра.

Но кого оперировать? — ведь никому делать эти операции не планировали. Каплан решил, что операции надо сделать трем больным. Мы с ним пошли по палатам, где лежали больные со скелетным вытяжением — им исправляли сломанную кость грузами, подвешенными к просверленной через кость спице. Это старинное лечение — долгое, не меньше полутора-двух месяцев. Каплан подходил к больным и вежливо их уговаривал:

— Знаете, что я вам скажу мы можем завтра сделать вам операцию, и тогда вы не будете лежать так долго. Вы согласны?

На предложение уважаемого профессора согласились трое больных. Никакого письменного согласия на операцию тогда не требовалось.

И на следующее утро происходил важный новый этап в моей профессиональной жизни и в истории московской хирургии: я сделал первые в Москве операции по илизаровскому методу. Ассистировали мне Каплан и Веня Лирцман. Работать, конечно, было трудно: я несколько раз ассистировал Илизарову в Кургане, но уже почти год вообще не делал операции, а мои ассистенты совсем не имели опыта в этом методе. Хирургия вся стоит на опыте — чтобы хорошо делать любую операцию, надо сделать ее не менее двадцати раз. Но опытные хирургические руки Каплана и Лирцмана сильно помогли: мы справились, и больные с аппаратами Илизарова лежали теперь в палатах. Волков пришел убедиться, что выполнили его задание. Теперь он не был так возбужден, похвалил меня:

— Я доволен, что вы освоили эти операции. Я дам распоряжение нашим профессорам, чтобы они подготовили в своих отделениях больных для илизаровских операций. А вы помогите им это сделать. И, прошу вас, сделайте две операции в моем отделении (он дополнительно заведовал отделом детской ортопедии).

Это было совсем удивительно: кто бы мог подумать еще день назад, что Волков будет просить накладывать аппараты Илизарова!

Когда он ушел, Каплан сказал:

— Хотите, я вам скажу? Илизарову помог кто-то очень сильный. Я вам говорил, что он еще им себя покажет.

Я позвонил Илизарову:

— Гавриил Абрамович, я вам писал, что придет время, и я начну делать в Москве ваши операции. Теперь Волков разрешил мне их делать, и я уже сделал три по вашему методу.

Илизаров только сказал:

— Ну и ну, во дает!..

— Нам срочно нужны ваши аппараты, пришлите самолетом, я их встречу. Деньги от института переведем по счету, я гарантирую.

Но все-таки что могло заставить Волкова изменить свое отношение к Илизарову? Об этом мне и Вене рассказали по большому секрету секретарши ученого совета Тамара и Ирина. В день той перемены они заменяли постоянную секретаршу Волкова и соединяли его разговоры по телефону. Как это часто бывает, секретарши не любили своего начальника — за то, что он бывал высокомерен, а еще за то, что много зарабатывал (социальное расслоение так называемого «бесклассового» советского общества). Один из телефонных звонков в тот день был особый:

— Министр здравоохранения Петровский хочет разговаривать с профессором Волковым.

Секретарши соединили его, но не положили свою трубку, а из любопытства стали подслушивать. Министр сказал:

— Мне только что звонил член Политбюро Шелепин и спрашивал про операции какого-то доктора Илизарова в Кургане. Он хотел знать, делают ли его операции в Москве. Что вы знаете об Илизарове и делают ли у вас в институте его операции?

Секретарши говорили, что голос Волкова мгновенно осел. Еще бы! Если заинтересованы член Политбюро и министр здравоохранения, он, как директор Центрального института, не имел права ответить, что операции в институте не делают — это навлекло бы такой гнев, который мог разрушить его карьеру. Он угодливо сказал министру:

— Да, Борис Васильевич, конечно, конечно, я прекрасно знаю метод Илизарова, и мы делаем его операции в ЦИТО.

Тамара с Ириной, посмеиваясь, с сарказмом рассказывали наперебой:

— Когда Волков положил трубку, он выскочил из кабинета бледный, как полотно, взгляд беспокойный — куда девалась его всегдашняя величавость. Он куда-то помчался, ну прямо будто наделал в штаны. Мы его таким напуганным даже представить себе не могли.

Волков помчался к Каплану. Он испугался, что наврал министру, и если пришлют для проверки комиссию из министерства, то он обязан показать, что не соврал. Он должен был сделать потемкинскую деревню из аппаратов Илизарова — иначе головы ему не сносить. Поэтому он и был возбужден, придя ко мне в поликлинику. Но хитрый дипломат, он даже и тогда передо мной сделал вид, что это не его, а моя вина, что в институте не делали операций Илизарова.

Член Политбюро Александр Шелепин, который звонил министру Петровскому, имел должность председателя

Центрального Совета профсоюзов. По этой должности ему приходилось разбирать письменные жалобы трудящихся. Уже несколько лет туда писали тысячи инвалидов и жаловались, что годами не могут попасть на лечение в Курган к Илизарову. Поэтому он и позвонил министру. Министр сам был хирург, но не специалист по травматологии и не был в курсе работы Илизарова. Но ясно, что он не имел права ответить члену Политбюро, что не знает такого популярного в народе врача и что в Москве не делают его операции. Снизу вверх по иерархической лестнице все обязаны только соглашаться и говорить «да».

Я сделал несколько илизаровских операций в разных отделениях, и у Волкова тоже. Он даже ассистировал мне: ему надо было сделать еще один дипломатический шаг — показать, что он тоже участвует во внедрении метода Илизарова в Москве. Он шутил со мной на «ты»:

— Когда ты был студентом, ты ассистировал мне. А теперь я ассистирую тебе.

По институту волнами ходили слухи: «Голяховский делает операции по Илизарову, и Волков ему ассистирует». Мои недоброжелатели стали приветливее.

Но, сделав уступки от страха перед начальством, Волков не смог примириться с Илизаровым. Личность карьериста превалировала над профессиональной объективностью. Вместо того, чтобы по моему совету пригласить Илизарова защищать диссертацию в нашем институте, он продолжал ставить палки ему в колеса. Илизаров защищал кандидатскую диссертацию в Перми. Председатель ученого совета хирург Вагнер считал, что по научному значению работы Илизаров заслуживает степени доктора наук. Подобные случаи бывали чрезвычайно редко. Илизарову дали диплом доктора наук, а Волков опять должен был проглотить горькую для него пилюлю. Каплан говорил мне:

— Знаете, что я вам скажу? Он еще им покажет, этот Илизаров. Теперь я думаю, что вы были правы, когда написали Волкову то ваше эмоциональное письмо из Кургана.

В письме я предсказал, что метод Илизарова может стать всесоюзно и международно известным. Так все и получилось — Илизаров добился успеха и славы в Союзе, а потом и во всем мире. Мы с ним стали друзьями, я был счастлив, что смог начать операции по его методу в Москве, а через двадцать лет я начал это в Америке и в других странах.

В нашем доме

Наш писательский кооператив «дворянское гнездо» обживался среди простых низких домов. Для меня это было новое общество, во многом отличавшееся от врачебного, перегруженного работой и довольно бедного. В новом доме мы жили в окружении избранной интеллигенции, избалованной многими привилегиями. «Тяжелое ядро» составляла небольшая группа советских «классиков»-лауреатов; группа побольше — относительно успешные писатели; а за ними — много никому не известных «литературных поденщиков» Первая группа была богатая — советские миллионеры; вторая — близка по доходам к миллионерам. И те и другие имели «джентльменский набор» — квартиру, дачу и машину, а с недавних пор к этому прибавились туристические поездки за границу. Но и толпа «поденщиков» жила очень неплохо по советским стандартам, зарабатывая больше, чем врачи.

Что давало им всем благополучную жизнь? Это была их крепкая присоска к советской власти под названием социалистический реализм. Они наловчились в прозе, поэзии и драмах описывать жизнь героев, воображаемых по теории коммунизма. Чем дальше от действительности была описываемая ими жизнь, тем больше им выпадало за это славы и дохода. Литература была частью коммунистической пропаганды, и советская власть пестовала своих писателей. Солженицын считал, что советские писатели как будто дали клятву воздержания от правды, и назвал их литературное творчество «единственным в мире примером литературы для писателей».

Но, как люди творческие, сами писатели были высокого мнения о себе. Ходила такая шутка: членов Союза писателей построили в шеренгу и приказали: «По порядку номеров рассчитайсь!», все крикнули: «Первый!».

Писали они свой соцреализм дома и выходили пройтись-поразмяться — фланировали группками и часами беседовали перед домом. Пописав и погуляв, они часто, вместе с женами осаждали свою писательскую поликлинику и аптеку при нашем доме — для них она была как бы клубом, где они продолжали беседы.

Жен писателей сокращенно называли «жописы». Среди них доминировали две группы: или дебелые матроны, или молоденькие фифы. Большинство не работали, имели домработниц и нянек. Матроны по утрам ходили на ближний «Инвалидный» рынок и покупали домашний творог, изысканно пробуя его у длинного ряда торговок. Этих светских дам поглощало приобретение заграничных вещей и распространение сплетен. Они были в курсе всех интриг и событий в Союзе писателей и помогали мужьям «проталкивать» их творения в журналах и издательствах. По вечерам писательская братия разъезжалась — в Дом литераторов, в Дом кино, в Дом искусств, в Дом актера. Там шли закрытые (для публики) просмотры заграничных фильмов, встречи-выступления каких-либо знаменитостей и были клубные рестораны.

Во все сезоны писатели с женами разъезжали по так называемым Домам творчества — под Москвой, на Рижском взморье, на Черном море. Эти привилегированные богатые дома отдыха были на много уровней выше обычных профсоюзных санаториев.

Многие из писателей были евреи, но писали под русскими литературными псевдонимами. Один из миллионеров, популярный драматург Михаил Шатров, сочинял пьесы только про революцию и про Ленина; его герои произносили пламенные аскетические речи коммунистов во всех театрах страны. Я его не знал, но по направлению революционного творчества представлял себе человеком, одержимым идеей — этаким Дон Кихотом коммунизма. Каково же было мое удивление, когда мне его показали: пухленький пижончик, разодетый в заграничные наряды, гулял перед домом с болонкой; он часто менял молодых жен. Настоящая его фамилия — Маршак (племянник известного поэта).

Другой автор — поэт Александр Межиров, такой же гладкий, написал поэму «Коммунисты, вперед!». Стихи довольно бесталанные — воспевание коммунизма, но сама тема была находка, нужная для пропагандистской машины. Его поэму печатали большими тиражами и платили большие гонорары. Про нее ходила эпиграмма, которую со злорадством передавали друг другу «жописы»:

Поэту за такую тему
Я стал бы дифирамбы петь,
Когда б он взял свою поэму
И трижды сократил на треть.

О писателе Андрее Кленове никто бы никогда не услышал, если бы в сатирической повести Войновича «Иванькиада» не было бы главы «Писатель Купершток (Кленов) переезжает на свою историческую родину — в Израиль». Ничего антисемитского в этих описаниях нет, просто это — правда жизни о нашем кооперативе.

Впечатление пустоты и благополучия жизни писателей было бы поверхностным, если не знать, что некоторые наши соседи были недовольны общественной жизнью — зачиналось движение диссидентов 1960—1970-х годов. Перед нашим домом часто гулял и вел беседы высокий старик с седой бородой и с толстой палкой. Это был Лев Копелев, многие звали его просто Лева — ярый борец за правду, сидевший в лагере ГУЛАГа вместе с Солженицыным, его друг и один из зачинателей движения диссидентов. Жили у нас молодые писатели Булат Окуджава, Василий Аксенов, Анатолий Гладилин, чьи имена связывали с надеждами на лучшее будущее литературы. В те годы (1965) проходил суд над двумя писателями — Андреем Синявским и Юлием Даниэлем. Их судили за публикации рассказов за границей. Власть сделала из этого суда кампанию против интеллигенции. В писательских кругах ходили слухи, что некоторые «наверху» требовали ареста тысячи интеллигентов — для острастки другим. Это возвращало наше общество к гонениям сталинских времен. Обойти советскую власть и опубликовать что-то за границей удалось до тех пор только Борису Пастернаку с романом «Доктор Живаго». Ему дали Нобелевскую премию, но власть кинулась его унижать, чтобы поставить на колени.

Можно предполагать, что в столах некоторых из наших соседей лежали тайные рукописи, за которые их могли отправить в ГУЛАГ. Я тоже «писал в стол» антисоветские стихи для себя. Агенты КГБ делали обыск у писателя Василия Гроссмана, после ареста рукописи его романа «Жизнь и судьба» в редакции журнала «Новый мир». Об этом наши соседи встревоженно рассказывали друг другу. Если бы сделали повальный обыск у всех в нашем кооперативе, то много квартир могли бы потерять хозяев.

Мы с Ириной ближе сошлись только с Костей Богатыревым и его женой Соней, нашими ровесниками, их сын был такого же возраста, как наш. Костя — известный переводчик с немецкого, вырос в Чехословакии. Его отец был другом чешского классика Ярослава Гашека и перевел на русский язык его знаменитую книгу «Похождения бравого солдата Швейка». В 1948 году Костю арестовали с группой студентов, собиравшихся на вечеринки в квартире «девочки с Арбата» Нины Ермаковой. На них донесли, что они готовили покушение на Сталина, когда он проезжал по Арбату из Кремля на дачу. Хотя ни о каком покушении эта группа интеллигентных юнцов не думала и ничего политического на уме у них не было, но троих расстреляли, а остальных тоже приговорили к расстрелу, но заменили десятилетним сроком в лагерях ГУЛАГа*. Их выпустили после смерти Сталина и полностью реабилитировали. Во время наших поздних прогулок перед сном Костя рассказывал:

— Полгода меня допрашивали и били ежедневно. От меня добивались подробностей: кто, как, когда и с кем должен был совершить покушение? При этом следователи ни разу не упомянули имя — на кого покушение. Они обходили имя молчанием, но подводили разговор так, чтобы я сам назвал его. Я это понял с первого допроса, на котором мне выбили пять зубов, но делал вид, что не понимал, о ком они так заботились. Если бы я сам проговорился, это дало бы им в руки самый главный факт. Никого из друзей я не видел и ничего о них не знал. Следователи говорили: «Все твои друзья уже признались во всем, ты один не хочешь рассказывать. Ну что ж, тебе же хуже» — и опять били меня. Но я не подписывал протокол. И вот

---

* Это описано в первой части.

меня привели на суд «тройки» — троих судей. Конвойный завел меня в коридор и скомандовал: «Стоять!». У закрытой двери стоял часовой. Я понимал, что это суд, хотя мне об этом не сказали. Я прислушивался: что происходило за дверью? Голоса я слышал, но смысл до меня не доходил. То ли я плохо слышал, то ли волновался. Конвойный скучал, часовой у двери тоже скучал. Они закурили, конвойный кивнул на меня и спросил того: «А этому что дадут?». Часовой на меня даже не посмотрел и протянул в ответ: «Выш-ку». «Вышка» это была «высшая мера наказания» — расстрел. Я все это слышал и понимал, что речь идет обо мне. Но что странно — я не испугался, услышав, что меня расстреляют, а поразился двум фактам: почему так откровенно говорили обо мне в моем присутствии и как это могло быть известно часовому до приговора суда? И тогда я понял, что моя судьба уже предрешена, что часовой уже слышал приговоры другим моим товарищам и потому так откровенно безразлично говорил обо мне. Фактически я уже был приговорен и даже не существовал. Может, всего несколько минут оставалось мне до расстрела. Конвойный ввел меня в большую комнату, пустую, только стол стоял, покрытый красным сукном, за ним сидели три полковника КГБ. И над ними портрет того, кого якобы я собирался убить. После того, что я только что услышал, мне было все безразлично. Единственное, что я понимал и что давало мне облегчение, это что вряд ли полковники будут меня бить — уж очень они выглядели чисто. Главный задал мне вопрос: признаю ли я себя виновным в организации покушения обстрелом машины из окна? Я это сотни раз уже слышал и ответил им, как и раньше: я себя виновным не признаю. Мне дали что-то подписать, я подписал уже безразлично, не читая. Я был уверен, что сейчас за дверью меня расстреляют. Я даже думал, что сейчас увижу трупы моих расстрелянных друзей и меня поведут по лужам их крови. Я шел по коридору, ожидая на каждом метре приказа встать к стенке... Однако вот не расстреляли почему-то. Я тогда не понимал — почему? А потом уже выяснил: меня спасло то, что я не упомянул имя Сталина. Те, кто произносил его имя, были расстреляны. И знаешь почему? — за кощунственное упоминание его имени при допросе. А мне заменили расстрел на десять лет лагерей и сообщили, что это гуманное решение советского суда. Я отсидел восемь лет, освободили меня после его смерти, да и то не сразу, а когда разобрались — через два года.

От рассказа Кости у меня холодела спина — в какой страшной стране и в какое жуткое время все мы жили, и кто знает, не повторится ли это опять?

Но чаще Костя рассказывал мне о другом: он дружил с лидером диссидентов академиком Андреем Сахаровым и его женой Еленой Бонэр, бывал у них дома, говорил о прекрасных человеческих качествах этих людей. У самого Кости нередко бывали приезжавшие с Запада писатели, он переводил их стихи и книги. Бывал и немецкий писатель, лауреат Нобелевской премии Генрих Белль, его много издавали в Союзе. Можно было сразу знать, когда к Косте приезжали такие люди — тогда возле дома стояла машина с агентами КГБ, а неподалеку прогуливался наш участковый милиционер — капитан Семушкин.

Довольно часто я слышал Костино имя в передачах «Голоса Америки» и Би-би-си. Из тех передач я узнавал, что все больше рукописей советских писателей попадало на Запад.

Мне тогда пришло на ум, что Костя мог быть причастен к передаче рукописей — при его контактах он довольно легко мог это делать. А бояться — Костя ничего не боялся. Чего было бояться ему после того, как его приговаривали к расстрелу?

Мои догадки о Костиной причастности к передаче рукописей подтвердились через несколько лет. Поздно вечером прибежала соседка с пятого этажа, где жил Костя:

— Ой, пойдемте скорей!.. Там Костя... с ним что-то случилось!..

Костя лежал на лестничной площадке возле лифта, он был без сознания, хрипел, зрачки не реагировали на свет. Его череп был разбит ударом сзади, задняя часть костей вмялась внутрь. Под ним была лужа крови, а рядом валялась бутылка, из которой вытекло вино. Поэтому в воздухе и от Костиного пальто пахло вином. Я втащил его в квартиру и вызвал скорую помощь. Дома была только его старая мать. Вдруг явился капитан Семушкин:

— Он, наверное, пьяный упал и разбил голову, — и начал писать протокол.

Я объяснял, что не мог Костя получить такой перелом от падения, но он настаивал:

— А почему от него вином пахнет?

Костю увезли в 67-ю больницу, я звонил профессору Юмашеву — шефу травматологии, просил сделать все, чтобы спасти его.

— Ах это ты за этого пьяницу просишь?

— Я его знаю, он совсем не пьяница, он интеллигент и известный переводчик. Его кто-то ударил бутылкой.

— Но у нас в истории болезни лежит протокол, где написано, что он был пьян.

Костю оперировали, но он вскоре умер, не приходя в сознание.

Кто и почему мог убить Костю? Соседи слышали стук двери лифта, падение тела и потом топот ног — кто-то убегал вниз по лестнице. Этот кто-то поджидал его у лифта, ударил сзади и побежал по лестнице. Чтобы его не увидели люди, ждавшие лифта внизу, он мог переждать на втором этаже. Убийство было продумано до деталей. Кем?

Убийцу не нашли. Это всполошило и напугало всех наших соседей. Люди терялись в догадках — кто и почему разделался с Костей. Я догадывался, что это было подстроено охранкой КГБ, и опять думал: в какой ужасной стране и в какое ужасное время мы живем, если агенты власти так убивают людей!

Ни «Литературная газета», ни одна другая ничего не написали о Косте Богатыреве. «Голос Америки» и Би-би-си посвятили ему передачи, хвалили за талант и мужество и сказали, что он помогал пересылке рукописей советских писателей на Запад. И стало ясно, что за это он поплатился жизнью — убийство было делом рук КГБ. Не расстреляли они Костю тогда, но разделались с ним через двадцать лет — ударом бутылки по голове.

Иринина работа и наша поездка в Болгарию

Жизнь бурлила вокруг нас с Ириной и бурлила в нас самих, мы были молоды, энергичны и любили друг друга. По глубокой привязанности и согласию мы вполне подходили под определение «счастливая семья». И одна из черт нашей привязанности — мы привыкли делиться рассказами о событиях и впечатлениях прошедшего рабочего дня. Нам хотелось рассказывать друг другу наши дела и наблюдения — что делали, кого и что видели, с кем разговаривали, радости и неприятности рабочей жизни. Сойдясь вечером за столом в кухне (я всегда приходил поздно), мы слушали друга друга с вниманием и интересом. События проходили, но впечатления от них отпечатывались в наших душах, и эта наша привычка делиться впечатлениями сближала нас всю жизнь. А Ирина была хорошей рассказчицей — ее истории пестрели глубокими замечаниями и тонким остроумием.

Лаборатория аллергологии Академии медицинских наук, в которой она работала, получила, наконец, свое помещение — отремонтированную старую конюшню на задворках 1-й Градской больницы. В бывших стойлах возвели тонкие стенки, разместили научное оборудование, устроили рабочие кабинеты и рассадили научных сотрудников. Низкое строение конюшни существовало более ста лет и вросло в землю так, что в зимнее время сугробы доходили до середины окон. Весной, когда земля отогревалась, из-под пола сочился слабый запах конской мочи и пота. Директор, академик Андрей Дмитриевич Адо, водил по кабинетам-стойлам своих заграничных ученых коллег-посетителей и говорил:

— Вот тут прежде лошади стояли. Да! А теперь мои лошадки сидят и в микроскопы глядят.

Задворки хорошо определяли место, которое отвела лаборатории Академия — с развитием специальности аллергология в Союзе отстала от Запада лет на тридцать. Оснащение лаборатории было бедное: центрифуга не вращалась, а дергалась; холодильные камеры не давали постоянной температуры; и даже специальных градуированных стеклянных пипеток не хватало. Но сотрудники лаборатории были молодые энтузиасты, они умудрялись выдавать неплохую научную продукцию — статьи и диссертации.

У директора лаборатории Адо был на редкость тяжелый характер, во многом даже изуверский. Все сотрудники страдали «моральной аллергией» на него — несмотря на его научные заслуги, они его не уважали, боялись и ненавидели, а за спиной смеялись. Ирина каждый вечер начинала свои рассказы с эмоциональным раздражением и отчаянием, жаловалась на его хитрости, выходки, издевательства. Условия и атмосфера работы были тяжелые, но Ирину привлекал молодой коллектив и интерес к науке. Работу ей во многом скрашивал другой ученый — интеллигент Александр Александрович Польнер, наш ровесник, спокойный и очень знающий. Своими знаниями он помогал Ирине и был ее настоящим учителем. Насколько с ненавистью она говорила об Адо, настолько с теплотой и уважением отзывалась о Польнере:

— А Польнер!.. Знаешь, он удивительный и очень незаурядный человек, но со своими странностями. Если я попрошу его что-нибудь объяснить, он сначала заведет глаза вверх, смотрит на потолок и молчит, будто не знает, что сказать; а потом вдруг откроет рот и совершенно ясно, мягким тоном прочтет мне такую лекцию, какую не найдешь ни в какой книге.

Я тоже рассказывал Ирине свои рабочие новости: как постепенно улучшались мои отношения с директором, какие интересные операции делали мы Веней Лирцманом и что к нам в отделение пришел на стажировку болгарский доктор Желю Желев. Хирурги из социалистических стран «народных демократий» Восточной Европы, фактических колоний Советского Союза, часто приезжали в ЦИТО. Меня, как магнит, притягивало слово «Европа», я любил общаться с ними, старался больше узнать об их работе и жизни. Но для советского человека иностранец — это представитель другого мира, чужого и чуждого. Веками внушали русским людям нелюбовь и недоверие к иностранцам. Мы знали, что за ними следят агенты КГБ, и нам не рекомендуется вести с ними откровенные разговоры. Впрочем, советские и без того были так запуганы и приучены бояться иностранцев, что сами их сторонились. Я, наоборот, старался быть с иностранцами как можно более дружественным и приветливым. Я показывал им свое собственное лицо, а не ту официальную маску, которую мне рекомендовали носить.

Болгары — самые близкие по духу русским людям иностранцы. Их язык очень близок к русскому, и они ценили, что в 1877—1878 годы Россия освободила их от пятивекового турецкого ига. Близость с Болгарией была такая, что ходила даже поговорка: «Курица — не птица, Болгария — не заграница». Но попасть советскому туристу в Болгарию было не просто. Те, кто побывал в ней, рассказывали, какая это красивая и благополучная страна.

Желев привез мне письмо от моего единственного болгарского знакомого доктора Любомира Бучкова. Я рассказывал Ирине:

— Желев кажется симпатичным человеком, но в Москве он одинок, никого не знает.

Мы решили пригласить его домой на обед.

Мы шли пешком и впервые разговаривали откровенно. Желев оказался очень веселым собеседником. Всю дорогу он со смехом рассказывал болгарские анекдоты про их вождя коммуниста Тодора Живкова. Один из анекдотов был обоюдоострый и для советских вождей: у Живкова на рабочем столе есть много телефонов; один из них для прямой связи с Московским Кремлем; надо угадать — какой? Ответ — тот, который без микрофона — слушать можно, а говорить ничего нельзя. В ответ я тоже рассказывал ему анекдоты про советскую власть. Когда мы пришли к нам домой, то уже были добрыми друзьями — ничто в те годы так не сближало людей, как политические анекдоты. За обедом мы с Ириной говорили с ним о жизни и политике абсолютно откровенно, как с другом. Желю тоже проникся к нам дружескими чувствами и неожиданно предложил:

— Приезжайте к нам в гости в Болгарию. Я пришлю вам вызов на всю семью.

Предложение было заманчивое, мы с радостью согласились. Но у всех туристов в страны Европы была проблема — ограниченный обмен валюты, стеснение в деньгах. Я помнил, как Милош Янечек предложил мне кроны в Чехословакии в 1960 году, и сказал Желю:

— Я могу дать тебе русские рубли, а ты отдашь мне в Болгарии вашими левами.

Ему как раз нужны были деньги на покупку охотничьего ружья, и он согласился на обмен.

Как обещал, Желев прислал нам приглашение на всю семью — с сыном. Для получения разрешения на выезд в любую страну полагалось иметь характеристику с места работы, указать в анкете, в какие страны уже выезжал, и представить рекомендацию райкома партии. В социалистические страны это была чистая проформа, но ее не обойти. Всем в райкоме задавали политические вопросы — проверяли благонадежность. Когда я пришел в свой райком, то попал прямо в кабинет моей пациентки — инструктора райкома. Она обрадовалась мне, мы поговорили о ее здоровье, о семье.

— Ну, давайте вашу характеристику, я поставлю печать и попрошу секретаря подписать.

Но когда Ирина пошла просить характеристику у своего директора Адо, этот пожилой академик с издевкой ответил своей молодой сотруднице:

— Я не напишу вам характеристику.

— Почему, Андрей Дмитриевич?

— Не напишу, и все. Вы уже были в Чехословакии и Германии. Что это вы разъездились по заграницам? Это, знаете ли, пахнет политической неблагонадежностью.

Замечание было глупым, оскорбительным и даже дискриминационным. Что можно против этого делать? Ирина пришла домой, чуть не плача:

— Наша поездка срывается — этот изувер, эта сволочь Адо не хочет дать характеристику.

Упрашивать его было и бесполезно, и унизительно. Я кинулся к своей знакомой в райкоме, объяснил ей ситуацию. Она взяла мою характеристику, посмотрела на нее:

— Впишите вот сюда, на пустое место как раз над печатью и подписью секретаря: «дано разрешение на выезд с женой Ириной и сыном Владимиром».

Очень деловой «партийный» совет. Я так и сделал, и мы получили заграничные паспорта. Ирина на работе написала заявление об уходе в отпуск, отказать в этом директор не мог. Но потом он узнал, что она все-таки уехала в Болгарию, и терялся в догадках:

— Наверное, у нее есть какая-то очень мощная рука в высоких сферах, если ей разрешили ехать без характеристики.

Вернувшись, она не стала его разуверять.

Мы ехали поездом, вагон был не очень чистый и неудобный, а в грязном вагоне-ресторане никакого выбора еды — холодные котлеты и черствый хлеб. В первом болгарском городе Русе мы пересели в болгарский поезд, чтобы ехать вдоль черноморского берега на курорт «Слынчев Бряг» (Солнечный Берег). Какая приятная разница с советским поездом — вагон меньше, но чище и удобней, а когда пошли в вагон-ресторан, то его чистота, сервировка и обилие выбора в меню нас просто поразили. Кончилась «немытая Россия» — началась Европа.

Мы приехали теплым вечером, и еще теплее встречали нас на перроне Желю Желев с женой Ваней и дочерью Мариетой, и Любомир Бучков с женой Марией и сыном Атанасом. Они сняли нам номер в гостинице на берегу, рядом с их номерами. Прямо с первого вечера мы поражались удобству жизни и обилию продуктов в Болгарии — по сравнению с жизнью в Союзе. Мы провели с болгарскими друзьями один из самых приятных отпусков в нашей жизни, ездили на их двух машинах по стране, были на знаменитом месте битвы русских войск «Шипка», были в горах Пампорово, жили в Пловдиве и закончили в столице Софии. Болгария — красивая и удобная страна, а все болгары, которых мы встречали, — добрые и дружелюбные люди. Возвращались мы с группой советских туристов и рассказывали им о своем путешествии. Они слушали как зачарованные: «А нам ничего этого не показывали».

Но самое главное — в Болгарии мы обрели друзей на всю жизнь. Несколько раз потом Желев приезжал к нам в Москву, мы ездили к нему. Когда мы стали профессорами, мы обменивались с ним опытом работы.

Трагедия великого атлета Валерия Брумеля

Директор Московского крематория называл мотоциклистов «полуфабрикатами». Сколько их погибло на загруженных движением улицах Москвы, сколько было покалечено! Одной из жертв стал Валерий Брумель, олимпийский чемпион, чемпион и рекордсмен мира по прыжкам в высоту. Поздно ночью осенью 1965 года он ехал пассажиром на мотоцикле приятеля, они мчались, асфальт был мокрый и скользкий, мотоцикл занесло, Брумеля отбросило в сторону, правая нога с силой ударилась о фонарный столб — произошел открытый перелом костей над голеностопным суставом, оголенные сломанные кости торчали из раны.

Для бухгалтера такой перелом мог бы не считаться очень большой бедой, но для двадцатитрехлетнего профессионального атлета с мировым именем это была трагедия. Валерий Брумель был настолько знаменит, что, несмотря на отсутствие официального сообщения в прессе, весть о его переломе мгновенно разнеслась по Москве, потом по всему Союзу, потом по всему миру. Два последних года перед той трагедией он был признан лучшим атлетом мира и получал за это призы королевы Елизаветы II. Его рекорд 2 метра 29 сантиметров не был побит после него еще восемь лет. А он долгое время лечился в разных больницах и перенес двадцать девять операций на сломанной ноге.

Сразу после повреждения его привезли в Институт скорой помощи имени Склифосовского. Его хирургом был Иван Иванович Кучеренко, опытный травматолог. Задача срастить кости была трудная — они были раздроблены, рваная рана кожи и мышц была загрязнена, и возникла инфекция. На ногу Брумеля наложили гипсовую повязку, а над раной вырезали в гипсе «окно» — отверстие, через которое можно видеть и лечить рану. Это было обычное лечение. Доктор Кучеренко много раз делал операции — вынимал мелкие отломки кости. Одно время рана как будто начала зарастать. Больной был избалован славой, молодой, нетерпеливый, он не хотел лежать в больнице. Его выписали в гипсовой повязке и на костылях, дали строгий совет — не наступать на сломанную ногу, не травмировать ее. Брумель совета не послушал, через гипс просочилась кровь. Опять его положили в институт Склифосовского, на этот раз состояние ноги ухудшилось, началось глубокое нагноение костей — остеомиелит. Брумеля осмотрели несколько знаменитых профессоров и снова делали операции — не помогало. Приговор был один: надо делать ампутацию ноги. На это он согласиться не мог.

Директор Волков предложил перевести Брумеля в отделение спортивной травмы нашего института. Заведовала отделением профессор Зоя Миронова, в прошлом спортсменка. Почему Волкову пришла идея перевести Брумеля к ней? Никакой логики в этом не было: у Брумеля была не спортивная травма, а тяжелый перелом с остеомиелитом. Миронова таких больных никогда не лечила. И никто в институте лечить таких больных по-настоящему не умел, даже профессор Каплан. Взять Брумеля в наш институт было безответственным решением, даже преступным — оно обрекало его на ухудшение. Но Волкову и Мироновой хотелось иметь у себя знаменитого больного, чтобы на них упала его слава. К тому времени в журналах довольно много писали о Брумеле и его врачах. Волков и Миронова старались создать через прессу впечатление, что знаменитый прыгун у них поправится и опять будет выступать в соревнованиях

Я не имел отношения к лечению Брумеля, но у нас с отделением Мироновой была общая перевязочная. Когда его привозили на каталке на перевязку, мне удавалось наблюдать, как его лечили — абсолютно беспомощно. Миронова просто не знала, что с ним делать; иногда важно заходил Волков, покровительственно разговаривал с Брумелем, но тоже не знал, как его лечить. Состояние ноги все ухудшалось, из раны тек гной, кости разрушались, дело неуклонно шло к ампутации.

Я видел подобных больных у Илизарова в Кургане и понимал, что вылечить Брумеля может только он. Но его имя еще не было широко известно в Москве. Как мне втолковать Брумелю, что ему надо уезжать от московских профессоров к провинциальному доктору Илизарову? Он мог мне не поверить и наверняка спросил бы совета у Мироновой и Волкова. Предложить такое в стенах ЦИТО, где все ненавидели Илизарова, — с моей стороны было бы равносильно самоубийству: меня тотчас выгнали бы с работы.

Как это сделать? Нашелся неожиданный выход: мне позвонила невеста Брумеля — младшая сестра моего друга Бориса Катковского:

— Володя, что делать? — Валерий сходит с ума, он думает, что совсем теряет ногу.

— Таня, скажи ему — пусть едет в город Курган к Илизарову.

— Да, мы о нем слышали. Ты считаешь, что он лучше московских профессоров?

— Таня, верь мне: для Валерия он намного лучше. Он для него — единственный.

— Я тебе верю.

— Только пусть Валерий не проговорится в ЦИТО, что это я рекомендовал ему.

Сам я не имел достаточного опыта в методе Илизарова, чтобы лечить такой сложный перелом, да мне бы все рано не доверили лечить Брумеля. Я позвонил Илизарову:

— Гавриил, к тебе едет знаменитый Валерий Брумель. Наши здесь загубили его ногу — увидишь сам. Я ему сказал, что ты — его надежда.

Докторам в ЦИТО нужно было явное доказательство, что илизаровский метод лучше тех, какими лечили мы. Таким доказательством стала операция Валерию Брумелю — Илизаров сделал ему очень тонкую операцию. Через месяц чемпион уже ходил с аппаратом на ноге. Журналисты кинулись в Курган — писать о чуде излечения. Статьи появлялись во многих журналах, и во всех славилось имя Илизарова. Через четыре месяца Брумель начал тренировки в прыжках, через год он прыгал на высоту два метра. Своего прежнего рекорда он не достиг, но само излечение уже было рекордом. И слава его хирурга Гавриила Илизарова тоже «подпрыгнула»: о нем заговорила вся страна и к его прозвищу «кудесник из Кургана» прибавилось «доктор, который вылечил Брумеля». А ведь он и до этого делал много еще более сложных операций. Так бывает со многими врачами: они успешно лечат тысячи больных, и никто о них не знает; но стоит вылечить знаменитость, и они сами становятся знаменитыми.

Брумель после этого считал Илизарова вторым отцом (тогда я мог бы считаться дядей), и мы втроем продолжали дружить. И Валерий меня не выдал: доктора в ЦИТО удивлялись — кто подсказал ему ехать на лечение к «врагу»? Только поэтому меня не выгнали с работы.

Бельгийцы Савицкие

В гости к моей теще приехала подруга ее юности Лена Савицкая и остановилась у нас на несколько дней. Тридцать лет назад они вместе учились в школе в городке Никополе, но в середине 1920-х годов Лене удалось уехать в Бельгию, она поселилась в городе Льеже. По всей Европе тогда селились русские иммигранты, бежавшие от революции 1917 года. Лена вышла замуж за иммигранта Николая Савицкого, инженера из металлургической фирмы. Почти тридцать лет не было никакой связи между моей тещей и ее подругой. Но в 1960-е годы старым иммигрантам впервые разрешили приезжать в Россию для свидания с родственниками. Лена приехала в Москву по пути в Никополь — навестить доживавших там родителей и временно остановилась у нас.

Лена выглядела как заграничная гранд-дама — изысканно одетая, красиво причесанная. Вечерами мы с интересом слушали ее рассказы про Бельгию, про которую мы ничего не знали. Ее жизнь в иммиграции началась нелегко, она долго была бедна, работала официанткой. Но после замужества жизнь наладилась, они ездили по Европе, жили в Париже и в других столицах, отдыхали на европейских курортах. Европа была их привычным «большим двором». А для нас это был малоизвестный и недоступный мир, мы даже и не мечтали увидеть Западную Европу: в капиталистические страны советских пускали только по особому отбору — боялись, что они сбегут (случаи бывали). В тех рассказах нам открывался новый мир: люди там свободно ездили на своей машине из страны в страну безо всякой визы, мы узнавали об удобствах жизни, о высоком качестве обслуживания в гостиницах и ресторанах. Но более всего наше воображение поражали описания изобилия товаров и продуктов. Лена привозила множество красивых «тряпок» — в подарок и на продажу (ей нужны были советские рубли). Ирина и теща оделись в заграничное, нашему сыну достались игрушки и костюмы, а мне досталась мечта интеллигента — входившая в моду нейлоновая рубашка.

Лена стала приезжать каждый год, а потом, с группой инженеров, приехал и ее муж Коля.

Его фирма «Кокриль-Угре» вела переговоры с Комитетом по науке и технике, это называлось научным сотрудничеством, она была заинтересована получить от России заказы на изготовление труб и других конструкций. Остановились они в дорогих номерах отеля «Националь», днем вели переговоры, а по вечерам их водили в цирк и на балет в Большой театр. После всех переговоров и развлечений, уже ночью, Коля приезжал к нам и рассказывал. Его группа довольна приемом, переговоры велись с заместителем председателя комитета Гвишиани (зятем премьер-министра Косыгина). Для установления контактов они привезли подарки-взятки: дорогое коллекционное охотничье ружье для Гвишиани и «мелочи» для его сотрудников — наборы красивых ручек, блокноты, курительные трубки и табак, бельгийский шоколад, швейцарские перочинные ножики. Ничего этого в Союзе не было, и сотрудники с удовольствием брали у них эти мелкие взятки. Коля подарил мне трубку и душистый табак. Ирина не любила курения дома, но ароматный запах табака ей нравился — у нас запахло Западом (буквально).

— Бельгийцы очень хотят увидеть домашний быт советских людей. Они ничего не знают о жизни в России. Не можете ли вы принять их у себя? — спросил Коля.

Мы с радостью согласились. Но надо не ударить лицом в грязь — принять красиво и богато. Командовала парадом теща, она дала мне задание — что покупать. Я поехал в магазин к своему пациенту — продавцу мяса в гастрономе возле метро «Войковская». Его звали Славка — громадный мужик невероятной силы, нужной для рубки замороженной туши. Я вылечил его от тяжелого перелома ноги, и Славка считал меня своим спасителем. Приходил я к нему в сырой и грязный подвал магазина всегда с «заднего прохода».

— Доктор, давай выпьем! — радовался он и бросал рубку туши.

Тут же появлялась бутылка «Московской» с закуской. Пил Славка каждый день и целый день — стаканами, без перерыва. Выпив пару стаканов, он жаловался на нового директора, отставного полковника КГБ, который хотел поймать его за этим занятием:

— Я от него бутылки в бачок в уборной прячу — туда он недолезет. Такой, блядь, — он хотел обругать его как можно жестче и подыскивал ругательство погрубей, наконец нашел и злобно выговорил, — он такой, блядь, мму-нист!..

Определения хуже этого он не придумал.

Хотя я отказывался пить, Славка все равно уговаривал. Как многие алкоголики, он просто не понимал — как это можно не пить водку. Потом он выбирал лучшую тушу из замороженных и рубил для меня лучшие куски — вырезку, без костей и жил, сам шел за прилавок, взвешивал, говорил мне цену, я расплачивался. Со свертком в руках и с гадливым чувством на душе я уходил через тот же «задний проход». Я всегда испытывал чувство унижения от того, что должен был покупать мясо подпольно, и угрызения совести за то, что мне доставались такие куски, которые не достанутся женщинам в длинной очереди. Русская поговорка «не имей сто рублей, а имей сто друзей» была в этом случае самой правильной из-за постоянного недостатка во всем.

Через других своих пациентов я раздобыл дефицитную черную и красную икру, рыбные закуски и пшеничную водку, выпускаемую только на экспорт. В булочной на улице Горького купил ржаной черный хлеб и традиционные русские калачи в виде замка с ручкой. Из всего этого теща с Ириной соорудили хлебосольный русский стол, сплошь уставленный блюдами. На гостей это произвело впечатление, и прием проходил очень хорошо. Я смотрел на них и удивлялся — как они отличались от наших инженеров своим холеным видом и прекрасными костюмами. Бельгийцы деликатно пробовали небольшие порции всех блюд, вежливо хвалили, но совершенно не умели пить водку — осторожно сосали ее маленькими глоточками и удивлялись, когда я показывал, как опрокидывать в рот целую рюмку. Коля переводил наши беседы, он знал, что я умел пить не только водку, но и чистый спирт (хирурги должны уметь пить все). Как особый «русский фокус» он попросил меня продемонстрировать это бельгийцам. Сначала он объяснил им, что такое этот спирт, и дал им пригубить. Спирт обжег их губы, они в ужасе замахали руками и завороженно уставились на меня, когда я бодро выпил рюмку спирта, не разводя и не запивая. В их глазах это было русским чудом; бедняги, они не знали, что настоящее чудо в другом: в том, что чуть ли не все мужчины нашей страны всю жизнь пьют еще больше.

На следующий вечер Коля благодарил нас за прием его коллег, говорил, как им понравился русский стол. Я рассказал, какими непрямыми путями и с каким униженным чувством мне пришлось доставать продукты, рассказал о мяснике Славке. Пораженный, Коля реагировал так:

— Знаешь, если бы я рассказал об этом моим бельгийцам, они просто не поверили бы мне. У нас в Бельгии избыток всяких продуктов, самые лучшие сорта мяса всегда в изобилии. Добыча мяса с такими трудностями и унижениями, особенно доктором — вне пределов нашего понимания. Это какое-то ваше особое советское самобичевание. Мы все удивляемся, как радуются каждой подаренной шариковой ручке ваши большие начальники из Комитета по науке и технике. Нет, вы, советские, живете в совершенно непонятных нам бытовых лишениях и трудностях.

Он был прав. Но как было втолковать ему, что вместо мяса и шариковых ручек для своих людей советское правительство уже годами рассылает по всему миру многие миллиарды на распространение коммунизма и на вооружение повстанцев в странах третьего мира — в Африке, Азии, Южной Америке. Я все больше и больше это понимал, и тогда мне пришла идея вести дневник, внося в него свои мысли и наблюдения.

Деловые переговоры бельгийцев кончились ничем, но Коля с Леной, вместе с группами инженеров приезжали еще много раз для их продолжения. Между нами и Савицкими наладились крепкие дружеские отношения. Когда они путешествовали по Европе, отовсюду присылали нам красивые открытки. Каждая начиналась словами: «Сидим в ресторане на берегу Женевского озера и вспоминаем вас...», «Путешествуем по Италии, сидим на балконе в Риме с видом на Ватикан и вспоминаем вас...», «Сидим в Германии на берегу Рейна, любуемся скалой Лорелеи и вспоминаем вас...». Мы тоже любовались видами, но только на открытках, и со вздохом думали, что нам никогда не удастся увидеть тот прекрасный мир Западной Европы. Под влиянием этих контактов с Савицкими мы сравнивали наши жизни, а такое сравнение — самый лучший способ осмысливания того, что делается вокруг.

Коля приезжал опять и опять с новыми делегациями своей фирмы в Москву, их встречали «на высоком уровне» — прямо у трапа самолета, и провозили мимо таможни на правительственных машинах Комитета по науке. Все сотрудники Комитета были секретными полковниками и майорами КГБ. Каждый раз бельгийцы привозили подарки-взятки тем советским чиновникам. Потом полковники и майоры сами тоже стали ездить в Бельгию для переговоров. Как шли переговоры я не знал, но Коля рассказывал, что там они накупали себе джинсы и другие вещи, в чем он им помогал. Он уже много раз составлял и переписывал проект делового соглашения, советские обещали его подписать, но дело никак не двигалось. И мы еще много раз принимали у себя дома все новые делегации бельгийцев и угощали их мясом от Славки-мясника. Наши отношения с Колей становились очень дружественными и как-то раз я спросил его, когда мы были вдвоем:

— Приводят к чему-нибудь ваши переговоры о научном сотрудничестве?

— Пока — ни к чему. Советская сторона все тянет и тянет. Мы предлагаем им выгодные условия, даем низкие цены и рассрочку. Они вроде бы соглашаются, но в последний момент отказываются подписать, а просят продолжать переговоры снова и снова. И все хотят присылать к нам свои новые делегации. Я уже устал их встречать и покупать им разные подарки. Мы не перестаем удивляться — зачем все это?

— Хочешь знать — зачем? Им совсем не нужно деловое сотрудничество с вами; чего они хотят — это завести побольше контактов в Бельгии, чтобы иметь там свою разведку.

— Ты так думаешь? Похоже, что ты прав. Возможно, так оно и есть.

И мы смеялись — мы были откровенны друг с другом.

В лице Коли я приобрел друга из неведомого западного мира. Общение с Савицкими и с другими бельгийцами было для нас первым соприкосновением с незнакомой нам Западной Европой, и оно оставило в моей и Ириной душе глубокое впечатление.

А когда через год я перечитал свои дневниковые записи и политические стихи, то сам поразился — насколько глубоко антисоветскими стали мои мысли.

Мои пациенты летчики-испытатели. Я — старший бортхирург

Мне довелось лечить двух знаменитых летчиков-испытателей. В 1962 году, еще в Боткинской больнице, мы вместе с доцентом Ксаной Винцентини лечили Героя Советского Союза Георгия Мосолова от множественных переломов, полученных при испытании МиГ-17 — он неудачно катапультировался из падающего штопором самолета. Его состояние было на грани жизни и смерти. Тогда мы не знали метод Илизарова, поэтому лечение было мучительным и долгим. Но Жора Мосолов оказался героем не только за штурвалом самолета, но и в больничной постели — он стойко переносил все и, превозмогая боль, даже учил английский язык. Я поражался его дисциплинированности — он досконально точно выполнял любую рекомендацию по лечению: если я говорил, что надо делать десять упражнений каждые два часа, можно было не проверять — он делал это так, как я рекомендовал. В этом сказывалась необыкновенная сила воли, необходимая для его невероятно тяжелой профессии. Мы с Жорой стали потом друзьями, встречались семьями и вместе проводили время.

В 1967 году, при испытании новой модели истребителя МиГ, под городом Горьким разбился полковник Леонид Миненко, дважды Герой Советского Союза. У него были множественные сложные переломы рук и ног, он был в тяжелом критическом состоянии. Главный конструктор Микоян просил директора Волкова послать к нему лучшего специалиста. Осмотреть больного туда вылетел профессор Каплан. Лечить такие сложные переломы ответственному пациенту в Горьком никто не брался, и Каплан рекомендовал привезти его к нам в институт. При своем громадном опыте, он и сам был в сомнениях — как его лечить? Он показал нам с Веней Лирцманом рентгеновские снимки. Я сказал:

— Его можно вылечить только методом Илизарова.

У нас еще не было опыта в лечении этим методом сложных комбинированных повреждений, и нерешительный Каплан не был уверен — браться ли за это:

— Знаете, что я вам скажу — это большая ответственность. Вы уверены, что мы сможем это?

Меня поддержал Веня:

— Аркадий Владимирович, надо же когда-то начинать.

Под нашим давлением Каплан согласился. Я просмотрел свои зарисовки, сделанные в Кургане у Илизарова, и составил план операции. Мы делали ее втроем — Каплан, Лирцман и я. Каплан таких операций раньше не делал и уступил инициативу мне. По его хмурому лицу и по замечаниям я видел, что он был этим недоволен — стариковское нежелание уступать, ревность к молодому. Он часто останавливал меня:

— Вы уверены, что надо делать именно так?

— Конечно, уверен.

— Ну-ну, делайте, если уверены, только смотрите — осторожней.

После операции Леню Миненко положили в отдельную маленькую палату, с ним была его жена Лариса. Я долго выхаживал больного, тактично советуясь обо всем с Капланом. Он соглашался, но всегда с сомнениями и недовольством:

— Знаете, вы чересчур активны.

— Но, Аркадий Владимирович, его именно и нужно лечить активно.

— Ну-ну, смотрите, чтобы чего не произошло, — ворчливо говорил он.

Директор института заходил изредка — быть в курсе состояния важного больного. Ему, конечно, не нравилось, что в его институте лечат илизаровским методом, но после нашумевшего успеха операции Брумелю он не мог возражать. А мне импонировало, что я был ведущей фигурой в лечении. Как все молодые, я всеми силами стремился «расправить крылья», хотя раздражение шефа было мне непонятно и неприятно.

За то время, что я выхаживал Леню Миненко, мы сдружились с ним. Выписывался он на своих ногах и подарил мне в знак благодарности часы:

— Спасибо тебе, ты меня по частям собрал. Приезжай ко мне в Горький погостить.

Часы красивые, дома я достал их из коробки и показал Ирине, мы оба ахнули — золотые, стоили, как полгода моей работы. Таких дорогих подарков я не получал — мне дарили бутылки коньяка, иногда всовывали в руки конверт с пятьюдесятью рублями (не часто). Ну, носить золотые часы я не стану — не такой важный пижон.

Вскоре мы на машине ездили в гости к Миненкам, по дороге останавливались у церкви Покрова на Нерли, под Владимиром. Я обожаю эту церковь за изысканные пропорции — это одно из лучших строений мира. Леня предупредительно встретил нас на своей машине при въезде в Горький. Потом мы гуляли с ним на откосе, любовались Волгой. Леня, со звездами на пиджаке, ходил свободно и бодро. Люди оглядывались на нашу группу, и никто бы не сказал, что у этого человека были сломаны ноги и руки.

Хотя директору и профессору не очень нравилась моя активность, но успех лечения новым методом был налицо, и это сказалось в их важной уступке — меня назначили бригадиром хирургической бригады Министерства здравоохранения по выездам на случаи массовых травм, бортхирургом. Дело было ответственное. Теперь время от времени мне звонили из Министерства с заданием лететь на какой-нибудь случай массовой травмы и присылали машину, чтобы везти на аэродром «Быково». Там наготове стоял самолет и сидела анестезиолог — молодая и симпатичная армянка. Несколько раз мы вместе вылетали в разные районы и работали по два-три дня в местных больницах. И всегда мы были так заняты, что нам оставалось мало времени поговорить.

Как-то раз нас срочно послали на далекий Север — в Воркуту. Там произошел взрыв на шахте и были тяжелые травмы. Воркута — за полярным кругом; в сталинское время туда на шахты ссылали приговоренных к длинным срокам заключения, они добывали никель в таких условиях, что выживали лишь единицы. По сути, ссылка в Воркуту была смертельным приговором. В теплое сентябрьское утро мы, в легких костюмах, вылетели на большом самолете в Сыктывкар. По дороге я рассказывал своей спутнице, которая по молодости не помнила сталинского времени, что такое шахты Воркуты. Рассказал ей про свою «кровную сестричку» польку Женю, которая выросла там с ссыльными поляками, о том, как в Петрозаводске она кинулась под поезд и потеряла ноги. Моя спутница испуганно смотрела на меня — рассказы напугали ее.

В Сыктывкаре было холодней, и мы надели куртки. Оттуда до Усть-Узы летели на небольшом двухмоторном самолете типа «Дуглас». Там еще холодней, я надел взятое с собой пальто, а у нее ничего не было. Из Усть-Узы нас везли на маленьком Як-12, мы пролетали над Северным Уралом, около высшей точки — горы Народной, более трех километров высотой. Самолет кидало в разные стороны, моя анестезиолог дрожала от холода и страха и прижималась ко мне. Я взял ее в пальто, как ребенка. Наши щеки касались, она тяжело и взволнованно дышала, два наших молодых тела согревали друг друга, и пилот, занятый удержанием самолета от порывов ветра, с улыбкой косился на нас. Приземлились в Воркуте в темноте, по летному полю гуляла снежная поземка, холодно. На «Волге» директора шахт шофер привез нас в маленькую холодную гостиницу горкома партии:

— Товарищи доктора, все начальники теперь на срочных заседаниях, но сказали, что вы можете отдохнуть до утра — все пострадавшие уже в больнице. Утром я приеду.

У нас одна комната на двоих. Отдых нам нужен, но где взять еду ночью? В гостинице только чай. У нее оказались с собой бутерброды. От усталости и холода она дрожала и испуганно поглядывала то на меня, то на стоявшие рядом постели. И как-то так все это случилось... Она оказалась очень горячей в любви — армянская кровь. Искусно и жарко вжимаясь в меня всем телом, она смущенно, стыдясь, смотрела мне в глаза и шептала:

— Неужели это ты?.. Неужели это ты?..

Это был импульс. Когда такое случается один раз, это всегда — импульс.

Мы работали в местной больнице два дня почти без перерыва, были так заняты, что она лишь изредка на меня поглядывала. Переломов было много, мы сделали шесть операций.

Там я увидел самое тяжелое повреждение из всех, какие мне приходилось видеть — у молодого шахтера была снесена часть лица. Я не оговорился: верхняя челюсть с небом, нос и лобная кость, глаза были вырваны. Это случилось, когда он без сознания лежал в шахте возле рельс, запрокинув голову. Катящаяся вагонетка проехала по лицу снизу вверх. Удар пришелся на верхнюю челюсть, сломал ее и вырвал вместе с небом, носом и лобной костью. Изуродованное лицо валялось рядом в пыли. Его подобрали и обложили льдом, чтобы сохранить кожу. Смотреть на это было жутко — человек без лица.

В полости рта беспомощно шевелился язык, но звуков не было, потому что без неба не было резонанса. Больной задыхался — слюни из-под языка затекали в глотку. Моя анестезиолог отворачивалась, хваталась за меня руками и плакала навзрыд.

Пусть читатель простит меня за такое описание, но я должен показать — с чем хирургу приходится иметь дело при травме. Чтобы что-то сделать, я по пальцу ввел в гортань воздуховодную трубку, потом долго отмывал и очищал от грязи сорванную с костями кожу и прикрыл ею зиявшие носовые полости и лобные пазухи. Больного срочно отправили в институт челюстно-лицевой хирургии. Мне потом пришлось видеть его, ему сделали пластмассовую маску верхней части лица с нарисованными глазами, чтобы было не так ужасно. Маска держалась на резинках вокруг затылка. Но смотреть все равно было страшно.

В следующий раз я вылетел в Ташкент. Ранним утром диктор по радио трагическим голосом сообщил: «Сегодня в три часа ночи произошло землетрясение в городе Ташкенте, имеются жертвы, подземные толчки продолжаются. Товарищи Брежнев и Косыгин вылетели в Ташкент». Я сказал Ирине:

— Сегодня меня не жди — наверняка пошлют в Ташкент.

Только я пришел на работу, позвонили из министерства: «Соберите бригаду из четырех хирургов и необходимое оборудование; машина с билетами на самолет выезжает к вам».

Полетели: Вениамин Лирцман, Отар Гудушаури, Толя Ашкенази и я. Анестезиологов с нами не было. В самолете к нам присоединился хирург, профессор Кузин. Все были возбуждены, а лететь долго — семь часов. Я уговаривал:

— Ребята, вы поспите хоть немного, ведь не знаем — что нас там ждет.

В Ташкенте стояла жара. У трапа нас встретили мои старые знакомые — хирурги Шаматов и Шакиров, из Института травматологии, их я помнил по работе с препаратом мумиё.

— Сейчас толчки почти совсем прекратились, жертв пока не так много. Мы отвезем вас за город, будете жить в дачном городке для правительства — там меньше риска. По утрам будем вас забирать, а после работы — привозить обратно.

Проезжая по городу, мы видели много разрушенных саманных (глиняных) домов. У памятника Ленину съехала с места верхняя часть корпуса, он стоял кособоко. В стенах здания института травматологии были трещины, и больных на кроватях вывезли во двор.

Мы пробыли в Ташкенте почти неделю, работы было не так много, но мы ждали — не повторится ли сильный удар. Сейсмологическая служба сообщала силу последующих ударов. Мы ощущали их каждый день — будто кто-то шевелился под землей.

Дети в городе так привыкли к подземным толчкам, что, играя на улице и почувствовав толчки, они весело прыгали и кричали:

— Два балла!.. Три балла!.. — и обычно угадывали.

Как бы там ни было с толчками, но традиционным узбекским пловом нас все равно угостили. У нас с Веней Лирцманам в Ташкенте были ученики — Хасанов и Мананов. Их прислали в ЦИТО целевыми аспирантами, без всяких экзаменов (все равно они бы их не выдержали). Малограмотные ребята, они были совершенно неспособны к научной работе. Поэтому диссертации за них писали мы. Дирекция рапортовала в министерство: «Институт подготовил столько-то научных кадров для национальных республик». Какие это были кадры — никого не волновало. По иерархической лестнице все обманывали друг друга, и все это знали, но в национальной политике многонационального Советского Союза все нации должны быть равны и все успешны — «уравниловка» советского типа.

Я писал диссертацию за Хасанова, его тема была: «Лечение переломов копчика». Тему дал профессор Каплан, но больше в диссертационную работу не вмешивался. Бедный Хасанов совершенно не знал, как к этому подступиться, что делать и что писать.

Пора было начинать делать свою диссертацию — докторскую и мне. Каплан все тянул и тянул с обозначением научной темы. Он считался консультантом по докторским диссертациям, и это зависело от него. Я и намекал, и просил. Он каждый раз отвечал:

— Знаете, не торопитесь.

— Но, Аркадий Владимирович, время идет. Сколько же мне сидеть в кандидатах наук?

— А я вам говорю — не торопитесь.

То же самое было и с Веней Лирцманом. Каплану не очень хотелось видеть рост молодых — он ревновал нас к будущему. Все-таки я выжал из него тему. Он позвал меня:

— Знаете, что я вам скажу? Локтевой сустав.

— Что — локтевой сустав?

— Это ваша тема.

— Спасибо. Но что именно в локтевом суставе?

— Все.

Это был слишком общий разговор. Локтевой сустав — сложное анатомическое устройство, переломы в нем лечить очень непросто. Хотя бы дал какие-нибудь наметки.

Я поговорил с Веней Лирцманом, он по-деловому сказал:

— А что, Володя, соображай сам, как делать.

И больше от Каплана я ничего по диссертации не услышал — до самой защиты.

Иллюзии и реальность («Пражская весна» 1968 года)

В 1968 году в умах и настроениях московской интеллигенции доминировали события в Чехословакии (тогда это была одна страна). В ту весну, после долгого застоя в подчинении Советскому Союзу, молодые руководители Коммунистической партии Чехословакии начали проводить политику либерализации страны, создавали «коммунизм с человеческим лицом» (их выражение). Главной фигурой был первый секретарь партии Александр Дубчек, он подобрал себе дружину боевитых единомышленников и быстро и эффективно проводил демократические преобразования. «Пражская весна» согревала свободолюбивые надежды не только в чехах и словаках, но и во многих русских — мы все надеялись на их успех. Чехословакия была мила моему сердцу с первого приезда туда в 1960 году, я дружил с Милошом Янечеком, мы с ним были очень близки, он приезжал и гостил у нас всей семьей. Всегда бодрый, всегда энергичный, он был для меня образцом поведения в жизни. Дома мы с Ириной постоянно говорили о «Пражской весне», на работе я обсуждал это только с ближайшими друзьями — громко говорить на эту тему все опасались, беседы велись только на кухнях за бутылкой водки. Все обсуждали: дадут ли Брежнев и советское Политбюро возможность преобразованиям в Чехословакии или задавят их? Если дадут, то потом это неминуемо скажется и на нас, потому что лагерь коммунистических стран — это один монолит, одна политическая система и экономика. Замаячила идея жить свободными от коммунистических догм — ах, если бы! Брежнев был у власти уже три года и пока ничем прогрессивным себя не проявлял. Наоборот, при нем продолжались гонения и аресты инакомыслящих: в Московском университете разогнали группу протестующих студентов во главе с Буковским, его судили «за хулиганство», чтобы другим было неповадно. Однако это они делали у себя дома, в России, а Чехословакия — другая страна. Пока что Брежнев проводил встречи с Дубчеком на границе двух стран, уговаривал его отказаться от перемен.

Наши интеллигенты сочувствовали Дубчеку, некоторые стали выписывать чешскую газету «Руде право», читая в ней боевые, задорные политические статьи. Мой друг Норберт Магазаник пересказывал их. Говоря языком шахматистов, Дубчек форсировал пешечный строй противника и прорвался в тыл — в сердца интеллигентов. Однако, продолжая шахматное сравнение, надо сказать, что сделал он это слишком поспешно и всего одной фигурой — с надеждой на слабость противной стороны. Но не тут-то было!

Утром 21 августа 1968 года я уже собирался уходить на работу, Ирина была на кухне. Там мы по утрам держали включенным радио, вполуха слушая новости и очень внимательно — прогноз погоды. Вдруг неожиданно раздался истерический крик Ирины:

— Сволочи, сволочи!

Я не понял и поспешил на кухню. Стоя возле радио, она кричала со слезами на глазах:

— Эти сволочи, наши правители, они ввели войска в Чехословакию!..

Ах, вот оно что! Новость упала мне на душу тяжелым камнем: я понял сразу — ничего не будет, никаких перемен к лучшему при советских коммунистах не будет; Чехословакия порабощена, и мы все тоже останемся рабами.

Следующая моя мысль была о Милоше: что теперь он может думать о нас, русских, и обо мне тоже? Меня обуяло желание сейчас же дать знать ему мое истинное отношение к вторжению, показать, что я на его стороне. Прорваться было невозможно. Я сел за стол и написал телеграмму: «Дорогой друг Милош, в этот день я хочу, чтобы ты знал, что я всем сердцем с тобой. Я люблю твою страну и надеюсь на лучшее будущее для всех нас». Я не расшифровывал того, что было ясно и так, — на почте могли отказаться принять телеграмму. Я зашел туда еще до работы, там ее безразлично прочли, посчитали — сколько слов, сказали — сколько заплатить.

Вторжение было произведено под эгидой содружества социалистических стран, основные войска были советские, но были и небольшие польские, болгарские, венгерские части, и солдаты из Германской Демократической Республики (Восточной Германии). Так создавали впечатление единства тех стран. И тут же была сочинена «Доктрина Брежнева» — по ней Советский Союз имел право вмешиваться в дела социалистических стран. Агенты КГБ арестовали Дубчека и его соратников и привезли в Россию. Потом их всех понизили и унизили — Дубчек много лет работал счетоводом в колхозе.

Буквально на следующий день советское радио и газеты сообщили, что «все население Чехословакии поддерживает введение войск в их страну». А по «Голосу Америки», хотя его сильно глушили, передавали, что все четырнадцать миллионов населения протестовали. Остановить вторжение им было не под силу. Остряки сразу сочинили анекдот: «Сколько населения в Чехословакии? — Двадцать восемь миллионов, потому что четырнадцать миллионов — за вторжение и четырнадцать миллионов — против».

Но нашлись смелые люди в России: на Красную площадь с плакатами протеста против вторжения вышли шесть человек — диссиденты Павел Литвинов, Лариса Богораз и другие. Это был первый публичный протест в Советском Союзе. Те шестеро были герои общей идеи — они выступали от всех нас. В их протесте сконцентрировались все мысли тех, кто хотел человеческого лица коммунизму. И за это всем им дали... четыре года ссылки. Поэт Евгений Евтушенко написал стихи:

Танки идут по Праге,
Танки идут по правде...

Плохая рифма, но хорошая идея. Его не сослали, потому что он был слишком заметной фигурой, только пожурили.

А в Праге, на Вацлавской площади, протестуя против вторжения, принародно сжег себя студент Ян Палах (теперь ему стоит памятник и всегда лежат свежие цветы).

В Союзе, по указанию партийных властей, на заводах, в министерствах и в институтах устраивали собрания в поддержку вторжения. Многие понуро шли на них против воли, другие, кого это не интересовало, шли без понимания — почему им надо это поддерживать. Выступающих натаскивали — что говорить, они выкрикивали хулу в адрес Дубчека и хвалу «мудрости товарища Брежнева».

Я на собрание не явился. У меня не хватало мужества идти протестовать, но хватило смелости хотя бы не присоединиться к поддерживающим вторжение. Я мог позволить себе это, потому что не был членом партии.

Дома я написал стихи на вторжение и доктрину Брежнева:

КУЛАК РОССИИ

Всегда в России было так:
Исход раздора или спора
Его Величество Кулак
Решал, как довод и опора.

Бывал с ним прав любой дурак —
Кто с кулаками, тот и гений;
Его Величество Кулак
В России выше убеждений.

Он и поныне не обмяк,
И не ослаблен он прогрессом.
Его Величество Кулак
Прогрессу стал противовесом;

Во всем его заклятый враг,
Тупой, холодный, злой и мрачный,
Его Величество Кулак
Зовет прогресс на бой кулачный.

Опять, насилия маньяк,
Поднесенный под нос Европы,
Его Величество Кулак
Народы гонит рыть окопы.

Болгарин, немец, венгр, поляк! —
Вас кулаком погнали к чеху,
Его Величество Кулак
Увидел в нем себе помеху.

Но и в беде есть добрый знак,
И с ним нельзя не согласиться:
Его Величество Кулак
Грозится, если он боится.

Некоторое время спустя я встретился с другом детства Андреем Гаевским, он был полковником и во время вторжения командовал артиллерийским полком. Он говорил:

— Знаешь, когда я приказал солдатам идти в Чехословакию в боевой готовности, они смотрели на меня так, что я не знал, куда девать глаза. У меня было такое горькое чувство стыда, что лучше было бы мне застрелиться, чем следовать приказу командования.

Чего советские руководители добились вторжением — это полной деморализации общества. Милош Янечек уехал работать в Германию по контракту. Через два года я был там по его приглашению — делал с ним операцию по своему методу. Он рассказывал, как тягостно все они переживали вторжение, и благодарил меня за ту дружескую телеграмму.

Больше всех от деморализации пострадал наш общий друг, знаменитый академик-биолог Милан Гашек, тот красавец-великан, который был у меня в гостях и поражал всех нас фонтаном жизнерадостности и способностью пить много алкоголя. Он был директором института биологии и после вторжения предложил своим сотрудникам покинуть Прагу, переехать в Лондон и продолжать работу там (у него, ученого с мировым именем, были там научные связи). Сотрудники колебались, он не стал их бросать и тоже остался. За его предложение новые власти страны унизили его, сделав младшим сотрудником. Ранее жизнерадостный и полный научных идей, Милан впал в глубочайшую депрессию и никогда уже потом не восстановил потенции своих способностей. Он физически съежился, постарел, ослаб и, удивительней всего, полностью перестал пить. Раньше он доказывал нам, что алкоголь способствует людской общительности. Но когда в 1972 году, через четыре года после вторжения, я был в Праге и предложил ему выпить пиво, он даже испугался:

— Что ты, Володька! Нет, нет, алкоголь — никогда.

Так советское вторжение сломало его личность, одну из ярчайших личностей, какую мне пришлось встретить в жизни.

На место руководителей «Пражской весны» посадили послушных Москве коммунистов. Вместо Дубчека назначили старого коммуниста Гусака. Он следовал указаниям Брежнева, и Чехословакия на двадцать лет впала в ничтожество. Брежнев обожал Гусака, встречаясь, они не просто целовались, но даже лобызались. Была такая шутка: Брежнев говорит: «Гусак как политик — говно, как экономист — говно, но целуется, подлец, бесподобно!».

Первое изобретение

Нужно ли вдохновение в научной работе? Есть легенда, что Ньютона вдохновило на великие открытия упавшее с ветки яблоко — оно подсказало ему идею. Я для своих небольших идей в докторской диссертации тоже получил вдохновение — это было желание найти пути новых операций для улучшения результатов лечения. Когда я получил от профессора Каплана тему «Повреждения локтевого сустава», меня это раззадорило: я сделаю что-то такое, чего до меня не делали, и потом напишу научную книгу-учебник.

Для научной работы необходимы три «С»: Смелость, Совесть и Система. Смелость — в научных решениях, совесть — в научной честности, система — в научном продумывании.

Сначала всегда много подготовительной, рутинной работы. Я изучал нужную литературу — что было сделано до меня. Научная информация в те годы была на бумаге, компьютер и Интернет еще не существовали, картотеки были напечатаны машинописью на картонных карточках. Библиотека нашего института была небольшая. В Центральной медицинской библиотеке возле картотеки толпились соискатели ученых степеней. Несколько недель я ездил после работы толкаться в толпе жаждущих знаний, изыскивая сотни нужных названий книг и статей. Я переписывал и рисовал себе методы лечения, обдумывал, какие лучше.

Одновременно я выписал данные обо всех больных, лечивших в институте повреждения локтя. Их оказалось почти тысяча — даже слишком много. Предстояло вызывать в вечерние часы, после работы, тех, кто откликнется, и обследовать, определяя результаты лечения. Телефонов было мало, объяснить в коротком разговоре мою задачу трудно — я писал открытки с просьбой явиться для обследования. Бывшие пациенты откликались неохотно, особенно те, кто были недовольны лечением. Удалось собрать сведения о четырех сотнях людей, но сведения оказались нерадостные — много неудовлетворительных результатов, особенно после сложных переломов и вывихов: локоть не сгибается и не разгибается, постоянная боль, женщины страдают от деформаций, не могут носить короткий рукав. Все это надо пытаться исправлять. Как?

Во всем мире тогда пользовались очень хорошей так называемой «ортопедической техникой» швейцарского доктора Мориса Мюллера — набором пластинок и инструментов для скрепления сломанных костей. Только в Советском Союзе их не было и мечтать о них не приходилось — валютный бюджет здравоохранения был ничтожный. Мои чешские друзья, приезжая в гости, с грустью говорили:

— Знаешь, Володька, после вашего вторжения вся наша страна впала в моральную и экономическую депрессию. Трудно жить, трудно работать.

Мне пришлось пользоваться тем, что было в нашем скудном распоряжении. Для больных с тяжелыми повреждениями локтя я придумал модификацию старой операции. Идея была простая, но удачная. Каплан в то время был в отпуске, мы с Веней Лирцманом его замещали. Я сделал несколько операций в новой модификации. Результаты оказались лучше прежних. Когда Каплан вышел из отпуска, мы с ним пошли на обход в палаты. Я с гордостью показал ему этих больных и ждал — что он скажет? По его лицу пробежала тень. Когда мы вышли в коридор, он с каким-то непонятным раздражением бросил мне:

— Знаете, что я вам скажу? Славу вы на этом не заработаете.

Я опешил — при чем тут слава? Вместо того чтобы проявить интерес к новому методу, обсудить со мной, своим молодым помощником, он рассердился и «оборвал» меня. Я вовсе не думал о славе, а только старался улучшить результаты лечения. Расстроенный, я жаловался Вене Лирцману:

— Старик обозлился, что я проявил самостоятельность. Он ревнует и зажимает нашу с тобой инициативу, не хочет, чтобы мы расправляли крылья, — старческая зависть.

— Да, конечно, он стареет, но знаешь — он ведь и сам изобретатель, у него есть несколько патентов.

— Подумаешь, патенты! Если я захочу, я тоже могу получить патент.

— Не говори, а попробуй на деле.

— И попробую!

С тех пор я все больше задумывался — как можно еще улучшить результаты. А пока продолжал оперировать по своей модификации. Сделав четырнадцать операций, я написал статью, нарисовал схему модификации и принес Каплану. Я все еще был обижен за его нападку, но, чтобы больше не раздражать, поставил его фамилию первым автором, а свою — вторым (хотя он тех операций не делал). Это была как бы «авторская взятка». И он ее принял — статья была напечатана под двумя нашими именами, она вызвала интерес, доктора стали делать операции в моей модификации. Так, вопреки Каплану небольшую славу я все-таки получил, и он сам разделил ее со мной.

Но теперь мое вдохновение в научной работе вышло на новую стадию: я все был недоволен результатами лечения тяжелых повреждений и решил сам изобрести *искусственный локтевой сустав,* чтобы им полностью заменять сломанный. Дело было новое; в западной хирургии уже широко применяли искусственные суставы бедра и колена, но нигде еще не было сустава локтя. Длинные зимние ночи я проводил в думах и рисовал схемы рациональной конструкции. Металлическая конструкция не может полностью повторять естественную анатомию, ничем искусственным природу не повторить. Задача состояла в том, чтобы природу обмануть — создать конструкцию значительно примитивней естественного сустава, но способную действовать в его параметрах. Я изобретал с вдохновением, но изобретательство — дело тяжелое: много раз мне уже казалось, что я нашел то, что искал, но потом видел ошибки и недоделки, расстраивался и начинал все сначала. Весной я закончил эту работу: у меня на столе лежало мое детище — эскиз внутреннего протеза локтевого сустава.

Работал я над ним втайне: я боялся, чтобы идею не украл доктор Константин Сиваш, заведующий научно-техническим отделом. Он уже пронюхал про мою работу, а я знал его нечистоплотность — были случаи.

Теперь надо было изготовить по эскизу металлический образец локтевого протеза. Где и как? Нечего было и думать, что мне сделают его официально на медицинском производстве. Если бы кто-нибудь и взялся, дело тянулось бы вечно. В работе над диссертацией надо искать производителя самому. У меня был пациент — инженер Виталий Исаев, начальник инструментального цеха завода «Авангард», недалеко от нашего института. Завод оборонный, секретный, там делали какие-то части для ракет, все в округе так его и называли — «ракетный». А где делали ракеты, могли быть любые металлы, какие подошли бы для моего сустава. С Исаевым у меня были дружеские отношения: я сделал ему операцию на сломанной ноге, он проникся ко мне симпатией. Я показал ему мой эскиз, он долго не понимал, как это можно заменить целый локтевой сустав. Я и сам не был в этом уверен, но мы перешли на обсуждение технических деталей конструкции. Это его область, он сразу включился.

— Можете изготовить для меня первую модель? — спросил я.

— Это, конечно, можно, только мне нужны настоящие чертежи, и надо включить в это дело еще кое-каких людей.

Он привел ко мне домой еще двух инженеров и двух рабочих. Принимать русских инженеров было куда проще, чем бельгийских. Я угостил их коньяком, который они пили стаканами, и мы стали обсуждать детали. Сделать протез они брались бесплатно, просили только спирт для рабочих, которые будут его вытачивать. Но за профессиональные чертежи надо было заплатить 150 рублей чертежникам. Это для меня довольно большие деньги, мы жили от зарплаты к зарплате. У Ирины были накоплены 160 рублей на покупку нового пальто. Я смущенно пошел к ней на кухню:

— Понимаешь, это очень интересное дело — создать протез локтевого сустава. Я так долго над этим думал и много трудился над эскизом. Кажется, протез вполне может работать. Но надо иметь первый образец и провести эксперименты. Тогда я получу патент и смогу делать операции на людях, это украсит мою диссертацию. Они берутся делать протез бесплатно, но надо заплатить 150 рублей за чертежи...

Ирина молча принесла мне свои деньги на пальто, я поцеловал ее и отдал их инженерам.

Ах, вдохновение, вдохновение изобретателя!.. Когда они ушли, я с прежним вдохновением принялся объяснять Ирине, как это важно заменить сломанный локтевой сустав на целый внутренний протез... Впрочем, она тоже могла бы мне объяснить, как это важно — заменить изношенное старое пальто на совершенно новое.

Дела литературные

Многие любят постоянно жаловаться, что им ни на что не хватает времени.

Я этого никогда не понимал — я был постоянно занят очень многим сразу и успевал все. Кроме напряженной хирургической работы и докторской диссертации, я читал много научной, исторической и художественной литературы и не переставал писать стихи. На моем письменном столе одновременно лежали: эскизы изобретений, черновики научных статей, главы диссертации и начатые стихи. Литература увлекала меня не меньше, чем медицина. Но в печать я отдавал только стихи для детей, я не хотел попасть под идеологическое давление цензуры. Из печати вышли еще две книги моих стихов, иногда меня печатали в журналах. Я ходил на творческие вечера в Дом литераторов, завязывал все больше связей в литературном мире. Друзья часто спрашивали:

— Откуда ты берешь время на все?

— Это просто — если человек что-то очень хочет, он всегда найдет время и силы это сделать. Для меня писать — это как дышать, не писать я не могу.

Но детские стихи были только «видимой частью айсберга» моих литературных усилий, еще большая «подводная» часть была не напечатана. Писал я не только для детей, писал на злобу дня и писал для души. Вот одно из стихотворений того времени:

ФАУСТ НА ПЕНСИИ

Устав служить для всех примером
Несовершенства чувств людских,
Он стал, как все, пенсионером.
И окончательно притих.

И с Мефистофелем, на сквере,
Беседуя про валидол,
В покое он, по крайней мере,
Замену счастию нашел.

И не коснутся судьбы мира
Его обыденных забот,
Он за бутылочкой кефира
Спокойно в очередь встает,

Сидит часами в райсобесе,
Законы знает назубок
И любит в ежедневной прессе
Прочесть удачный некролог.

Им все прошедшее забыто,
Былых желаний нет следа;
Обманутая Маргарита
Ему не снится никогда;

И возмущаясь молодежью,
Забыв, как сам был виноват,
Он говорит с брезгливой дрожью
Про современный их разврат...

Недавно, выйдя из больницы,
Нашел он Гёте среди книг
И, пролистав две-три страницы,
Решил, что все наврал старик.

Какой был смысл искать мгновенье? —
Бесцельно, глупо и смешно.
Что счастье — это лишь забвенье
Того, что было и — прошло.

Мне хотелось попробовать себя в прозе. Я придумал литературного героя — доктора Гусева, способного хирурга, но неудачливого, бедного человека; он мастер своего дела, спасает жизни, а сам вынужден заниматься трудным бытом, обменивать тесную квартиру на что-нибудь лучшее. Вместе с приятелем Володей Ривиным из «Литературной газеты» мы написали сценарий фильма об этом докторе, куда-то предлагали, но — не получилось.

Я читал литературным коллегам свою пьесу «Чудное мгновенье» — про роман Пушкина с Анной Керн. Писал я ее почти два года, досконально собирал фактический материал. В пьесе всего два действующих лица — он и она. По ходу действия Керн несколько раз перевоплощается из молодой в старую и обратно. У меня были два солидных рецензента: известный писатель и литературовед Ираклий Андроников и старейший пушкиновед Арнольд Гессен, девяноста лет. Много лет назад Гессен был знаком с дочерью Керн.

Когда она была девочкой, в 1830 году, развивался роман ее матери с Пушкиным. Бывая у них, Пушкин играл с ней, брал на руки. Узнав, что Гессен был с ней знаком, я поразился: получалось, что между Пушкиным и мной прошло всего два касания — он касался девочки, Гессен касался ее уже в старости, а я пожимал руку Гессена. Казалось бы, от Пушкина прошла вечность, а вот ведь — между нами всего два человеческих касания!

Мою пьесу рекомендовали в Харьковский русский драматический театр имени Пушкина. Через несколько месяцев позвонил главный режиссер Владимир Ненашев:

— Мне понравилась ваша пьеса, я хочу ее поставить. Приезжайте в Харьков, мы поговорим.

Мы с Ириной обрадовались, я устроил себе короткий отпуск и помчался. Ненашев провел чтение пьесы «на труппе». За Пушкина читал он, за Анну Керн — его жена, ведущая актриса. Мир драматического театра был мне интересен своей несхожестью с привычным миром больницы, я был счастлив узнать его. Договорились, что пьесу будут ставить в следующем году.

В Москве ее взяли в театре при Московском университете. Обычно автор присутствует на репетициях, дает советы. Но мне, конечно, было некогда. Через несколько месяцев мы с Ириной пошли на премьеру. Актеры-любители были очень милы и очень старались, но сказывалась их неопытность. А что получится у профессионалов из Харькова?

Соприкосновение с театральным миром дало мне, каким-то образом, идею попробовать сделать представление-капустник в нашем институте. Верный друг Веня Лирцман поддержал. Идея понравилась директору Волкову, у него было чувство юмора. Я собрал «труппу» из молодых докторов и сестер, написал кучу сатирических стихов на темы нашей работы. В моде был финский танец летка-енка. На ту мелодию я написал текст:

Раз-два, кости не ломайте,
Не то костей вам не собрать,
А если сломаете,
В ЦИТО поступайте,
Будут в ЦИТО вас изучать.

Раз-два, а если не срастется,
Будешь сам тогда не рад,
И если так придется,
На кости кладется
Компрессионный аппарат.

Раз-два, наложат вытяженье,
И срастутся кости тотчас,
И в то же мгновенье
Напишут, без сомненья,
Диссертацию про вас.

Раз-два, в ЦИТО мы лечим кости,
Костоправы ты и я —
Сомненья ваши бросьте,
Несите ваши кости,
Все вам расскажем, не тая.

На репетициях мои «актеры» весело отплясывали, напевая этот текст и другие сатирические стихи и песни. Я был увлечен подготовкой капустника, и, кажется, из меня даже получался неплохой режиссер. Но актер на сцене я был никакой. Правда, в шуточном фильме мне пришлось играть перед камерой, и это у меня получалось лучше. В общем, капустник был на славу, аудитория живо реагировала на шутки, смеялась. Но, как ни странно, нашлись и недовольные, особенно группа пожилых женщин-недоброжелателей: Миронова—Малова—Мартинес. Лишенные чувства юмора и полные зависти и недоброжелательства, они говорили:

— Голяховский — выскочка!.. Ему больше всех нужно!.. Он хочет директору угодить!..

Ничем я тех людей не задевал, их просто раздражала моя жизненная активность. Все, что выходило за пределы обычного, все они штамповали словом «выскочка». Часто приходилось мне в жизни удивляться подобной людской реакции, и поэтому я всегда любил повторять одну истину: *на людей не наудивляешься!* Но нельзя жить без веселья, нельзя, даже на фоне общей моральной подавленности.

Общественная жизнь становилась все грустней. В литературном мире доминировала новость о гонениях на молодого поэта Иосифа Бродского. Ничего сугубо антисоветского он не публиковал, он просто жил и писал так, как считал для себя нужным. А это было *непослушанием*. Власти поставили на него штамп «тунеядец», судили, сначала выслали в лагерь, а потом выслали совсем из страны. Мы случайно столкнулись с ним в парикмахерской в Союзе писателей, наше знакомство было поверхностным, но на прощанье я с сочувствием пожал ему руку. Я думал тогда: как ужасно — быть высланным из страны! (Не приходило мне в голову, что через девять лет мне придется ехать за ним.)

Другим событием литературной жизни было хождение по рукам в рукописях «самиздата» романов Александра Солженицына «Раковый корпус» и «В круге первом». «Самиздат» был вынужденным изобретением инакомыслящих — напечатанная на машинке рукопись. За передачу и чтение «самиздата» могли судить, поэтому люди тайком передавали те смятые многими руками листы на одну-две ночи. И мне они тоже достались на одну ночь, и я не спал, с восторгом глотая страницу за страницей. А потом я услышал по «Голосу Америки», что Солженицына исключили из Союза писателей. Я был в подмосковном Доме творчества писателей «Малеевка», писал там последние главы диссертации. Мы с Василием Аксеновым шли играть в бильярд, когда я услышал эту новость и сказал ему. Вскоре Солженицына выслали из Союза, как Бродского. И я опять думал: как это ужасно — быть высланным!

Так Россия лишилась двух будущих Нобелевских лауреатов.

Как глава диссидентского движения выдвинулся академик Андрей Сахаров. В 1940-е годы он был одним из авторов советской водородной бомбы, но в 1950-е пришел к идее отрицания политики военной гегемонии. В 1960-х он написал литературное эссе «Отражение прогресса: мирное существование и интеллектуальная свобода». В нем он проводил идею мирного слияния социализма с капитализмом. Конечно, в России это не напечатали, текст читали по «Голосу Америки», и рукопись «самиздата» ходила по рукам интеллигентов. Сахаров стал организатором Комитета по правам человека. Своими смелыми протестами он стал настолько знаменит, что когда среди алкоголиков прошел слух, что водка подорожает, они говорили: «Этого не может быть — Сахаров не допустит».

Когда в Чили свергли марксистского президента, там был арестован секретарь Компартии Луис Корвалан. К тому времени студент-диссидент Буковский уже несколько лет сидел в тюрьме, якобы «за хулиганство». Сахаров предложил идею — обменять Буковского на Корвалана. И правительство Брежнева пошло на это, обменяло их. Остряки сразу сочинили:

Обменяли хулигана
На Луиса Корвалана;
Где б найти такую блядь,
Чтобы Брежнева сменять?

Исполнитель и созидатель

Наступил день, когда я держал в руках изобретенный мной внутренний протез локтевого сустава. Я стоял за углом высокого кирпичного забора завода «Авангард», поодаль от проходной, через которую выходили рабочие. Двое из них — пожилой Павел Иванович и молодой Сергей — должны были тайком вынести по частям мой сустав. Карман моего пальто оттопыривала бутылка чистого медицинского спирта — расплата за сустав. Я прикрывал рукой оттопыренный карман и волновался — а вдруг охрана на пропускной задержит их? Тогда пропала моя работа. Обычно работягам удавалось выносить с завода все, наверное, они могли бы вынести по частям целую ракету, если бы за это им дали спирт. Но все таки...

Не задержали! Они подошли ко мне, тоже прижимая руками оттопыренные карманы.

Павел Иванович, в прошлом мой пациент, добрый, малоразвитый человек, был прекрасный мастер, но алкоголик. Он горел нетерпением выпить и спросил приглушенно:

— Спирт принесли?

— Угу, — я тоже ответил приглушенно, не желая, чтобы нас слышали.

Мы отошли в сторону от завода, в сквер, где гуляли мамы и бабушки с детьми. Была весна, пели птицы, веселились дети. Я заметил, что одна из мам читала дочке стихи из моей новой книги: «Есть у нас в лесу тропинки / Шириной, как паутинки...». В сквере состоялся наш обмен: я дал им бутылку спирта, а они мне — металлические части сустава, завернутые в тряпки. Сергей принялся собирать части и объяснять мне. Павел Иванович держал бутылку и тянул его за рукав, чтобы скорей выпить. Я рассматривал свой сустав, переживая радость творца; а читавшая стихи мама замолкла и неодобрительно смотрела в нашу сторону — ей явно не нравилась подозрительная группа работяг с бутылкой. На всякий случай она увела дочку.

По дороге домой я думал: есть ли еще какая другая страна, где изобретателю нового медицинского устройства нужно прятаться под забором, потому что его изготовили тайно и вынесли противозаконно, чтобы выменять на спирт для алкоголиков?

Дома я с гордостью показал сустав Ирине:

— Смотри, здорово сделали, и можно сгибать и разгибать до объема естественного сустава.

Она смотрела на железку заинтересованно, но с некоторой грустью — все-таки это было сделано ценой ее пальто. Жена творца всегда так или иначе страдает от его увлечений. Меня мучила совесть, что я лишил ее необходимой вещи. Тогда я продал в спортивный комиссионный магазин на Таганке свое охотничье ружье «винчестер», с которым провел много часов на охоте в Карелии. Что делать? — я давно не выезжал на охоту и ружье было менее необходимой вещью, чем пальто Ирине. С виноватой улыбкой и нежными поцелуями я вернул Ирине ее накопления, и пальто было куплено.

Теперь, когда у меня был готовый сустав и на работе уже не могли украсть мою идею, я решил показать его в институте. Первым делом — Каплану, моему профессору. Он с удивлением и любопытством вертел его в руках, расспрашивал, потом:

— Знаете что я вам скажу, идея любопытная. Но все-таки будьте осторожны и сначала попробуйте его на трупах.

— Конечно, Аркадий Владимирович, я так и думал.

Может быть, в нем и шевельнулась ревность к молодому, но необычность идеи отвлекла его от необоснованной критики. Другие старшие коллеги отнеслись более скептически. Осторожный профессор Шлапоберский посмотрел и приложил руку к губам:

— Ш-ш-ш, не надо, чтобы о вас было много разговоров.

Профессор Михельман, человек резкий и категоричный, повертел сустав в руках и сказал, как отрубил:

— Нецелесообразное изобретение — не будет работать.

Я поразился, но решил не спорить — посмотрим, что будет впереди, кто окажется прав. А сам подумал: до чего же старики бывают пренебрежительны к начинаниям молодых.

Теперь по вечерам я вместе с Веней Лирцманом и молодой сестрой Таней ходил в морг и делал пробные операции на трупах. Для этого нужно было разрешение родственников покойника, и мало кто бы его дал. Но санитары морга вывозили мне трупы за спирт без всякого разрешения. Я делал операции и фотографировал их этапы для протокола — так я отрабатывал детали будущей операции, а заодно присматривался — какие изменения нужны в конструкции. Еще несколько раз я отдавал сустав инженеру Исаеву для переделки, и еще несколько раз стоял возле забора «Авангарда». Я решил, что теперь можно оперировать больных, мне изготовили несколько суставов трех разных размеров — для людей разных телосложений. Инженеры и рабочие принесли мне их домой, и, на радостях, мы выпили коньяк. Я был действительно благодарен им.

Я тщательно подбирал пациента, моя обязанность была объяснить ему, что он первый, кто подвергается такой операции. Он должен соответствовать двум основным критериям: во-первых, страдать от неподвижности локтя и быть готовым на любые средства, чтобы его восстановить; во-вторых, быть достаточно интеллигентным, чтобы понять новую операцию. Мне удалось найти художника Виктора Б., тридцати лет: два года назад он упал с деревянных лесов, расписывая красками церковный потолок. Его рука не сгибалась и не разгибалась в локте, это называется «анкилоз» сустава.

— Виктор, почему вы расписывали церковь?

— Так, «левая» работа была; церковный батюшка обещал хорошо заплатить. Но милиция следила за церковью и могла меня выгнать. Когда я упал, то к врачу не пошел. А локоть раздуло, он ныл. Теперь вот — ни согнуть, ни разогнуть, лишился работы, стал инвалидом.

Он говорил спокойно, интеллигентно, мне нравился его характер и склад мышления.

— Я могу заменить ваш замкнутый сустав на новый, искусственный.

— Новый, искусственный? Интересно — как же это?

Я показал ему модель и объяснил ее действие:

— Вы должны знать, что будете первым человеком с искусственным локтем. Можете подумать и посоветоваться с кем хотите.

Через месяц он пришел:

— Делайте операцию — я согласен.

Первая в стране операция — я должен был просить разрешение у директора института. И вот 4 октября 1968 года я стоял у операционного стола, моими ассистентами были Каплан и Лирцман. Операцию снимал кинооператор, он установил подсветки и штатив для камеры — портативных аппаратов тогда еще не было. Волновался я очень, операция шла пять часов: сначала я удалил сломанные кости локтя; делать это надо очень осторожно, потому что вокруг них много сосудов и нервов, их нельзя повредить; после этого я подобрал размер искусственного сустава, вставил его в свободное от удаленных костей пространство и прикрепил к остаткам костей — он должен стоять как вкопанный. Я осторожно попробовал объем движений — рука сгибалась и разгибалась хорошо. Каплан на этот раз не делал замечаний, спокойно и заинтересованно ассистировал.

Вечером я радостно позвонил Ирине:

— Могу похвастаться — первая операция прошла удачно.

— Поздравляю, дорогой мой!

В ту ночь я остался дежурить в институте и все время подходил к своему больному, проверял, как его рука — есть ли пульс? двигаются ли пальцы? Все было благополучно. Прошло три недели, и я стал заниматься с ним разработкой движений. Через два месяца я демонстрировал его на утренней конференции института. У него был почти полный объем движений в локте, и он снова работал художником в мастерской. Коллеги смотрели на него с интересом, но на меня — с удивлением, не все доброжелательно. Профессор Михельман взял слово:

— Откровенно говоря, я не верил в успех этого искусственного сустава. Но теперь могу сказать: мы все должны поздравить доктора Голяховского с созданием новой операции и с успешным первым случаем, — и зааплодировал мне, другие поддержали его хлопками.

Я был взволнован и горд своим изобретательским дебютом, получил два авторских свидетельства, патента — на искусственный сустав и на метод операции. Меня радовало, что после меня другие хирурги будут оперировать по моему методу и моим суставом и будут ссылаться на мою работу в своих статьях и выступлениях. С той операции я превратился из хирурга-исполнителя в хирурга-созидателя.

Моя идеализация Америки

Есть такая истина: сначала человек долго работает на свой авторитет, а потом авторитет начинает работать на человека. Очевидно, мой авторитет дорос до этого, потому что я становился популярным московским хирургом, как мой отец. По вечерам мне постоянно звонили домой с просьбами — знакомые, знакомые знакомых, а то и какие-то случайные люди, просили, чтобы я их принял, дал совет или сделал операцию. Дохода мне это не приносило, лишь немногие платили гонорары, хотя делали подарки и предлагали взамен свои услуги. У меня появилось много пациентов с известными именами: я лечил нобелевского лауреата физика Ландау, семьи знаменитых писателей Николая Тихонова, Ильи Сельвинского и Сергея Михалкова, композиторов Тихона Хренникова и Марка Фрадкина, актеров Аркадия Райкина, Веру Марецкую, Элину Быстрицкую, генералов, министров и спортсменов. Их имена гремели в 1950—1970-х годах. И мое имя становилось популярным в мире московской интеллигенции — по передаче из уст в уста...

Однажды хирургическая судьба свела меня с исторической фигурой советского времени — с Екатериной Фурцевой, самой мощной женщиной. Во времена Хрущева она достигла недосягаемой высоты — была секретарем ЦК партии, первым секретарем Московского комитета партии и членом Президиума (Политбюро). Потом ее «сбросили» на культуру, она стала ее министром до конца своих дней. Я помнил ее секретарем райкома партии в конце 1940-х годов, когда шла кампания против «космополитов безродных» — унижение и деморализация интеллигенции, особенно еврейской. Я был тогда студентом и видел, как она приехала на собрание в наш институт для разгрома профессора Анатолия Геселевича. С суровым выражением лица она выступила с демагогической речью и загубила его.

Теперь Фурцева привезла на операцию свою падчерицу (дочку мужа, заместителя министра иностранных дел Фирюбина). Лечиться ей полагалось в богатой Кремлевской больнице, где был «коммунизм на восемьдесят кроватей» (выражение Твардовского). Но там не делали операций на позвоночнике. Когда правительственная «чайка» министерши подъехала к институту, у подъезда ее встречал с суетливым почетом сам директор. В разговоре с ним она сказала:

— Я слышала хорошие отзывы о хирурге Владимире Голяховском. Я хочу, чтобы он делал операцию моей дочери.

Но я не был специалистом в операциях на позвоночнике, поэтому директор поставил меня ассистировать позвоночному хирургу.

В народе Фурцеву не любили именно за то, что она, женщина, смогла вознестись на вершину мужской партийной иерархии. Про нее сочиняли разные неприличные эпиграммы, была такая частушка:

Ой, боюся я, боюся —
Я на Фурцевой женюся;
Буду тискать сиськи я
Самые марксистския.

Фурцева не очень разбиралась — кто оперировал, кто ассистировал. Она больше общалась со мной, и у нас установились довольно теплые отношения. Она часто приезжала, я провожал ее в палату, отвечал на вопросы. Она мило улыбалась, и мы перекидывались парой слов. Хотя ей было близко к шестидесяти, она все еще была хороша собой — довольно миниатюрная, стройная, с красивой прической и прекрасными лучистыми глазами. Я смотрел на нее с интересом и удивлением: как эту хорошенькую бабу угораздило стать партийной сукой такого большого масштаба?

Однажды, когда мы обсуждали состояние нашей послеоперационной больной, секретарша Ида сказала:

— Там пришел какой-то американец, говорит, что он доктор. Он немного говорит по-русски и объяснил, что приехал сам, с частным визитом.

— С частным визитом? Ну, ладно, зови его, раз пришел.

Вошел человек лет пятидесяти, низкого роста, коротко стриженный, лысоватый. Он совсем не подходил под стандартный тип высокого американца с белозубой улыбкой.

По-русски он говорил медленно, с трудом подыскивал слова:

— Я приехать... на Москва... для вокейшен — как это? — отпуск. Я... ортопедик серджен — хирург ортопедия, я... жить город Милвоуки, штат Висконсин. Я... хотеть видеть ваш госпитал....эстественно. Вот... мой бизнес-кард.

На визитке имя — Элиот Коллинз, специалист по спортивной травме. Раз он явился не с официальным визитом, то был неважная птица для института. По врожденной нелюбви многих русских ко всему иностранному замдиректора терпеть не мог гостей-иностранцев. Он не стал сам беседовать с ним, а сказал мне:

— Слушайте, поводите его по институту, покажите разных больных.

Чтобы водить американца по институту, требовалось разрешение первого (секретного) отдела; мне бы его не дали, потому что я был беспартийный. Но замдиректора сказал, и я мог вести. Как в песне Окуджавы: «А если что не так — не наше дело, как говорится — Родина велела».

Я показал ему своих больных с пересаженным локтевым суставом, их было уже несколько. Меня интересовала реакция американца, я спросил:

— В Америке делают такие операции?

— В Америка?.. Нет, я не знать... Надо наши учит, эстественно (он любил выговаривать это слово со звуком «э» впереди).

Пока я показывал ему больных, выяснилось, что он уже четвертый раз в России и приезжал просто потому, что ему здесь нравилось. Мне показалось это странным: что ему так нравилось? Я предложил:

— Я могу отвезти вас на своей машине и показать интересные московские места.

— Эстественно.

Чтобы возить его по городу, я должен просить разрешение. Но раз его дали под мою опеку, то вряд ли станут придираться, что я отвез его домой. Ну, а по дороге я мог с ним поговорить — он был первый американский доктор на моем пути. Интересно, как они там работают и живут.

Мы гуляли два часа, я показывал Москву, изредка задавал вопросы. Я решил пригласить его домой и поговорить в спокойной обстановке. Ирина говорила по-английски и могла помочь нашей беседе. К тому же я знал, что всем иностранцам хотелось посмотреть, как живут советские люди. Но звать домой американца — это было запрещено, и если бы выяснилось, мне могли грозить неприятности. Впрочем, он скоро уезжал обратно, в наш институт не собирался и не смог бы рассказать о моем приглашении даже по наивности. Но «волков бояться — в лес не ходить». Желание узнать побольше об Америке пересилило.

— Доктор Коллинз, приходите завтра вечером ко мне домой. Мы с женой будем рады вас принять.

— Эстественно.

Меня интересовала американская медицина. Моя американская тетка Люба приезжала в Москву несколько раз навещать своих родственников и рассказывала о Нью-Йорке и о стране, но она ничего не знала об американской медицине. Говорила только, что лечение стоит дорого. Хотелось узнать больше об их работе и жизни.

Ирина приготовила легкий ужин, я встретил Коллинза у станции метро «Аэропорт». Он принес бутылку виски и шариковую ручку «паркер», сказал, что их выпускают в его штате.

Весь вечер я расспрашивал его об американской медицине и узнал много нового, о чем не имел никакого понятия: о структуре частной медицины, об оборудовании, о заработках врачей. Мы с ним были хирурги приблизительно одного уровня, но он зарабатывал в двадцать раз больше меня. Он сказал, что лечение дорогое, но работающие люди имеют страховку, которая покрывает расходы. Для меня это был другой образ жизни — намного более богатый и более яркий.

Я идеализировал Америку, много лет слушал «Голос Америки» и рассказы побывавших там. Я сказал ему, что мне нравилось многое американское:

— Когда я вижу на улице американские машины, я понимаю — какая разница в технике производства по сравнению с советской. У вас какая машина? Сколько в ней цилиндров и сил?

— У меня две машины: новый «кадиллак», восемь цилиндров и сто пятьдесят сил, а вторая — старый «форд», шесть цилиндров и сто двадцать сил.

Я удивился: две мощные машины! — и продолжал:

— Когда я вижу американские фильмы, мне нравится смотреть на раскованность людей и на их благополучную жизнь. Но особенно мне нравится демократический строй мышления американцев.

Гость не совсем это понял и наивно спросил:

— Какая разница между демократией в России и Америке? Ведь у вас тоже есть выборы, значит, есть демократия.

— Мы выбираем только одного кандидата — фактически у нас нет выбора.

— Почему вы не выдвинете другого?

— Потому что у нас свобода только на словах.

Кажется, гость понял. Во всяком случае он засмеялся и сказал свое:

— Эстественно.

* * *

Через пятнадцать лет после того разговора я встретил доктора Коллинза на конгрессе хирургов в американском городе Атланте, мы дружески обнялись...

Сила магнетизма

Одним из приятных событий нашей с Ириной жизни был выезд от нас ее матери: в возрасте за пятьдесят лет она вышла замуж за шестидесятилетнего музыканта Давида Абрамовича Раппопорта. Они собирались переехать в соседний дом нашего кооператива. Мы с нетерпением ждали этого, но районные власти долго чинили им препятствия в получении квартиры, как раньше делали со мной. У меня уже накопился опыт наблюдений за советскими бюрократами, я знал, что они боятся громких имен и действовать с ними надо «нахрапом», не давая им опомниться. Правда, для смелых требований нужно по-актерски «войти в роль». Я поехал к начальнику жилищного отдела, быстрой деловой походкой вошел в кабинет и, не дав ему ни слова сказать, представился с независимым и даже задорным видом:

— Я личный лечащий врач первого секретаря райкома Евгения Ивановича Пирогова (такого чина у меня не было, просто иногда я лечил членов его семьи). Я вчера был у Евгения Ивановича дома, осматривал его, мы разговорились, и я сказал ему, что ваш отдел до сих пор задерживает выдачу квартиры моей теще. Он был очень удивлен.

На самом деле я не был у Пирогова и не говорил с ним, хотя думал, что в случае моей просьбы он поддержал бы меня. Но мое уверенное поведение «под Хлестакова» подействовало мгновенно — услышав имя своего высшего начальника, бюрократ напугался, почти как городничий у Гоголя, и квартиру дали сразу. Мы с Ириной вздохнули свободней — все три комнаты наши.

Теща вывезла свою тяжелую мебель красного дерева, у нас своей было мало, и в освободившейся комнате мы поставили длинный стол и завалили его научными книгами и рукописями — я с одной стороны, Ирина — с другой. Она к тому времени начала работать над кандидатской диссертацией по иммунологии аллергических реакций организма. Мы становились семьей ученых, читали и писали целыми вечерами, все глубже погружаясь в научную работу. Когда однажды знакомый спросил нашего десятилетнего сына, кем он хочет быть, то Владимир-младший, наблюдавший нашу постоянную занятость, ответил:

— Какая есть работа, чтобы не писать диссертацию? Я хочу делать такую.

(Между прочим, это желание он выполнил — за всю жизнь диссертацию не написал.)

Я продолжал видеться с Илизаровым в его приезды в Москву, все с большим интересом присматривался к этому человеку, меня привлекала основная особенность его мозга — он был постоянно открыт для наблюдений. Наблюдательность для ученого — самое важное качество, это «хлеб» его работы.

Под влиянием впечатлений от Илизарова я тоже приучал свой мозг быть открытым для наблюдений. И однажды я случайно напал на очень интересную идею — на изучение влияния магнитного поля на кость. Эта идея стала моей попыткой найти способ ускорения сращения и добавить его к методу Илизарова.

Как-то раз ко мне на консультацию приехал из Курска рабочий, около сорока лет. На его ноге была большая и грязная гипсовая повязка. Месяц назад он получил перелом ноги, работая в шахте. Он показал справку из больницы с диагнозом и датой перелома — ровно месяц назад. Судя по справке, перелом был большой. Я решил сменить слишком большую и грязную повязку на новую, снял прежнюю и отправил его на рентгеновский снимок. К моему удивлению, снимок показал, что перелом полностью сросся. За один месяц такой перелом срастись не мог — слишком быстро. Наверное, он не говорил мне правду, и справка тоже указывала ошибочную дату. Озадаченный, я расспрашивал его подробней: когда случился перелом, но он настаивал на своем — месяц назад. Я сказал ему, что его перелом уже сросся и повязка ему больше не нужна, и тогда он радостно заулыбался:

— Хотите, я расскажу вам секрет моего лечения?

— Конечно, хочу, — я был уверен, что никакого интересного «секрета» он не скажет.

— Я прикладывал к ноге железный магнит, прямо через гипс.

— Для чего? — я был удивлен.

— По правде говоря, я и сам не знаю. Я живу в зоне курской магнитной аномалии. Наши старики рассказывают много чудес, связанных с магнитами. Я знаю, вы ученый и в эти чудеса все равно не поверите. Когда я сломал ногу и доктор наложил мне гипс, я спросил — как скоро кости срастутся? Он сказал, что если мне повезет, то месяца через три, а то может быть и до шести месяцев. Что вы на это скажете?

— Вообще-то он был прав — такой перелом срастается долго...

— Может быть, он и был прав, но я так долго ждать не хотел. Помня рассказы наших стариков, я решил попробовать приложить к месту перелома сильный магнит. Я не знал, как он будет действовать, но носил его весь месяц и снял только перед приездом к вам. Что вы на это скажете?

Что я мог сказать? Это была какая-то эмпирическая находка. Я никогда не слышал и ничего не читал о действии магнитного поля на кость. Буквально со следующего дня я стал собирать литературу о биологическом влиянии магнитного поля. Оказалось, что написано много, но ничего о влиянии на костную ткань. Здесь я должен объяснить читателю одну уникальную особенность кости: все ткани организма после повреждения срастаются одинаковой рубцовой тканью, все — мышцы, внутренние органы, даже сердце и мозг; и лишь кость после перелома всегда образует не рубцы, а новые костные клетки — кость срастается только костью. Если тот больной не наврал, то магнитное поле каким-то образом подействовало более эффективно на формирование новых костных клеток и его перелом сросся быстрей обычного. Конечно, это всего одно наблюдение, из него нельзя делать заключений, но я решил изучить процесс. В этом и есть наблюдательность ученого.

Я стал вовлекать в мои интересы биологов и физиков. Один их них, профессор-физик и мой пациент, дал мне набор магнитов, калиброванных в разной силе напряжения. Дома я «играл» с ними, прикладывал их к бумаге, на которую насыпал железные опилки. Сыну нравилось это занятие, и мы играли с ним вместе. Он кричал:

— Папа, смотри, смотри — опилки складываются в дугу по их разным полюсам!

Для него было полезно узнавать действие магнита, а я измерял и зарисовывал величину поля. Так на глазок я определял границы поля действия и силу магнитного влияния. Получалось, что слабое поле формирует линии действия лучше сильного. Для того чтобы начать лечить магнитным полем, первая и главная задача была — убедиться, что оно не вредит, а после этого изучать, насколько оно полезно. Надо проводить опыты на животных, но работа была внеплановая, у меня не хватало времени, и в институте не оказалось для этого достаточно животных. Все-таки я сумел раздобыть несколько кроликов, которым сломал лапки и приложил для лечения магнит. Вреда не было и сращение шло хорошо, но для статистических выкладок было недостаточно экспериментов.

Я решил, что могу применить магнитное поле для лечения первого больного. Но на этот раз я не стал спрашивать разрешения ни у директора, ни у профессора Каплана. Я знал, что они станут тормозить меня, уговаривать делать больше экспериментов, проявят скептицизм, и в результате вокруг моего имени опять пойдут нежелательные волны: Голяховский — «выскочка». И так уже мой недоброжелатель и завистник доктор Сиваш на заседаниях ученого совета отпускал в мой адрес обидные замечания, вызывая кривые улыбки других (в каждом учреждении есть свои интриги, а в ученом мире их даже больше, чем где-либо). Только верный друг Веня Лирцман знал о моих магнитных изысканиях и поддерживал меня. А я считал, что существует высшая творческая смелость: если автор уверен в успехе, он должен действовать.

Кому же быть первым пациентом? У меня был коллега-пациент Владимир С., сорока лет, врач-физиолог, кандидат медицинских наук. Два года назад он на железнодорожной платформе заступился за женщину, которую грабили, и грабитель ударил его железным прутом по ноге. Произошел открытый перелом костей ноги ниже колена. Два раза его оперировали в разных больницах, но перелом не срастался. Владимир жил с постоянной болью, ходил с костылями, потерял работу, перешел на инвалидность. Возможно, его мог вылечить метод Илизарова, но тогда мне еще не разрешали широко применять его, и поэтому я делал ему третью операцию обычным способом. Прошло четыре месяца, но перелом опять не сросся. Владимир был в отчаянии, я был подавлен. Отношения у нас с ним были открытые и добрые, я сказал ему:

— Я могу попробовать на вас новый метод лечения магнитным полем. Опыта в этом ни у меня, ни у кого нет. Вы врач и должны сами решить — хотите ли.

Я рассказал идею, показал свои выкладки. Он согласился, и я вмонтировал в его гипсовую повязку два слабых магнита над местом перелома, на противоположных сторонах повязки, чтобы полюса магнитов были противоположны друг другу и создавали замкнутое поле. Я тщательно следил за его состоянием и держал магниты дольше, чем считал нужным — три месяца. Когда я снял гипсовую повязку, перелом полностью сросся, даже трудно было видеть линию сращения — действуют мои магниты!

Веня Лирцман попросил:

— Слушай, я сделал операцию одной молодой женщине-горнолыжнице. Получилось так гадко, что перелом не срастается. Давай наложим ей твои магниты.

Она была физик из университета, каталась на лыжах в Домбае, на Кавказе, сломала ногу. Как физик, она поняла механизм действия магнитов, улыбнулась:

— Я согласна быть вашим подопытным кроликом.

Красивый кролик! Перелом у нее сросся даже быстрей, чем у первого пациента. Она решила отпраздновать свое выздоровление и в благодарность пригласила нас с Веней:

— Вы любите... пельмени? — с загадочно улыбкой спросила она.

— Пельмени? Конечно, любим.

— Я имею в виду пельмени, — растянула еще более загадочно, — приглашаю вас домой и позову свою подругу — на вечер силы магнетизма.

Иногда интонацией можно выразить гораздо больше, чем словами. Бывало, что молодые женщины проявляли желание отблагодарить за лечение своим особым актом благодарности. Бывало. Как поется в опере «Риголетто»: «Ласки их любим мы, хоть они ложны, жить невозможно без наслаждений»...

Я продолжал втихомолку лечить больных магнитами. Каплан заметил, что переломы стали срастаться лучше, пришлось раскрыть ему секрет лечения, показать выкладки и рентгеновские снимки больных. Он слушал сурово:

— Знаете, что я вам скажу? Конечно, победителей не судят, вы человек талантливый, но проявляете слишком много самостоятельности. Что мне теперь говорить директору — что мой сотрудник лечит больных своим методом без моего ведома?

Я мог бы ответить: скажите ему, что я уже вырос из-под вашей опеки, что мне не нужен надзор, а нужна самостоятельность. Но что толку? Я просто задобрю его: напишу статью о лечении магнитами и поставлю его имя первым автором — старикам лесть приятна.

В 1971 году я получил первый в мире патент на «Метод ускорения сращения переломов костей магнитным полем». А открытию помогло всего-навсего наличие наблюдательности.

Предложение британской фирмы

Изобретательство похоже на муки поэтического творчества — почти тот же процесс самовыражения, но только с более практической отдачей, чем стихи. Изобретатель постоянно ищет новых путей и решений, его мучает творческий зуд. Я могут сравнивать изобретательство с сочинением стихов потому, что всю жизнь пишу стихи и получил за жизнь шестнадцать патентов (двенадцать русских, итальянский и три американских) на медицинские инструменты и методы операций. И как в поэзии — процесс сочинительства гораздо приятней, чем трудности публикаций, так и в изобретательстве — зарождение идеи и ее оформление гораздо приятней, чем бюрократические сложности в получении патента. Но даже если патент получен, то знают о нем лишь немногие. Зато автор всегда бывает приятно вознагражден, когда его изобретение демонстрируется на выставке.

В 1969 году в «Сокольниках» проходила международная выставка «Ортопедия-69» — демонстрация технических достижений в нашей специальности. Я случайно узнал о ней заранее — секретарши ученого совета Ирина и Тамара, наши с Веней верные подружки, передали мне информацию Комитета по изобретениям. Узнав, я предложил дирекции выставить для демонстрации мой металлический локтевой сустав. Сразу нашлась группа партийных активистов, которая повела против меня интриги:

— Голяховский — «выскочка» и не член партии, не выпускать его на международную выставку!

Ничего в России не делается без трудностей и сопротивления. Но институту было почти совсем нечего показывать на выставке, и мне дали согласие. Чтобы мои суставы выглядели на уровне стандартов современной изящной технологии, я попросил своего знакомого рабочего Павла Ивановича с завода «Авангард»:

— Отполируйте мне набор суставов трех размеров — я хочу показывать их на выставке.

— На выставке? Отполирую. Будут блестеть, как жидовские яйца (откуда он это взял?).

За бутылку спирта он принес мне сверкающие полировкой суставы. Устроители выставки оформили мой стенд: суставы лежали в большом стеклянном кубе на фоне синего бархата. Моей фамилии на стенде нет — в Советском Союзе никакая техническая продукция не носила личных имен (за исключением авиационных фирм) и ничего личного не демонстрировали. Но рядом лежала пачка рекламных листов довольно плохой печати с фотографией сустава и кратким описанием на русском и английском языках. В листке сказано, что автор — Голяховский. Мне полагалось все дни находится возле стенда.

Рядом с большими красивыми стендами иностранных фирм советский отдел выглядел бедным, те фирмы прислали на выставку самую передовую продукцию. А нам показывать почти нечего. В этом отражалось состояние нашей медицинской промышленности. Неподалеку от моего стенда размещалась экспозиция британской фирмы «London Splint Company — Лондонская компания Сплинт». Представители фирмы, хорошо одетые сухощавые инженеры, несколько раз подходили к моему стенду и что-то обсуждали. Что — я не понимал из-за незнания языка. На второй день их переводчица спросила меня:

— Вы не знаете, какая фирма изготовляет этот сустав?

Я, конечно, знал: работяги-пьяницы с секретного ракетного завода. Но не скажешь же!

— Это мое изобретение, оно изготовлено в Центральном институте травматологии и ортопедии.

Она отошла к англичанам и перевела им. Те оживились, подошли, и завязался разговор:

— Из какого металла изготовлен ваш сустав?

Я не знал точно:

— Из сплава стали с какими-то другими металлами.

— Не из виталлиума?

Я мог бы сказать, что для медицинской промышленности виталлиум в нашей стране не дают, но промолчал. Они продолжали:

— Нам нравится ваша конструкция. Наша фирма тоже производит локтевой сустав, мы делаем его из виталлиума. Но нам кажется, что ваш сустав имеет преимущества. Мы хотим предложить вам сделку: вы дадите нам образец и чертежи, мы покажем их в Лондоне руководителям нашей фирмы. Если они дадут согласие, мы купим ваш сустав. Наша технология производства выше, мы сможем улучшить качество. И, кроме того, мы — международная фирма, продаем нашу продукцию во многие страны мира. Сможем продавать и ваш сустав.

Моя первая реакция была смешанная: приятно, что они так высоко оценили мои изобретательские способности, но я сразу же испугался — как я могу вести деловые переговоры с иностранцами? Я даже боялся — не наблюдают ли за нами, потому что где иностранцы, там всегда много агентов КГБ. Этот страх жил у всех советских под кожей. Десятилетиями нас запугивали, что любые контакты с иностранцами с передачей бумаг и образцов — это нарушение закона, и все деловые письма между советскими гражданами и иностранными фирмами рассматривались как шпионаж. Было много примеров, когда людей сажали в тюрьму за ничего не значившую деловую связь с иностранцами. В мои студенческие годы нас пугали фильмом «Суд чести», основанным на действительном факте — академик Василий Парин был арестован якобы за передачу американцам секрета лечения рака. Он много лет просидел в одиночной камере, с трудом выжил, а теперь стал директором Института космонавтики.

Что мне было делать? Вести переговоры я не мог, а отказаться от такого заманчивого предложения было обидно. Меня буквально бросало в жар и в холод. И еще — стыдно, что англичане могли заметить мое замешательство. Я сказал заплетающимся языком:

— Все деловые переговоры возможны только через отдел лицензий Комитета по изобретениям и через дирекцию нашего института.

Они вручили мне свои деловые карточки и попросили мою. Я еще больше смутился — у меня своей не было: чтобы напечатать визитку, нужно специальное разрешение нескольких инстанций. Они взяли адрес института, я попросил переводчицу:

— Пожалуйста, пусть пишут только на имя директора, — я не хотел, чтобы на конверте из Англии стояло мое имя, это тоже было подозрительно и даже опасно.

Дома я по-маниловски размечтался и возбужденно говорил Ирине:

— Представляешь, какая это удача! Если они станут производить мой сустав, это даст мне для операций настоящую западную продукцию, а институту и мне — международную известность. Может, меня даже пригласят в Англию. Но знала бы ты, как по-дурацки я себя чувствовал: не то что дать согласие, я говорить боялся — унизительное положение (по-настоящему я тогда даже не представлял, какая большая индустрия и реклама развивается на Западе вокруг таких изобретений).

Выставка закончилась, и спустя некоторое время мне вручили письмо от той фирмы. Они все-таки писали на мое имя, конверт распечатан — письмо просмотрено. Ирина перевела:

«Дорогой сэр, Вы помните наши встречи во время выставки «Ортопедия-69». Мы поняли, что Вы проявили интерес к тому, чтобы Ваш локтевой сустав изготавливали у нас из виталлиума. Мы понимаем, конечно, что не можем изготавливать или перепродавать сустав без согласия Вашего и Лицензинторга. Когда мы получим чертежи, мы будем в состоянии указать дату изготовления образцов. Может быть, при ответе на это письмо Вы могли бы указать нам, какое количество суставов Вам потребуется для начала. Ожидаем дальнейших советов и надеемся увидеть Вас в следующем году во время приезда к Вам.

Искренне Ваш, А.Е.Мессен, заведующий плановым отделом».

Фирма настойчиво предлагала завести выгодные для нашего института дела. Я кинулся в дирекцию, но поговорить с директором никак не удавалось — он всегда в министерстве или на заседаниях. Поэтому я написал письмо:

«Глубокоуважаемый Мстислав Васильевич! Британская фирма «Сплинт Компани» прислала мне письмо на адрес ЦИТО, в котором предлагает приобрести право на изготовление из виталлиума локтевого сустава. Направляю Вам оригинал и перевод этого письма. Прошу Вашего разрешения продолжить эти переговоры через официальные инстанции: отдел лицензий Комитета по делам изобретений и через Лицензинторг. Как Вы думаете, сколько заказать суставов для ЦИТО — хватит 50?»

Отнес письмо в дирекцию, долго не было ответа. Наконец секретарши Тамара с Ириной принесли обратно мое письмо с двумя резолюциями. На одной директор написал своему заместителю Казьмину: «Прошу зайти и рассказать, что Вы думаете по этому поводу». Заместитель написал мне: «Владимир Юльевич! Передача иностранной фирме чертежей и другой технической документации является грубым нарушением существующих законов».

Я опешил — я же писал, что переговоры будут официальные. Кинулся опять к директору, он передал через секретаршу, что доверил это дело своему заместителю, а сам занят более важными делами. Господи, что же важней, чем улучшить нашу работу? Я к заместителю:

— Аркадий Иванович, это же выгодно институту.

— Вы хотите, чтобы вас посадили в тюрьму?

В отчаянии я дома жаловался Ирине:

— Какая тупость! Это их традиционная русская нелюбовь ко всему иностранному.

Ирина вставила:

— А может быть, нелюбовь и зависть к тебе?

— Да, наверное, ты права. Им наплевать на выгоду для института, наплевать, что такие деловые связи могут помочь нам вылезти из нашей инструментальной нищеты. Они не хотят, чтобы я вышел на международную арену. Но если я пойду против них, они могут мне навредить: вскоре мне защищать докторскую диссертацию, и они легко завалят мою защиту. Тогда — прощай многолетний труд и надежда на самостоятельную работу.

Горько мне было, но я не ответил на письмо и махнул рукой на предложение британской фирмы. И некрасиво, конечно. И вот прошло уже тридцать лет, а я до сих пор переживаю ту неудачу и то чувство бессильного унижения, которое тогда меня заставили пережить.

Нога балерины

Майя Плисецкая, ведущая прима-балерина Большого театра, лежала на сцене и страдала от боли: в декабре 1969 года во время репетиции она упала и не смогла встать. Заволновался ее партнер Николай Фадеечев, испугались другие артисты, оркестранты вытягивали шеи из оркестровой ямы — что происходит на сцене? А там, в позе умирающего лебедя, лежала и плакала королева мирового балета и слава русского искусства.

На двести пятьдесят танцовщиков в Большом не было доктора, а был массажист, всегда подвыпивший Женька — единственный представитель медицины. От испуга и уважения к великой балерине этот «эскулап» обильно поливал ее ногу замораживающим раствором хлорэтила. Кожа покрылась почти ледяной коркой и онемела, это успокоило боль. Ее привезли в наш институт, профессор Зоя Миронова (которая неудачно лечила Брумеля) наложила ей большую гипсовую повязку. Но боль не проходила, и Плисецкая настояла, чтобы гипс сняли. Когда его разрезали, увидели, что чересчур перемороженная кожа стала отмирать — балерина теряла ногу. Недовольная лечением, она в истерике уехала домой. За это ее посчитали слишком капризной. По своему рангу Плисецкая принадлежала к контингенту Кремлевской больницы, ее осматривали несколько докторов, накладывали разные повязки, но состояние не улучшалось.

В то время я был в подмосковном Доме писателей «Малеевка» и писал толстый том докторской диссертации в 450 страниц. Для этого я выпросил у директора два месяца творческого отпуска. Вокруг была золотая осень — я гулял по аллеям и наслаждался, наблюдая «пышное природы увяданье». Только я вернулся в Москву, мне позвонила хорошая приятельница нашей семьи — жена композитора Тихона Хренникова Клара:

— Володя, надо срочно спасать ногу Майи Плисецкой. Пожалуйста, сделай все возможное. Тебе позвонит ее муж, композитор Родион Щедрин.

Я поехал к ним в дом № 25 на улице Горького. По дороге, в метро, я немного волновался и обдумывал, как держаться с такой знаменитостью. Я по опыту знал, что звезды политики и искусства очень своевольны и нервны — они желают, чтобы им делали только то, что они хотят, вмешиваются в лечение, ничего в нем не понимая, мешают докторам. Я твердо решил, что не стану поддаваться капризам королевы балета.

Щедрин провел меня в спальню, половину ее занимал белый концертный рояль невиданной красоты (привезенный в подарок из Америки), на громадной кровати лежала маленькая худенькая женщина и пронзительно смотрела на меня большими яркими глазами — с надеждой, отчаянием и мольбой. Она протянула слегка хриплым голосом:

— Про вас все говорят, что вы делаете чудеса.

Я пропустил это мимо ушей, потому что хорошо знал манеру московской интеллигенции преувеличивать, и взял в руки ее ногу. Про ее ноги известный американский скрипач Стерн сказал: «Майины ноги — это два Страдивариуса». Я размотал платки и тряпки, которые она сама навязала. Под ним — слой какой-то мази, и... мне пришлось сдержать себя, чтобы не показать мину безнадежности на лице: по задней поверхности левой ноги ниже колена зияла сплошная язва, черные клочки омертвевшей кожи островками сидели на кровоточащей поверхности, а стопа бессильно свисала книзу. Застонав от боли, Плисецкая впилась в меня громадными глазами. А я сидел в позе «Мыслителя» со скульптуры Родена и прикидывал: что сказать, чтобы не запугать слишком, и что делать? Состояние ноги было отчаянное: разрыв важной икроножной мышцы, а над ним — глубокое омертвение кожи, с язвой и некрозом. И еще хуже — все запущено неделями плохого лечения. Я думал, стараясь оставаться верным двум своим принципам: первое — никакой паники ни при какой ситуации, второе — бороться до конца, во что бы то ни стало.

— Майя Михайловна, я должен привезти препараты для лечения.

Плисецкая воскликнула:

— Мой шофер отвезет и привезет вас обратно. Пожалуйста, не бросайте меня.

На машине своей пациентки я заехал в институт, взял что было нужно и вернулся. У меня был запас пленки швейцарского препарата «солкосерил» (мне его дали соседи по стенду на недавней выставке «Ортопедия-69»). Я сделал ей укол новокаиновой блокады, покрыл рану повязкой с солкосерилом и наложил изящную переднюю гипсовую лонгетку в половину окружности ноги — чтобы стопа оставалась в положении отвисания вниз (для балерин это обычно, так они танцуют на носках — на пуантах). Делал я все осторожно, чтобы она знала — мои руки не приносят боль, а только облегчение. И я все объяснял ей.

— Владимир Юльевич, мне через полтора месяца надо ехать на гастроли в Японию. Как вы думаете — смогу я к тому времени танцевать?

— Майя Михайловна, надо посмотреть — как пойдет заживление.

— Но как вы думаете?

Про себя я думал: хорошо, если ты вообще сможешь танцевать, но раз она настаивала:

— Я думаю, что это вполне возможно.

Когда я уходил, Щедрин стал неловко всовывать мне в карман довольно толстый конверт с деньгами. Я с жаром воскликнул:

— Нет, нет, я с Плисецкой деньги не возьму!

Я не был балетоманом, но я видел ее на сцене и, как миллионы людей во всем мире, преклонялся перед ее пластичностью, перед гением в танце. Может, это и не профессионально, но не мог я взять деньги от нее, идола мира!

И началась эпопея борьбы за ногу балерины. Я ездил к ней каждый день, иногда по два раза. Около моего дома почти постоянно стояла ее машина с шофером. Плисецкая сказала, что машина ей не нужна и я могу ездить на ней по своим делам (у них было три машины). По-настоящему для лечения было не так важно, чтобы я смотрел ее часто, но для успокоения пациентки — необходимо. Она вся была комок нервов, звонила мне по несколько раз в день, иногда даже поздно ночью (артисты — люди ночные), задавала кучу всяких вопросов, опять звонила, переспрашивала. Нужно было иметь много терпения, тем более что я заканчивал и печатал диссертацию. Но из-за большого преклонения перед ней я всегда был готов разговаривать и приезжать. Лечение шло хорошо, пора было начинать упражнения для мышц. Я все растолковал и показал ей, она сомневалась, переспрашивала, звонила:

— Вы сказали сгибать ногу по десять раз каждый час. Можно делать больше и чаще?

— Не нужно — ваши мышцы еще слабы, им нужна постепенная нагрузка.

— Но ноги — это же мой инструмент. Для бухгалтера это не важно, а мне нужна полностью здоровая нога и как можно быстрей. Ну, пожалуйста, я хочу быстрей.

— Майя Михайловна, слушайтесь меня.

Чтобы она следовала указаниям, я должен был подчинить себе ее волю. А подчиняться Плисецкой нелегко: по натуре богатой и бурной, она — настоящая львица во всем. Но часто видя меня рядом, она ко мне привыкала, как львица привыкает к дрессировщику.

Нога перестала болеть, под повязкой формировался новый слой кожи. Я привез костыли и учил ее ходить. Это было уникально грустное зрелище — Плисецкая смешно прыгала на одной ноге, неся другую впереди и неумело опираясь на костыли. И однажды она сказала:

— Я хочу, чтобы вы всегда были моим доктором, — львица стала совсем ручной.

Наступил день, когда можно было делать упражнения в теплой воде. Я взял Плисецкую на руки, отнес в ванную и бережно опустил в воду. Она весила всего сорок семь килограммов. Пока я ее нес, сам себе не верил — я несу на руках Майю Плисецкую!

Между мной, ней и Родионом довольно быстро установились дружеские отношения, мы вскоре перешли на «ты», втроем садились за стол, домработница Катя готовила для меня мои любимые блюда, а Майя и Родион ели мало. Иногда я просто сидел возле Майиной кровати и мы беседовали об искусстве и жизни. В поездках по миру она встречалась со всеми знаменитостями, включая президента Америки с его семьей, и интересно обо всем рассказывала. Я поражался меткости и точности ее высказываний (многое из того, что я слышал, она потом описала в замечательной книге о себе «Я — Майя Плисецкая»).

Жили Майя с Родионом довольно скромно, хотя, по советским меркам, были очень богатыми: громадная квартира, заграничные машины, дача (небольшая), дом полон дорогих вещей. Во многом их богатство происходило от долларов, которые она получала за гастроли по миру —

театры всех стран платили ей большие деньги, хотя 90 процентов она должна была отдавать государству. Это ее злило, она рассказывала, как это обидно и унизительно:

— Я танцевала в Америке с Рудькой Нуриевым. Он «перебежчик», и нам не рекомендовали с ним встречаться. Но он гениальный танцовщик. Нам заплатили по десять тысяч долларов. Он положил деньги в карман, и все. А я должна сдать их в министерство, их пересчитают и из большой кучи выделят мне тоненькую пачку — за мой труд. Это ужасно унизительно!

Поразительно было слышать, что советская власть была способна унижать даже Майю Плисецкую. Она и Родион были откровенны со мной, и я с удивлением узнавал, что они настроены очень антисоветски — они рассказывали мне политические анекдоты и крыли весьма острыми русскими словами кремлевские верха, с которыми встречались на приемах. В 1949 году, совсем юной солисткой, Майя танцевала на вечере 70-летия Сталина:

— Он сидел близко, и я видела, как его желтые волчьи глаза сверлили меня.

Майин отец погиб в лагерях ГУЛАГа, и мать Рахиль тоже была арестована, у Майи были тяжелое детство и юность. Но и когда она стала мировой звездой, ей нелегко жилось — она оставалась несвободной. Как еврейку ее заставляли подписывать, вместе с известными евреями, протесты против веяний свободы и против Израиля. Это было вскоре после победы Израиля над арабским миром в шестидневной войне 1967 года. Все евреи втайне гордились своими единокровками и ликовали, но говорить об этом было нельзя. Я спрашивал ее:

— Если бы ты не подписала, что власти могли сделать с тобой, с такой знаменитой?

— Все! Они не дали бы мне танцевать, сломали бы мою жизнь, стерли бы меня в порошок. Ты знаешь, сколько великих талантов они сгубили! Я для них — такое же говно, как все, — в выражениях она не стеснялась. Но слушать было грустно — это показывало уникальный пример поголовной несвободы в Советском Союзе.

С ними я почувствовал себя раскованно, читал им свои стихи — для детей и политическую сатиру. Майе они так нравились, что она по ночам их переписывала. Между тем в нашем институте распространялись слухи: этот «выскочка» Голяховский за большие деньги лечит Плисецкую, втерся к ней в доверие, разъезжает на ее машине. Что люди сплетничают, это не было удивительно. Но поразил меня директор:

— Как вы посмели лечить Плисецкую, не спросив меня и ни разу не позвав к ней?

Я расстроился — это не предвещало ничего хорошего. Поделился с Майей:

— Какая ужасная зависимость! Почему я должен его спрашивать? Я ведь лечу тебя не в институте, а дома. А он не специалист в травматологии — для чего мне звать его к тебе?

Майя, умная, с мгновенной реакцией и острым языком, воскликнула:

— Зависть! Пошли его на ...! Ты думаешь, мне не завидуют и не распускают грязные слухи?

Родион услышал, он был одно время депутатом Верховного Совета, и добавил:

— Вся страна такая: чем выше вверх, тем больше говнюков. И над всеми нами КГБ — все знает.

Но вот, наконец, я смог разрешить Майе заниматься балетными упражнениями перед зеркалом, на каблуках и только под моим контролем. У нее была комната с зеркальной стеной. Помогать ей пришел ее дядя — знаменитый танцовщик прошлого Асаф Мессерер. Я сидел и смотрел, чтобы она не увлеклась и не навредила себе. Теперь можно было начинать репетиции. Майя попросила меня поехать с ней:

— Я без тебя боюсь, я так привыкла, что ты рядом и меня опекаешь.

Мы поехали в театр. Оказалось, что каждую неделю с утра артисты балета сидят час на политзанятиях — эта мука для всех была обязательна. В танцевальный класс мы с Майей вошли вместе, там — весь балет. Майя представила меня:

— Это мой спаситель, — и познакомила со знаменитостями — Галиной Улановой, Мариной Семеновой (они уже не танцевали, но еще работали), Тимофеевой, Максимовой, Васильевым, Лиепой, Акимовым. Они окружили меня и все стали жаловаться — потом я лечил их тоже.

В Москве тогда гастролировал Парижский балет. Майя с Родионом повезли нас с Ириной в Большой, мы вчетвером красовались в первом ряду. В антракте мы гуляли по фойе, там была вся элита столицы — министры, послы, артисты и другие сильные мира сего. Многие из них, завидев Майю, подходили к ней, и она всем представляла:

— Это мой спаситель профессор Голяховский и его жена (профессором я еще не был, это она меня произвела).

Подошел и мой директор Волков. Я шепнул Майе:

— Выручай, чтобы он на меня не злился из-за тебя.

Она — ему, с артистической любезностью, но слегка свысока, как королева:

— Я очень-очень благодарна Володе. Хорошо, что у вас есть такой замечательный доктор.

— Конечно, конечно, Майя Михайловна, я его очень ценю. Приходите на его защиту.

Я вставил:

— Если придешь, услышишь, как я благодарю, перечисляя всех-всех, так у нас полагается.

— Не делайте этого, — махнул рукой Волков, — поблагодарите всех в одной фразе, и все.

— Спасибо, Мстислав Васильевич, раз вы разрешили, я так и сделаю.

Лечение было закончено, но день моего торжества ожидал меня впереди: впервые после перерыва Майя танцевала свою любимую «Кармен» и пригласила нас с Ириной. Мы сидели в первом ряду, я волновался — как поведет себя ее нога? И вот занавес открылся, бурные такты музыки (Родиона Щедрина, на темы Бизе). Майя стоит под большим красным навесом, вся — грация. В нарастающем грохоте ударников ей предстоит сделать первое движение — нашей с ней левой ногой. Я замер — она с силой ударила ею по полу... Когда балет кончился и Майя выходила на аплодисменты, она подошла ближе ко мне, глубоко присела в поклоне и послала мне воздушный поцелуй. Со слезами радости и гордости я аплодировал ее гениальному искусству. На следующий день они привезли мне подарок — дорогой японский магнитофон (сын тут же взял его себе). На пластинке «Кармен» они написали: «Ты доказал, что, как говорят на Руси, — не стоит село без святого. Спасибо тебе!»

Защита докторской диссертации

Весь 1969 год по стране распространялась истерия подготовки к 100-летию со дня рождения Ленина. Об этом писали в газетах и журналах, долдонили по радио, а по телевидению показывали, какую радость этот юбилей доставляет колхозникам и рабочим. В школах и детских садах дети учили стихи и пели песни про Ленина, посвящали ему свои рисунки.

Семья наших друзей решила подарить своей пятилетней дочке Наташе рыбок в аквариуме, которых она давно просила. По дороге домой ей сказали, что ее ждет подарок.

— А какой подарок? — допытывалось дите.

— В стеклянной баночке.

— А что в ней?

— Такое, что ты больше всего любишь.

— А, я знаю-знаю — это Ленин!

— Наташенька, почему же Ленин в стеклянной баночке? — поразилась мама.

— Ты сказала, что я это люблю больше всего. А воспитательница в детском садике говорила нам, что мы должны больше всего любить Ленина.

Но если, к разочарованию Наташи, Ленина не оказалось в баночке, то он был в Сандуновских банях. 24 декабря 1969 года мне стукнуло сорок. По давно заведенной традиции я отметил это с друзьями студенческих лет в Сандуновских банях. При входе над кассой висел... портрет Ленина. Выходило, что без его присутствия и в бане помыться нельзя. Стоя в очереди, мы тихо пересмеивались: «Надо было нарисовать его с банной шайкой».

Потом мы драили друг другу спины, хлестали, плавали в бассейне и сидели на мягких диванах в кабинке, завернувшись в простыни, как римские патриции. Мы пили пиво, шутили и рассказывали анекдоты на злобу дня — про Ленина: «За что молодые женщины любят стариков? В Америке за то, что они богатые; во Франции за то, что они опытные в любви; а в России за то, что они живого Ленина видели». Из бани мы пошли есть дымящиеся чебуреки в ресторане «Арарат» (напротив «Метрополя») и обильно заливали их коньяком.

Когда меняется первая из двух цифр возраста, становится немного грустно. Я всегда любил подводить итоги свершенного, размышлять, что достигнуто, иногда писал об этом стихи. Как раз под сорок лет я увлекался учением древне-греческого философа Сократа, он считал сомнения основой всякого познания. И я прочитал друзьям новые стихи:

СОМНЕНИЯ:

Поднимаю бокал за сомнения!
За сомнений тяжелый путь;
В горьких муках родятся прозрения,
Но питает их смелая грудь.

За сомнения в каждой святыне,
За презрение к вере слепой!
Эта вера подобна пустыне —
В ней не вырасти мысли живой.

За падение истин бесплодных
И на веру принятых слов.
Путь сомнения — доля свободных,
Вера — участь покорных рабов.

Как Сократ свою горькую чашу,
За сомненья я пью свой бокал;
Он издревле дорогу нашу
Чрез сомнения нам указал.

Тот, кто жаждет простора для рвений,
Кто быстрее других зашагал,
Закалится в горниле сомнений —
За сомнения мой бокал!

Что подвыпившие друзья поняли из высокопарного стиха? Но шепотом спросили:

— А в учении Ленина сомневаться можно?

— Даже нужно, — тоже шепотом.

— Ну, тогда — за сомнения!

Уже два года я ждал, что харьковский театр поставит мою пьесу «Чудное мгновенье», и порой меня тоже охватывали сомнения — происходило что-то неладное. Приехал в Москву главный режиссер Владимир Ненашев, пришел к нам:

— Плохо с вашей пьесой — обком партии запретил ее ставить.

— Почему? Она про любовь Пушкина к Анне Керн, в ней нет ничего антисоветского.

— Мудаки в обкоме сказали, что в честь ленинского юбилея надо ставить только пьесы про Ленина или на революционные темы. Я им доказывал: мы театр имени Пушкина, нам нужен свой пушкинский репертуар. Они сказали: тогда ставьте что-нибудь, как Пушкин спорил с царем и тот его боялся; незачем ставить пьесы про его связь с какой-то блядью.

Ну что сказать на такую «ленинскую философию»? Возражать нельзя. Плетью обуха не перешибешь (особенно если обух — это коммунистическая пропагандистская машина).

Я расстроился, но был тогда слишком занят подготовкой к защите диссертации, обдумывал, как построить свое выступление, чтобы не только рассказать о работе, но и показать фильм об операции с искусственным локтевым суставом. Фильмы на защитах раньше не показывали, но недаром мудрая китайская пословица говорит, что лучше один раз увидеть, чем сто раз услышать. Лишь немногие видели мою операцию, и я очень надеялся, что фильм всех убедит в оригинальности моей работы. Пленка первой операции была сделана любителем, хотелось показать получше. И тут неожиданно мне позвонила режиссер Ленинградской киностудии хроникальных фильмов Жанна Романова:

— Мы снимаем фильм «Воспитание смелости» — о трех специалистах разных профессий и выбрали вас как хирурга. Я хочу приехать со съемочной группой и снять вас сначала во время беседы в вашем кабинете, а потом на операции. У вас ведь есть кабинет? Мы снимем вас входящим в дверь, на которой написано ваше имя, зрителю сразу станет ясно, кто вы.

Я обрадовался — они могут помочь мне профессионально доснять операцию. Но вот беда — кабинета у меня не было, а был всего-навсего маленький письменный стол в общей ординаторской комнате. Она хочет показать меня солидно, да мне и самому хотелось покрасоваться — если снимают для показа, то пусть будет в «моем» кабинете. Как раз в то время Каплан был в отпуске, я его замещал. И я решил: заменю на пару часов на двери кабинета его имя своим — для съемки. Должен признаться — это было самонадеянным решением и некрасивой ошибкой, которая могла мне очень навредить.

Оператор снял меня входящим в дверь с моим именем, снял беседу, и мы все ушли в операционную: главное для меня — съемка там. Но пока я делал операцию, в дирекцию донесли, что Голяховский самовольно занял кабинет Каплана. Я ничего об этом не знал, закончил операцию, попрощался со съемочной группой и спокойно убрал с двери свое имя. Но... по институту уже волнами ходили злые слухи. Мне, посмеиваясь, сказали об этом секретарши ученого совета Тамара с Ириной:

— Ты чего наделал?

— Что я наделал?

— Зачем написал свое имя на каплановском кабинете?

— Я его уже снял. А вы откуда знаете?

— Весь институт об этом говорит. Особенно твои недоброжелатели-старухи.

Вот тебе на! Это может переполнить чашу недоброжелательности моих завистников. А их у меня немало, на защите мне это припомнят — наверняка. К тому же, когда Каплан вернется, ему донесут, и он тоже обозлится. Я советовался с Веней:

— Что делать?

— Ой, что будет!.. Первым делом сам все объясни Каплану, пока ему не донесли. Но на голосовании тебе за это накидают черных (члены Совета клали в ящик стандартный напечатанный бумажный бюллетень, в котором зачеркивали «против» или «за», но по-старинному это называлось — бросать белые или черные шары).

Каяться всегда нелегко — искренне расстроенный, я приехал на квартиру Каплана и сбивчиво рассказывал. Он слушал меня скептически:

— Знаете, что я вам скажу? Вы слишком самонадеянны, это вам всегда будет мешать.

— Да, конечно, вы правы...

— Популярность вскружила вам голову.

— Да, вы совершенно правы...

— Вы слишком много хотите, а это опасно, поверьте мне.

— Да, конечно, вы абсолютно правы...

Действительно, я хотел многого — я перерос свое положение и мечтал избавиться от его опеки, начать самостоятельную работу. Но старику этого не скажешь. Повинившись, я уладил отношения. Но как быть с тридцатью другими членами совета — не могу же я упрашивать каждого не голосовать против меня?

9 апреля 1970 года день моей защиты. Еще утром я сумел прорваться к директору:

— Мы с женой ждем вас с супругой у нас дома. Будут только свои и Плисецкая с мужем.

— Плисецкая приедет? Спасибо, я приду.

В тот день было последнее заседание Совета перед великим событием — столетним юбилеем. Поэтому первым пунктом заседания был доклад «Великий Ленин и советская медицинская наука». Ленина вмешивали в нашу жизнь всюду и сумели вставить даже в защиту моей диссертации. Когда доклад закончился, все зааплодировали с облегчением. Волков сказал:

— Владимир Юльевич, вам дается двадцать минут для представления вашей работы.

Текст выступления я заранее заучил наизусть и говорил десять минут, остальные десять киномеханик показывал фильм об операции вживления искусственного локтевого сустава, который досняла группа «Ленфильма». Потом выступали оппоненты — профессор А.Корж из Харькова и мой друг профессор В.Фишкин из Иваново, сделали лишь мелкие замечания. Директор спросил:

— Кто еще хочет выступить?

Я затаил дыхание — сейчас кто-нибудь из моих недоброжелателей выйдет на трибуну и станет меня гробить.

Прошло минуты две молчания, директор обводил всех глазами. Но никто не захотел выступить.

— Владимир Юльевич, вам предоставляется заключительное слово.

Я опять вышел на трибуну и кратко поблагодарил всех, кто мне помогал в работе над диссертацией (по правде говоря, не помогал никто, а палки в колеса вставляли многие).

Директор опять:

— Все? Хорошо, вы свободны. Приступаем к голосованию.

Пока решались другие вопросы, директору сообщили на ухо результат, я видел, как он кивнул и передал мне записку. Что в ней?

— «Поздравляю! — только двое против. Ногу Плисецкой мы с вами посмотрим вместе».

Отлегло от сердца: двое против — это почти ничего. А все-таки кто проголосовал против — не задав вопросов и не выступив? Это сведение личных счетов.

Дома оживленная Ирина готовилась к приему, она собрала красивый стол, украшением были нежные цыплята табака (я достал их через пациента, из закрытого распределителя Академии наук). Приехали Майя Плисецкая с Родионом, привезли дюжину бутылок шампанского. Присутствие знаменитой Майи наэлектризовывало гостей — на нее устремлялись все взгляды, каждый старался что-то ей сказать. Значение диссертанта как будто отодвигалось в сторону. Но я, конечно, не обижался. Мы с ней сидели рядом:

— Что тебе положить в тарелку?

— Знаешь, дай мне только крылышко от твоего цыпленка табака, — интересно, как мало едят балерины при такой большой затрате физических сил в их труде.

Волков на правах начальника говорил первый тост — поздравлял с успехом. Ему вторили другие, снова и снова поднимали бокалы с шампанским. Но Волкову еще очень хотелось показаться перед Майей большим специалистом и посмотреть ее ногу. Я шепнул:

— Сделай мне одолжение — покажись ему, чтобы он на меня не дулся.

Когда встали из-за стола, она сделала уступку — разрешила ему посмотреть уже поправившуюся ногу. Мы втроем сидели в моем кабинете, Волков делал вид, что с пониманием осматривает ее. На самом деле уже не было следов прежней травмы. Но Майя, с ее острым языком, не упустила возможность поругать тех врачей нашего института, которые ей только навредили:

— Если бы не Володя, я могла остаться хромой.

— Да, да, Майя Михайловна, он хороший специалист. Володю уже можно считать профессором. Теперь перед ним все двери открыты.

Двери открыты? Я понял, что он открывает передо мной двери на выход из института. Ну что ж — прощай, Центральный институт травматологии и ортопедии!

ЧАСТЬ ПЯТАЯ
ПРОФЕССОРСТВО

Ледниковый период

Но ведь страна — страна чудес:
Развитье там идет не по спирали,
А вкривь и вкось, вразрез-наперерез.

Владимир Высоцкий

В 1970-х годах на всю страну наползал «ледниковый период», потом его назвали «брежневским застоем». Этот «ледник» спускался с самого верха власти, где цепко сидели безынициативные старики. Они упорно тормозили любое развитие общественного движения и экономического состояния страны. Но известно, что где нет движения вперед, там отставание тянет назад. Брежневская когорта властелинов, воспитанная в сталинское время и в сталинском духе, никак не могла отказаться от традиций культа личности. Как впавшие в детство маразматики, они были заняты тем, что украшали своего лидера наградами и званиями, наподобие рождественской елки — его сделали и маршалом, и трижды Героем Советского Союза, и Героем Социалистического Труда, и кавалером всех орденов и премий. Стало обязательным во всех официальных речах постоянно ссылаться на него и упоминать — «и лично товарищ Брежнев».

Три писателя написали за Брежнева «мемуары» о войне, и за это ему присудили Ленинскую премию по литературе. Но сам он уже по-стариковски не только писать, но и говорить внятно не мог, он терял дикцию и произносил какие-то непонятные слова: «социалистические страны» в его рту звучали как «сосиски сраные», а слово «систематически» было «сиськи-масиськи».

По образцу и подобию Брежнева старики-властители раздавали награды самим себе и их приспешникам во всех советских учреждениях. Пропагандистская машина партии твердила в газетах, по радио и на телевидении о перевыполнении планов во всех отраслях хозяйств, а на самом деле хозяйства страны распадались: происходило отставание в науке, в промышленности господствовала устаревшая технология, а сельское хозяйство хронически производило недостаточно зерна. Поэтому его вынуждены были закупать у Америки. Снабжение продуктами было на отчаянно низком уровне — по всей стране ощущалась нехватка основных продуктов. И над всеми слоями населения довлел товарный голод.

В этом «ледниковом застое» страна продолжала как-то существовать — развиваясь «не по спирали, а вкривь и вкось, вразрез, наперерез». При таком «развитии» все слышней становился ропот протеста диссидентов и сочувствовавшей им интеллигенции. И вот, в ситуации «холодной войны» того времени, этим воспользовался американский Конгресс и поставил условие: Америка будет продавать Советскому Союзу зерно только, если станут давать разрешение евреям эмигрировать в Израиль для воссоединения с родственниками (а евреи — все родственники). Это называлось «поправка к конституции США двух конгрессменов Джексона и Ваника». Конечно, об этом не сообщалось в советской прессе, люди узнавали это по «Голосу Америки». Советские правители вынужденно проглотили эту пилюлю — зерно им было нужно больше, чем их евреи. И вот в начале 1970-х годов произошло чудо: впервые за все годы советской власти правительство вынуждено было разрешить эмиграцию — тонкой струйкой потекли на Запад еврейские семьи. К ним присоединялись полуевреи и русские, женатые или замужем за евреями. Эта тонкая ниточка через несколько лет потянула за собой волну эмиграции и стала первым звеном ослабления Советского Союза. И фактически началась утечка мозгов, сказавшаяся потом на еще большем отставании страны во всех областях.

В безрадостной ситуации «ледникового периода» все больше выдвигались вперед бездарные партийные посредственности научной бюрократии. Есть поговорка: «Не так страшен черт, как его малютки». Эти люди были теми «малютками» — они повторяли в миниатюре образец, который давала им партийная верхушка. Как та когорта стариков напускала «ледниковый период» на всю страну, так они напустили «ледник» на советскую науку, замораживали ее до состояния застоя. В научном мире поколениями происходило то, что можно назвать «разбавлением мозгов». Делалось это так: один бездарный партийный директор института брал на работу другого такого же бездарного, но обязательно партийного ученого, а тот приводил с собой еще двоих таких же. И это росло в геометрической прогрессии. Тысячи партийных карьеристов засели в кабинеты директоров институтов и заведующих лабораториями. Выросшие в полном подчинении партийной дисциплине, они с энтузиазмом выполняли два главных указания партии: не допустить на ведущие научные позиции беспартийных ученых и не принимать на научные должности евреев. Ценность научного работника не имела для них никакого значения.

Россия никогда не была скудна яркими талантами, но многим из них не давали ходу те партийные бюрократы от науки. К защитам диссертаций стали стремиться только из-за материального стимула, как бедные женихи стремятся к богатой невесте. Но так же как из многих женихов богатая невеста выбирает себе только одного, так большинство соискателей не всегда могли защищать диссертации и получить высокооплачиваемые должности. За этим следила когорта руководителей научных учреждений. Их можно точно охарактеризовать строками Лермонтова:

К добру и злу постыдно равнодушны,
В начале поприща мы вянем без борьбы,
Перед опасностью позорно малодушны
И перед властию — презренные рабы.

Когда я защитил докторскую диссертацию и стал искать самостоятельную научную работу, мне пришлось проходить-пробиваться через толстую прослойку научных карьеристов.

Первый срыв

Меня вызвал к себе новый директор Института имени Склифосовского Борис Комаров. Мы с ним учились на одном курсе, друзьями не были, но относились друг к другу с симпатией. В студенческие годы он вступил в партию, это помогло ему быстро продвинуться, хотя как хирург особых достижений он не имел. Узнав, что его сделали директором самого большого института, я не удивился — таких примеров было много.

На этот раз он разговаривал со мной по-приятельски, но слегка покровительственно:

— Я слышал, ты защитил докторскую. Какие у тебя планы?

— Думаю искать работу.

— Работа есть, — протянул он загадочно, — покажи паспорт; он у тебя с собой?

Я понял: «проверка документа» была нужна ему, чтобы убедиться в моем «пятом пункте» — национальности. Прочтя в паспорте «русский», он успокоенно вернул его мне и тогда продолжил:

— Подавай заявление на должность директора клиники травматологии и ортопедии в моем институте. Согласен?

— Борис, спасибо! Конечно, согласен и даже просто счастлив.

Непосредственная моя реакция будущему боссу понравилась — с высоты своей позиции он смог произвести эффект на однокурсника.

— Твоя должность будет называться главный ортопед-травматолог Москвы.

Я даже опешил, не ожидая такого взлета. Он спросил:

— Ты в партии сколько лет?

— В партии?.. Я не член партии.

— Как это — не член партии? Как же они дали тебе защитить докторскую?

Вопрос был симптоматичный, на сто процентов «партийный»: без членства в партии дороги в науку быть не должно. Что было ему ответить?

— Защитил, — я пожал плечами.

Очевидно, он все-таки хотел взять меня на работу:

— Слушай, пиши заявление в партию, прямо завтра же. Должность главного специалиста номенклатурная, утверждается Московским комитетом партии. Тебя не утвердят, если ты не коммунист. Даю тебе на это два месяца, подавай документы и приходи с партийным билетом через два месяца.

Какое я сделал лицо, не помню, но радость моя сразу улетучилась. У Комарова не было сомнений, что я послушаю его совета, но у меня не было сомнений, что я этого не сделаю. Продать душу дьяволу за дорогую цену всегда заманчиво. Но я давно решил: в партию вступлю, только если от этого будет зависеть моя жизнь. Я принял это решение, когда в Петрозаводске в 1955 году слышал рассказ моего друга Ефима Лившица: во время войны он вынужден был вступить в партию единственно, чтобы спасти свою жизнь — иначе его должны были судить и послать в штрафной батальон, а оттуда живым никто не возвращался. Вступлением в партию Ефим спас тогда свою жизнь, но потом всегда стыдился принадлежности к ней.

Дома я рассказывал Ирине о предложении Комарова:

— Эта работа, конечно, такая, о которой можно только мечтать — директор клиники, главный специалист Москвы. Я все-таки подам документы и приложу туда свои авторские свидетельства — пусть Комаров и другие разбирают мою кандидатуру по моим заслугам. Но в партию я все равно не вступлю. Эта должность для меня не стимул к продаже души дьяволу коммунизма. Не хочу всю жизнь быть обязанным голосовать, как они, выступать, как они, и думать, как должны думать все члены партии. Конечно, я и сейчас не могу позволить себе выступить против них, но я хотя бы не должен ходить на их дурацкие партийные собрания и голосовать вместе с ними. Не могу я потерять свободу личности.

Ирина не только была согласна со мной, но добавила от себя такое, что лучше не повторять подробно. В наших с ней семьях не было ни одного члена партии, все жили своим умом, и мы гордились этим.

Я отвез заявление в Институт имени Склифосовского и вскоре поехал в отпуск в городок Шумерля, в Чувашской

Республике. Там, в летнем дощатом домике на самом берегу реки Суры, отдыхали мои родители с нашим сыном (Ирина писала диссертацию и ехать не могла). В Шумерле работал хирургом доктор Петр Кулаков, ученик моего отца и хороший друг всей нашей семьи. Он и построил для отца тот летний домик у реки. Красивый и тихий приток Волги, Сура была единственной рекой, в которой еще водились остатки редкой рыбы стерляди. Ловить стерлядь было запрещено, но Кулаков, главный врач больницы, был бог и царь тех мест — законов для него не было.

Нарыбачив полдюжины стерлядей и сварив их, мы с ним сидели у костра на берегу, пили водку, хлебали деревянными ложками пахнувшую дымком жирную уху, и я рассказывал ему о предложении работать главным специалистом.

— Вот это здорово! — восклицал Петя.

— Здорово-то здорово, да только не получится.

— Почему?

— Потому что я беспартийный.

— А вступить не хочешь?

— Нет. Жалко, конечно, упускать такую возможность. Надеюсь найти что-нибудь другое, хотя беспартийному это трудно. Ну, давай выпьем за твою награду.

Кулакова недавно наградили орденом Трудового Красного Знамени.

— А знаешь, за что меня наградили — за вранье. Я тебе расскажу. Когда меня назначили главным врачом, в конце отчетного года я составил годовой отчет по больнице. Написал по инструкции все как было — сколько больных поступили, сколько умерли, какие осложнения, какие инфекции — все по бумагам. Даже учебник статистики для этого прочитал. Отвез я свой отчет в министерство республики, в Чебоксары. Министр наш — мой приятель, учились вместе. Через неделю он вызывает меня обратно: ты что, кричит на меня, мать твою перемать, написал такое? Я удивился: написал, говорю, все как было, по инструкции, что на самом деле происходило, это, говорю, статистика. А он на меня кричит: тебя кто просил написать, что на самом деле происходило, такую, кричит, мать-перемать, статистику? Да ты знаешь, что обком партии все отчеты проверяет, прежде чем в Москву отослать? Из-за такой статистики и мне, и тебе влепят по партийному выговору, а потом нас обоих еще и выгонят. Вот тебе, говорит, твой отчет обратно, все цифры перепиши, я, говорит, их карандашом надписал, как надо. Ну что мне было делать — переписал, как он велел. Получил от него благодарность в приказе — за хорошую работу. С тех пор вот уже пять лет я подаю в годовых отчетах только те цифры, которые угодны обкому партии. Получил за это звание «Отличник здравоохранения», а после еще и «Отличник коммунистического труда». А на пятый год вызвали меня в обком партии. Я испугался — сейчас мне влепят за фальшивую статистику. А они, оказывается, поздравлять вызвали — министра, меня и двух других главных врачей наградили орденами. Ну, мы, конечно, обмыли это вместе с партийными боссами в Чебоксарах, как надо. Сам первый секретарь с нами выпивал. Мне на том банкете и смешно, и горько сидеть было. Да, брат, от партии у нас никуда не уйдешь. Может, ты и прав, что вступать не хочешь.

Через два месяца я снова пришел в кабинет директора Комарова. Он спросил:

— Принес билет кандидата партии?

— Нет, Борис, я в партию заявление не подал.

— Ты что — с ума сошел? Ты понимаешь, что потерял? Ну, твое дело.

Мы расстались прохладно, не пожав руки. Скоро эту должность получил другой наш сокурсник — Владимир Охотский, слабый хирург, но — член партии.

Я встретился с Комаровым еще раз, когда в 1973 году мы всем курсом отмечали 20-летие нашего выпуска. Он стал членом-корреспондентом Медицинской академии и выглядел надменно-самодовольным. А через несколько лет его сняли с позором: в институте разразился скандал, оказалось, что он не только не давал хода беспартийным ученым, но беззастенчиво приписывал свое имя ко всем их статьям и книгам, выдавая это за свои научные труды — хотелось ему еще выше подняться на чужом горбу. Сколько веревочке ни виться, а конец все равно найдется...

Царская охота

Жизнь состоит из массы компромиссов — прямой дорогой достичь цели почти никогда невозможно. Но компромисс компромиссу — рознь. Нельзя вступать в компромиссы при выборе жены (мужа), профессии и глубоких политических убеждений. Я не сомневался, что поступил правильно, отказавшись от компромиссного вступления в партию. Однако срыв в получении интересной работы меня расстроил: когда опять подвернется такой случай? Свободных профессорских мест в Москве практически не было, особенно для беспартийного хирурга. Появлялись места в провинции, где-нибудь в Смоленске или Иркутске. Но мы с Ириной, москвичи до мозга костей, уезжать из Москвы не собирались.

Неожиданно я прочитал в газете «Медицинский работник»: Московский медицинский стоматологический институт объявляет конкурс на должность заведующего кафедрой травматологии, ортопедии и военно-полевой хирургии. Этот институт раньше называли просто «Стомат», но недавно в нем открыли лечебный факультет для обучения обычных врачей и стали называть «Третий медицинский» (Первый и Второй уже существовали). Я поехал подавать туда заявление и в приемной ректора увидел своего сокурсника Капитона Лакина. Мы были дружны в студенческие годы: он, комсомольский активист, был секретарем многотиражной газеты «Советский медик» и помогал мне публиковать в ней стихи. Не виделись мы уже годы.

— А, Володя! Рад тебя видеть. Ты что тут делаешь?

— Приехал подавать заявление на кафедру травматологии. А ты что делаешь?

— Я? Я проректор этого института. Дай-ка я посмотрю твои бумаги, — он пробежал их глазами. — Так, ты уже шестой подавший на это место, и первые пять — члены партии. Среди них есть довольно известные ученые, ты — самый молодой из них.

— Думаешь, у меня есть шансы?

— Я тебе прямо скажу: я буду тебя поддерживать при разборе документов у ректора. Но я могу это делать только до утверждения на партийном комитете. Решать будет ректор, а утверждать партком. И это утверждение окончательное — когда кандидатуру выносят на голосование членам ученого совета, они голосуют так, как решил партком.

Опять партия! Мне стоило труда, чтобы не поморщиться. Я никак не мог примериться с мыслью, что только партийные боссы могут решать вопрос о моей профессиональной квалификации.

— Что ж, поддержи хотя бы перед ректором.

Он посмотрел испытующе и понизил голос:

— Постарайся понравиться ректору, он это любит. Ты ведь парень умный. Понимаешь?

Конечно — надо дать взятку. Я считал, что был вполне достоин занять кресло заведующего кафедрой и без взятки. Но это тоже компромисс, хотя не основной, особенно в России. Мне уже приходилось давать взятку ресторанным банкетом, чтобы получить место ассистента. Но на этот раз банкетом не отделаться — должность намного выше.

Ректором института был Алексей Захарович Белоусов. Имя я знал хорошо: в 1952—1953 годах, в черные времена кампании против «врачей-отравителей», он был заместителем министра здравоохранения по кадрам. Тогда он снимал с работы профессоров-евреев, в том числе моего отца и моего шефа Каплана. А потом он выступал на выпускном вечере нашего курса и кричал нам: «Советская медицина самая гуманная и самая прогрессивная». После развенчания кампании «врачей-отравителей» Белоусова сняли с работы, и он долго не мог получить хорошее, теплое место, где бы люди от него зависели. Недавно новый министр Борис Петровский назначил его сюда ректором — тут ему было где развернуться.

Несколько раз я сидел часами в приемной, пытаясь попасть на прием к Белоусову, чтобы один на один рассказать о своих планах работы и пообещать «благодарность». Но он был постоянно занят, окружен людьми и лишь однажды, быстро взглянув на меня, сказал:

— Кандидатов много, но вы у нас маячите. Ждите.

«Маячите» было нечто среднее между надеждой и безнадежностью, по крайней мере он не ставил условия вступления в партию и не сказал ничего отрицательного. Как же все-таки к нему подступиться? Я советовался с доктором Алешей Георгадзе, учеником моего отца и моим приятелем. Он сам метил стать доцентом кафедры хирургии и обхаживал Белоусова. Алеша был хороший парень, но классический тип состоятельного грузинского дельца: самоуверенный, с множеством приятелей и большими деньгами, он разбрасывал их на попойки-подкупы. Деньги, грузинские вина, фрукты — все присылали ему родные из Грузии, она была одной из самых богатых и процветающих республик Советского Союза. Но главное — Алешин дядя Михаил Георгадзе занимал высокий правительственный пост Секретаря Президиума Верховного Совета. Все указы правительства всегда выходили за двумя подписями — Брежнева и Георгадзе. По этой родственной связи все вынужденно считались с Алешей. Я спросил:

— Слушай, можешь ты мне устроить разговор с Белоусовым?

— Конечно, могу. На следующей неделе я повезу его на охоту в правительственный заповедник. Дядя достал мне разрешение на отстрел двух лосей. Я уже пригласил на охоту Белоусова, Блохина и других нужных людей. Поезжай с нами — там с ним и поговоришь.

Давно я не охотился, и ружья у меня уже не было — продал. Но в правительственном охотничьем заповеднике Завидово, в 140 километрах от Москвы, где охотились сам Брежнев и его приближенные, всего было в избытке: ружья, охотничье снаряжение и егеря—загонщики зверей, которые выгоняли их прямо на стрелявших — охота там «царская». Мы выехали вечером в пятницу на двух машинах. Алеша обо всем позаботился, и багажники машин были забиты ящиками с коньяком, винами, бутылками «Боржоми» и разными деликатесами — прямо из Грузии. Проехав Загорск, свернули налево, на шоссе со знаком «Въезд запрещен» — это начинался путь в Завидово. У знака нас ждала машина с академиком Николаем Николаевичем Блохиным, директором Института онкологии. Алеша обхаживал и его, на всякий случай. Когда мы проехали с десяток километров по закрытому для других пути, Белоусов попросил сделать короткую остановку.

— Пора уже выпить, ребята, — он горел нетерпением.

Достали несколько бутылок, и я поразился — как жадно пил мой потенциальный начальник. Я вел машину, так что ограничился небольшой дозой. Впрочем, если бы нас остановили, то процент алкоголя в моей крови превысил бы дозволенный. Но в том-то и дело, что мы могли быть уверены — с Алешиным пропуском нас не остановят.

Приехали в главную усадьбу, для верховных правителей — небольшая красивая гостиница с балконами, внутри — ковры и богатая мебель. Но в нее нам нельзя. К нам присоединился начальник заповедника Борис Майоров, и мы углубились в лес, к одному из «разъездов» для второстепенных гостей — большому бревенчатому дому из нескольких комнат. Там нас ждали живший при «разъезде» старик охотник с женой. У них был готовый ужин по-крестьянски: борщ, много картошки, нарезанное сало и овощные соленья. Мы добавили привезенное и уселись за стол. Много пили, шумели, смеялись — было не до разговоров о делах, к тому же Белоусов скоро опьянел и заснул.

В три часа утра за нами заехали два вездехода ГАЗ-64, привезли ружья и снаряжение. Мы разобрали ружья, оделись в теплые куртки и высокие сапоги, приобрели охотничий вид. Белоусов от перепоя едва держался на ногах, и говорить с ним было бесполезно.

Нас повезли в глубь леса, там ждала группа егерей-загонщиков — человек пятнадцать мужиков из соседних деревень. Всех их держали на зарплате для «царской» охоты, чтобы они гоняли зверей в направлении охотников. Старший объяснил:

— Мы зверей отсюда погоним, я накануне заприметил, где встал на ночь матерый самец, а недалеко другой, помоложе. Мы их окружим и погоним, а вас сейчас повезут дальше и расставят по вышкам. Сидите тихо, зверя не пугайте, а то уйдет в сторону. Мы метров на пятьдесят позади пойдем, за деревьями. Но все равно — стреляйте осторожней. Был случай, когда убили нашего егеря по неосторожности.

Алеша шепотом сказал мне:

— Я дам ему деньги и попрошу, чтобы гнали зверя прямо на Белоусова. Но он такой пьяный, что, наверное, не сможет попасть. Мы с тобой будем стоять на соседних с ним вышках. Ты смотри, если он не убьет, сам стреляй, или я — к кому зверь ближе будет.

Нас отвезли еще дальше, а потом мы пешком вышли на широкую просеку. Вдоль нее у одного края стояли длинным рядом деревянные вышки, вышиной шесть метров. С них открывался вид на другую сторону леса, откуда зверей выгонять будут. С вышки легко увидеть и прицелиться. Мы залезли по вышкам, Белоусов — между нами с Алешей. Стоять пришлось долго, больше часа. Стали слышны в лесу крики егерей — это они голосами гнали зверей. Наше дело — стоять тихо, чтобы звери нас не услышали и не побоялись выйти на просеку. И вдруг я услышал храп — это Белоусов на своей вышке спал, обняв ружье. Зверь, конечно, должен был испугаться этого звука. Я глянул дальше, на Алешу. Тот подал мне знак, что тоже слышит храп. Что делать? Я слез со своей вышки и тихо прокрался к Белоусову. Он спал мертвецким пьяным сном. Надо его разбудить, но так, чтобы он не зашумел, проснувшись. Я залез на вышку и первым делом прижал ладонь к его рту — заткнуть. Он вздрогнул и уставился на меня с непониманием. Я приложил палец к своему рту и знаком показал — молчите. Он очнулся, закивал головой — понял. Только эта молчаливая сцена разыгралась и я собрался прокрасться обратно, как захрустели ветки и раздался шум дыхания — громадный лось вырывался из леса как раз напротив нас. Умный зверь остановился у края просеки, косясь направо и налево и собираясь ее перескочить. Я подтолкнул Белоусова, и мы оба подняли стволы наших ружей. У него, пьяного и сонного, ружье ходило вверх-вниз, вправо-влево. Выстрелили мы одновременно, но явно, что он стрелял неточно. Лось упал. В это время в другом конце просеки раздался еще выстрел — там бежал молодой лось и тоже упал — от выстрела Блохина. Я сказал Белоусову:

— Поздравляю, вы убили матерого зверя.

Он хлопал глазами и смеялся. Все слезли со своих вышек и подошли к убитым зверям. Потом наперебой стали поздравлять Белоусова и Блохина с удачными выстрелами. Никто не сомневался, что убил Белоусов: на «царской» охоте убивает только царь. Блохин был спокоен, но Белоусов пришел в неописуемый восторг, возбужденно принимал поздравления, целовался со всеми (достался поцелуй и мне):

— Я его, зверюгу, давно услышал, как ветки захрустели. Тут я затаил дыхание, вижу — выходит из леса. Красавец-то какой! Ну, думаю, от меня не уйдешь. А он мордой поводит и вот-вот сиганет через просеку. Тут как я «бабах» сразу из двух стволов — и наповал!

Ружье у него было одноствольное.

Рассказ о запасном половом члене

Егеря отвезли убитых лосей на «разъезд», там освежевали их — сняли шкуры, вынули внутренности, разрубили на большие части и отрубили головы. Из голов с рогами изготовят чучела и отдадут убившим их охотникам. Для Белоусова — большая голова с развесистыми рогами, для Блохина — поменьше. Мы сложились деньгами для егерей и угостили их водкой. Они утирались рукавами:

— Премного вам благодарны.

Надо было разделить добычу поровну. Как самый молодой, я взялся разрубать части на равные куски, Алеша складывал их кучками — в каждой кучке куски из разных частей. Рубить кости тяжело, особенно позвоночник. Я взмок от усилий, но старался — хотел привлечь внимание Белоусова, показать, что умею работать:

— Алексей Захарович, смотрите, это ведь мое дело — оперировать на костях.

— Вижу, вижу, вы настоящий костоправ.

По охотничьей традиции, чтобы не было обид при раздаче, каждый по очереди становился спиной к нарубленным кучкам, Алеша указывал на одну из них: «Эта?» При ответе «да» ту кучку складывали в мешок и надписывали имя. И хозяевам «разъезда», и двум шоферам — всем по мешку. Потом, усталые и возбужденные, все уселись за стол — начался настоящий пир. Пошли опять поздравления успешных охотников, шумели, смеялись. Белоусов, мужик простой, радостно принимал поздравления, густо запивал их коньяком, быстро окосел и стал клевать носом.

Блохин — человек интеллигентный, пил умеренно и в середине застолья предложил:

— Давайте, охотники, рассказывать по очереди какую-нибудь интересную историю из рабочей жизни, что-нибудь поострей. Ну, я сам и начну...

Во время войны меня послали в Америку — проходить практику новых методов лечения, чтобы потом применять для лечения наших раненых. Лететь через Европу и океан было опасно, мы летели на американском бомбардировщике через восток. Хирурги в Америке начали тогда делать пластику кожи методом «мигрирующих лоскутов». Это делалось так: создавали лоскут по форме чемоданной ручки, потом отделяли одну ножку, поворачивали и вживляли ее в новое место. Когда она приживется, опять отделяли и вновь приживляли в другое место. Так несколько раз — и живой лоскут кожи мигрировал до нужного места. Когда я вернулся в Россию, в 1945 году меня назначили директором Института восстановительной хирургии в городе Горьком. Мы лечили инвалидов войны, было много тяжелых последствий военных ран. Среди моих больных были молодые ребята с довольно редким ранением — в половой член. Некоторым полностью его оторвало, некоторым изуродовало, некоторым ампутировали из-за инфекции. Мочиться они могли, потому что канал оставался. Но без мужского достоинства они были очень несчастные. Надо понять страдание и нетерпение молодого мужчины со здоровой эндокринной и нервной системами, но лишенного возможности удовлетворять свои половые потребности. Тогда я и начал применять хирургическую технику «мигрирующего лоскута» и создавать им новые половые члены: первый лоскут я выкраивал на животе, а потом этапами доводил его до лобковой области. Тонкость была в том, чтобы лоскут имел хорошее кровоснабжение, был живым. А нашим бичом была инфекция. Поэтому я делал большие лоскуты, больше, чем для нормального члена надо: если часть воспалится, останется другая — жизнеспособная. На последнем этапе я внедрял в лобковый лоскут тонкий стержень из пористой пластмассы, как хрящик. Это давало члену эффект эрекции. Весь новый метод назывался «фаллопластика». Я написал об этом книгу и получил за нее Сталинскую премию третьей степени.

Мы слушали с напряженным интересом:

— Ну, ну, Николай Николаевич, давайте дальше.

— Среди больных был парнишка двадцати лет. У него все операции проходили успешно, я создал ему член, но на последнем этапе оставил рядом часть лоскута — на случай, если возникнет воспаление. Так, немного повыше нового члена висел трубчатый кожный лоскут около 7—8 сантиметров. Парень горел нетерпением, а у него не было никакой знакомой девушки. Но он знал, что на танцах в городском саду можно легко познакомиться. Дело происходило вскоре после войны, когда молодым женщинам тоже не хватало мужчин. Вот этот парень и попросил меня:

— Отпусти меня на одну ночь из института, хочу твою работу попробовать.

Я ему сказал:

— Боюсь тебя отпустить — напьешься пьяным, всю работу испортишь.

— Сука буду, не напьюсь, — пообещал парень. — Мне только попробовать, изголодался я, измаялся. Тебе самому, как ученому, интересно небось, как новый хуй сработает. А я вернусь и все тебе расскажу — как на картинке обрисую, как в кине.

— Ладно, уходи до завтра, но чтобы утром был здесь и абсолютно трезвый. А то отрежу, что сделал.

Рано утром тот парень сидел перед дверью моего кабинета. Я посадил его у себя на диване, вижу — у него по лицу разливалась абсолютно блаженная улыбка, он счастлив.

— Ну, рассказывай. Все по порядку — как в кине.

— Значит так, — начал парень, — пришел это я на танцплощадку, покрутился там, осмотрелся. Я ведь солдат — надо выбрать и девку, и место в кустах. Ну, музыка играет краковяки разные. А у меня свои краковяки в голове: как бы такую взять, чтобы не дурила, а сразу дала. Я с одной молоденькой потанцевал, потерся, а она все от меня отодвигалась. Э, нет, думаю, эта станет ломаться, чтоб ее упрашивали — не подходит. Тогда пригласил я танцевать одну старуху...

— Сколько лет старухе? — спросил я.

— Да лет тридцать. У меня свой расчет был: если она лет на десять старше, так не станет же она молодому отказывать. Да и это, значит, ну как сказать? — отверстие у нее поширше будет, мне сподручней. И верно — только я к ней на танце прижался, она, видно, почувствовала твою работу через платье-то, да как прилипла ко мне, в ухо задышала! У меня аж голова закружилась. Чувствовал, не могу я больше. Я ей только одно слово — пойдем! Она обвисла на мне, и так мы с ней в кусты и поместились. Она вроде как полоумная стала, штаны с себя сдернула, юбку задрала, глаза закатила и ждет.

Блохин помолчал и добавил:

— В тот момент я аж крякнул от красочности, с которой парень все описывал, — как в кине.

— Ну, — говорит, — знаешь, я, конечно, волновался сперва — как мой новый-то в нее полезет? Ничего — сразу поместился. А когда дело пошло, я в такую охотку ввалился, что остановить меня нельзя. А она и не останавливала, только подмахивала, да сопела, да стонала, да руками меня тискала. Я тебе так скажу: если бы меня в тот момент немец убил, так и то бы не жалко было с жизнью расстаться. Я, значит, это, на себя ее натаскиваю, наподдаю, а сам думаю: вот это хрящик ты мне вставил! — цены ему нет. Ну, а она уже уставать стала. Поерзала, поерзала подо мной, да и шепчет: хватит, мол, милый. Я головой замотал: нет, мне не хватит. И еще поднажал. Ну, она распласталась и тоже постаралась, но скоро опять выдохлась — старуха ведь, как-никак. Опять попросила: давай отдохнем. А у меня стоит и отдыхать не хочет. Чего же мне отдыхать-то? — я два года, от самого ранения, отдыхал без этого удовольствия. А она уже стонать стала: не могу, говорит, больше. Тут меня задор взял. Я тогда возьми да скажи ей: ах ты сука, говорю, ты еще не знаешь, что у меня хуй-то двуствольный. Она усмехнулась и шепчет: как это, мол, так — двуствольный? Я ей говорю: а так — рядом два висят, один запасной. Она не поверила, из-под меня вылезла. А уже светало. Я тогда перед ней встал и показал ей оба — и член, что ты сделал, и лоскут трубкой, что рядом висит. Ой, Николай Николаевич, что с ней было! Она рот-то раззявала, вот-вот закричит со страху. В глазах у нее такой ужас был, что я сам напугался: зачем, думаю, бабу напугал? Хотел ей все начистоту объяснить и про тебя рассказать, а она через кусты сиганула — будто ветром ее сдуло. И штаны в кустах позабыла со страху. Так дело было. А пить я не пил, ни грамма, сука буду!

Блохин закончил свой красочный охотничий рассказ, и тот уникальный эпизод стоял у нас перед глазами. Ни у кого не было такой красочной истории.

Еще выпили и разошлись спать. А на следующее утро поехали в Москву с мешками лосятины. Поговорить с Белоусовым мне так и не удалось.

Вскоре мы узнали, что Блохина избрали президентом Медицинской академии.

Протекционизм против партийности

Советская Россия была во многом отсталой, но что в советском обществе было развито больше и лучше, чем в других странах, — это протекционизм. Он был отточен до совершенства — миллионы советских людей жили сплошными протекциями во всем. И наше с Ириной материальное благополучие было во многом построено на том же: многие продукты, вещи, мебель, билеты в театр, на поезд и самолет — все я доставал по протекции.

В России с давних пор всеобъемлющее проявление протекционизма было заменой денег: «не имей сто рублей, а имей сто друзей» (пословица не даром молвится). А при партийной диктатуре коммунистов протекционизм стал заменой всего на свете — совести, таланта и ума. По сути, партия сама расширила границы протекционизма — людей стали принимать на работу и продвигать только по партийной принадлежности, а не по другим критериям.

Почему бы мне не использовать отточенное до совершенства искусство советского протекционизма для получения кафедры? Только так я мог перебороть свой «дефект» — беспартийность. Я повел атаку на ректора Белоусова через своих влиятельных пациентов и друзей. За годы работы у меня образовалось много связей среди московской элиты. Рекомендации этих людей он должен был если и не выполнить, то хотя бы учесть. Я не знал, какие действия предпринимали для того же самого мои пять партийных конкурентов, но наверняка они должны были что-нибудь делать в том же направлении — без протекции ничего не достигалось. Посмотрим, у кого она сильней.

Кто мог быть влиятельней, чем министр здравоохранения? Но к министру хода у меня не было. Я поговорил со своей подружкой Майей Плисецкой:

— Можешь ты замолвить обо мне слово министру Петровскому?

— Конечно, могу. Иногда я встречаю его на правительственных приемах, куда меня приглашают танцевать и на банкет. Уж я-то сумею рассказать ему, какой ты доктор.

— Пусть министр скажет ректору Белоусову, чтобы тот меня взял.

Майя с ее острым умом и метким языком могла повлиять и на министра, хотя ничего не понимала в нашей системе конкурса. Ее преимущество было в том, что она — женщина, знаменитая женщина. А женщины могут, по наигранной наивности, вмешиваться в любые дела, все они — принцессы Помпадур. Но я не знал, когда она сможет встретиться с министром и как он отреагирует?

Не дожидаясь, я просил другого моего друга-пациента Георгия Мосолова, знаменитого летчика-испытателя, Героя Советского Союза, рассказать Белоусову про меня. Жора позвал с собой Леню Миненко, которого я собрал когда-то по частям. Оба полковники, они явились в приемную ректора, блистая Золотыми Звездами. Секретарша поспешила пропустить их в кабинет, и Белоусов выслушал рассказы, как я спасал их жизни.

— А меня он вылечит, если я разобьюсь в аварии?

— Если он нас вылечил после падения с шестнадцатикилометровой высоты, то вас — наверняка.

— Хорошо. Он у нас маячит. Я учту ваши ходатайства.

Я ждал их на улице, они вышли довольные:

— Мы его зажали с двух сторон со сверхзвуковой скоростью — надейся на успех.

К тому времени Майя рассказала мне:

— Знаешь, что мне ответил Петровский? — «Майя Михайловна, я не могу влиять на решение членов Ученого совета».

— Отговорка, конечно, он может влиять на любое решение, когда ему это надо.

Ладно, я решил просить помощи у Вишневского, знаменитого хирурга, академика, директора Института хирургии и генерал-полковника. Вишневский был близким другом моего отца с самой юности, а меня знал с детства. Отец позвонил ему:

— Шура, мой Володька хочет поговорить с тобой о своем деле, помоги ему.

— Конечно, Юлька, пусть приедет.

И я поехал:

— Александр Александрович, я подал на конкурс на кафедру. Можете вы мне помочь?

— На кафедру? Слушай, а я ведь помню, как ты родился. Да, бежит время, бежит... Завтра я буду в министерстве и поговорю о тебе с заместителем министра Чикиным. Знаешь, не люблю с бюрократами дело иметь, но никуда от них не денешься — приходится просить и кланяться. Я вот новый институт строю, так мне для этого нужно в ЦК и в министерствах разных каждую ничтожность обхаживать. Желаю тебе удачи. Станешь профессором, сам попадешь в большую зависимость от разного говна — чем выше, тем хуже пахнет. Но запомни: с волками жить — по-волчьи выть.

Он всегда давал мне ценные советы, с моих студенческих лет. И эти его слова я тоже всегда помнил. По его просьбе замминистра принял меня, но суховато:

— Без нашего утверждения ни один кандидат не будет проведен на должность, — сказал он официальным языком. Как это понять — то ли поддержка, то ли отговорка? У бюрократов свои установки и своя терминология. Прав Вишневский — противно иметь с ними дело. А куда деться, если все от них зависит? С волками жить — по-волчьи выть.

Уже прошло более трех месяцев и начался учебный год студентов, а вопрос о заведующем кафедрой все не решался. Каждую неделю я ждал решения. Для нас с Ириной это была большая нервотрепка. Многое в нашей будущей жизни зависело от того, получу я это место или нет. Если не получу — будет второй большой удар. Каждый раз я говорил ей:

— Завтра заседание ученого совета. Поеду узнать — может, поставят на голосование?

Но каждый раз я возвращался расстроенный — голосования не было, ничего не двигалось.

Последнюю поддержку я попросил у своего директора Волкова. К тому времени он взлетел еще выше, стал председателем Медицинского ученого совета министерства и членом коллегии Минздрава — начальником над всей наукой. И его прочили в министры.

— Мстислав Васильевич, никак Белоусов не решит вопрос о заведующем.

Волков был заинтересован иметь на этом месте своего человека. Для него я — самый подходящий кандидат: его прямой ученик со студенческих лет, преданный ему за то, что он взял меня в ЦИТО. Хотя он раньше сердился на меня за помощь внедрению метода Илизарова, но знал, что я буду исполнять его просьбы. Он всегда был занят, но сказал:

— Хорошо, я поеду к Белоусову и поговорю.

Я ехал на своей машине следом за ним, а потом ждал в коридоре. Секретарша доложила Белоусову — кто его визитер, но Волкову пришлось сидеть в приемной минут пятнадцать.

Такие большие люди ждать не любят, я волновался, что его это обозлит и он уедет. Он высидел, а когда уже выходил из кабинета, Белоусов услужливо провожал его до дверей.

Увидя меня, Волков сказал:

— Белоусов объяснял мне, что хочет взять вас, но должен для этого уговорить членов партийного комитета, которые не хотят брать беспартийного. Почему вы не вступите в партию? Это вам всегда будет мешать, — это он добавил с оттенком раздражения.

— Мстислав Васильевич, я подумаю, — чтобы отговориться. — Спасибо вам за помощь.

Пришлось ждать еще две недели. Как я потом узнал, Белоусову стоило труда уломать членов партийного комитета. Они не могли примириться с тем, что на заведование кафедрой будет взят беспартийный. В институте было пятьдесят две кафедры, пятьдесят заведующих были члены партии, только два — старый рентгенолог Шехтер и молодой дерматолог Мошкелейсон, оба евреи, — были беспартийные. Членам парткома дела не было до индивидуальных особенностей и способностей, им нужен был еще один послушный член партии. Хотя Белоусов вел себя в институте как маленький диктатор, но у него самого были недоброжелатели, которые хотели многое делать по-своему. Шла борьба протекционизма против партийности. Кто победит?

Отчаявшись дождаться результата, я в очередной раз поехал туда в день заседания ученого совета — а вдруг? Опять я уныло стоял в холле, ко мне подошли два моих сокурсника — профессор-психиатр Валентин Матвеев и проректор Капитон Лакин:

— Володя, поздравляем — партийный комитет утвердил твою кандидатуру! Считай, что тебя уже избрали на кафедру. Сейчас будет голосование членов ученого совета.

Я недоверчиво-обрадованно смотрел на них:

— А что, если ученый совет не изберет меня?

— Ты что?! Совет никогда не идет против решений парткома.

И действительно еще через час ожидания они вышли и сказали мне:

— Все — тебя выбрали единогласно, как рекомендовал партком.

Спасибо нашей родной Коммунистической партии!

Меня обуревала радость — все-таки я победил и добился того, о чем мечтал! Открывалась широкая дорога на всю оставшуюся жизнь — положение профессора даст мне возможность работать самостоятельно и жить обеспеченно. У меня давно было много творческих планов — теперь я сумею превратить их в реальность.

Первым делом я позвонил Ирине. Но ее не было дома — мы так давно ждали решения и я так много раз безрезультатно ездил узнавать новости, что она не сидела дома и не ждала моего звонка. Разочарованный, я позвонил теще, которая жила в соседнем доме:

— Передайте Ирине, что меня избрали заведующим кафедрой. Я скоро приеду домой.

Что могла сказать на это теща, зятем которой я был уже четырнадцать лет? Довольно неприятным и резким тоном она ответила:

— Я всегда говорила, что вы будете профессором.

Никогда я от нее этого не слышал, но был так рад новости, что форма ее ответа не показалась мне ни обидной, ни грубой. Я только попросил, чтобы она не забыла передать новость Ирине, и позвонил родителям. Мама заплакала:

— Сыночек мой!.. Поздравляю. Сейчас позвоню папе на работу. Как он будет доволен!

За мной увязался ехать домой Алеша Георгадзе — выпить на радостях. Вообще-то мне хотелось побыть с Ириной вдвоем, вместе радоваться и говорить-говорить-говорить. Но Алеша старался мне помогать, а кроме того, его тоже выбрали доцентом, у него тоже была радость, а семьи не было — надо было поделить радость с ним. Мы приехали вместе. Ирина была дома и уже знала от тещи (все-таки передала!). Она прижалась ко мне:

— Поздравляю! Кончились твои муки ожидания.

— И я тебя поздравляю — жизнь наша общая, и победа общая.

Вечером пришли мои возбужденные родители, принесли шампанское, теща (все-таки улыбающаяся) с мужем и наши друзья Борис и Рита Шехватовы. Мы праздновали победу протекционизма над партийностью.

Операция в Германии

В 1971 году я получил официальное приглашение Министерства здравоохранения ГДР сделать первую операцию замены локтевого сустава по моему методу. Было сказано, что поездку мне оплатят. Приглашение устроил мой чешский друг Милош Янечек. Он временно работал директором клиники в северном немецком городе Грейфсвальде. После советского вторжения в Чехословакию ее экономическое состояние ухудшилось, а немцы платили вдвое больше. К тому же Восточной Германии не хватало своих квалифицированных кадров — оттуда, кто только мог, сбегал в Западную. Милош знал о моем изобретении и был заинтересован внедрить этот метод в Германии.

Честь таких приглашений обычно оказывалась хирургам с большим научным именем, а у меня его еще не было — я только что подал заявление на должность заведующего кафедрой и ждал решения. Поскольку я не «важная птица», бюрократы Министерства здравоохранения в Москве тянули мое оформление поездки: я должен был заполнить десятки анкет, получить характеристику, заверенную райкомом партии, пройти утверждение на выезд от специальной комиссии ЦК партии (без партии — никуда!). Представлять меня там должен начальник отдела внешних сношений министерства д-р Олег Щепин, важный хлыщ, всегда изысканно одетый (ему надо встречаться с иностранными делегациями). Со мной он говорил с застывшей вежливой улыбкой и холодными глазами. Другой такой же хлыщ, Ляховский, начальник протокола министерства, никак не завершал оформления нужных бумаг. Эти партийные бонзы были типичными «чертовыми малютками» медицинской бюрократии: они ни дня не работали врачами, получали зарплату в три-четыре раза больше врачей и занимались тем, что шпионили за иностранцами и за выезжавшими за рубеж.

Хотя я был очень занят добыванием протекций для получения места на кафедре, но все равно много раз ездил в министерство — пробивать разрешение. И каждый раз вспоминал слова Вишневского: «чем выше, тем хуже пахнет». Уже прошли все сроки, Милош прислал телеграмму из Грейфсвальда (телефонная связь не была налажена): «Почему так долго не едешь?» А я отвечал: «Министерство задерживает».

Опять телеграмма: «Выезжай скорей, после операции твой доклад включен в конгресс в Лейпциге».

Даже люди из стран Восточной Европы, подконтрольной Советскому Союзу, не могли понять всей туговатости нашей бюрократии и глубины нашей зависимости от партии.

И вот я уже прошел конкурс на заведование кафедрой, документы будут оформлять еще около двух недель — самое время успеть съездить в Германию, а разрешения все не было. Опять я приехал в министерство, и опять ждал. Неожиданно в коридоре меня увидел Игорь Бубановский, начальник планово-финансового управления. Он был другом молодости моей мамы во Владикавказе и знал меня:

— Ты чего такой грустный?

— Да вот не пускают в Восточную Германию делать операцию. А там уже давно ждут.

— Кто оплачивает поездку?

— Они, немцы.

— Ну, тогда это легко. У нас на это фондов мало, а если они платят — нет проблем. Пойдем.

Он привел меня к Щепину:

— Слушай, надо помочь молодому профессору. Мы за поездку не платим, так что оформляй.

Сила связей крепче всего — через три дня я уже вылетал в Берлин. Волновало меня прохождение таможни. Я вез с собой набор из трех искусственных суставов локтя, не имея разрешения. Это были мои собственные суставы, подпольно изготовленные на заводе «Авангард» моими пациентами. На них нет марки производства, и я не мог иметь на них официальных документов. Если их отберут, мне нечем делать операцию — цель поездки пропадет. И еще — по просьбе Милоша я вез ему золотые часы и золотой браслет, он отдаст мне за них немецкие марки. Золото полагалось вписывать в декларацию и ввозить обратно. Но в те годы металлоискателя и проверки багажа просвечиванием еще не было. Я надел часы и браслет под манжеты, а суставы положил в ручную кладь. Если таможенники попросят открыть чемодан, там ничего не будет. Но они и не просили — раз со служебным паспортом, значит, это какой-то чин. И я благополучно вышел за пределы советской границы.

Оказаться за советской границей было приятным ощущением. Многие советские люди мечтали об этом, да немногим удавалось. Был такой анекдот: премьер-министр Косыгин говорит Брежневу: «Давай откроем границы — пусть уезжают все, кто хотят». Брежнев отвечает: «Ты хочешь, чтобы мы остались вдвоем?»; Косыгин ему: «Э, нет — ты останешься один».

Президент Грейфсвальдского университета прислал за мной в Берлин свою машину. Я заехал в министерство на знаменитой улице Унтер-ден-Линден. Улица красивая, но я представлял себе, как по ней проезжал Гитлер и маршировали полки фашистов. По-немецки я говорил достаточно, чтобы меня поняли — в министерстве без проволочек дали мне немецкие марки на две недели расходов вперед, получилась солидная сумма. Из Берлина до Грейфсвальда 450 километров на север. Я сидел на заднем сиденье и думал: «Вот как странно сложилась судьба — с детства я считал Германию врагом, а теперь еду по ней с почетом. Надо мне посмотреть, как организована клиника Милоша, и что увижу интересного перенять для новой работы».

Я укрыл ноги пледом, подумал: «Хороший плед, надо будет такой купить...» и задремал.

Милош встретил меня по-братски:

— Володька, за десять лет, которые я тебя знаю, ты уже — профессор. Поздравляю!

За годы, что мы не виделись, произошло советское вторжение в его Чехословакию. Мы сели за стол в ресторане университетского клуба, он сказал:

— Знаешь, как приятно было получить твою телеграмму в день вторжения! Очень важно знать, что есть друзья — я был растроган. Мы все в моей стране потеряли в тот день веру в Россию. Но было бы еще горше узнать, что политика прервала нашу с тобой дружбу. Как ты не побоялся дать в Чехословакию телеграмму сочувствия? — это ведь было опасно.

— Дорогой Милош, самое опасное в жизни — это потерять свое личное достоинство. Если бы я не дал телеграмму, я бы чувствовал себя предателем по отношению к тебе. Получалось бы, что я молча поддерживал вторжение. Я хотел показать тебе мое истинное отношение к тому ужасному политическому преступлению. Это было делом моего личного достоинства.

Хотя встреча наша была радостной и символической, я изменил русскому обычаю крепко выпить — назавтра предстояла операция. На новой машине Милоша — он с гордостью показал мне большой американский «шевроле», который купил за австрийские шиллинги, мы поехали в клинику. Клиника поразила небольшими размерами — трехэтажное красное кирпичное строение в старом европейском стиле. Внутри тоже все миниатюрное и очень чистое — по-немецки. Я подумал: «Ну, в Москве клиника у меня будет намного больше, хотя вряд ли чище».

Милош подвел меня к моему завтрашнему пациенту:

— Володька, вот твой больной.

Его звали Вольфганг Кирш, ему 26 лет, но он уже три года инвалид — после тяжелой аварии оба его локтя обездвижены. Я буду делать операцию на правом суставе, и если все пройдет удачно, Милош потом сделает на левом.

— Можно посмотреть операционную? Я хочу представить себе, как все будет расположено.

Мне приходилось два-три раза оперировать по приглашениям коллег в других больницах, но еще никогда за границей. Операционная тоже небольшая, над ней стеклянный купол для гостей и студентов — наблюдать сверху. Я осматривался и мысленно располагал себя и ассистентов вокруг стола. Милош спросил:

— Тебе не нравится позиция стола, ты хочешь что-то поменять?

— Нет, ничего. Я просто репетирую в уме ход операции.

Утром все готово без суеты — немецкая пунктуальность во всем. Поразило меня обилие превосходных немецких и западных хирургических инструментов. У нас этого не было совсем. Сказывалась старая техническая культура Германии и то, что экономические контакты с другими странами были свободней. Мои ассистенты — сам Милош и два его сотрудника, один — его сын-студент, тоже Милош. Он учился в Чехословакии, но на два года был переведен в Германию. Это тоже признак более широких деловых контактов.

Смотреть мою операцию через купол сверху собрались все врачи клиники, пришли некоторые профессора-хирурги из других клиник и студенты — это первая подобная операция в Германии и впервые здесь оперирует советский хирург. У меня такой аудитории еще никогда не было. К моему удивлению, операцию снимали для хроники телевидения и фотографировали для журналов.

— Смотри, Володька, какую рекламу я тебе сделал — на всю Европу! — шепнул Милош.

Было чертовски приятно делать операцию с ним, моим первым иностранным другом. Я волновался, как любой гастролер на первом представлении за границей, тем более что многое в операционной технике было для меня ново.

Перерезанные мелкие сосуды там не перевязывали нитками, по старинке, как делали мы в России, а останавливали кровь новым способом — прикосновением электроприжигателя. Я сделал большой разрез, прижег сосуды кожи, склонился над локтем и тогда отключился от всего — профессионально сосредоточился на операции. Она оказалась сверхтрудная: кости крепко срослись, как спаялись, полтора часа пришлось их разбивать и отделять с большой осторожностью, чтобы не повредить близкие основные сосуды и нервы. Милош время от времени комментировал мои действия по-немецки для аудитории над нами. Покончив с этим тяжелым этапом, я вздохнул легче и шепнул ему, подмигнув:

— Ну и задачу ты мне задал — не мог, что ли, подобрать случай полегче?

— Володька, я верю в тебя и поэтому выбрал случай потяжелей, — тоже подмигнув.

Мы говорили по-русски, нас не понимали.

Операция шла четыре часа, я зашил рану, наложил повязку и пошел с Милошем отдыхать в его кабинет. Пропотел я сильно, потерял много влаги, принял душ, а потом расслабленно сидел и жадно пил холодное немецкое пиво, обсуждая с Милошем операцию. Подошло время обеда, он повел меня на верхний этаж:

— Володька, пойдем на mittagessen (еда в середине дня — обед).

Там за длинным столом сидели все сотрудники клиники — врачи, сестры и санитарки.

— У нас традиция — мы всегда обедаем все вместе, — объяснил Милош.

Каждый сказал другому: «Guten appetite». Всем подали одни и те же блюда с обязательной для немцев их любимой вареной картошкой. Ели все молча — за едой разговаривать не полагается. Я подумал: «Хорошо бы ввести традицию общей еды в моей новой клинике — общий стол сближает людей. Только нигде в России я такого не видел — как советская власть людей ни приучала, но чувства общей дисциплины у них все равно нет; общий стол вряд ли привьется».

Закончили обед, я сказал Милошу:

— Очень мне понравилась ваша традиция есть вместе.

— Знаешь, Володька, это нас всех очень сближает.

— Я понимаю. Когда-то я даже написал стихи именно на тему сближения людей столом:

Сколько дружбу ни ищи ты,
Но как следует сближать
Могут только стол накрытый
И — раскрытая кровать.

Милош с громким хохотом стал говорить что-то для всех по-немецки. Мужчины загоготали, а молодые женщины зарделись, особенно старшая сестра. Милош подтолкнул меня, указывая на нее:

— Это моя любовница. Знаешь, что я им сказал? — я сказал: наш русский хирург еще и поэт и перевел твои стихи. А потом добавил: пока еще у нас нет традиции общей кровати, но мы должны подумать об этом твоем поэтическом наблюдении.

Грейфсвальд — город маленький, около пятидесяти тысяч населения, основан в 1250 году на берегу Балтийского моря. Весь он до сих пор обнесен древней стеной. В 1456 году в нем образовали один из старейших университетов Европы, теперь университету было уже более пятисот лет, но старые традиции все поддерживались. Город — в основном это университетский центр. И это единственный немецкий город, который не пострадал от последней войны, потому что командир немецкого гарнизона сдал его Советской армии без боя.

У Милоша хорошая трехкомнатная квартира в профессорском доме, там я отдал ему часы и браслет, а он вручил мне деньги — вместе у меня получилась громадная сумма — более 3000 долларов, которую мне предстояло потратить.

Вечером меня пригласили на выступление и банкет профессора медицинского факультета.

— Милош, о чем мне им говорить?

— Ты первый советский профессор в Грейфсвальде, они просят, чтобы ты рассказал им о советско-немецкой дружбе.

— Слушай, это же не дружба, а навязанное обеим странам политическое притворство. Мы, советские, не можем забыть, какое горе и разруху принесли нам немцы в последнюю войну, а Восточная Германия живет под советской оккупацией и боится и ненавидит нас.

— Это верно; но знаешь, что такое средний немецкий профессор? Это тугодум, который ничего не хочет понимать за пределами своей профессии. Политики говорят им о дружбе, и они твердят за ними об этом, как попугаи. Говори, что хочешь — я переведу и добавлю.

В клубе сидело около тридцати полноватых пожилых мужчин респектабельного вида. Милош был там свой человек, работал с ними уже несколько лет. Я сказал:

— Уважаемые товарищи профессора, я рад побывать в вашем красивом древнем городе и благодарю вас за внимание ко мне. Я отношу это внимание ко всем советским докторам.

Милош перевел и что-то еще добавил, немцы вежливо зааплодировали.

— Теперь нас с тобой приглашают на банкет.

В специальном зале стоял длинный полированный стол, вокруг красивые кресла и против каждого кресла — одна бутылка чешского пльзеньского пива с большой стеклянной кружкой. Все чинно уселись, наполнили кружки и стали важно пить почти в полной тишине. Это и был банкет. После привычки к нашему широкому русскому раздолью за столом мне все казалось странным. Но через полчаса это окончилось.

— Что, не понравился немецкий банкет? — улыбнулся Милош. — Тогда поедем в ресторан, познакомимся с девушками, потанцуем и погуляем. Немки красивые и совсем не строгие.

О, это другое дело!

Впечатления от Германии (бытовая культура)

Я не любил немцев за черты их национального характера — высокомерие, надменность и заносчивость. Эти черты слились вместе в их типичном бюргерском образе. И в конце концов они воплотились в идею арийского превосходства — флаг воинствующего фашизма. Да, немцы создали высокую культуру и прогрессивную науку, которая господствовала в Европе в XIX веке: Гёте, Шиллер, Бах, Кант, Гегель, Шопенгауэр; и онемечившиеся гении — Бетховен (голландского происхождения), Мендельсон, Маркс и Гейне (еврейского происхождения) были основными силами развития европейской культуры. Но сущность немецкого характера выражали не они и не ими гордятся благополучные бюргеры с заплывшими жиром мозгами. Те гении культуры ужаснулись бы, узнав, во что превратился их народ. Немецкие бюргеры культивировали и поддерживали Гитлера и принесли много горя Европе и всему миру. Но сама Германия — прекрасная страна, удобная для жизни. Бытовая культура немцев высокая — жить для себя немцы умеют (в отличие от русских, которые никогда не умели наладить свою жизнь).

С такими приблизительно мыслями я гулял утром по улицам древнего Грейфсвальда и невольно все сравнивал с советской Россией не в ее пользу. Я любовался готической архитектурой, башнями кирх, центральной площадью с многовековой традицией рынка. И я прилипал к витринам магазинов — надо было выполнить заказы Ирины и накупить много вещей. В том маленьком немецком городке витрины были и богаче, и красивей московских. Это тоже черта бытовой культуры жизни немцев, и тоже выше нашей.

Я пришел в клинику сделать перевязку своему больному. Меня уже ждал журналист Горст Голдшмидт с фотографом, из популярного иллюстрированного журнала «Die Freie Welt». Голдшмидт говорил по-русски:

— Господин профессор, меня прислали, чтобы я написал статью о вас и вашей операции.

Этого я никак не ожидал. В Москве я делал такие операции уже три года, и никакой публикации в прессе об этом не было.

С журналистской настойчивостью Голдшмидт забросал меня вопросами: когда вы изобрели искусственный локтевой сустав? Сколько сделали таких операций до этой? В каком чемодане вы привезли сустав сюда?

С непривычки я чувствовал себя неловко и удивлялся: так вот как журналисты отражают жизнь общества здесь!

Советская пресса не отражала жизнь вообще, она писала только то, что для политической пропаганды ей указывали партийные власти. Поэтому советские журналисты выдумывали, что хотели, врали напропалую. А здесь мне преподали первый урок — что такое настоящая журналистика. Я опять подумал: что ни говори, а все-таки общая бытовая культура немцев намного выше нашей.

Я пошел в кабинет Милоша

— Видел сообщения в газетах о твоей операции? — Милош дал мне пачку газет. — Ты знаменит на всю Германию — и Восточную, и Западную. Сегодня по телевидению покажут твою операцию.

— Это все благодаря тебе.

— Да, конечно, но для меня это тоже реклама — все пишут, что операция сделана в моей клинике. Значит, у меня будет больше пациентов, и доход и авторитет будут больше. На вечер мы с тобой приглашены на чай к полковнику Петерсхагену, моему пациенту. Это он сдал Грейфсвальд Советской армии без боя. Пригласили нас чисто по-немецки — с шести до восьми вечера. Прийти и уйти полагается абсолютно точно. (Еще одна новая для меня черта культуры немецкого быта — не только приходить, но и уходить точно по времени.)

Вечером мы подъехали к старому трехэтажному дому немного раньше срока. Чтобы скоротать время, гуляли по аккуратным немецким улицам, и Милош рассказывал:

— Петерсхаген сам описал историю сдачи города в книге, немцы сделали по ней фильм. Он принадлежал к аристократическому кругу Германии и женился на внучке двух немецких фельдмаршалов — с обеих сторон предков. Она даже воспитывалась с детьми кайзера. В 1943 году, во время битвы за Сталинград, Петерсхаген был ранен в ногу. Благодаря связям его направили в тыл — командовать северным гарнизоном. В конце 1944 года советские войска отбросили немцев со своей территории и вошли в Германию. Немецкая армия отчаянно сопротивлялась, и советские бомбили и обстреливали из пушек все города. Практически все города были разрушены или полуразрушены.

— Ну не больше, чем немцы разрушили наших городов, — перебил я.

— Даже намного меньше. Но Петерсхаген был единственным немецким командиром, который решил сдать город без боя, чтобы сохранить его. А как ему все это удалось — это ты узнаешь от него самого.

Ровно в шесть, ни на минуту раньше, ни на минуту позже, мы позвонили в дверь. Приветливый невысокий старик, а за ним улыбающаяся высокая, сухопарая и прямая старушка открыли дверь. Полковник, хотя и согбенный по возрасту, сделал попытку по-военному вытянуться, щелкнул каблуками и слегка склонил голову — старая привычка. Мы вручили цветы и прошли в первую комнату налево — гостиную. Фрау Петерсхаген разлила чай в чашки очень тонкого саксонского фарфора — предмет богатого прошлого — и предложила два вида вкусных немецких кексов.

Завязался разговор, потом мы вместе смотрели по телевизору показ моей операции в программе хроники — всего три минуты. Старички ахали и выражали мне вежливое почтение. Я перевел разговор на историю сдачи города:

— Господин полковник, как вам удалось договориться с Советской армией?

— Знаете, я принадлежал к тому узкому кругу немцев, который давно понял, что Гитлер ввергнет нас в пропасть. Когда советские вошли в Германию, я увидел, что война нами проиграна и надо попытаться спасать нашу культуру. Только тупицы не хотели понять этого, а их было большинство. Советские войска уже подходили к нашему городу, можно было ожидать, что через несколько дней они начнут нас обстреливать. Среди профессоров университета были двое, которым я вполне доверял, потому что они думали так же, как и я. В большой тайне я просил их выехать навстречу советским, попытаться встретиться с кем-либо из командиров и сказать, что я сдам город без боя. Но в войне всегда много коварства. Советские могли заподозрить ловушку. Я просил привезти их представителей ко мне на переговоры. Моя жена дала им мои штатские костюмы — переодеть. Я дал свою машину, никто не имел право останавливать машину начальника гарнизона. Они привели двух советских, говоривших по-немецки, ко мне сюда, на эту квартиру.

Тут горячо вступила в рассказ фрау Петерсхаген:

— Я провела их в кабинет — дальнюю комнату. А вскоре позвонили в дверь и неожиданно явились три офицера спецслужбы СС, говорить с полковником. Что делать? Я любезно улыбалась и ввела их в эту комнату, где сейчас сидим. И пошла за мужем.

— Служба СС мне не подчинялась, — опять заговорил полковник. — Если бы они узнали, что в другой комнате сидят русские офицеры, они бы всех нас расстреляли на месте.

— Положение было ужасное, — снова перебила жена. — Пока полковник разговаривал с СС, я пошла в ту комнату, показала им всем знак, чтобы они молчали, и провела к выходу мимо этой вот закрытой двери. Представляете? — за дверью сидят эсэсовцы, а мимо двери прокрадываются советские. Это был большой риск.

— Но я уже успел показать им свой приказ войскам на завтрашнее утро: сложить оружие и сдаться советским. Они поняли, что могут войти без обстрела и боя, — сказал полковник.

— А если бы ваши войска не послушали вас? — спросил я.

Он улыбнулся:

— Тут я воспользовался типичной немецкой чертой: для немцев авторитет начальника — это все, его приказ — закон; они его не обсуждают, они ему только подчиняются. Были недовольные, но и они не могли возражать, а просто покинули город до прихода русских.

Точно без пяти минут восемь мы стали прощаться. Но старички так разговорились, что попросили нас остаться еще на час. Милош мне подмигнул — с их стороны это был знак редкого уважения. Когда в девять мы вышли на улицу, падал снежок, в сумерках все казалось особенно красивым, приятно светились окна, было чисто — идиллическая картинка сохраненного древнего города, а в нем — немецкая бытовая культура.

Из одного окна на нас смотрели два наших старичка, махали нам и улыбались. Я глядел на них и думал: когда в 1943 году ты воевал в России, я был мальчишкой в эвакуации не очень далеко от Сталинграда. Если бы я попался тебе тогда, твои солдаты просто угнали бы меня в концентрационный лагерь как полуеврея и там убили бы вместе с другими. Ты тогда не пошевелил бы даже пальцем, чтобы спасти меня. А теперь машешь мне своей старой немецкой лапкой из окошка. Нет, все-таки немцев я не любил.

Взятка

Рейс Берлин—Москва задерживался на сутки из-за плохой погоды. Я бродил по тесному аэропорту, переговаривался с людьми, дремал в кресле и подводил итоги моей поездки в Германию. Она стала как бы переломным моментом в моем переходе на новое положение. Я получил редкую для советского человека возможность увидеть и понять некоторые стороны традиций европейской культуры и организации работы по моей профессии. Это пригодится мне в новой работе. Не все, конечно, стоит копировать и не все я сумею внедрить, но этот пример останется передо мной. А кроме того, моя работа в Германии получила высокую оценку коллег из нескольких стран — выше, чем в моей стране. На том этапе это был важный вопрос для меня самого: с каким багажом умения я начну заведовать кафедрой? Всегда важно верить в себя, но еще важней — не переоценить себя. В своем окружении в Москве я слышал упреки в самонадеянности, а некоторые считали меня «выскочкой» (правда, это говорили завистники). Но я интуитивно верил в правоту своих идей и поступков. И Милош Янечек, мнение которого я высоко ценил, и другие коллеги интересовались моей работой — значит, я был прав. Журналист Голдшмидт даже назвал меня в своей статье «международно-известный хирург» (хотя это было преувеличено*). Но все равно получилось так, что надо было мне перенестись в другой мир, с другим окружением, чтобы я смог окончательно увериться в своих силах.

Домой я приехал, когда Ирина была на работе, а сын — в школе. Я разложил подарки с замиранием сердца (по-

---

* Это определение всё же оправдалось через двадцать лет: после моего переезда в Америку я делал операции и читал лекции на пяти континентах, в четырнадцати странах мира.

дойдет ли?) и поехал в свой новый институт узнавать, когда выходить на работу. В приемной ректора, как всегда, много народа — секретарши устанавливают очередь по важности посетителя. Меня они встретили улыбками, как своего сотрудника. Я раздал им немецкие сувениры — добрые отношения с ними мне пригодятся. Ничто не дает таких больших преимуществ в отношениях, как небольшие подарки.

— Сейчас доложим Алексею Захаровичу, что вы приехали.

В это время в приемную вошел с независимым видом грузинского князька Алеша Георгадзе. Он уже стал там своим человеком и поэтому направился прямо к двери в кабинет. Но тут он увидел меня и вывел в коридор. Там он зашептал:

— Сколько ты дал Белоусову?

— Ничего не дал.

— Слушай, я просто не могу в это поверить! Если ты не дал раньше, то надо обязательно дать теперь. Если не дашь, он обозлится и будет тебе вредить. А он это делать умеет.

Ловкий Алеша уже пристроился ухаживать за дочкой ректора и делал такие авансы, что, может, даже и женится. Он часто бывал у него дома, привозил ему грузинские фрукты и вина. Конечно, он знал, что говорил. Итак, опять надо сделать «подарок», правда, на этот раз мелким не обойтись. Узнаю Россию по ее порядкам — безалаберщине и взяткам.

— Алеша, как и где мне это сделать?

— Напросись к нему домой, он это любит. Там и дашь.

Белоусов, как всегда, был окружен людьми, он кивнул мне через их головы:

— Министерство вас утвердило, приступайте к работе.

Ясно — на этом этапе уже пора давать. Но как подойти к нему один на один? Я ждал еще час и улучил минуту, когда он выходил из кабинета. Подойдя вплотную, я ему тихо сказал:

— Алексей Захарович, я хочу приехать к вам домой.

Абсолютно не удивившись, он быстро и так же тихо ответил:

— Приезжай сегодня попозже, часов в одиннадцать, когда чужих не будет.

Из приемной я позвонил домой, волнуясь, как отреагирует Ирина. Ее голосок сразу воскликнул так весело, как способна говорить только она одна:

— Все подошло, все как раз по мне и все модное! — и пальто, и кофта, и брючки. Ты молодец. Приезжай скорей — я все тебе продемонстрирую на себе.

Радостно было слышать ее веселый голос, и я сразу помчался домой — любоваться Ириной в новых нарядах. Она сияла и задорно показывалась мне в новых нарядах:

— Это я могу надевать с этим, а это я могу носить вот так, а к этому очень подойдет это...

Я соскучился по Ирине, любовался ею... Но радость омрачалась мыслью, что сегодня надо ехать давать взятку. Думать об этом было гадко. Почему я должен давать взятку? Я считал, что получил это место по справедливости. По справедливости? Если ты не член партии и известно, что отец у тебя еврей, рассчитывать на справедливость не стоит — ее пришлось выколачивать связями. Я соображал — что везти Белоусову? Давать взятку деньгами я физически не мог — этому противилась вся моя натура. Я знал, что чиновники охотно берут драгоценностями. Это тоже противно, да их у нас и нет. Лучше всего отвезти ему какие-нибудь красивые вещи средней ценности, чтобы и не дорого, и не очень дешево. Морщась, я советовался с Ириной, она обертывала подарки, я складывал их в мой новый «профессорский» портфель.

Белоусов жил в доме для привилегированных чинов на Ленинском проспекте. Я приехал после одиннадцати, хозяин сам открыл дверь (очевидно, ждал). Он был «по-домашнему»: в тапках на босу ногу, подтяжки брюк висели по бокам, ширинка полурасстегнута. Казалось бы, так ли ректор института должен ждать к себе молодого профессора? Я вспомнил, как меня принимали ректор Грейфсвальдского университета и профессор в Лейпциге — не так. Белоусов был по натуре мужик. Он сразу обнял меня и обдал крепким запахом водки. И с первого момента он уставился на мой толстый портфель:

— Правильно сделал, что пришел. Вижу, ты человек деловой. Ну, поздравляю с избранием — это, брат, большой успех. Не шутка — в сорок лет стать заведующим кафедрой в московском институте, а?

— Спасибо вам за помощь, я знаю, как вы много для меня сделали.

— Конечно, много.

— Я вот привез вам подарки из Германии.

— Подарки? Это здорово! Давай посмотрим на подарки, — он потащил меня на кухню.

Я доставал одну за одной вещи: американскую электрическую бритву «Браун» — большую редкость, она могла стоить не менее 300 рублей, и достать ее можно только через связи. Бритва ему понравилась. Потом я развернул перед ним синие джинсы с большим фирменным знаком — на них была мода и великий спрос, стоили они тоже не меньше 200 рублей. Он приложил их к своему толстому брюху, но они были явно малы:

— Ничего, пригодятся, — махнул рукой и с интересом заглянул в портфель.

Доставая вещи, я чувствовал себя не профессором-хирургом, а почти лотошником. Вынул две красивые бутылки — виски и джин. Иностранный алкоголь в России не продавался, его привозили редко, и ценился он высоко. На бутылки Белоусов даже крякнул. Потом я достал и развернул скатерть.

— Красивая, подойдет жене, — сказал он с удовлетворением.

Я вручил ему югославские деревянные резные украшения и большую пачку «жвачки» — тоже редкий товар, имевший большой спрос.

— Это для внука, — определил он.

Когда я опустошил портфель, он буквально сунулся в него головой — посмотреть, не осталось ли чего? Я поразился такой жадности. Убедившись, что там пусто, он сказал:

— Портфель тоже мне оставь.

Потом он налил два больших бокала разведенного спирта (конечно, казенного):

— Ну, давай выпьем, — и залпом опустошил бокал до конца.

Я выпил с трудом, но отставать не хотел. Переведя дыхание, я сказал:

— Алексей Захарович, я хороший работник, вы не пожалеете, что взяли меня.

— Да я все про тебя знаю. Думаешь, зря я просидел много штанов в кабинетах. Большие люди приходили ко мне и рекомендовали тебя. Только вот членов партийного комитета мне пришлось долго уламывать. Они уперлись: он, мол, беспартийный, записан русским, но известно, что его отец еврей. Я доказывал, что ты хороший специалист и у тебя больше изобретений, чем у всех у них вместе. Слушай, давай-ка откроем твою бутылку.

Мы выпили джин. Он опять осушил его залпом, мне пришлось его догонять. Он повел меня в столовую. Там на стене висела большая лосиная голова.

— Помнишь, как ты подарил мне на охоте этого лося? — спросил он.

— Это ваш выстрел убил его.

— Нет, я-то знаю, что это была твоя пуля. Но мне понравилось, как ты ловко подарил его мне. Я тогда еще решил: с этим парнем можно дело делать. А что твой отец еврей, так это никого не касается. В паспорте ты записан русским, значит, мы не нарушаем установки райкома (про себя я удивился: неужели есть процент для приема на работу евреев?). Да у меня у самого много друзей евреев. Я ничего против евреев не имею (опять я подумал: зато они многое имеют против тебя). Да, но я хочу тебя предупредить: будь осторожен, много вокруг врагов и завистников, которые пишут жалобы и анонимки во все инстанции. Думаешь, на меня не пишут? Каждый день пишут, так и лезут схватить за горло. Да руки у них коротки. Но ты должен помнить... помнить...

Тут он осел и стал засыпать. Я тихо вышел из квартиры, так и не узнав, что мне помнить.

Я поймал позднее такси и по дороге домой продолжал мысленный диалог с Белоусовым.

Между моим зависимым поведением и моими независимыми мыслями была ужасная двойственность. Я был недоволен собой — сколько же мне прикидываться? А иначе нельзя. Я приехал пьяный, и Ирина рассердилась:

— Где это ты так напился? И портфель не привез. Потерял, наверное?

— Это мой начальник меня упоил. И портфель он себе взял.

— Ну и начальник! А у меня есть сюрприз: про тебя напечатана заметка в «Вечерней Москве», — она протянула газету. Там, внизу третьей страницы, небольшой столбец: «Хирургическая операция попутно. На симпозиуме в Лейпциге выступил с докладом доктор меднаук В.Голяховский, попутно он произвел первую в Германии операцию замещения локтевого сустава по своему методу». И еще несколько слов. Советский корреспондент в Лейпциге ко мне не подходил, сведения он взял из немецких газет, перепутал, для чего я приезжал.

Басманная больница № 6 — ложка дегтя в бочке меда

И вот утром 1 ноября 1971 года в качестве профессора я приехал на новую работу.

Во дворе стояли старые двухэтажные корпуса. Отделение травматологии, база для моей кафедры, во втором корпусе. Там за проволочной сеткой дремала пожилая гардеробщица, укутанная шерстяным платком. Я покашлял, чтобы ее разбудить.

— Чего надо? — сонно уставилась она. — Посетителям время с двенадцати до четырех.

— Я не посетитель, я врач, новый сотрудник, буду здесь профессором, пришел на работу в первый раз. Я хочу сдать пальто и получить халат.

— Ничего не знаю.

— Вы, наверное, не поняли: я пришел работать, я профессор.

— А нам плевать. Я от инвалидной артели работаю, и кто тут чего делает, мне все равно. Прикажут — выдам халат, а не прикажут — не выдам.

Появились доктора, среди них мои ассистенты. Двоих я знал — Михайленко и Печенкина, они были аспирантами в ЦИТО, но больше отличались активностью в партийной работе. Им я не очень обрадовался. По их разрешению гардеробщица выдала мне застиранный халат для посетителей. Я удивился: зная о моем приходе, ассистенты даже не подготовили мне врачебный халат. В этом явно отражалось российское отсутствие элементарной бытовой культуры (я подумал: «В Германии профессора встретили бы совсем не так»).

Только я собрался подняться по скрипучей лестнице на второй этаж, как два молодых парня в халатах внесли носилки с больным. Оказалось, что они — дежурные ординаторы больницы. Они везли больного на каталке из приемного отделения через двор, около ста метров. Теперь, пыхтя и надрываясь, они поднимали носилки с больным по крутой лестнице на второй этаж, в мужское отделение, и там поставили на пол в коридоре. Вдоль коридора уже лежали на носилках, матрасах и раскладушках десять больных. Выглядело это как пересылочный военный госпиталь во время боевой операции.

— Почему больные лежат на полу? Случилась массовая травма? — спросил я.

— Нет, это дело обычное — мест нет, все палаты забиты. Теперь полежит на полу несколько дней, а когда место в палате освободится, перетащим на кровать.

По правде говоря, такого я не видел семнадцать лет, со времени моей работы в карельском городишке Пудоже.

— А почему вам, врачам, пришлось везти больного через двор на каталке?

— Санитаров в больнице не хватает, вот мы и возим.

— Но зачем нести больного по лестнице, а не поднимать на лифте?

— На каком лифте? Лифта нет. Корпус и так еле стоит, уже все углы осели.

Басманную больницу построили более ста лет назад, во время Русско-турецкой войны в XIX веке как временные бараки для тифозных больных. С тех пор медицина ушла далеко вперед, а она так и стояла без изменений. Выбор этой больницы как базы для моей кафедры был ошибкой, сделанной задолго до моего прихода. Не знаю, был в ней ректор с помощниками, но я сразу понял, что Басманная не подходила для обучения студентов.

В травматологическом корпусе были ужасная теснота и запустение — стены в трещинах, свет тусклый, воздух затхлый. Я спросил ассистентов:

— Где учебная комната для занятий со студентами?

— Учебного помещения нам не дали, заведующие отделениями против.

— Где же вы проводите занятия со студентами?

— Где приткнемся — в коридоре, в углах палат.

— А кабинет для меня есть?

— Нет. Больничные сотрудники нас, кафедральных, вообще знать не хотят, ничего не дают, ничего не позволяют. Тут полная демагогия заведующих отделениями.

Больницы были в системе городского управления, а клинические кафедры принадлежали институтам. При тесноте помещений и бедности снабжения между больницами и кафедрами часто бывали натянутые отношения. К тому же больничные ординаторы получали маленькую зарплату около ста рублей в месяц, а ассистенты кафедр, кандидаты наук, получали почти в три раза больше. Это вызывало зависть и добавляло повод для плохих отношений. Передо мной был типичный пример таких трений, доведенный до абсурда.

Надо было организовывать условия работы. Так долго я ее добивался, а получил запущенное неприспособленное место. Следовало начать с налаживания отношений с больничными заведующими. Владимир Рехман, заведующий мужским отделением, разговаривал со мной довольно презрительно, явно хотел показать — «ты мне не начальник». Он сказал:

— У меня в отделении нет помещения для кафедры и кафедральных сотрудников.

Чтобы не начинать со скандала и наладить отношения, я сделал усилие и улыбнулся:

— Владимир Григорьевич, у вас кабинет есть?

— Есть. Ну и что? Для меня есть, а для вас и для кафедры — нет.

— Но войдите в наше положение — нам с вами больных лечить и студентам преподавать.

— Ничего не могу сделать, — еще раз криво усмехнулся он.

«Не могу» или «не хочу»?

То же самое, еще неохотней, ответил заведующий женским отделением. Но, на мою удачу, главный врач больницы Владимир Соколов был мой хороший знакомый, мы раньше вместе работали. Через два дня своей неприкаянности я попросил его прийти. Он явился, прошелся хозяином по отделениям, на ходу приказывая:

— Эту комнату освободить под кабинет профессора, эта комната будет для занятий со студентами и для ассистентов. Обеспечить письменные столы и стулья. Профессор Голяховский теперь здесь директор клиники, все работники должны подчиняться ему!

Итак, помещение мне удалось выбить и свое положение определить, но отношения от этого не улучшились — заведующие нас игнорировали и старались вредить, где только могли. Сначала я не понимал, но вскоре узнал причину их злобы. До прихода кафедры они были полными хозяевами и брали с больных деньги за все — за перевод из коридора в палату, за антибиотики, за операции. Теперь они испугались, что я и мои ассистенты станем им препятствовать (а может быть, думали, что сами будем брать), и они не смогут действовать так нагло. В Басманной больнице взятки культивировались годами, этим она была особенно известна. Конечно, советские врачи получали мизерную зарплату, конечно, им необходим дополнительный доход. Но все равно нельзя ставить интересы кармана выше медицинских. Торговля кроватями и лекарствами противоположна гуманитарным основам медицины. Я не мог допустить, чтобы под моим руководством продолжалось это беззастенчивое жульничество. И я был прав, потому что вскоре в больнице разгорелся скандал. В соседнем корпусе было отделение реанимации, оснащенное хорошим оборудованием и большим ассортиментом лекарств. Но заведующий не просто назначал их тяжелым больным, а разработал особую тактику — он говорил родственникам больного:

— Вашему больному может помочь только такое-то редкое лекарство, но у нас его нет.

— Неужели нигде нельзя достать? Постарайтесь, пожалуйста, мы в долгу не останемся.

— Я узнаю в других больницах, но предупреждаю — оно дорогое.

— Мы заплатим любые деньги. Умоляем вас, спасите!

— Зайдите ко мне через час, — и через час говорил им: — Я обзвонил все больницы, лекарство достать можно, но оно стоит пятьдесят рублей.

— Да мы с радостью заплатим, вот деньги.

— Зайдите еще через час, обещали привезти. — Он давал больному тот препарат из запаса своего отделения и сообщал, — ввели лекарство, больному уже лучше — оно действует.

— Доктор, дорогой, спасибо! — и совали в карман конверт с деньгами «за любезность».

Его арестовали по доносу. Больница гудела, как потревоженный улей. Мои заведующие перепугались, и было почему — следующим арестовали нашего заведующего женским отделением. Делая операции старым женщинам с переломом шейки бедра, он говорил родственникам:

— Вашей бабушке надо скрепить кость металлическим штифтом, но в кость простой металл не вставляют. Этот штифт золотой, стоит триста рублей, и достать его трудно.

Родственники платили, чтобы только спасти бабушку. Он вставлял ей обычный штифт из сплава стали. В одном случае, когда оперированная им больная умерла, ее родные попросили после вскрытия отдать им штифт. Патологоанатом в морге удивился:

— Зачем он вам?

— А как же — он ведь золотой, мы за него триста рублей заплатили.

— Кто вам сказал, что он золотой?

Так все выявилось. После того Рехман совсем стих и даже перестал вредить кафедре.

Никогда раньше я не был ничьим начальником. И вот на меня обрушилась лавина дел и неприятностей. Вынужденно я начал с самого себя — воспитывал в себе административные способности (а они-то и есть самые сложные). Я наблюдал за отношениями Милоша Янечека с его сотрудниками в Германии — демократичные, но твердые. Того же хотел добиться и я. Но немецкая натура привыкла к подчинению и порядку, а русская натура привыкла к подозрительности, зависти и безалаберности.

Самым тяжелым в будущей работе представлялся мне контакт с моими ассистентами. Кафедра из пяти преподавателей укомплектовалась ректоратом, когда затягивалось мое утверждение. Конечно, это неправильно — у меня не было никакого контроля над тем, кого возьмут моими ближайшими помощниками. А набирали их по одному принципу — брать только русских и членов партии. Я скоро увидел, что все они были слабые работники и малокультурные люди, по сути — совсем не годные для преподавательской работы. В таком составе отражалось то, что я называл «разбавлением мозгов» — партийные принимали на работу только по принципу партийности, без учета способностей. А я знал, что среди претендентов на должности ассистентов были толковые врачи, только «подпорченные» примесью еврейской крови и отсутствием партийного билета (каким был я сам).

Один только Михайленко был неплохой хирург. Он с первого дня ходил за мной следом, лебезил, любил похвалить заграничную медицину, потому что два года работал по найму в Кувейте. Он с восторгом рассказывал, какие там прекрасные условия и инструменты. Еще он любил невзначай наговаривать на других ассистентов, как настоящий шпион. Он был парторгом кафедры и в один из первых дней сказал:

— Теперь мы с вами будем вместе руководить коллективом.

Я насторожился — он считал, что если он парторг, то я должен делить с ним руководство.

— Руководить буду я. А вы будете помогать мне, когда я сочту нужным.

Михайленко промолчал, но я видел, что он помрачнел не по-доброму.

В повседневной жизни я был достаточно практичным человеком, но в душе всегда оставался идеалистом. Я решил, что мне удастся воспитать в моих ассистентах хоть какую-то элементарную культуру своим примером. Культура приходит от повторения за другими: ты смотришь — ты учишься. Это я знал по всему своему жизненному опыту. В таких надеждах проявлялся, конечно, мой неисправимый идеализм.

Операционные в каждом отделении маленькие, со скудным набором инструментов, без рентгеновской установки. Определять результат операций приходилось без контрольных снимков, только «на глазок» — по старинке. Чтобы показать операции студентам, мы вынуждены были вводить их туда по очереди — по три-четыре человека, больше не помещалось. А в это время другие болтались в коридорах без контроля ассистента.

И вдобавок ко всему в Басманной не было лекционного зала, мы снимали его в другой больнице. На переезды у студентов уходил час пустого времени. Вскоре ректор Белоусов прислал мне приказ: организовать свою аудиторию в больнице. Но где найти помещение в этих старых разваливающихся корпусах? Секретарши донесли мне по секрету угрозу ректора: если Голяховский не выполнит приказ, я его выгоню. Я расстроился и поразился: почему я, заведующий кафедрой, должен находить аудиторию? Это обязанность ректората — обеспечить условия работы для кафедр. На то ректорат и существует. По-настоящему это я должен был выгнать старого взяточника за такую плохую подготовку базы для кафедры и такой ужасный подбор преподавателей. Но... в подчинении и зависимости был не он, а я. Пришлось ходить по корпусам, и я нашел старый запущенный зал, заваленный сломанным оборудованием. Главный врач разрешил взять его под аудиторию. Но куда девать мусор? Три дня после работы я вместе с ассистентами убирал его и потом расставлял пригодные стулья. Делая это, я думал: ну и работу для профессора я обрел!

Весь первый месяц я был в шоке от обстановки, в которой начинал профессорскую работу. Дома я жаловался на это Ирине. Но мои родители были счастливы за меня, гордились и радовались. Только мама удивлялась:

— Володенька, почему ты теперь всегда такой грустный? Ведь ты же так многого добился.

— Ах, мама, в каждой бочке меда всегда может оказаться ложка дегтя.

Мои студенты

Слово «профессор» применялось в старом французском языке в Средние века и вошло во все языки как определение преподавателя высокого ранга в высшем учебном заведении — университете. В переводе с латыни: *pro* — за, *feci* — сделать (feci quod potui, faciant meliora potentes — я сделал, что мог, кто может, пусть сделает лучше). Профессор там, где есть студенты. Самое приятное в моей работе было общение со студентами. Я получал удовольствие, видя их молодые лица и слыша веселые голоса. Мне, поэту для детей и отцу подростка, хотелось не только учить студентов, но и делать их учебу интересной и приятной. Я жалел тех парней и девушек, потому что знал, какая тяжелая жизнь ожидает впереди большинство из них. И вообще жизнь, и профессиональная — напряженная, тяжелая работа и неадекватно низкий заработок. Поэтому я не был строгим профессором, не отделялся от них стеной своей высокой учености и большой должности. Я держался с ними просто и интеллигентно, так естественно, как следует держаться с коллегами.

На кафедре велось преподавание трем старшим курсам: четвертому курсу — травматология (лечение переломов и вывихов), пятому — ортопедия (лечение заболеваний костей и мышц), шестому — военно-полевая хирургия (организация помощи раненым на войне). Все дни были загружены занятиями с группами, показом операций и чтением лекций. Ассистенты строго следили, чтобы не было пропусков на занятиях и лекциях.

Начав преподавать, я вскоре понял, что настоящих человеческих контактов между студентами и преподавателями не происходило. Студенты не были избалованы простым и добрым отношением своих учителей. Многие боялись и не любили их, и было ясно почему: подбор преподавателей по партийной принадлежности состоял в основном из малокультурных людей. Поэтому для студентов было необычно, что в перерывах на лекциях и после операций я запросто беседовал с ними на отвлеченные темы. Иногда я приглашал несколько ребят к себе в кабинет. Они входили робко, останавливались у двери, не знали — как себя вести и что им можно ожидать от меня.

— Рассаживайтесь, хотите кофе с печеньем?

Это поражало и сразу располагало. Я держал в кабинете сервиз и растворимый кофе — большую редкость того времени.

— Может, кто хочет курить? — я протягивал им дорогие сигареты, которых они не могли покупать. Закуривали почти все ребята, а девушки стеснялись (хотя тоже курили).

Оживясь, они начинали что-нибудь рассказывать, смеялись, как смеются все молодые, и я смеялся с ними и старался говорить обо всем запросто. Чувствительная и к плохому, и к хорошему, молодежь скоро стала отличать меня от других преподавателей. Это было заметно по доверчивости, по их открытым улыбкам и откровенным разговорам со мной о разных аспектах жизни. Иногда было трудно отвечать на их вопросы.

— Профессор, при входе в больницу висит афиша — обучение водителей автобусов и грузовиков. Там написано, что через полгода обучения гарантируют зарплату до трехсот рублей. Значит, когда я окончу институт, моя врачебная зарплата будет в три раза меньше, чем у шофера автобуса или водителя грузовика. Читаешь эту афишу и невольно думаешь: для чего я учусь шесть лет?

Вопрос острый. В государственной оплате труда было много несправедливостей и врачебная зарплата стояла на предпоследней ступеньке шкалы. Если отвечать им серьезно, это приведет к политическим дебатам. Но в советском обществе нельзя было говорить слишком откровенно: не знаешь, к чему это приведет. Из осторожности я не углублял тему:

— Ну, я тоже начинал с такой зарплаты. Но вот выжил и постепенно стал получать больше.

— Так не все же могут стать заведующими кафедрами.

— А вы тоже постарайтесь. Кроме заведования есть другие неплохо оплачиваемые работы.

— Да, но чтобы получить высокую должность, надо выслуживаться перед начальством и со студенческих лет заниматься общественной работой больше, чем изучать медицину. Тогда станешь каким-нибудь начальником и будешь заколачивать башли.

Это уже приближалось к политическому направлению. Я отшучивался:

— Есть такой анекдот: родители напутствуют своего сына в медицинский институт и наставляют его: «Учись, сынок, хорошо; будешь учиться хорошо, станешь врачом; а будешь учиться плохо — станешь главным врачом».

Они хохотали:

— А что? Так оно и есть на самом деле.

Я не возражал, а молчание — это знак согласия. Они все понимали и оценивали правильно.

Как раз в то время в медицинском мире Москвы распространился слух: по просьбе советского правительства американский хирург Майкл Дебеки приезжал делать операцию на аорте президенту Академии наук Мстиславу Келдышу, члену ЦК партии. Никто ничего точно не знал, но рассказывали разные подробности: Дебеки привез свои инструменты, потому что у нас таких нет; он привез свою операционную сестру, потому что наши не знают хороших инструментов; на другой день после операции он поставил больного на ноги. Слухи ходили, а никакой официальной информации не было (я тогда думал: вот я сделал в Германии операцию намного менее значительную, и обо этом сразу написали, а у нас ничего нет — признак отсутствия бытовой культуры). Про операцию Дебеки говорили приглушенно. Это взбудоражило умы молодежи. Однажды в коридоре я остановился около группы студентов. Там же был преподаватель группы ассистент Михайленко.

Студенты наперебой стали спрашивать:

— Правда, что на операцию правительство пригласило американца?

— Что ж, у нас нет своих хирургов, чтобы сделать такую операцию?

— Это что — была особая операция или особый больной?

Надо ответить правду, а правда была в нашем большом отставании — хирургия сосудов у нас только начиналась, а Дебеки один уже сделал шесть тысяч операций. Я знал о его методе замещения аневризмы (расширения) аорты пластмассовой трубкой, у меня была его книга. Он признанно считался лучшим хирургом мира, и я имел честь познакомиться с ним еще до его большой славы, во время съезда хирургов в Москве, в 1960 году. Я водил его в Колонный зал, рассказывая историю Дворянского собрания. Его поразило, что мы с ним входили в те самые двери, через которые выносили умерших Ленина и Сталина.

Я отвечал на вопросы студентов, не желая выглядеть дураком перед ними, и не считал, что они такие дураки, что не понимали правду. Я рассказал им о Дебеки и его методе что знал. Они слушали заинтересованно, но по лицу Михайленко, парторга кафедры, я видел, что он недоволен моим рассказом — он смотрел на нас неодобрительно.

Выслушав, студенты наперебой заговорили:

— Вот вы нам все рассказали. А раньше мы спрашивали об этой операции профессора Родионова, хирурга. Он сказал, что ничего не слышал о ней, но что вообще американская медицина развита слабее советской. А потом мы узнали, что он нам наврал, потому что сам присутствовал на той операции.

— Да, мы еще спрашивали другого хирурга, профессора Бабичева. Он накричал на нас, что это все бабьи сплетни, что операцию делал Петровский, министр здравоохранения, что он сам видел это своими глазами. И потом тоже сказал, что американская медицина в подметки не годится советской.

Я поражался, но порицать своих коллег-профессоров не хотел. Наш разговор происходил в тесном коридоре, в котором несколько больных еще продолжали лежать на полу. И эти студенты только что видели мою операцию в тесной операционной с нищенским набором инструментов. Немного надо было иметь фантазии и воображения, чтобы понять, что медицине невозможно быть более бедной и отсталой (разве что где-нибудь в Африке...).

Когда студенты ушли, Михайленко увязался за мной в кабинет:

— Вообще-то нехорошо получилось с этим разговором об операции американца.

— Что, по-вашему, нехорошо?

— Ну, я тоже слышал, что американец оперировал Келдыша, и я знаю, что американское оборудование лучше нашего. Когда я работал по найму два года в Кувейте, мы делали операции только американскими инструментами. Что и говорить — техника богатая. Но мы ведь с вами зрелые люди, мы можем критически осмысливать факты, как это полагается по нашей советской морали. А студенты, они ведь «зеленая» молодежь. Им еще рано знать такие вещи. Другие профессора их воспитывают, поэтому они уклонились от провокационных вопросов.

— Какие вопросы вы называете «провокационными»?

— Что наши хирурги и инструменты хуже американских. Надо было и вам тоже уклониться.

— Я не считаю обман и уклонение правильным воспитанием студентов.

— Ну, ваше дело. Теперь все станут болтать, что вы говорили правду, а другие врали.

— Да они и так знают, что те им врали.

— Ну, ваше дело. Но об этом могут узнать и в партийном комитете института. Я как парторг кафедры должен предупредить вас.

— Спасибо.

Политическое воспитание студентов считалось важней преподавания медицины. Так это неколебимо оставалось с моих студенческих лет. И так же оставались в институте семь кафедр марксизма-ленинизма, и так же на это преподавание уходила четверть времени всего обучения. Многие понимали, что эти семь кафедр были карикатурой, как семь гномов-коротышек в мультфильме Диснея. Эти кафедры только мешали студентам изучать медицину и приучали их ко лжи. Многие студенты начинали учебу, полные энтузиазма и надежд, горели желанием знаний и идеализировали медицину. Но под влиянием плохого преподавания за шесть лет в их отношении к медицине побеждало разочарование, они становились скептиками. И больше всего они разочаровывались в своих учителях, людях невысокой культуры, которые вдобавок еще и врали им.

Профессор должен своим примером вдохновлять студентов. К молодым людям культура легко прививается — как посаженный черенок прививается к молодому деревцу. Я видел свою задачу в прививании студентам и знаний, и примера общей культуры. Когда прошел год, на выпускном вечере группа студентов-выпускников окружила меня с бокалами вина в руках. Слегка опьяневшие и расслабленные, они сказали мне:

— Вы у нас единственный интеллигентный профессор. Знаете, мы ведь так вас и прозвали — «интеллигент». Только вы не обижайтесь!

Профессура нашего института

Поднявшись на высокую ступеньку ученой карьеры, я поразился, как много суеты, заседаний оказалось в профессорском положении. Каждую неделю я обязан был ездить в ректорат, в старое и тесное здание Стоматологического института, и заседать на ученом совете, на совещаниях у ректора, на разных непонятных мне комиссиях. Это отвлекало меня от работы в клинике, а в ней была насущная срочность, чтобы скрепить коллектив врачей и привить им свои установки. Приходилось уезжать в середине рабочего дня, оставляя все на помощников, которым я не доверял. И потом, на заседаниях, я думал об оставленных делах и старался уловить смысл своего участия в заседании. Большинство из них служили проформой для коллективного утверждения указаний ректора и решений партийного комитета. Наш институт создали недавно, объединив новый медицинский факультет со старым ядром стоматологов. Два факультета плохо уживались, было много интриг, каждая сторона писала доносы на другую. Партийный комитет постоянно занимался их разбором. На ректора Белоусова доносы писали чаще, чем на других (об этом он говорил мне у себя дома, под пьяную руку). Для своей поддержки он нуждался в формировании большинства и потому созывал так много заседаний.

Но это давало мне возможность познакомиться с коллегами-профессорами. На работе в клинике я был автономен, но положение в институте зависело от участия в заседаниях. Я был новой фигурой в среде профессоров, они приглядывались ко мне с интересом. На заседаниях чаще выступали одни и те же профессора-краснобаи, любители показать свою активность и продвинуться ближе к ректору. Для себя я называл это «боярская дума» — так в Древней Руси бородатые бояре в меховых шубах сидели в думе и вся их цель была — пересесть поближе к царю. По выражению Алексея Толстого, они еще «пускали злого духа в шубы» (до этого у нас, слава богу, не доходило). Как младший из «бояр», я садился в дальнем конце, молчал и всегда голосовал «за» — выражая обычную форму молчаливой советской демократии.

Мне был сорок один год, но на вид мне давали меньше. Я любил элегантно выглядеть: носил заграничные костюмы. Из кармана пиджака у меня торчал уголками накрахмаленный платок; рубашки были всегда свежие. Этим я выделялся среди большинства профессоров, которые носили помятые советские костюмы и имели довольно заурядный вид. Но в чем я был совсем не похож на них — это в манере поведения. Советские люди под влиянием строгой морали, которую им внушали в школах и институтах, нечасто улыбались, а на работе почти всегда были насуплены и малоприветливы. И наши профессора вели себя так же. А я любил улыбаться, когда здоровался и разговаривал с людьми. Улыбкой и шутками я старался показывать им свою доброжелательность. Это было необычно, и ко мне подозрительно приглядывались — что я за птица такая?

Состав наших профессоров организовался недавно, у нас не было устоявшихся традиций. Стоматологов и медиков можно было легко различить — стоматологи хотели показать себя хозяевами и держались заносчиво. И те, и другие представляли как бы три слоя. Несколько пожилых профессоров имели известные научные имена, были авторами учебников — это остатки старой интеллигенции, сохранившиеся после многих гонений на науку. Эти интеллигенты отличались от второго слоя, составлявшего большинство. Почти все они — партийные выдвиженцы, среднего возраста с неулыбчивыми лицами. В мою сторону они посматривали неодобрительно, и до меня долетали обрывки бесед:

— Как этого пижона взяли на заведование кафедрой?

— Говорят, он хороший хирург.

— Все равно — держаться надо скромней.

В третьем слое были молодые и более прогрессивные профессора, с которыми у меня быстро нашлось много общего: уролог Кан, невропатолог Карлов, отоларинголог Волков, детский хирург Троицкий, физиолог Шелихов. На заседаниях мы держались вместе.

Раз в месяц устраивались так называемые «открытые партийные собрания» (на закрытых я как беспартийный быть не мог). Повестка дня одного из них была «Об идеологической подготовке профессорско-преподавательского состава». Доклад делал профессор Василий Родионов, заведующий кафедрой хирургии. Я помнил Родионова по студенческим годам, он продвинулся благодаря общественной работе. Молодым ассистентом, он проводил занятия с нашей группой и однажды давал наркоз двенадцатилетнему мальчику. Он передозировал хлороформ, и мальчик умер на наших глазах. Тот трагический случай ошибки хирурга мы запомнили навсегда. Но общественная карьера Родионова подняла его высоко — он дослужился до инструктора медицинского отдела ЦК партии. Оттуда ему легко было занять кафедру хирургии и кресло члена партийного комитета института.

И вот теперь я слушал, как он, не отрываясь от бумажки, читал наставления — как нам важно быть идеологически подкованными. Доклад состоял из сплошных цитат из Ленина. Четверть века назад, на самой первой лекции, нас, студентов, пичкали теми же цитатами и заставляли верить в их мудрость. И вот опять, став профессором, я должен был это слушать. В президиуме собрания ректор переговаривался с соседями. Многие в аудитории полудремали. Вдруг Родионов завопил с кафедры:

— Товарищи, все мы, все наши профессора и преподаватели, должны читать труды великого Ленина каждый день!

Ректор и члены президиума, застигнутые врасплох посреди разговоров, зааплодировали.

Вся аудитория тоже стала хлопать в ладоши. Нечего делать — пришлось и мне хлопнуть несколько раз. В этот момент ко мне наклонился сосед справа, профессор Степан Бабичев. Сквозь шум аплодисментов он сказал мне на ухо:

— А ведь он дело говорит, а? Очень правильная мысль. Да, Ленина нам надо читать каждый день. Здорово сказано! А вы как думаете?

Я не стал ему говорить, как я думал, из осторожности ответив:

— Да, мне это тоже понравилось (я думал — черт бы вас обоих побрал, сами идиоты и других хотите сделать такими же идиотами).

С тех пор, когда я видел Родионова и Бабичева, у меня всегда портилось настроение.

Моя жена — безработная еврейка

Профессия врача позволяла мне знакомиться с широким кругом людей. Немало вылеченных мной пациентов становились потом моими приятелями. Один из них был юрист Марк Келлерман, старше меня лет на пятнадцать. Умный и интересный человек, он работал юристом Управления по охране авторских прав Литературного фонда и еще — личным секретарем известного писателя Константина Симонова. Жена Марка, Лиля, юрист, работала в издательстве «Малыш», где вышли семь моих книг для детей.

В начале 1972 года их единственная дочь, двадцатичетырехлетняя Галя, эмигрировала с мужем в Израиль. Тогда это было необычно. Родители тосковали и волновались, и мы с Ириной навестили их по-приятельски. За столом Марк обстоятельно рассказывал:

— Что ж сказать? Галя и ее муж окончили филологический факультет Московского университета с отличием, а на работу устроиться не могли. Им сразу отказывали, только посмотрев на их еврейскую внешность. Иногда руководители хотели их принять, но когда в отделах видели в паспорте пятую графу «еврей», «еврейка», все равно отказывали. Целый год они искали работу и ничего не находили. Бедная девочка, она была полностью деморализована. И он тоже. Материально мы, конечно, им помогали, но у нас самих сердца изныли смотреть, как эти молодые образованные люди бились, чтобы найти хоть какую-то работу. И однажды она сказала: «Хватит! Мы поняли, что здесь мы никому не нужны. Мы больше не хотим оставаться в этой стране и подали заявление на выезд в Израиль». А что мы могли сказать? Они уехали и оба сразу хорошо устроились, она работает редактором, уже съездила в Париж. Мы радовались. Потом она написала, что они разошлись. И мы опять расстроились — как сложится ее жизнь вдали от нас?

Я слушал и думал: уехать навсегда из России в незнакомую страну... нет, я бы не мог.

И тут неожиданно Марк сказал:

— А почему бы вам не уехать в Израиль? Вы не думали об этом?

Я поразился такому обороту мыслей:

— Марк, зачем же мне уезжать в Израиль? Я только начал профессорскую карьеру, у меня много планов: я хочу организовать хорошую клинику, написать учебник. Я мечтаю создать свою хирургическую школу. Я не вижу никакого смысла мне уезжать из России.

Он задумчиво сказал:

— Если бы я мог прокормить себя физическим трудом, я бы уехал. Но — уже поздно.

Это был первый случай моего контакта с семьей, из которой кто-то уехал из России. Почти невероятно звучало, что это вообще возможно. Но в начале 1970-х годов в евреях все чаще пробуждалась мысль переселиться в Израиль или в Америку. И эта идея, как говорится, овладевала массами — через пять лет они стали уезжать тысячами. Ехали семьи из южных районов Украины и Одессы, где евреи традиционно концентрировались после «черт оседлости» XVIII—XIX веков; ехали и ассимилированные евреи-интеллигенты из больших городов, и даже хорошо устроенные московские специалисты. Это становилось массовым бегством, превратившимся в настоящий *исторический исход.*

А в нашей семье полным ходом шла интенсивная рабочая жизнь. Семидесятые годы становились для нас годами свершений. Ирина закончила диссертацию, уже была назначена защита. Ирина — биолог со знанием английского, немецкого и, в меньшей степени, французского языков. Такие знания редки в людях в любой стране, а в Советской России они были наперечет. Освоение иностранных языков массами определяется экономической и политической необходимостью страны. В России десятилетия изоляции от окружающего мира привили людям полное отсутствие интереса к языкам. Работник такой квалификации должен иметь все основания для продвижения. Но ей это не светило, она хотела уходить с работы:

— Как только мою диссертацию утвердят в ВАКе, сразу уйду. Конечно, жалко покидать людей, я с ними сработалась и сдружилась. Но не могу больше выносить академика Адо, нашего директора-изувера. Пусть он считается большим ученым, но мы все его ненавидим за невыносимый характер. Не хочу больше работать в такой обстановке.

Что ж, мой заработок позволял нам безбедно прожить и без ее зарплаты, мы с Ириной впервые чувствовали себя обеспеченными людьми. Но, конечно, она не собиралась превращаться в домашнюю хозяйку и хотела потом искать себе другую работу.

Накануне защиты она купила два новых платья — для выступления и для банкета. Защита прошла успешно, и оба платья очень шли ей. Банкет мы устроили в ресторане здания СЭВ. Вечер удался, это был триумф моей Ирины, и я старался держаться в тени.

Диссертацию утвердили, Ирина получила диплом кандидата наук. Директор ее не поздравил, и через несколько дней она с радостью подала заявление об уходе. Он не делал попытки уговорить ее остаться, но был взбешен демонстративным уходом. Это ее не расстроило, но, с его влиянием в научном мире, он мог пытаться навредить ей на новой работе. Надо было найти такое место, где бы он не смог ее достать. Я предложил:

— Давай обратимся к Вишневскому. Он директор самого большого института хирургии, у него много научных лабораторий. Попросим моего отца поговорить с ним, они такие близкие друзья, что он ему не откажет. Помогал же он мне. А там Адо тебя не достанет.

Отец позвонил Вишневскому, рассказал об Ирине.

— Юлька, какие могут быть разговоры, конечно, пусть подает заявление в лабораторию микробиологии.

Ирина поехала на собеседование к заведующему лабораторией Ковнеру, он предложил ей место младшего научного сотрудника. Но вскоре позвонил смущенно:

— Я очень извиняюсь, но оказалось, что свободна только должность лаборанта. Я понимаю, что это намного ниже вашей квалификации, вы уж не сердитесь. Хотите эту должность?

Ирина расстроилась, но решила пока согласиться. Собрав все документы, она поехала в отдел кадров. Там открыли ее паспорт, увидели пятую графу — еврейка и сухо сказали:

— Мы не можем принять у вас документы. Директор отменил свое решение.

Это было странно, Ирина вернулась домой недоумевающая и оскорбленная. Вечером на кухне она с обидой и возмущением жаловалась мне:

— Эти сволочи, они только открыли паспорт и сразу сами решили, вопреки директору!..

Мы с отцом поехали к Вишневскому. Старый друг встретил нас по-братски, обнял:

— Дали они тебе кафедру? Ну, рад за тебя. Буду посылать тебе больных на операции.

Потом отец спросил его:

— Шура, что случилось, почему нашей Ирине отказали в месте? Ты же обещал.

— Ах, Юлька, я так виноват перед вами. Но просто не придумаю: как мне ее пристроить? Понимаешь, после того как я обещал ей то место, у меня в институте была комиссия из райкома партии. Они проверили документы всех работников и нашли, что у нас слишком много евреев. По их идиотской квоте полагается не более 15 процентов, а у меня больше 20 процентов. Я обещал, что не приму больше ни одного еврея. И, как на грех, она оказалась первой, которая после той комиссии пришла в отдел кадров. Там знали об указании райкома и не приняли у нее документы. Я не говорил им это делать, но везде полно сволочей и доносчиков. Теперь надо ждать: если кто-нибудь из евреев уволится, Ирина будет первой кандидаткой.

Итак, моя жена — безработная еврейка. Значит, есть квота для приема евреев, строго контролируемая партией. И даже Вишневский не в силах обойти ее. С этой квотой Ирине нелегко найти новую работу. Она ходила мрачней тучи — ей наплевали прямо в лицо. В ней, как во всех евреях, нарастало чувство протеста — теперь люди могли уезжать из России.

Я старался отвлекать Ирину — водил ее на концерты, в кино, в гости. Но только новая работа могла отвлечь ее. И мне это удалось, помогло другое знакомство: мой однокурсник и приятель профессор Дмитрий Каулен работал заместителем директора Института микробиологии и эпидемиологии имени Гамалеи (Гамалеевский институт). Я поехал к нему и рассказал всю историю. Он ответил:

— Я постараюсь уговорить директора принять Ирину в организационно-методический и информационный отдел. Нам очень нужны люди со знанием языков.

Директор, Оганес Бароян, армянин, был очень мощной фигурой: не только академик, но и генерал государственной безопасности. Во время войны он работал главным врачом советской больницы в Тегеране, а на самом деле был резидентом советской разведки на Ближнем Востоке. Сверхмощный Бароян, без всяких сомнений и контроля, согласился взять Ирину, ей дали место младшего научного сотрудника. Она снова была счастлива, и я радовался за нее.

В Гамалеевском институте работало много евреев и армян. Один из них, профессор Александр Авакян, был старый друг моего отца. Узнав, что Ирина — невестка его друга, он зазвал ее в свой кабинет и стал объяснять национальную политику в институте:

— Не надо дразнить русского медведя — пускай все будет тихо. Вы, евреи, чересчур высовываетесь вперед и этим дразните русского медведя. Поэтому он злится на вас. Мы, армяне, ведем себя с ним осторожней, поэтому к нам он добрей. Почему Бароян взял тебя? Потому что мы, армяне, помогаем евреям. Я расскажу тебе анекдот. Умирал старый армянин дядя Оганес, вокруг него собрались все родственники и просили: «Дядя Оганес, скажи нам последнее слово, завещай нам свою мудрость». Он сказал слабым голосом: «Берегите евреев». Они удивились и еще три раза просили его. И каждый раз он говорил им: «Берегите евреев». Тогда они спросили: «Почему, дядя Оганес, на смертном одре ты так заботишься об евреях?». И он ответил: «Потому, что когда русские изведут всех евреев, они примутся за нас, армян». Поняла? Этот дядя Оганес думал точно так, как наш директор Оганес Вартанович Бароян.

Поликлиника писателей

Мои попытки установить добрые деловые отношения с ассистентами наталкивались на их настороженность и подозрительность. Но я знал, что мне еще долго предстояло работать с ними, потому что состав кафедры изменить по моему желанию нельзя — преподавателей института выбирали на пять лет. Чтобы создать атмосферу откровенности рабочих контактов, сохраняя дистанцию между шефом и помощниками, я всеми способами пытался дать им понять, что они должны доверять мне. Но в недоверчивости их насупленных взглядов видел, что в каждой моей попытке растопить лед их недоверия, в каждой доброй шутке они подозревали какую-нибудь хитрость или подвох. В этой настороженности была даже скрытая враждебность.

Я не мог это понять, но спустя некоторое время сообразил: дело было простое — я им не нравился. Для них я был человек из другого мира: я не член их партии, и это казалось им неправильным и странным (на всех других кафедрах профессора были члены партии); им не нравился мой общительный характер и манера открытого поведения; у них вызывали недоумение мой научный авторитет и быстрый для молодого хирурга успех — они сами были немногим моложе меня, а профессорам других кафедр всем было около пятидесяти лет; и особенно моим ассистентам не подходил мой более высокий культурный уровень. Во всем этом было типично советское отношение к начальнику. В России тех лет партия установила незыблемые каноны, один из них был такой принцип-установка: «ты начальник — я дурак, я начальник — ты дурак». Они терпели меня вынужденно, потому что я оказался их начальником. Но уважения ко мне у них не было. Что предпринять? Или я должен был как-то переделать их, или мне надо измениться самому. Но я считал себя правым и стал понемногу все больше давить на них.

Как-то раз парторг Михайленко пришел ко мне в кабинет:

— Партийный комитет прислал разнарядку на подписку газеты «Правда» — все сотрудники кафедры должны подписаться на «Правду» и заплатить деньги. Распишитесь вот здесь.

— Я уже подписан на газеты «Известия» и «Вечерняя Москва».

— Но «Правда» — это газета Центрального Комитета. Как парторг, я должен вас подписать.

Меня раздражало такое насилие, но, конечно, я не стал ему говорить, что считаю «Правду» чересчур дидактичной и скучной. Была даже такая шутка: «В «Правде» нет известий, а в «Известиях» нет правды».

Я попытался улыбнуться и ответил:

— Но ведь «Известия» — это тоже газета советского правительства.

Он насупился:

— Ну, как хотите, только я обязан был вам предложить.

Он, конечно, рассказал об этом в парткоме. Это было как раз то, за что я им не нравился.

На работе я никогда не упоминал о моих литературных делах, чтобы еще больше не раздражать своих ассистентов. Литература, искусство — это было далеко от них. С их уровнем, они считали бы это моим «чудачеством» и злились бы еще больше. И так они косились на меня исподлобья, потому что я все жестче заставлял их работать по моим указаниям.

Но в писательской карьере мне, по иронии, было чем гордиться: меня приняли в Союз писателей раньше, чем Брежнева.

Меня легко приняли в Союз и по рекомендации организационного секретаря, бывшего генерала КГБ Ильина, даже сделали членом правления Литературного фонда. Расчет был на то, что с моим профессорским влиянием я помогу лучше организовать лечение в писательской поликлинике. Ильин хотел устроить свою дочку в наш институт и продвигал меня в надежде на мое влияние. Так я, как говорится, стал вхож в верхушку литературного мира.

В писательской среде сильно процветал иерархический дух. Как и в нашем институте, там сидели на партийных собраниях и делили сферы влияния — все были мазаны одной краской советской системы. Время от времени, по указаниям сверху, критиковали слишком свободомыслящих, запрещали рукописи, исключали из Союза. В кабинетах Дома писателей на улице Герцена кипели страсти.

А по вечерам писатели уютно усаживались за столики своего привилегированного ресторана. Меню в нем было намного богаче обычного. Пили и веселились до поздней ночи. Любил «посидеть» там мой двойной коллега — хирург и писатель Юлий Крелин, часто кутила молодая Белла Ахмадулина, не отставали Василий Аксенов и Анатолий Гладилин — вся свежая поросль. Много было смеха, острых искристых мыслей, пьяных признаний в любви и дружбе. По пьянке читали друг другу стихи, по пьянке интриговали. Мне нравилось бывать там, но времени не хватало.

Я уже давно заметил, что интеллигентская прослойка Москвы очень невежественна в медицинских знаниях. Но процветание этого невежества в поликлинике писателей было поразительное. Доктор Израиль К. открыл там «кабинет аурикулотерапии» (от латинского корня «аурикула» — мочка уха). Он «лечил» боли в разных частях тела... прогреванием ушной раковины. Для этого у него был простой электрический аппарат на батарейках, от которого шли провода с зажимами. В кабинете висела схема: на ушной раковине изображены проекции якобы зон всех участков тела (по древнему тибетскому поверью). «Жописы» поверили в это шарлатанство и группами сидели в кабинете с прищепками на ушах, через которые их приятно щекотал слабый ток от аппарата.

— Ах, какое чудесное средство! У меня все боли прошли после трех «прищепочек».

Жена Сергея Баруздина, секретаря Союза писателей и редактора журнала «Дружба народов», тоже ходила на эти процедуры, но ей они почему-то не помогали. Меня попросили посмотреть больную и ее рентгеновские снимки. Я поразился:

— У нее же саркома кости. Срочно надо делать операцию, немедленно.

Аурикулотерапию все равно продолжали, но мой авторитет в глазах некоторых писателей и «жописов» возрос. Правда, это обернулось для меня другой стороной: они стали беспрерывно звонить мне, просились на лечение или хотя бы на консультацию.

Наталья Кончаловская, детская писательница и жена Сергея Михалкова, первого секретаря российского Союза писателей, по вечерам журчала мне в трубку:

— Дорогой, у меня так болят ноги! Я совсем не могу ходить. Как вы думаете, дорогой, что, если я буду на ночь прикладывать лопухи? Говорят, это помогает.

— Наталья Петровна, на делайте этого. Я приеду и посмотрю ваши ноги.

Михалков был когда-то первым, кто подсказал мне писать стихи для детей. Из уважения к нему и к ней, внучке художника Сурикова, я приехал к ним домой. У нее плоскостопие с типичным разрастанием «косточек» — выступающих костей основания больших пальцев.

— Вам надо делать операцию — убрать эти костные выросты.

— Ах, дорогой, я боюсь операций! Нельзя как-нибудь иначе?

Вошел поздороваться ее знаменитый муж. На нем — шелковистый домашний пиджак со стегаными отворотами, а на отвороте... Звезда Героя Социалистического Труда. Он носил ее даже дома! Ему за шестьдесят, он лауреат многих премий, автор гимна Советского Союза, пережил все степени славы. Но вот ему хотелось величием своей Звезды впечатлить доктора, пришедшего с визитом.

Искусство лекции: случай Ландау

Гул затих. Я вышел на подмостки,
Прислонясь к дверному косяку,
Я ловлю в далеком отголоске
Что случилось на моем веку.

Борис Пастернак («Гамлет»)

Перед первой лекцией студентам я очень волновался. Я знал предмет лекции и приготовил конспект. Но студенческая аудитория оценивает лектора не только по тому, что он рассказывает, но и по тому, как рассказывает. Я хотел провести первую лекцию так, чтобы студенты слушали с интересом и запомнили. Из своих студенческих лет я знал, что очень немногие профессора умели читать лекции интересно. Они превращали их в монотонный двухчасовой рассказ. Редкие из них умели «зажечь аудиторию». Умелое чтение лекции — это искусство привлечения внимания, это театр одного актера: лектору необходима определенная степень артистизма. Как актер, он стоит перед аудиторией, около двухсот—трехсот человек фокусируют на нем свое внимание, не только слушают, но и смотрят на лектора. Надо не только уметь «держать» аудиторию, но и самому уметь держаться перед ней. Необходимо установить с аудиторией контакт глазами, быстро реагировать на все, что происходит в ней. И нужна отчетливая артикуляция речи — нельзя захлебываться быстротой, нельзя и тянуть медленно. А главное, совсем нельзя испытывать внимание студентов длинными периодами монотонного рассказа — это утомляет, и они перестают слушать. Надо уметь найти баланс между серьезным и развлекательным — показывать иллюстрации, рассказывать яркие примеры, иногда надо пошутить, чтобы аудитория расслабилась. В общем, читать лекцию надо уметь — это большое искусство. А для всякого искусства нужны талант и опыт.

Итак, гул затих, я вышел на подмостки... Первая фраза, первое звучание голоса должны сразу привлечь внимание. Как обратиться к ним? Часто начинают: «Товарищи студенты!». Нехорошо — сухо, официально. Иногда вообще начинают без обращения — тоже плохо.

— Дорогие доктора, — начал я, они посмотрели на меня с удивлением, но это их привлекло, — у кого из вас был когда-нибудь перелом кости?

Поднялось несколько рук.

— Больно было?

— Больно... очень больно... поболело немного...

— Я расскажу вам историю одного тяжелого перелома, ее можно назвать «История про маленькую девочку и большого ученого».

Они насторожились — что за история?

— Десять лет назад, в январе 1962 года, по скользкой дороге в гололед ехала частная «Волга». Дорогу перебегала мама с девочкой семи лет. Девочка поскользнулась и упала. Спасая ее, водитель затормозил, машину развернуло на льду и вынесло на другую сторону. Встречная машина врезалась в ее заднюю дверь так, что вмяла ее внутрь. Там сидел пассажир, удар пришелся по правой стороне его таза.

Я вышел из-за трибуны и показал на себе точное место удара. Видно было — они внимательно следили не только за рассказом, но и за моими движениями.

— Пострадавший сразу потерял сознание. Только через час приехала скорая помощь, его положили на носилки и повезли в больницу № 50, самую близкую. Это был не кто иной, как лауреат Нобелевской премии академик физик Лев Давыдович Ландау. Еще одна деталь — на сиденье рядом с пострадавшим лежала плетеная корзина, полная свежих яиц, ни одно яйцо не разбилось.

Аудитория затаила дыхание, тишина — слушали с интересом. В те годы в Москве все еще помнили тот трагический случай, слишком необычная личность был Лев Ландау. Тема моей лекции была «Переломы костей таза». Я начал с конкретного примера, чтобы перед ними встала картина. Потом я показал им схемы-плакаты разных видов перелома, которые нарисовал для лекции, рассказал, какие сосуды и какие внутренние органы повреждаются при этих переломах. Внимание было полное, и мне стало легко говорить.

В перерыве некоторые студенты подходили:

— Можно вас спросить, вы сами тоже лечили Ландау?

— Лечил, но не в тот первый день, а позже. Я вам расскажу об этом.

Заинтересовались. Во второй половине лекции я говорил о методах лечения и попутно возвращался к случаю Ландау. Это помогало «держать» аудиторию. Закончил я так:

— Помните про маленькую девочку? Теперь ей семнадцать лет. Она заканчивает школу и, говорят, хочет поступать на факультет физики. Хорошо, если бы она смогла стать таким физиком, каким был Лев Давыдович Ландау.

После лекции два студента провожали меня через двор и доверительно говорили:

— Знаете, как проводит лекции профессор Родионов? — он уткнется носом в написанный текст и читает, не отрывая глаз. Один раз мы открыли учебник хирургии и следили по тексту. Оказалось, что он читал его слово в слово. Для этого нам не нужно лекции слушать, мы можем сами прочитать в учебнике. А ваша история лечения Ландау очень интересная.

Конечно, я не всю историю им рассказал, это не было моей задачей. А было вот что.

Я узнал о той трагедии от своего отца, он работал в хирургическом корпусе больницы, куда Ландау привезли в критическом состоянии — между жизнью и смертью. У него был тяжелый перелом таза — от удара вся правая половина его сместилась вверх. Сразу возник шок и началась большая потеря крови. Спасти его было тяжело. К тому же больница не была для этого хорошо оборудована. Клиникой травматологии заведовал Поляков, не специалист по тяжелым травмам. Как обычно, никакой официальной информации о травме Ландау не было, но весть быстро разнеслась по Москве, по России и по всему миру. Люди узнавали об этом по «Голосу Америки» и Би-би-си. Со всей Москвы присылали Ландау необходимые лекарства и аппараты, даже привозили на самолетах из-за границы. У меня в Боткинской больнице был уникальный шведский аппарат Энгсрем для контроля и поддержки дыхания. В тот же день я привез его к отцу, и аппарат поддерживал дыхание Ландау первые несколько недель. Жизнь спасли, но долго не возвращалось сознание, и его перевели в Институт нейрохирургии. Через много месяцев он начал говорить и стал, хромая, ходить с «ходилкой», которую прислали из Америки (в России таких не было).

Мне довелось лечить Ландау через пять лет после травмы. Сломанный таз сросся в неправильном положении, Ландау ходил с трудом и жаловался на постоянные боли в животе.

Его положили в ЦИТО, мы с Вениамином Лирцманом лечили его. Задача сводилась к поддержке его физических сил. Он лежал в отдельной палате, читал на английском языке толстую книгу, свою собственную биографию, мало и неохотно разговаривал с врачами. Его умственные способности казались пониженными. «Крыша поехала», говорили многие. Но я с этим не согласен. Мне приходилось много говорить с Ландау. Если удавалось вызвать его на интересную ему тему, он говорил точно и умно. Он был гений, его ум узко направлен на интенсивную работу над близким ему предметом, как у великого шахматиста — лишь на шахматы.

Когда мы его лечили, случилось ташкентское землетрясение 1967 года, я вылетал туда с группой хирургов. Вернувшись, я рассказал об этом Ландау.

— Много разрушений? — спросил он.

— Очень много, особенно узбекских саманных домов.

Он задумался:

— Хотя, если помнить, землетрясение было в восемь баллов по шкале Рихтера, а вся шкала — девять баллов, это много, — и больше к этому не возвращался, ему все было ясно.

Навещать Ландау приезжал академик Петр Капица, тоже нобелевский лауреат и директор Института физики, где Ландау заведовал лабораторией. В свое время, в 1938 году, Ландау был арестован, и Капице удалось выцарапать его из тюрьмы; на это нужна была особая смелость. Он просил нас: «Уговорите, как врачи, Ландау начать работать». Мы подступались к нему:

— Не могу, живот болит, — неохотно отвечал он и больше не хотел разговаривать.

Мои молодые помощники Косматов и Левицкий

Самый молодой сотрудник кафедры был врач Владимир Косматов, на низкой должности лаборанта. Его обязанности — вести бумажные дела, готовить аудиторию для лекций, возить бумаги из ректората и обратно, в общем, быть на побегушках. Он тихий провинциальный парень, тридцати лет, недавно в Москве. Для него я первый профессор, с которым он мог разговаривать, при мне он робел, смотрел с почтением. Видя его запуганность, я старался быть с ним как можно мягче и дружелюбнее, вселить в него человеческую уверенность в себе:

— Я хочу, чтобы вы начали участвовать в процессе лечения. Не вечно же вам быть лаборантом — будете расти, дадим вам другое положение, повыше.

Я велел дать ему для ведения несколько больных, под контролем ассистента Михайленко.

Косматов старался и через два-три месяца расслабился, говорил со мной без прежнего подобострастия. И вдруг что-то с ним случилось опять — он помрачнел, ходил как в воду опущенный. Я спросил Михайленко:

— Что произошло с Косматовым?

— Да, как вам сказать... у него большие неприятности.

— Дома что-нибудь?

— Нет, другого рода, но это по секрету, чтобы другие не знали: он потерял партийный билет. Его будут разбирать на партийном собрании и влепят «строгача» — строгий выговор.

Члены Коммунистической партии обязаны были всегда иметь при себе партийный билет — такое же правило, как для членов гитлеровской нацистской партии носить их значок. В партийные дела я вмешиваться не мог, но мне было его жалко, и я просил ректора, чтобы его перевели на более высокое положение клинического ординатора. Выговор «влепили», но и повышение дали. Он пришел в кабинет благодарить меня. Говорить гладко он не умел, слова застревали, только в глазах светилась преданность:

— Я очень даже понимаю, что это вы для меня делаете. Я буду вам всегда благодарным.

Надо было найти кого-то на его прежнее место, и вскоре Косматов сказал:

— Просится к нам врач Николай Левицкий, я его знаю по травмпункту, он будет стараться.

Коле Левицкому двадцать девять, он долговязый, страшно худой и бедно одетый, с застенчивой улыбкой. Речь его тиха, нерешительна, но с большим словарным запасом. От стеснения он не знал, куда поставить колени выпирающих ног, куда длинные руки пристроить. В общем, тип интеллигента-недотепы.

— Что вы делали до сих пор?

— Я был санинструктором в армии, демобилизовался и два года назад окончил институт.

— Почему вы хотите работать у нас?

— Мне операции нравятся, а Косматов рассказывал, что вы делаете интересные операции.

— Что вам еще нравится?

— Я поэзию очень люблю, — при этом он потупил глаза.

— Какую поэзию — Маяковского, Щипачева?

— Их тоже, конечно, но особенно стихи Мандельштама, Пастернака и Цветаевой.

Я удивился — мало кто знал не только стихи этих поэтов, но и сами их имена. Он понял мое удивление и объяснил:

— Моя жена — учительница литературы, это она дает мне их читать.

Пока мы разговаривали, я различал в его натуре что-то неуловимо болезненное, какую-то усмиренную дикость. Но это было лишь первое впечатление, оно могло быть ошибочным.

Он показался мне интересным, особенно по контрасту с моими малокультурными ассистентами. Я взял его на работу, с трудом добившись дополнительной ставки.

Мне нужны были свои, преданные люди на кафедре. Расчет был простой: если я их принимаю на работу и повышаю, они должны чувствовать благодарность и быть моими сторонниками во всем. Конечно, от младших работников небольшая поддержка, но все-таки они разбавят коллектив недружелюбных ко мне ассистентов. Я тогда планировал научную работу кафедры. Это особенно важно: работа любой кафедры оценивается по количеству и качеству научных статей, книг и докладов — по «научной продукции», как работа любого производства оценивается по выдаче его продукции. В ту пору я разрабатывал новые операции на плечевом и лучезапястном суставах и искусственные конструкции для них. Но надо было предлагать темы всем другим сотрудникам кафедры. В ассистентах энтузиазма к этому не было, они достигли своего потолка кандидатов наук (не знаю — как) и дальше не пойдут. А молодые, Косматов и Левицкий, будут стараться, если я дам им темы для написания научных статей. Я считал, что одной из первых тем должна быть разработка метода Илизарова. Кроме меня, в Москве никто его операции не делал, и я видел свою задачу в том, чтобы популяризировать его метод.

Как раз из Кургана позвонил Илизаров:

— Слушай, ко мне тут обратился один молодой морской офицер, Пестриков. У него вывихнуто плечо, его два раза оперировали в Кремлевской больнице, но получилось неудачно. Прими его, ты эти операции делаешь лучше меня. Его отец — большая шишка.

— Конечно, Гавриил, направляй его — сделаю, что смогу. Я хочу тебе предложить, чтобы первые печатные работы в Москве по твоему методу исходили совместно от нас обоих — из моей клиники и твоего института. Так будет правильней и солидней.

Илизаров очень требователен к качеству статей по своему методу, он сказал, подумав:

— Ладно, пусть будет от нас обоих. Но я должен сам прочитать — правильно ли написано?

Я дал Косматову и Левицкому темы научных статей по вопросам метода Илизарова.

Вскоре в клинику поступил направленный им морской лейтенант Пестриков. У него так называемый «застарелый вывих плеча», когда вывих долгое время не вправлен и движения в плече ограниченны и болезненны. В Кремлевской больнице его два раза оперировал профессор Михаил Громов, один из моих учителей в институте. Но после каждой операции плечо снова вывихивалось. Несчастный лейтенант не мог служить во флоте и чуть не плакал — для него это была трагедия. У меня был опыт многих операций на плечевом суставе по своему методу, но переделывать всегда труднее, чем делать первую операцию. Ассистентами себе я поставил Косматова и Левицкого, заранее подробно рассказал им план операции. У Косматова был какой-то опыт в хирургии, Левицкий не имел никакого, даже инструменты держать в руках не умел. Его я «поставил на крючки», чтобы он только растягивал края операционного разреза, но приходилось по много раз указывать ему — как держать. Трудно было оперировать с такими ассистентами и с нашим бедным запасом инструментов. Все-таки мы справились.

Оба они были счастливы, Косматов сиял — черта пробуждающегося профессионализма. Еще больше радовался Левицкий. После операции он топтался возле моего кабинета, а когда я его позвал, он с порога кинулся благодарить:

— Спасибо, спасибо вам большое! — это моя первая настоящая операция. Благодаря вам я испытал настоящее удовольствие, — он потупился, — как при чтении прекрасного стиха. Я расскажу жене, что ассистировал вам на операции, она будет счастлива за меня.

— Передайте, что я вами доволен. А в каких классах преподает ваша жена?

— В старших, — он опять потупился. — Она на десять лет старше меня, но мы любим друг друга. По национальности она еврейка, а по культуре — русская интеллигентка. Мы записаны на однокомнатную квартиру в кооперативе. Мы пригласим вас на новоселье, придете?

— Спасибо, буду рад поздравить вас обоих.

Вскоре наш пациент-лейтенант благополучно выписался, за ним приехал отец. Я помнил, что он «большая шишка», по выражению Илизарова. Сидя у меня в кабинете, он сказал:

— Я тоже врач по образованию, но занимаюсь административной работой. Если вам что-то будет нужно или вы захотите хорошо отдохнуть, позвоните мне — я для вас все устрою.

— Спасибо, — я взял его телефон, но отдыхать пока не собирался.

Еще несколько раз я брал Косматова и Левицкого на операции. У Косматова дело в руках ладилось, но Левицкий не имел ни быстроты реакции, ни решительности, ни четкости в движениях рук — черт, необходимых хирургу. Хирург из него не получится.

Статьи они оба, в конце концов, написали. У Косматова получилось по-деловому, но очень коряво изложено. У Левицкого стиль написания был гладкий, но содержания — никакого. Мне пришлось много исправлять, фактически — переписывать за обоих. Статьи напечатали в сборнике молодых ученых, оба радовались и благодарили меня. Левицкий сразу помчался показывать сборник своей жене.

Однажды Коля Левицкий потерял получку — пятьдесят рублей. В совершенном отчаянии он ходил и искал деньги на полу и в углах. Жалко было смотреть на его потерянность. Я незаметно подложил в щель угла свои деньги и позвал в свидетели медсестру (сам я не хотел участвовать в «находке»). Она позвала Левицкого:

— Нашлись ваши деньги — вон они, в углу.

Его радости не было предела.

Вскоре была жеребьевка по распределению квартир в его кооперативе. Невезучему Коле досталась квартира на первом этаже. Но он все равно радовался, у него была странная мечта, которой он делился со всеми:

— Поставлю на балконе бочку с засоленными огурцами. Придут на новоселье гости — поставлю водку на стол, а прямо с балкона буду доставать соленые огурцы на закуску.

Дело в том, что тихий интеллигентный Коля Левицкий был запойный алкоголик. Его стали замечать пьяным в конце работы, но от меня это скрывали. Оказалось, что однажды он уже лечился от алкоголизма в психиатрической больнице. И случилось несчастье: он шел ночью пьяный через парк, его избили, у него был перелом черепа. Лечили его полгода, я взял его в свою клинику, потом устроил в клинику неврологии. Его выписали, но у него пропадала память, снизилась работоспособность. Для полной поправки ему надо было лечиться два года, а главное — не пить. Я несколько раз говорил с ним об этом. Коля все понимал, благодарил, но... его опять видели пьяным. Это был случай типичной русской болезни — не укротимого ничем алкоголизма. Теперь я понял ту усмиренную дикость, то неуловимо болезненное, что мне показалось в нем при первом свидании! Как последнюю попытку повлиять на него я сказал:

— Сейчас же пишите заявление об уходе с работы. Даты не ставьте, но если вас увидят пьяным еще хоть раз — я сам поставлю ее, и тогда вам надо немедленно уходить.

Через какое-то время он снова был пьян, я поставил дату под его заявлением: — Уходите.

Интеллигентный Левицкий вежливо попрощался, благодарил за доброе к нему отношение.

Зловещее убийство

Разве я старушонку убил? Я себя убил, а не старушонку! Тут так-таки разом и ухлопал себя, навеки!..

(Ф.М.Достоевский «Преступление и наказание»)

Прошел год, и меня вызвали свидетелем в суд. Неподалеку от кафедрального собора Москвы, Елоховской церкви, в старом трехэтажном особняке — суд Первомайского района. Лестница узкая, крутая и грязная. По ней вверх и вниз быстро ходили люди с бумагами и портфелями. Другие люди толпились на лестничных площадках и нещадно курили. Дым собирался вверх и разъедал глаза. Двери в коридоры открыты, в освещении тусклых лампочек там стояли и ждали вызова группы свидетелей и родственников подсудимых. От недавно перекрашенных стен бил в нос тошнотворный запах краски на тухлой олифе. Все это смешивалось вместе и олицетворяло собой СУД.

Я ждал очереди быть вызванным и меня все время волновало неясное ощущение — будто я знаю всю эту обстановку и эту публику. Но ведь я здесь никогда не был. Откуда же мне знать? Вся обстановка и само судебное дело были для меня как будто иллюстрацией к чему-то хорошо знакомому. К чему? Что это за дело, на котором мне надо выступать свидетелем? Дело об убийстве: сын убил свою мать. Он не просто убил, а забил ее до смерти. Убийца — Николай Левицкий, бывший сотрудник моей клиники. И мне предстояло на закрытом суде описать прокурору образ страшного преступника, способного на самое гнусное дело — убийство породившей его матери. Я ждал очереди и думал, что ничего такого страшного никогда не замечал в тихом интеллигентном Коле. Тут могли быть только два объяснения: или он — случайный убийца, или все мы, обычные люди, потенциальные убийцы.

И внезапно я осознал, что напоминало мне и то страшное преступление, и само здание суда — все было поразительно похоже на описания в романе Достоевского «Преступление и наказание». И сам Левицкий во многом был схож с образом героя романа Родиона Раскольникова. Когда я это понял, то даже поразился: как мало изменились русские люди и вся обстановка их жизни за сто лет! История страшного преступления предстала передо мной как роман Достоевского, перенесенный в советское время.

Коля Левицкий женился, еще будучи студентом, на интеллигентной учительнице старше его на десять лет. Оба по бедности вынужденно жили с его родителями, в одной комнате коммунальной квартиры. Родители, малообразованные люди, были запойные алкоголики и передали эту болезнь своему сыну. Однако под влиянием жены Коля перестал пить и быстро рос интеллектуально. Родителям все в его жене не нравилось — и то, что она старше, и то, что интеллигентная, и то, что еврейка. Часто доходило до громких скандалов — напившись пьяными, они оба поносили ее, особенно отец:

— Твоя жидовка вселилась к нам и хочет всех нас переделать.

— Проповедует тебе еврейские идеи, а ты и уши развесил.

— Спутался с жидовским племенем — не доведет она тебя до добра.

Коля выходил из себя, кидался на отца, жена силой оттаскивала его. В конце концов, они уехали и сняли крохотную комнату на окраине. Перспективы получить жилье не было, они жили впроголодь и сумели внести первый взнос на однокомнатную квартиру. Вскоре отец умер, от алкогольного цирроза печени. На поминках Коля не выдержал, напился в первый раз за долгое время. И — сорвался, пил все чаще: сказывалась наследственность.

Обычно он приходил к овдовевшей матери, и они напивались вдвоем. Теперь она за двоих продолжала ругать его жену; Коля или игнорировал, или скандалил с ней. В то время он еще работал в моей клинике и был счастлив. Но потом его избили, он лечился от перелома черепа, а вскоре я уволил его за непрекращавшееся пьянство. Они въехали в свою 22-метровую квартиру, но обещанного приглашения на новоселье я не получил.

Накануне убийства мать впервые была в гостях на квартире сына. По обыкновению, на радостях оба они напились пьяными, и мать пустилась ругать его жену последними словами русского лексикона. Коля не хотел скандала, взял такси и повез пьяную мать к ней домой. По дороге они купили еще водки и дома запивали бутылками серьезный разговор. Сын обвинял мать, мать обвиняла сына, оба кричали. Под конец того шума соседи слышали какие-то удары и стоны, но и шум, и побои были им не в новость. Потом все успокоилось, Коля остался ночевать у матери, ночь прошла тихо. Наутро он выбежал из комнаты, обезумевший от страха: его мать была мертва, тело уже холодное, на голове — запекшаяся кровь, по телу — синяки от множественных побоев. Отчего она умерла — от отравления алкоголем или от побоев, установить было трудно. Скорее всего — и от того, и от другого.

Коля ничего не помнил и не понимал, как он совершил преступление. Кровь всегда лилась на всем свете, как водопады. И за это даже венчали многих официальных убийц, называя их благодетелями человечества. Но при всей условности человеческих принципов пролитие материнской крови всегда считалось и будет считаться самым жестоким преступлением перед людьми, перед законом, перед богом...

В полутемной комнате суда я увидел Колю Левицкого, сидевшего под охраной. Он прятал от меня лицо, а когда поднимал глаза, то в них виделся взгляд затравленного зверя, как будто он хотел повторить за Раскольниковым: «Да разве я мать убил? Я себя убил». Вот куда завела его та усмиренная дикость, то неуловимо болезненное, что мне показалось в нем при первом свидании! Он, как Раскольников, не отказывался от своей вины, хотя женщина-адвокат усердно зачитывала справки обо всех болезнях его матери, которые могли ее убить. Действительно, мать Коли была гадкая женщина, отвратительная женщина. Но что заставило его поднять на нее руку? Я смотрел на его руки, которые я старался научить искусству хирургии. Хирургии, а не убийству... Его осудили на двенадцать лет.

Внешние условия не изменили национальной натуры в России, а лишь по-иному выявляли те же самые общие черты национального характера. И не лестница суда, не коридоры, воняющие краской, а сам дух народный, черта нерационально направленных действий, бессмысленных с точки зрения логики поступков, противоположных натуре самого преступника, — это представилось мне знакомым во всей той истории, когда я был в суде.

Новая клиника и наш вытрезвитель

После полутора лет тесноты и неустроенности в столетней Басманной больнице кафедре дали помещение в новой больнице № 36. В приподнятом настроении мы подходили к длинному семиэтажному корпусу с большими окнами — насколько же он лучше нашего старого барака! Первое, что нас встретило внутри, — оставленный строительный мусор и грязь. Все равно, условия были шикарные, хотя и нерационально спланированные: по обе стороны коридоров только ряды больничных палат и кабинеты для лечебных процедур, но нет комнат для занятий со студентами, заниматься с ними негде. А ведь клиническая больница — это центр медицинского образования. Нам дали два просторных этажа на 140 кроватей и операционный блок. Мы почувствовали себя хозяевами и стали все вместе приводить их в порядок — пришли в воскресенье, выносили строительный мусор, мыли стены, очищали пол от засохшего цемента. Но где заниматься со студентами? Не было другого выхода, как расставить учебное оборудование в двух палатах. Вдруг прибежала разъяренная главный врач Шиманова, пожилая женщина. Вместо благодарности за то, что мы привели помещение в порядок, она резко накинулась на меня:

— Я запрещаю занимать палаты под учебные комнаты.

Мы опешили, я успокаивал ее:

— Обещаю вам: мы сохраним все сто сорок кроватей, только расставим их тесней. Но мы кафедра, и для нас учебный процесс студентов не менее важен, чем лечебный.

— Мне наплевать на учебный процесс и на студентов! Немедленно освободите палаты.

Ничего в России просто не делается — слово за слово, она подняла скандал и велела нам тотчас же выехать. Это было самоуправство. По законам, должен быть подписанный контракт с больницей. Но был он или не был — я не знал. Скандальная главная врачиха выжила нас, и пришлось ехать обратно в Басманную. И вот неожиданно мои ассистенты ополчились против меня. Это был «бунт на корабле», он меня насторожил. За всех высказался Михайленко:

— Как хотите, но члены партийной группы обсудили и поручили мне сказать, что мы недовольны — из-за вас кафедра потеряла хорошую базу.

— Что значит «из-за меня»?

— Вам следовало посоветоваться с партгруппой, а не ссориться с главным врачом.

Ах вот что — они хотели моего подчинения им, чтобы я просил их советов. В этом и был главный принцип коммунистов: надо их спрашивать, надо им угождать. Я считал, что был в таком положении, что мог этого не делать. Я считал их плохими работниками, мирился с ними вынужденно, до конца их конкурсного срока. Но советоваться с ними лишь потому, что они «партийная группа»?.. Нет, не стану. К тому же я хотел поставить ту неприятную главврачиху на место: она только администратор, а лечебным и учебным процессами руковожу я, профессор. Михайленко я так и ответил:

— Заведую кафедрой я и знаю, что делаю.

— Ну, как хотите...

Наверное, он будет жаловаться в партийный комитет института. Хотя это не так важно, но я не хотел, чтобы там шли лишние разговоры обо мне — партийный комитет с самого начала был ко мне недоброжелателен. На всякий случай мне следовало расколоть партгруппу кафедры, чтобы кто-то из них поддерживал меня. Я поговорил с Косматовым, самым молодым и самым лояльным ко мне. Он работал активно, старался больше других, я уже дал ему тему для кандидатской диссертации. Я спросил:

— Вы тоже считаете, как партгруппа, что из-за меня кафедра лишились хорошей базы?

Он потупил глаза, нахмурился:

— Вы извините, я не должен рассказывать не члену партии, что мы обсуждаем на наших собраниях. Но я им говорил, что они это напрасно. А тогда они напали на меня — значит, ты против партгруппы? А у меня, знаете, выговор еще висит в деле. Ну, я и замолчал.

— Надеюсь, вы меня поддержите, если когда-нибудь придется.

— Конечно, я поддержу вас. Я же понимаю, как я вам обязан.

Я ободрил его:

— Скажите им на следующем собрании, что мы въедем обратно, но въедем победителями.

Пришлось искать возможности повлиять на противную главную врачиху. Я просил помощи у старого знакомого Леонида Ворохобова — начальника Главного управления здравоохранения Москвы. Он знал меня со студенческих лет и поддержал. Вскоре она позвонила и сама позвала нас обратно — мы вернулись победителями.

Наконец осуществлялась моя мечта — иметь клинику не хуже, чем я видел в Германии у Милоша Янечека. Я считал, что проработаю в новой клинике долгие годы и смогу осуществить все свои планы.

Ассистенты «прикусили губу», партийный комитет промолчал — надолго ли? Правда, учебные комнаты нам все-таки пришлось устроить в подвальном этаже. Зато главврач ничего не сказала, когда я занял одну палату под свой кабинет. Моя мечта была — иметь кабинет, соответствовавший моему положению. Я уже стал одним из самых популярных в Москве травматологов-ортопедов, мне звонили и ко мне приходили десятки людей, просились на прием и лечение. Я принимал их, делал им операции и нередко получал от них гонорары. Частная практика считалась взятками, но все профессора и опытные врачи тайно брали подарки или деньги от пациентов. Поначалу я стеснялся это делать, потом положил себе за правило: сам я никогда не стану просить плату за лечение. Но если пациенты платили, я не отказывался. Кроме денег, частная практика давала мне широкие связи — «блат», а это было еще важней. У меня был «блат» в магазинах, в театрах, в железнодорожных и авиационных кассах — повсюду. Таков был наш советский мир, мы жили по принципу «не имей сто рублей, а имей сто друзей».

Один из моих пациентов, директор треста по деревообработке, предложил бесплатно отделать мой кабинет деревянными панелями — заманчивое предложение. Образцом по устройству клиники был для меня мой приятель профессор-глазник Святослав Федоров. Он был не только крупный специалист, но и умелый хозяин, организовал себе прекрасную клинику. Правда, Федоров был член партии с родственными связями в Центральном Комитете — мощная поддержка. Федоров делал что хотел, никто не смел ему возражать. Я бывал в его богатом кабинете, и мне хотелось устроить себе похожий.

Мой пациент прислал рабочих, они красиво обили стены деревянными панелями с встроенным шкафом и большим неготоскопом для рентгеновских снимков. Как раз в то время я купил домой, по блату, новый финский мебельный гарнитур. И перевез в свой кабинет прежнюю мебель — получилось красиво и солидно. Здесь я мог проводить совещания кафедры, осматривать больных, в том числе и своих «частных» пациентов.

Другие профессора приходили полюбоваться:

— Тебе только ковра и картин не хватает.

У Федорова в кабинете висели его дипломы, и я хотел у себя повесить в рамках свои двенадцать авторских свидетельств. Но предусмотрительно решил, что ассистенты примут это за хвастовство. Не желая их раздражать, я повесил репродукцию картину Рембрандта «Урок анатомии доктора Никласа Тюлпа» и большой портрет моей знаменитой пациентки Майи Плисецкой с ее трогательной надписью. Это была хорошая реклама: мои пациенты смотрели на портрет, а потом на меня: «Вы лечили саму Плисецкую?». Но ассистентов это тоже раздражало, по их вкусу лучше было повесить портрет Брежнева.

Работать в новой клинике было приятней, чем в старой. Главное, здесь не было насиженной мафии заведующих отделениями, которые ставили нам палки в колеса. Все здесь были люди новые, приехавшие в Москву по набору 1970-х годов, когда разрешили получать прописку. Но бичом нашей работы был завал алкогольной травмой. Русская болезнь алкоголизм процветала по всей Москве, но особенно много ее было в том районе — больница стояла среди заводов. Работяги напивались по вечерам после работы, и каждую ночь скорая помощь привозила к нам несколько покалеченных пьяных. С ними было много возни — они буянили, дрались, трудно было их лечить, и еще труднее успокаивать. Врачи и сестры выбивались из сил, сбивались с ног, жаловались. Что делать? Я поехал в ближайшее отделение милиции и попросил начальника:

— Выделите нам в травматологический корпус больницы постоянный милицейский пост, наши сотрудники просто не в состоянии справляться с буйными пьяными больными.

— Ничего не могу сделать, товарищ профессор. Милицейский пост положен только при вытрезвителях.

— А если мы устроим у себя вытрезвитель?

— Тогда я установлю у вас постоянный пост.

Идея устроить вытрезвитель при больнице пришла мне от отчаяния. Главный врач, невзлюбившая меня, помогать не хотела:

— Это нереальная затея. Кто и как будет строить?

— Мы построим своими силами. Дайте только нам помещение.

Она пожала плечами, но разрешила взять под вытрезвитель половину подвального этажа. Я узнал установленные нормы: палаты должны быть на одного или двух, стены гладкие, чтобы пьяницы не повреждались о выступы, двери зарешеченные со смотровым отверстием — как в тюрьме мягкого режима. Кроме того, нужна перевязочная — зашивать раны и накладывать гипсовые повязки. Я попросил пациента-архитектора спланировать помещение на шесть палат. Он сделал проект и очень удивлялся:

— Неужели вы будете сами строить?

— Нет другой возможности, на уговоры и ожидание строителей уйдет больше времени.

С готовым проектом я собрал вместе всех сотрудников кафедры и больницы:

— У нас нет иного выхода, как начать строить вытрезвитель своими силами. Зато, как только мы его построим, наша жизнь станет намного легче. Во-первых, все пьяные будут изолированы; во-вторых, нам дадут милицейский пост, справляться с ними будет милиционер, а в-третьих — за дежурства в вытрезвителе полагается 15% надбавка.

Эта надбавка была самым притягательным фактором. Лечить пьяниц тяжело и противно, но за надбавку они согласились строить на общественных началах. По блату нам привезли кирпичи, цемент, краску и инструменты. И вот мы стали закладывать кирпичами ненужные двери и возводить стены для палат, штукатурить и красить. Работали по очереди, я на полдня освобождал людей от лечения больных. Я тоже надевал грязный халат и укладывал кирпичи... Но мой ассистент Анатолий Печенкин оказался лучшим строителем, чем врачом. Всегда ленивый и безынициативный на занятиях со студентами, на стройке он оживлялся, командовал другими и ловко, со вкусом орудовал мастерком. Глядя на него, я думал: «Если бы он так же работал с больными и студентами, как с кирпичами!».

И грустно, и смешно — чем пришлось заниматься квалифицированным врачам и сестрам в новой клинике! Все это мы делали не только безвозмездно, но даже с риском, что нам не разрешат открыть вытрезвитель. Про себя я называл эту стройку — «великая стройка коммунизма» (по партийным лозунгам того времени; но дразнить коммунистов этим названием не стал — еще пожалуются в партийный комитет). Не менее трети рабочего времени мне пришлось проводить в заботах о стройке, в доставании материалов и в переговорах с районными инстанциями, чтобы вытрезвитель утвердили официально. Если бы его не утвердили, вся вина перед строителями пала бы на меня.

За полгода мы все построили, и комиссия приняла нашу стройку. Это был всего только второй в Москве вытрезвитель при больнице. Поэтому официально его называли «Отделение спецтравмы» и повесили светящуюся вывеску. Главный врач вынесла благодарность всем «строителям» (за лечение больных не благодарила, а за укладку кирпичей поблагодарила).

Однако алкоголикам новое отделение, кажется, не нравилось — вместо светлых больничных палат их держали в комнатах полутюремного типа и за ночь пребывания там с них брали по 15 рублей (как во всех вытрезвителях). А главное — у входа стоял постовой милиционер, который умел ловко скручивать им руки.

Злоключения обручального кольца

Дежурный милиционер вытрезвителя поднялся ко мне в кабинет, покосился на секретаршу и отрапортовал:

— Разрешите доложить, дежурный врач отделения спецтравмы просит вас явиться по причине незнания, чего делать с кольцом на половом члене поступившего пьяницы.

Секретарша фыркнула, а я уставился на милиционера:

— Какое кольцо? На каком члене?

— Так что, разрешите доложить, кольцо обручальное, а член половой, — бодро пояснил он.

В перевязочной вытрезвителя лежал на столе мужчина, руки и ноги привязаны, на вид ему лет пятьдесят. Он бормотал что-то бессвязное и старался дергать руками и ногами. Штаны и трусы с него сняты, и мне представилась поразительная картина: синий от отека и раздутый до размера груши половой член его был перетянут у основания чем-то, что скрывалось под наплывом отекших тканей. Дежурный врач Виктор Сморчков молча оттянул край тканей, и под ними блеснуло золото толстого кольца.

— Как это произошло?

— От него разве добьешься? Я не знаю, что мне делать, и просил позвать вас.

Не могло быть и речи, что кольцо удастся снять. Веселый милиционер предложил:

— Отрезать ему член — и все. Кольцо не пропадет, а член ему, пьянице, без надобности.

Надо было что-то срочно предпринять, потому что могла возникнуть гангрена члена.

Раскусить кольцо так, чтобы не повредить кожу — невозможно. Тут мне пригодился опыт многих хирургических импровизаций. Очень осторожно, с большими мучениями мы со Сморчковым продели узкую лопаточку хирургического инструмента элеватора под кольцо и в узкий зазор вдели хирургическую проволочную пилу Джигли. Осторожно и медленно стали распиливать. Мягкое золото пилилось неплохо, но процедура потребовала час времени. Потом специальными зажимами разжали распиленное кольцо. На это тоже ушел час. Как только сняли разогнутое кольцо, отек члена стал быстро спадать, и не успели мы опомниться, как вверх брызнула струя мочи из переполненного пузыря. Этот живой фонтан извергался с такой силой, что нам пришлось отскочить в стороны. Сморчков сумел ухватиться за раздутый член и направил струю в безопасном направлении. Больной перестал дергаться и заснул.

Уникальную операцию мы записали, как «удаление золотого обручального кольца с полового члена». Милиционер тем временем старался примерить кольцо к пальцам пьяницы, оно было намного больше.

— Краденое, — решил он.

Что оно не принадлежало пьянице, это ясно: зачем бы владельцу надевать его на столь неподходящее место? Но зачем вообще он надел его туда? Милиционер составил протокол с объяснением, почему пришлось распилить кольцо: «по невозможности снять кольцо с раздутого полового члена хирурги распилили и разогнули его», и спрятал кольцо в сейф:

— Это для порядка, чтобы владелец не удивлялся, зачем кольцо испортили.

К следующему утру пьяница протрезвел, мочился свободно, гангрены члена не было.

На вопросы — чье кольцо, почему он надел его на половой член, он отвечать не хотел, говорил, что не помнит. Милиционер считал, что отпускать его до выяснения всех обстоятельств нельзя. Вскоре пришла его жена — здоровенная баба-дворник, вдвое массивнее своего щуплого мужа. Мы рассказали ей, что произошло, и поспешили уверить, что у мужа с членом все будет в порядке.

— А мое кольцо? — воскликнула эта кариатида.

— Так это ваше кольцо?

— А то чье же? Он его украл, пьяница окаянный. Вы уж извините, конечно, он все из дому тащит, на водку на эту проклятую.

— Как же получилось, что кольцо оказалось на... в таком неподходящем месте?

— Я дома пол мыла, а кольцо я всегда снимаю, когда тряпкой орудую. Положила его на стол. А пьяница этот окаянный его украл. Вы уж извините, но я его знаю и всегда перед уходом обыскиваю, потому что все ведь уносит. Я и вчера обыскивала, но кольцо не прощупала.

— Не там щупала, — вставил милиционер.

— Я ему, окаянному, и в рот заглядываю, потому что деньги во рту уносил. Я так полагаю, что это он кольцо от меня спрятать хотел...

Милиционер привел ее мужа. Шел он осторожно, ладошкой придерживал срамное место, перевязанное и на поддерживающей марле.

— Ну, пьянь окаянная! — накинулась она на него. — Кольцо мое обручальное продать хотел? Говори, слизняк сушеный — зачем кольцо на х..й надел? Вы извините, — повернулась к нам и поднесла к его лицу кулак величиной со всю его голову. Муж повесил эту голову, и я подумал, что ему придется не только член, но и голову держать на подвязке.

— Ну, скажешь ты или нет?!

Он забормотал, обращаясь к нам:

— Как же иначе пронести, ежели она по всему по мне лазит, обыскивает перед уходом? Только вот в штаны еще не залазила. Так я и решил: надену кольцо на х..й и пронесу. А оно, вишь ты, не снималось никак, словно прилипло. Я, конечно, выпил с горя сперва пол-литру, а дальше не помню.

Милиционер принес распиленное кольцо:

— Распишитесь в получении, гражданочка.

Вся в слезах, она поставила на протоколе корявую подпись, схватила за шиворот своего мужа-воришку и поволокла к выходу. Милиционер философски заметил:

— Теперь она ему член оторвет, чтоб неповадно было. Говорил я, что лучше было ему член отрезать, тогда бы кольцо целым осталось.

Научно-информационный отдел

Меня удивил неожиданный приезд в клинику ректора Белоусова и проректора Лакина.

— Слышали, что главный врач вас пускать не хотела, в партийном комитете говорили.

Значит, ассистентская жалоба посеяла семена разговоров и подозрений.

— Сначала не хотела, потом сама вынужденно пригласила.

— Сама? Как это получилось?

Я объяснил. Они прошлись по коридорам, заглянули в учебные комнаты. На стенах развешаны десятки моих плакатных рисунков для преподавания, я рисовал их к лекциям.

— Нарисовано хорошо. Но зачем сами рисовали — ведь есть напечатанные?

— У каждого лектора свои подходы к темам. Стандартные изданные меня не устраивают.

— Да, я слышал, что студентам ваши лекции нравятся.

Потом Белоусов долго и с любопытством осматривал вытрезвитель. Он был фанатик строительного дела, сам занимался постройкой нового института. Его интересовало все, относящееся к строительству:

— Сами построили? И вы, профессор, кирпичи укладывали?

Понравился ему и мой кабинет:

— Солидно устроились, прочно.

Перед отъездом ректор собрал всех ассистентов:

— Мне на кафедре все понравилось. Видно, что у вас хорошее хозяйство. А вы жаловались. Теперь я сам все видел и могу сказать, что надо прекратить дрязги и работать дружно.

Ассистенты выслушали хмуро.

Уже у выхода Белоусов взял меня под руку и прошептал на ухо:

— Знаешь поговорку: «оглянись вокруг себя, не е..ет ли кто тебя»? Будь с ними осторожен!

Он знал, что говорил. В институте процветали дрязги и интриги. Белоусов был в антагонизме с профессорами, особенно из стоматологического факультета. Его главной заботой была стройка будущего института, а им казалось, что он ущемляет их интересы. И они писали жалобы. Поэтому на заседаниях ученого совета и на ректорских совещаниях он постоянно с ними спорил и кричал.

Вскоре после того визита Белоусов дал мне еще новое задание:

— Хочу поручить вам организацию отдела... как это называется? — он заглянул в бумагу на столе. — Да, вот —

Отдел научной информации. Честно скажу, я никак не могу понять — что это такое, зачем оно нужно? Но министерство прислало приказ организовать такой отдел в каждом институте. Вы и писатель, и художник, и организатор хороший, поэтому я вас назначаю. Будете заведовать на общественных началах. Вот инструкция министерства.

Как я ни был занят работой в клинике, отказываться и возражать было бесполезно. Ректор выбрал меня для выполнения непонятной ему интеллектуальной задачи, это означало признание моей интеллигентности.

Сочетание слов «научная информация» было новостью в России в 1970-е годы. Белоусов, типичный кабинетный бюрократ, далекий от научных проблем, не мог их понять. В его лексиконе слова «наука» и «информация» применялись редко. Но и для меня задача отдела научной информации была неясна. Научные работники всегда сами добывали себе нужную им информацию — выискивали в библиотеках. Для перевода иностранных статей там были переводчики или они нанимали их. Если я организую этот отдел, то кого из ученых, как и в чем он должен информировать? Для полноценной информации нужны люди со знанием иностранных языков, чтобы переводить ее на русский. Таких мало, языки по всей стране изучались плохо. Переводчиков нужно находить и им надо платить. А фондов Белоусов не дал, он просто рапортовал в министерство, что отдел организован, — и забыл про него. Министерство удовлетворилось, им нужна была только бумага-подтверждение. Они стали присылать в отдел все больше инструкций. А на самом деле весь отдел был только один стол, выделенный в канцелярии ректората.

Первой сотрудницей стала Фернанда Фернандовна Власова, испанка. В 1937 году ее с двумя братьями и сестрой прислали в Советский Союз родители-республиканцы. Тогда для спасения от начавшейся в Испании гражданской войны привезли тысячи детей. Фернанде за сорок, она врач по образованию, замужем за русским журналистом, знала испанский и французский. Связи с Испанией у нее не было — там еще правил фашистский диктатор Франко. Что случилось с оставшимися там ее родителями, она не знала.

Днем она читала инструкции и ездила набираться опыта в подобные отделы других институтов. Под вечер приезжал я, усталый после операций и лекций. Мы обсуждали, с чего начинать, как работать? Фернанда привела свою подругу, знавшую английский. Я долго добивался у Белоусова второй ставки и комнаты для отдела.

Все образовывалось болезненно — у меня на это не было времени, а без меня им никто не хотел помогать. Помощь пришла с неожиданной стороны — Белоусов прислал ко мне военного строителя, который был полезен ему в стройке института. За это он просил дать работу его жене, знавшей английский и немного немецкий. Ее звали Людмила Феонова. Я ее взял, теперь в отделе было три сотрудницы. Мы высчитали, что каждая из них сможет переводить от пяти до десяти статей в месяц. На раздобытых двух старых пишущих машинках системы «Ундервуд» — с русским и латинским шрифтами — мы разослали по кафедрам извещение, под копирку, о начале работы отдела информации, писали, что принимаем заявки на поиск и переводы иностранных статей на трех языках.

Общей реакцией кафедр было недоверчивое молчание — непривычные к такой форме научной работы, профессора долго не могли понять функцию нового отдела. Я выступил на ученом совете, растолковал это. Слушали скептически, но постепенно стали присылать заявки. И тут мы столкнулись с новой трудностью: информацию нужно распечатывать во многих экземплярах, а копировальная машина одна на весь институт, и доступ к ней только по специальному разрешению Первого отдела — отдела КГБ. Пришлось мне идти туда:

— Сотрудникам отдела нужно размножать научную информацию, дайте им постоянное разрешение на это.

— Постоянное дать не можем. Когда им нужна копировальная машина, должны подавать заявку с указанием материала, кафедры и числа копий, с резолюцией проректора.

В этой установке была советская параноидная боязнь распространения любой информации.

Однажды Фернанда радостно сообщила нам, что наладила связь с Испанией и смогла разыскать родителей. Они живы, хотя оба отсидели в тюрьме. Они считали своих детей пропавшими в России и... родили еще четырех. Фернанда собралась ехать в Испанию, повидать родителей и младшее поколение братьев-сестер. Мы радовались за нее.

Наш отдел разросся, в нем было уже пять сотрудниц — пришли молодые выпускницы Института иностранных языков Лена Польская и Таня Вольфсон. Про себя я называл наш отдел «Контора рога и копыта». Я приезжал в отдел после работы в клинике, устало садился в кресло и слушал жалобы моих «рогов и копыт» на разные трудности в работе. Но работали они хорошо.

Ректор Белоусов продолжал не понимать задачи нашего отдела. Но вот на конференции по научной информации в Ленинграде нам дали диплом за отличную работу. Я показал ему красивый диплом. Он пришел в восторг и во всеуслышание заявил на ученом совете:

— Вот, многие были против того, чтобы я брал Голяховского. А он сумел добиться въезда в новую больницу, организовал новую клинику и своими силами построил вытрезвитель.

Слово «вытрезвитель» развеселило аудиторию, профессора засмеялись.

— А что? В таком помещении вы сами были бы не прочь вытрезвляться — прекрасно построено. И Голяховский сам укладывал кирпичи вместе со всеми. А теперь он сумел на пустом месте организовать отдел научной информации, для всех наших кафедр. И на Всесоюзной конференции этот его отдел получил диплом. Вот он — видите? (Он поднял его над собой.) Я вам тогда говорил и теперь повторю: Голяховский себя еще покажет!

Белоусов редко хвалил кого-нибудь, его похвала была мне весомой поддержкой.

Еврейский вопрос

В самом начале моей работы в старой Басманной больнице ко мне в кабинет постучался врач Яков Игалевич, уже немолодой человек, работавший там ординатором. Войдя, он горячо заговорил:

— Вы даже не представляете, как я счастлив, что вы будете у нас директором клиники.

— Спасибо. Но ведь вы меня не знаете.

— Нет, знаю. Все наши доктора-евреи вас знают. То, что вас избрали заведующим кафедрой, это победа для всех нас, евреев.

Хотя я удивился такому неожиданному началу разговора, но понял его чувства: это была гордость за успех — не так часто советским евреям приходилось радоваться за победу своих однокровок (даже если кровь была смешанная). За двести лет существования в России они привыкли во многом чувствовать себя гражданами второй категории и очень гордились любыми успехами евреев.

У Игалевича был единственный сын, который собирался на следующий год поступать в наш институт. Бедный папаша весь год ходил сам не свой от волнений: примут или не примут? При любой нашей встрече он забрасывал меня вопросами:

— А вообще какой процент евреев проходит по конкурсу в ваш институт?

— Слушайте, может, нужно кому-то дать? Ну хотя бы для начала, а потом можно добавить.

— Говорят, ваш ректор Белоусов берет взятки с поступающих евреев. Я бы дал. Но как?

— Я слышал, что абитуриентов-евреев в этом году будет меньше. Вы что-нибудь знаете?

Родительская истерия при поступлении детей в институты была обычным явлением, а евреи, чувствуя политику дискриминации, волновались больше всех. Я ничего не знал о приеме в институт и не мог отвечать на его вопросы. Приемная и экзаменационная комиссии работали под строгим контролем парткома и райкома партии. Говорили, что там была какая-то своя «кухня», которой руководил ректор. Почти каждый год в разных институтах открывались случаи взяточничества, и это становилось подсудным делом. Вмешиваться в эти дела не полагалось — лучше было сторониться всяких просьб.

Я отвечал Игалевичу:

— Что вы так волнуетесь? Сдаст он нормально вступительные экзамены и станет студентом.

— Вы так думаете? — радостно восклицал он, будто я ему это обещал, но потом опять сникал и потерянно говорил, — Да, но ведь еврей же, вот в чем беда...

Тут уж я ничем не мог ему помочь — я сам скрывался за маминой русской кровью и ее русской фамилией. Ну, а тем, кому было не за чем скрыться, приходилось терпеть.

Однажды Игалевич вбежал ко мне утром, сияющий и счастливый:

— Приняли, приняли сына в институт! Спасибо вам.

— Поздравляю вас. Только за что же мне спасибо? Я ничем не помогал, это его заслуга.

— Нет, вы помогали, помогали моральной поддержкой. За это вам и спасибо. Я всегда говорил ему: «Профессор Голяховский считает, что ты сдашь и тебя примут». И приняли.

Ну, ладно — бывает, что от счастья люди немного глупеют. Я не стал возражать.

Через полтора года Игалевич приехал в новую клинику и вошел ко мне мрачнее тучи:

— Исключили, выгнали!.. — хрипло сказал он. — Выгнали моего сына из института. Все пропало! Теперь он уже никуда не поступит. Его заберут в армию, и пойдет насмарку вся его жизнь. И моя тоже рухнет...

— Что случилось?

— Скандал. Он поссорился с профессором Родионовым. А тот пожаловался ректору и в партийный комитет. Они его исключили, исключили за хулиганство.

— Расскажите спокойней, без эмоций.

— Эх, как же тут без эмоций? Вся надежда теперь только на вас. Помогите, прямо хоть на коленях буду просить.

— Ну, ну, успокойтесь, не надо этих слов. Если я что смогу, я все сделаю.

— Только вы, только вы один можете...

Когда он немного успокоился, я узнал, в чем было дело. Его сын с группой других студентов сидел в холле учебного корпуса перед началом лекции. Они пришли раньше времени и от нечего делать развлекали себя песнями, шутили, жевали бутерброды. И, конечно, как все молодые, они подняли шум. В это время через холл проходил Родионов, профессор хирургии, которого они не знали, потому что еще не проходили его предмет. Родионов был грубый и неприятный человек, я помнил его с моих студенческих лет. Это он призывал нас недавно на собрании «каждый день читать великого Ленина». Вместо того чтобы проявить мягкость старшего и по-отечески спокойно урезонить шумную молодежь, он стал кричать на них. Большинство притихло, но некоторые возмутились его тоном. Среди них был и Игалевич-младший. По мальчишеской задорности он вступил в пререкания с незнакомым ему человеком. Тогда Родионов сконцентрировал свою злобу на нем. Между ними произошел примерно такой диалог (со слов отца):

— Вам вообще не место в медицинском институте, — закричал Родионов.

— Почему это мне не место здесь?

— Вы знаете почему.

— Потому что я еврей, да?

— Я этого не говорил.

— Но вы сказали, что мне здесь не место и что я знаю — почему. Объясните.

— Отстаньте от меня! — завопил Родионов. — Вы даже не знаете, с кем говорите.

— Плевать я хотел на это. Я знаю, что разговариваю с антисемитом, — он даже сделал угрожающий жест, приблизившись к Родионову и взяв за лацкан пиджака.

Исключили его за аморальное поведение.

В течение двух месяцев я пытался осторожно доказывать ректору и декану факультета Матвееву, моему сокурснику, что Игалевич не виноват. Задача была непростая: я заступался за него, но не мог говорить, что сам думаю о профессоре Родионове, и, тем более, не мог говорить, что думаю об антисемитах. Вновь и вновь, при каждой встрече я пытался смягчить ректора и декана, говорил о юношеской задорности, о том, что нельзя губить жизнь юнца за его глупость. Но восстановление студента — непростое дело. Поскольку в него был замешан профессор, да еще Родионов, член парткома, ректору надо было разговаривать с ним. Тот обозлился на меня:

— Какое дело Голяховскому до этого хулигана?

Все же мне удалось их уговорить, и Игалевича прияли обратно с условием, что он полгода отработает рабочим на стройке института, а потом будет зачислен на курс младше. Его отец был вне себя от счастья:

— Вы наш спаситель! Не знаю, как вас благодарить, — он привез мне бутылку вина и еврейские сладости гоменташи — треугольники теста с запеченным маком. Я отказывался.

— Нет, нет, вы обязательно должны взять это вино. Это моя мама, бабушка спасенного вами мальчика, прислала вам — это вино из Израиля. Мама сказала, что Бог воздаст вам.

Я никогда не пил израильское вино и принял маленькую «взятку».

Однако, как говорят, ни одно доброе дело не проходит безнаказанно. Вскоре мне пришлось расплачиваться за помощь студенту-еврею. Научный сотрудник клиники глазных болезней, еврей Лерман, подал заявление от уходе, он собрался эмигрировать в Израиль. Это был первый случай в нашем институте. Эмиграция евреев в Израиль была официально разрешена, и препятствовать ему в этом не могли, но ректорат и партийный комитет устроили специальное собрание профессорско-преподавательского состава — для «осуждения поступка» и еще больше — для запугивания других евреев. Я не хотел являться на то собрание, но мне позвонили из ректората:

— Вы должны быть на собрании.

— К сожалению, у меня назначена большая операция.

— Отмените. Ваша неявка может рассматриваться как нарушение приказа ректора.

Перед самым собранием меня попросили зайти в кабинет ректора. Там, с вытянутыми от напряжения лицами, сидели четверо профессоров-евреев: стоматолог Курляндский, рентгенолог Шехтер, кожник Мошкелейсон и терапевт Орлов. За столом — ректор и члены партийного комитета, в том числе Родионов. Когда я вошел, он сказал:

— Теперь все.

Ректор:

— Товарищи, мы ожидаем, что все вы выступите на собрании с осуждением предателя, который хочет покинуть Родину.

Родионов:

— Ваша критика должна быть острой, чтобы из выступлений было видно ваше истинное отношение к этому негодяю и его поступку.

Попросту говоря — евреев выставляли перед коллективом всего института, чтобы они секли еврея. Профессорам евреям велят — вставай перед всеми и крой еврея почем зря. А откажешься — это прямая демонстрация против партийной линии, равноценная для тебя служебному самоубийству.

На собрании полно людей со всех кафедр — их освободили от работы, вызвали сюда. Но сам «осуждаемый» не явился. Не захотел прийти и его прямой начальник профессор Федоров — глазник. Ему это прощали, у него связи с ЦК партии. То, что Лермана в зале нет, облегчало необходимость говорить: гадко, конечно, ругать при всех человека за глаза, но еще поганей сказать ему в глаза, чего сам не думаешь, а обязан говорить из-под палки.

Сначала ректор, секретарь парткома и Родионов по очереди обругали уезжавшего, прибавляя к его имени десятки редко произносимых эпитетов и определений. Во всем этом был открытый подтекст явного государственного антисемитизма, потому что выступали руководители и говорили перед лицом всего института. Они накалили аудиторию, их антисемитизм нашел в ней прямое сочувствие. В зале раздавались возгласы:

— Он предатель!.. Он Родину предал!.. Таким не место среди нас!.. Ведь есть же на свете такие негодяи!.. Позор ему!..

Немногие сидели молча, опустив глаза и повесив головы. Они не одобряли, что слышали, но возражать боялись. Выступавший Родионов закончил так:

— Нам, товарищи, надо быть бдительнее, чтобы выявлять подобных предателей в нашей среде и изгонять их, чтобы они, как паршивые овцы, не заражали наше передовое советское общество и наш коллектив, который борется за звание коллектива коммунистического труда!

Меня как током ударило — эти слова о бдительности говорили на все лады на собраниях, когда осуждали «врачей-отравителей» в 1953 году. И этот самый Родионов говорил их на партийных собраниях. И вот — прошло двадцать лет, но те же самые люди опять повторяли те же самые слова. За двадцать лет общество страны не сдвинулось с прежних позиций.

После него выступил профессор Курляндский, уважаемый ученый, автор учебников. Он был членом партии много лет, и, конечно, ему было не впервой выступать на таких собраниях. Он «крыл» отсутствующего, в основном повторяя сказанное. Да и что было добавить, если израсходовали весь стандартный лексикон осуждений.

Я лихорадочно думал: что мне говорить? Я искал какую-нибудь формулировку, которая была бы между осуждением и ничем. В этот момент председатель назвал мою фамилию. Я пошел к трибуне. Ноги у меня были словно ватные, я ощущал легкую дрожь в губах, но старался придать лицу спокойное выражение. Наверное, так идут на казнь. Да это и была своего рода публичная казнь. Я наклонился ближе к микрофону, потому что в голосе у меня не было силы. Передо мной разъяренная толпа. Надо что-то говорить. Что говорить?

— Товарищи, очень печально, что этот человек не явился на наше собрание.

Фраза ничего не означала, но надо найти как можно больше незначащих фраз и растянуть их для пустого выступления. И в то же время оно не должно быть совсем пустым, надо говорить что-то осуждающее. Поймав эту фразу, я стал ее развивать:

— Если бы он явился, если бы сидел здесь и мог слышать выступления своих коллег, ему бы стало стыдно, товарищи.

Тут вступил в силу второй слой моих мыслей, мыслей — искаженного эха того, что вылетало изо рта, мыслей для меня самого — я говорил им одно, а про себя думал другое.

— Страна, в которую он собрался уезжать (я не хотел называть Израиль вслух) вот уже много лет вызывает беспокойство среди мирных арабских соседей, она ведет себя агрессивно (еще бы Израилю не вести себя агрессивно, если ему с самого основания не дают жить). А он захотел уехать в ту страну (ну, хочет, так это его дело). Каждый день мы читаем в газетах и слышим по радио о налетах солдат той страны на мирных арабских жителей (и правильно делают, не сидеть же им и ждать, когда арабы их убьют). Невозможно себе представить, товарищи, сколько крови и слез проливаются в той части света (и еврейской крови, и еврейских слез тоже). Зачем ему ехать в такое государство? (Ну хочет — пусть едет, это не ваше дело.)

Очевидно, президиуму надоело мое бормотанье, и ректор меня перебил:

— Как вы сами относитесь к такому поступку?

— Я? Я не могу это понять (какое мне дело?).

— Но вы его осуждаете?

— Да, конечно (тебе-то какое дело? — жилы из меня тянешь, чтобы поиздеваться).

Я сошел с трибуны. Аплодисментов не было. Во всяком случае я их не слышал — голова гудела, и от своей лжи, и от лавины антисемитизма перед моими глазами.

Домой я приехал обозленный и обессиленный, рассказывал все Ирине. Она мрачнела и говорила «сволочи, идиоты» и еще что-то. Я пил водку, я курил, я ложился и вскакивал.

Я вспоминал случаи, когда мне приходилось публично лгать своим молчанием — вспомнил студенческое собрание на нашем первом курсе, когда мы «осуждали» религиозную студентку. Я вспомнил собрания, когда клеймили профессора Геселевича, нашего лучшего учителя. Я вспомнил осуждения «врачей-отравителей», вспомнил, как я это слушал, потупив глаза. Сколько же моему поколению и мне самому приходилось так или иначе лгать? — да всю нашу жизнь.

Среди ночи я проснулся в кошмаре. Ирина не спала, смотрела не меня.

— Ты только отцу не рассказывай про это собрание, — попросил я.

Отец постарел, ослаб, часто болел, у него портился характер. Но меня он считал счастливым высоким положением и был рад за меня. Какое счастье, если я все равно в полной зависимости? Но не надо доставлять ему эти переживания. Он сам всю жизнь вынужден был терпеть антисемитизм.

Прижавшись к Ирине, я ненадолго заснул.

В студенческом кружке

...Надо прожить самим весь вздор жизни, для того, чтобы вернуться к самой жизни; а другому верить нельзя.

Лев Толстой («Семейное счастье»)

Лечить и учить — это самое лучшее профессиональное сочетание из всех видов человеческой деятельности. В этом была моя работа, и я делал эти два дела со всем энтузиазмом, на какой был способен. Больные люди поступали один за другим, и вскоре выписывались, исчезая из моего поля зрения. Нет ничего особенного в том, что мы забывали друг друга — работа была сделана, и мне, доктору, оставалось лишь знать, что я сумел им помочь. Но студенты находились перед моими глазами дольше, я мог наблюдать их рост три года подряд, на 4-м, 5-м и 6-м курсах. Мне были знакомы их лица, я знал способности некоторых из них, мог следить за их взрослением и судьбами. Интересно и познавательно было иметь контакт со следующим поколением. Все они были разные, моя задача была выявить наиболее способных и интересующихся и помочь им стать специалистами в моей области хирургии. Я хотел передать им свое вдохновение, показать лучшее из моих знаний и умений. Учитель хорош тот, кто умеет вдохновить учеников своим примером. А хороших учителей и их уроки студенты не забывают.

При нашей кафедре был студенческий кружок, студенты делали в нем свои первые научные доклады, глубже изучали наш предмет. Они записывались в кружок по собственному энтузиазму, руководителю кружка нужно было только подогревать их интерес. Я поручил это ассистенту Анатолию Печенкину, а сам, занятый другими делами, бывал на кружке изредка. Но вскоре я увидел, что Печенкин не подходил для этого. Некоторые студенты даже перестали приходить на заседания. Тогда на кафедральном совещании я сказал ему:

— Вы плохо проводите заседания кружка. Так мы потеряем заинтересованных студентов. Кружковцы — это потенциальные врачи нашей специальности. Кружок должен быть интересным. Вы для этого не подходите.

Он насупился, но не возражал, ему это даже лучше — не надо оставаться после работы для заседаний. Но парторг Михайленко потом говорил мне:

— Я согласен, что Печенкин ленивый, все это видят. Но он член партии, коммунист, и студенты это знают. Если отстранять коммуниста от работы, это может плохо повлиять на мораль студентов.

Опять партийное вмешательство в мои рабочие дела. Я ответил:

— Кажется, коммунисты должны работать лучше других. Кафедрой заведую я.

Я стал заниматься с кружковцами сам, оставался на вечерние заседания, а после еще беседовал со студентами на разные темы. Им было интересно поговорить с профессором, и я не имел права игнорировать их интерес. Заседания я устраивал в своем кабинете, ребята были голодные после занятий (молодые всегда голодные), я угощал их кофе с булками и печеньем. Прихлебывая из чашек моего сервиза, они говорили:

— Вы единственный профессор, кто заботится о нашем желудке.

Почти все кружковцы были мужчины, замечательные парни, я видел в них настоящий интерес к травматологии и ортопедии и надеялся, что он останется в них на всю жизнь. Девушки-студентки мало интересовались хирургией, но одна, Лена Чулаева, записалась в кружок и приходила на мои операции. Я решил, что она интересуется хирургией. Но вскоре понял, что интересовалась она мной. При всяком удобном случае Лена старалась обратить на себя мое внимание, придвигалась почти вплотную, стараясь коснуться, заглядывала в глаза и улыбалась, явно зазывно — милое женское кокетство. Невысокая, слегка курносая, с пышными каштановыми волосами, она была привлекательна своей молодостью. Я делал вид, что не замечаю ее усилий, был внимателен, но не отвечал на зазывные взгляды. А Лена смелела и уже приучилась на заседаниях кружка, как хозяйка, разливать кофе и угощать. Мне это было забавно — ученицы нередко влюбляются в своих учителей. Мне было сорок четыре года, седина только пробивалась, в ее глазах я был подходящим романтическим героем — солидный молодой профессор, для такой женщины — находка. Но я уже знал «вздор жизни» (по определению Толстого), и в этом вздоре, по наблюдениям над многими профессорами, я знал, что молодые любовницы так опутывали немолодых солидных мужчин, что те безвольно подпадали под их чары, теряли семьи и покой жизни. Такими «благими начинаниями» вымощена дорога в ад — они кончались личным крахом. Никто, наверное, не святой, и минутные слабости бывают у всех. Но это слабости, а не связи. Такие вертушки, как Лена, вцепляются мертвой хваткой. Нет, из-за минутной слабости я не хотел ставить себя в дурацкое положение — начать скрываться от всех на работе, начать скрываться от Ирины. У меня прекрасная жена, мы живем в любви и устойчивом семейном счастье, мы идем по жизни вместе, растим сына. Да, кроме того, даже самые поверхностные связи со студентками часто кончались неприятностями для преподавателя. В Лене была и другая опасность — за безответное чувство влюбленная девушка способна вдруг поменять любовь на ненависть и начать вредить.

В отчаянной попытке Лена позвонила мне домой накануне экзамена:

— Я не знаю, что мне делать? — тянула она. — Я очень плохо себя чувствую, у меня приступ астмы, я совсем не успела подготовиться. Как мне быть? Я сделаю все, что вы скажете.

В это «все» она вложила особое ударение. То ли она болела, то ли хотела, чтобы я поставил ей оценку, не спрашивая. Это тоже хитрость: если бы я сделал, как она хотела, она могла за это предложить мне многое...

— Соберись с силами и приходи на экзамен, там видно будет.

Она явилась. Я схитрил — посадил ее сдавать экзамен к другому профессору:

— Прими эту девушку, она из нашего кружка, говорит, что у нее приступ астмы.

Ему было все равно, он поставил ей «отлично».

Хотя экзамен был уже сдан, влюбленная Лена продолжала меня преследовать. Теперь она придумала нечто новое и настаивала:

— Я хочу подать заявление в ординатуру при вашей кафедре. Вы меня оставите у себя? (Смысл был — для себя.)

Я разгадал новую игру: если отношения со студенткой запрещались, то связь шефа с молодой врачихой была обычным делом, это никого не касалось. Любовница из нее получиться могла, это дело нехитрое, но я видел, что хирург из нее не получится. Она добивалась, а я отговаривал:

— Лена, по твоему состоянию здоровья и по твоему характеру ты не сможешь быть хирургом.

— У меня хорошее здоровье, это была моя маленькая хитрость. А характера моего вы не знаете, — и совсем страстно. — Возьмите меня, я вас умоляю.

— Нет, Лена, не просись и не уговаривай, это не для тебя. Подумай о своей жизни — из женщин редко получаются хорошие хирурги. Зато получаются хорошие жены.

Она влюбленно посмотрела на меня, и с еще большей страстью произнесла:

— Я не хочу замуж! Ах, вы меня не понимаете...

Мне стало ее просто жалко. Так естественно было бы подойти и обнять. Но я устоял:

— Лена, мне не хотелось это говорить — не обманывай ни меня, ни себя. Ты хорошая девушка, но... в общем — я тебя не возьму. Мой совет — поступай в терапию.

— Вы, вы... — она в отчаянии топнула ногой и выскочила из кабинета. Вся в слезах, она кинулась в ординаторскую комнату напротив. Оттуда, через коридор, я слышал, что она закатила настоящую истерику, кричала, что я хочу погубить ее жизнь, что я мщу ей. За что мне было мстить ей, за ее глупую девическую влюбленность? Это были обычные женские слезы — «пускай она поплачет, ей ничего не значит». Плохо было то, что мои ассистенты Михайленко, Валенцев, Печенкин были там и уговаривали ее. Я слышал их голоса, хотя не понимал, что они говорили.

Оскорбленная в своих чувствах, Лена покинула клинику с глубокой обидой на меня.

Я бы не стал об этом писать, если бы это не имело для меня потом малоприятных последствий.

Выставка «Медицина-74»

Для шестого курса мы преподавали военно-полевую хирургию. В мирное время увлечь студентов тематикой войны было трудно. Отечественная война против гитлеровской Германии закончилась почти тридцать лет назад, их поколение родилось намного позже. Даже откровенный милитаристский настрой послевоенного сталинского времени тоже заглох в их раннем детстве. Вместо популярной песни «Если завтра война, / Всколыхнется страна...» молодежь теперь пела популярную песню на слова Евтушенко: «Хотят ли русские войны? / Спросите вы у тишины...». В общем, предмет военной хирургии был для наших студентов отвлеченным. Но не для меня — я сын фронтового хирурга, рос во время войны. В юности я слышал много рассказов отца и его друга Вишневского о работе хирургов на фронте. Впечатления от этих рассказов я вкладывал в тематику своих лекций, стараясь передать студентам важность и тяжесть работы хирурга на войне.

Каждый год наша кафедра проводила упражнения по тренировке студентов в военно-полевой хирургии. Мы выезжали на два дня на территорию госпиталя Московского военного округа, за метро «Войковская». Нам выдавали палатки и снаряжение, и под нашим руководством студенты разворачивали батальонный и полковой медицинские пункты. Затем начиналась военная игра: мужчины выполняли функции батальонных и полковых врачей, большинство девушек были медицинскими сестрами или «ранеными» с разными боевыми повреждениями. Так создавалась имитация поступления потока раненых. Студенты таскали «раненых» на носилках, оказывали им первую помощь — накладывали повязки и шины, проводили их сортировку по срочности лечения и порядку эвакуации на медицинский этап в медико-санитарный батальон дивизии. Все как в боевой операции на войне. Для молодежи это было веселое времяпрепровождение, они шутили, смеялись, ребята откровенно заигрывали с «ранеными» девушками.

Но мне и моим ассистентам было не до шуток — за действиями студентов следили военные врачи под руководством главного хирурга округа полковника Милия Аничкова. Они проверяли подготовку студентов, проверка была строгая, а в конце кафедре давали общую оценку от Министерства обороны. Получить хорошую оценку было важно — если мы не сумеем показать правильных действий студентов, министерство имело право нас наказать. По счастью, профессор Аничков был старый друг моего отца и хорошо относился ко мне. Он сделал строгий разбор наших военных упражнений и поставил нам высокую оценку. После «маневров» я пригласил его домой:

— Милий Николаевич, поедемте ко мне, я угощу вас кое-чем из брежневского буфета.

— Из брежневского? С удовольствием.

Этот привилегированный буфет находился в Министерстве внешней торговли, на Смоленской площади, и официально числился как столовая Киевского райпищеторга. Называли его по имени сына Брежнева, Юрия, заместителя министра — буфет был на его этаже и снабжал продуктами сотрудников высшего ранга. Продукты были высшего качества, в изобилии, из пищевых комбинатов Кремля, достать такие было невозможно нигде. Я бы никогда не имел этих продуктов и не знал бы о существовании буфета, но мой пациент Гусман работал там кладовщиком. Он включил меня в список заказывающих. Достаточно было позвонить и заказать — икру, мясную вырезку, любой вид рыбных закусок, любой сорт колбасы, растворимый кофе, редкое чешское пиво, отборные вина — все, что угодно. Эту сказочную роскошь Гусман выносил в картонных ящиках из задней двери министерства и укладывал в багажник моей машины. И стоило все дешево.

Мы с Аничковым пили, закусывали и беседовали о состоянии советской медицины. Я любил беседовать с ним. Он заведовал сердечно-сосудистым отделом в Институте хирургии, был образованный и высокоинтеллектуальный человек. Его отец был крупным ученым и генералом, в сталинское время его сделали президентом Медицинской академии. Мне было интересно слушать воспоминания и впечатления о тех временах. Аничков ездил в западные страны, куда разрешалось ездить немногим, поэтому мог сравнивать состояние медицины там и у нас:

— Вы даже не представляете себе, насколько мы отстали от Запада. Ужасно отстали. Мы с Вишневским выклянчиваем там, как нищие, у наших коллег инструменты и лекарства и привозим их тайком. Вишневский депутат, у него дипломатический паспорт, его багаж не досматривают. А я вкладывал в туфли анестезиологические порошки, чтобы скрыть от таможни. Вам очень полезно было бы поехать на Запад, увидеть уровень их медицины.

Эту же самую мысль высказывал мне старый петрозаводский хирург Иссерсон, еще когда я начинал свою работу. Но вот прошло уже двадцать лет, я стал профессором, а перспектива на поездки за «железный занавес», в западные страны, не было никаких.

Но вскоре в московском парке «Сокольники» открылась выставка «Медицина-74». Все страны представили на ней свои достижения. Это была редкостная возможность увидеть, что же представляет собой современная мировая медицина. Еще до того как я пошел туда, я слышал восторженные отзывы своих друзей:

— Эта выставка — сказка! Есть же на свете счастливые доктора, которые работают с такой аппаратурой и такими инструментами, какие демонстрируют там развитые страны!

— Я никогда ничего подобного даже не представлял себе!

— После этой выставки я не могу смотреть на нашу медицинскую нищету.

— Главное впечатление — до чего мы отстали, в какой глубокой жопе мы живем и работаем!

Мне даже показывали некоторые ворованные со стендов выставки мелкие предметы. По старой привычке бедных людей и исходя из русской национальной черты, посетители в первые же дни разворовали много образцов экспозиции. Эта черта не была известна устроителям, но они сориентировались и прикрепили все образцы к стендам.

Меня пригласил на выставку мой чешский друг профессор Олдридж Чех, директор Пражского института. Проходя по павильонам, я впал в состояние возбуждения от развитой техники, которой оснащена западная медицина. С изумлением и восторгом я смотрел, как умная машина исследовала сразу несколько образцов крови и за секунды давала ответ по многим параметрам. В наших больницах все исследования делались лаборантами вручную, и ответа приходилось ждать по три-четыре дня. Еще с большим восторгом я осматривал рентгеновское оборудование: процесс проявления и сушки пленок занимал всего секунды. В наших рентгеновских кабинетах техники стояли над бачками с раствором и вручную макали в них пленки (как говорили, «драчили» пленки). А потом развешивали их на протянутых через кабинет веревках для просушки, как белье. По сравнению с советской техникой все виденное мной выглядело как солидный «кадиллак» в сравнении с замухрышкой «запорожцем».

В чешском павильоне Олдридж Чех показал мне ортопедические инструменты фирмы «Польди», копии швейцарских. Я с удовольствием брал их в руки — каждый мастер наслаждается хорошими инструментами. Я рассказал Олдриджу:

— Несколько лет назад я пытался уговорить Волкова, директора ЦИТО и главного травматолога, чтобы мы покупали у вас эти инструменты. Он ответил: «У нас нет валюты, мы будем выпускать свои». Но ничего до сих пор у нас не выпускают. Мы оперируем такими говенными инструментами, что ты себе представить не можешь.

Он посмотрел на меня:

— Могу, мне рассказывал наш с тобой общий друг Милош Янечек. Он мне говорил о телеграмме, которую ты прислал ему 21 августа, в день, когда ваши войска захватили нашу страну. Я знаю, что ты — настоящий друг нашей страны. Если тебе так нравятся эти инструменты, я сделаю так, что ты получишь их. А теперь — хочешь видеть операции Мориса Мюллера?

— Самого Мюллера? — в те годы тот швейцарский ортопед был звездой № 1 в нашей области.

Олдридж повел меня в швейцарский павильон, представил и просил показать операции.

Любезный швейцарец принес мне кофе и сигары, усадил в кресло напротив телевизора и достал из кармана несколько видеокассет. В ту пору советских видеокассет еще не было. Он вставил кассету в аппарат — и начался показ операции Мюллера, с его подробными объяснениями. Я впился глазами в экран и почти целый день смотрел кассету за кассетой, учась технике операций у великого мастера. И думал: «Боже мой, у этого швейцарского стендера в кармане помещались несколько кассет, которые все показывают и объясняют значительно лучше, чем шестеро моих ассистентов! Если бы я только мог, я бы с удовольствием променял малограмотных ассистентов на такие видеокассеты, и мои студенты только выиграли бы от этого, приобретая настоящие современные знания. Да, это верно — мы живем и работаем в глубокой жопе».

Когда кончилась выставка, мне прислали приглашение в чехословацкое посольство на улице Фучика. Там были представители Министерства здравоохранения и несколько хирургов. Официальные лица говорили речи о советско-чешской дружбе (это через шесть лет после вторжения 1968 года!). После речей в честь той дружбы профессорам преподносили подарки. Мне, единственному, подарили набор фирмы «Польди» — две большие металлические коробки, полный набор ортопедических инструментов. Это был драгоценный подарок — он не только давал мне уникальную возможность улучшить свои операции, но и символизировал мою дружбу с чехами.

Через некоторое время, узнав, что мне дали иностранные инструменты, профессора института Родионов и Бабичев на ученом совете заявили, не называя меня по имени:

— У нас есть такие профессора, которые не признают советские инструменты, а любят только заграничные!

Ректор Белоусов спросил:

— О ком вы говорите, о Голяховском? Ну и что? Молодец, что достал хорошие инструменты. Вы были против него, а я вам повторяю — Голяховский себя еще покажет.

Это была его последняя похвала — через несколько дней он умер во время заседания в городе Куйбышеве. Хоронили его с почетом. Я вспоминал, как отвозил ему небольшую взятку.

Вскоре после этого генерал Карпец, из Уголовного розыска, сказал мне:

— Ваш ректор Белоусов умер вовремя. На него было заведено большое дело за взятки. Если бы он не умер, его бы уже арестовали — он брал по пять тысяч за поступление в институт и с некоторых брал за должности дорогими брильянтами.

Ну, моя взятка была намного скромней: один государственный лось, убитый на охоте, и мелкие заграничные вещи. Да, вот еще — профессорский портфель, который он отобрал.

Наука и интриги

Первую кандидатскую диссертацию у нас подготовил Владимир Косматов. Я дал ему тему операций по илизаровскому методу, он старался и собрал достаточно материала для обычной клинической диссертации. Работая ординатором, он получал мало, жил бедно, и я сделал его ассистентом. На фоне других ассистентов он был лучше хотя бы тем, что был моим ставленником. А мне нужно иметь среди партийных ассистентов такого, кому я мог доверять. Зарплата Косматова увеличилась вдвое, он сиял от счастья и говорил мне:

— Мы с женой очень вам благодарны. Она сказала — если бы не твой профессор, не видать бы тебе ни диссертации, ни ассистентской должности. Это верно. Спасибо вам.

Писал он с великим трудом, ему не хватало научной и общекультурной подготовки. Я сидел ночами и переписывал весь текст заново — надо помогать ученику.

Как раз так случилось, что накануне защиты газета «Известия» напечатала критическую статью против директора ЦИТО Волкова, моего бывшего начальника. Его обвиняли в торможении развития илизаровского метода. Интриг в науке всегда много, но многолетняя борьба Волкова против Илизарова была особенно нарицательная — в ней бюрократ от науки боролся против самой науки. Волков все выше поднимался в министерстве и академии и метил в кресло министра. Статья в газете могла ему сильно навредить. Я помнил, что он помог мне получить кафедру. И вот теперь, как момент политики, моя кафедра, с первой диссертацией по илизаровскому методу все-таки были ему небольшим оправданием.

Я пригласил Илизарова приехать на защиту, мы с ним были соруководителями Косматова. На ученый совет он пришел с Валерием Брумелем, легендарным прыгуномчемпионом. Валерий, как жеребенок, всегда ходил за ним в его приезды в Москву — после того, как он спас его знаменитую ногу, он считал его своим вторым отцом. Появление в аудитории института двух этих знаменитостей вызвало сенсацию:

— Смотри, это же сам Илизаров, и с ним Брумель! Это их Голяховский пригласил.

Я с волнением ждал, как ученый совет примет первую диссертацию с моей кафедры. Во все научные голосования замешано много интриг и политики, профессора часто оценивают не столько диссертацию, сколько диссертанта и его руководителя. Что мне покажет голосование? К моему удивлению, все проголосовали «за». Это означало вполне благожелательное общее отношение совета не только к диссертанту, но и ко мне.

После защиты полагалось давать банкет, но у Косматова не было денег. Я одолжил ему:

— Отдадите потом, когда диссертацию утвердят и вы станете получать еще больше.

Банкет в ресторане был веселый, кафедра выглядела как довольно сплоченный коллектив, а Илизаров с Брумелем были как два «свадебных генерала».

Но помимо обычных средних диссертаций и статей я мечтал о серьезной науке, мне хотелось развить основу своего метода лечения переломов действием магнитного поля. Уже много раз я успешно применял его на больных и получил на это патент. Секрет метода крылся в определенном напряжении магнитного поля и его длительности. Но механизм действия магнитов требовал научного обоснования, нужно было детальное экспериментальное изучение — как и почему магнитное поле стимулирует формирование костной ткани. Однако ни кадров научных работников, ни средств на исследования у меня не было. Много хороших работников просились ко мне на работу, но взять их я не мог, пока не избавлюсь от некоторых ассистентов и заменю их на более способных.

Однажды Майя Плисецкая приехала к нам домой и привезла с собой молодого танцора Большого театра Бориса Акимова. От перегрузки ног у него образовались невидимые участки распада костной ткани, как трещины —

так называемый «стресс-перелом». Ни гипсовые повязки, ни операции были непригодны, я лечил его магнитным полем, и вскоре Акимов снова танцевал (потом Боря стал народным артистом и руководителем балета).

Очевидно, слухи об этом «чуде» слышали другие артисты балета, люди постоянно пересказывают свои впечатления от лечения — это самый лучший способ найти себе хорошего врача. И вот у меня появился громадный бородатый мужчина, тип русского купца, Савелий Ямщиков:

— Я к вам от Майи Михайловны. Моя жена — солистка Ленинградского балета — беременна, и у нее страшно разболелись ноги. Вылечите ее, Христом-богом умоляю, — он перекрестился, чем поразил меня; верующих людей среди интеллигенции тогда практически не было.

У его жены Валентины Ганибаловой оказался такой же распад кости — трещины, как у Акимова, но дело осложнялось поздним сроком беременности. Как организм отреагирует на магнитное поле, я не знал, и объяснил ему риск. Но он настаивал:

— Она пробовала все — ничего не помогло. Одна надежда на ваш способ.

Магниты повлияли прекрасно — кости зажили, Валя родила здоровую девочку Марфу и вновь танцевала, тоже стала народной артисткой. Мне это показало, что магнитное поле положительно влияет не только на переломы, но укрепляет весь минеральный состав костной ткани. Но все это только эмпирические наблюдения. Для доказательств нужны были исследования.

Если на чем-то сильно концентрируешься, то вдруг возникают нужные обстоятельства. Друг моих ранних студенческих лет Боря Катковский, теперь подполковник в закрытом Институте космонавтики, рассказывал мне:

— У космонавтов после длительных полетов слабеют кости, особенно ноги. Генерал Андриян Николаев после трех недель в космосе не мог ходить. Как думаешь, почему?

— Наверное, у них «размягчается» минеральный состав костей, ведь в космосе нет магнитного поля. А наши организмы адаптированы к этому полю на Земле.

И тут мне пришла идея:

— Слушай, что если создать в космических кораблях искусственное магнитное поле? Это должно поддержать баланс минерального состава костей. Заинтересуй моей идеей руководство вашего богатого института. Тогда я смогу вести с вами научную работу.

Он обещал поговорить с ученым секретарем, тоже нашим однокурсником. И вот, хоть не сразу и не просто, мне удалось получить от них предварительную субсидию на десять тысяч рублей — на два года изучения влияния магнитного поля на костно-мышечную систему. Через два года я обязан представить первые данные в лабораторию Бориса Егорова, врача-космонавта. Если мои данные покажутся ценными, институт продолжит исследования на более солидную сумму. К этому времени я добился для кафедры места аспиранта, чтобы делать диссертацию по магнитному полю. Партком и Михайленко стали предлагать неизвестного мне коммуниста, но я предвидел научную значимость этой работы, спорил, уперся и взял выбранного мной кандидата — беспартийного Георгия Артемова.

Узнав, что мне дали субсидию, ассистенты сразу насторожились — деньги всегда вызывают повышенный интерес. Я устроил совещание, рассказал им план работы и предложил участвовать, каждому в определенной части плана. Пришлось заниматься бухгалтерией, я высчитал, что каждому можно платить 50 рублей в месяц, это не мало, учитывая, что и работы не так много. Как руководитель я буду получать 100 рублей. Все захотели работать, вернее — получать деньги. Мы совместно решили выделять на разные деловые расходы в общую кассу 15 процентов заработка, все проголосовали «за». Где деньги, там всегда возникают подозрения и трения, я не хотел сам их выдавать, и мы выбрали казначеем Косматова — вести строгий учет всех расходов и делать финансовый отчет каждые три месяца.

Вместе с Артемовым я закупил магниты и необходимое научное оборудование — измерители магнитного поля, фотоаппарат, договорился с Институтом физиотерапии на аренду вивария и животных. Основные деньги уходили на это и на плату служащим вивария, а также на гистологические и биохимические исследования. Артемов загорелся темой диссертации и с энтузиазмом проводил опыты на кроликах. Я приезжал в виварий после работы, был доволен тем, как у него двигались дела. Через год мы с ним опубликовали две первые статьи по магнитному полю. Но другие участники, мои ассистенты, с самого начала работали вяло, почти ничего не делали, задерживали план выполнения исследований. Мне приходилось строго заставлять их работать. Прав был Максим Горький: русский человек привык работать только из-под палки (статья в сборнике к 50-летию Сытина).

Косматов раз в три месяца выдавал всем плату, регистрировал все до рубля и собирал с каждого 15 процентов. И каждый раз до меня доходило, что ассистенты глухо ворчали:

— С нас деньги берут, а на что и кому — мы не знаем. Куда эти деньги уходят?

Они невзлюбили Артемова, и он жаловался, что они обвиняли его и меня в трате денег на самих себя. Это было поразительно — работать они почти не работали, Артемов все тянул на себе, и его же вместе со мной они подозревали в присвоении денег. Слыша это, я каждый раз на собраниях просил Косматова показывать всем точные данные расходов.

Однажды мой друг профессор Кузмичев, из Института Склифосовского, сказал мне:

— Твой доцент Бурлаков распространяет слух, что ты украл двадцать тысяч. Будь с ним осторожен.

— Какие двадцать тысяч?

— Из хоздоговорной программы.

Удивленный и разъяренный, на следующий день я накричал на Бурлакова:

— Какая у вас цель распространения клеветы, что я украл из гранта двадцать тысяч?

Бурлаков был человек без особых эмоций, довольно угрюмый. В то время он как раз вступал в партию, рекомендовал его Михайленко, и поэтому он все делал по его подсказке. На мои крики он угрюмо молчал.

Полтора года мы уже работали по гранту, потратили все деньги, и работа приближалась к концу. И вот в Центральной поликлинике МВД ко мне на прием пришел мой старый пациент, полковник Алексей Мусьяченко, из Отдела борьбы с хищением. У нас были хорошие отношения. Когда мы остались в кабинете вдвоем, он сказал мне по секрету:

— К нам поступило заявление от группы ваших ассистентов, пишут, что вы присвоили себе большую сумму. Написано необоснованно, сразу видно, что это ложь. Непонятно, чего они добиваются? Даже удивительно, ведь ученые же люди. Но вы им не говорите. Когда к нам поступают заявления на таких людей, как вы, мы сначала ведем секретный разбор. Если факты не подтверждаются, мы наказываем клеветников, чтобы неповадно было клеветать на честного ученого.

Это был обескураживающий удар! — ассистенты хотели всадить мне нож в спину.

Поездка в Югославию

Мы получили приглашение от наших друзей Ольги и Влатко Верковичей — приехать всей семьей в Югославию. Они бывали в Москве с выставками фармацевтической фирмы «Плива» из города Загреба, мы подружились, приглашали их к себе, водили по театрам, по музеям. Теперь они решили ответить на наше гостеприимство

Сейчас Югославии уже нет на карте, а это была интересная страна—объединение балканских государств в одну федерацию под руководством маршала Тито. Формально она считалась социалистической, но благодаря особой политике Тито в ней было много элементов капитализма. Поэтому она находилась за советским железным занавесом и была закрыта для советских.

В московском ОВИРе мне раньше давали визы в другие страны демократического социализма, его начальник полковник Смирнов был моим пациентом по поликлинике МВД. Я показал приглашение, он вздохнул и развел руками:

— Извиняюсь, товарищ профессор, я не могу дать вам разрешения на выезд в Югославию по частному приглашению друзей, туда разрешается только по командировкам.

А мы так радовались, что сможем повидать хотя бы даже самую незначительную часть свободного мира! Я рассказал об этом другому пациенту, Ювеналию Полякову, из Министерства иностранных дел. Оказалось, что начальник всего ОВИРа генерал Вереин — его близкий друг. Он тут же ему позвонил, и Вереин обещал помочь. Но через две недели сказал мне по телефону:

— К сожалению, по частным приглашениям друзей в Югославию ехать нельзя. Я помог бы вам, если бы у меня было на это разрешение от министра внутренних дел.

От министра — это было выше моих возможностей. Но... видно, бог хотел, чтобы мы поехали. Ко мне на прием привезли секретаршу министра внутренних дел Щелокова, у нее на работе произошел вывих плеча. Я вправил вывих, вылечил ее и попросил:

— Устройте мне прием у вашего министра.

И вот я сидел в приемной министра на улице Огарева. Через три часа ожидания знакомый полковник, помощник министра, ввел меня в кабинет. Я слышал, что Николай Анисимович Щелоков был ближайшим другом Брежнева со времени совместной работы в Молдавии. Он был там начальником милиции и прикрывал грешки Брежнева — пьянство, взятки, нарушения законов. Став главой государства, Брежнев сделал Щелокова министром, генералом армии и поселил рядом с собой.

Министр знал, что я — хирург-консультант МВД, он с улыбкой пожал мне руку:

— Садитесь, рассказывайте: в чем ваша просьба?

Я положил на стол мое заявление и объяснил:

— Друзья прислали мне с семьей приглашение в Югославию, но в ОВИРе нам отказали.

Министр спросил полковника:

— Какие у нас законы на такой случай?

— Выезд в Югославию разрешается по командировкам или к близким родственникам.

— Да, вот видите, — протянул министр, — нельзя нарушать закон (я быстро подумал — говоришь, нельзя нарушать закон, а сам сколько раз его нарушал?).

Я еще потянул с некоторой надеждой, министр улыбался, но не соглашался. Как последний шанс, я решился:

— Генерал Вереин сказал, что он дал бы мне выезд, если у него будет ваше разрешение.

Министр неожиданно заулыбался и воскликнул:

— А вот мы сейчас Вереину и напишем!

Я решил, что невольно подвел Вереина. Министр написал на моем заявлении: «Товарищу Вереину. Рассмотреть. Щелоков».

Выйдя из кабинета, полковник сказал мне:

— Поздравляю. Теперь Вереин может действовать на свое усмотрение.

Через неделю начальник московского ОВИРа вручил мне два заграничных паспорта — для меня и Ирины, а сыну не дали:

— Извините, правило такое — всей семьей нельзя, там открытые границы с Западом.

Шестнадцатилетний наш сын был, конечно, огорчен, но успокоился на том, что мы обещали привезти ему что-нибудь из новой японской электронной техники. На месяц нам обменяли рубли на доллары — по пять долларов в день на человека. На это нельзя жить, не то что ездить по стране. Мы решили ехать на машине — не надо платить за транспорт и отели, будем останавливаться в кемпингах. Я поменял номера на заграничные, застраховал машину на Югославию, мы забили багажник палаткой, тремя канистрами с бензином и разными консервами, чтобы экономить на еде.

Рано утром мы первыми подъехали к шлагбауму границы в Чопе и были в прекрасном настроении: сейчас перед нами откроется шлагбаум — и мы уже в Венгрии. Сержант посмотрел на наши документы:

— Вы в Югославию едете? Мы в Югославию на машине не пускаем.

— Почему?

— На машине в Югославию пускать не велено.

Вечно в России — «не велено», «не пущать»! Я вызвал старшего, вышел капитан.

— Как же так нельзя на машине? Ведь я получил специальное разрешение министра.

— Ничего не знаю, у нас есть приказ. Вы можете ехать на поезде, а машину оставьте на платной стоянке.

— Может быть, ваш начальник нам разрешит?

— Не думаю. Никому не разрешено. Только на высоком уровне в Москве могут разрешить.

— Так у меня есть разрешение от министра.

— В бумагах этого нет. Поезжайте в штаб погранотряда, пусть они звонят в Москву.

Я оставил машину у ворот штаба и пошел искать начальника. Вышел подполковник Блохин, я решил сыграть перед ним Хлестакова:

— Товарищ подполковник, я профессор Голяховский, личный врач министра внутренних дел Щелокова. Министр любезно разрешил нам с женой ехать на машине в Югославию, а на границе нас не пускают.

Как все-таки метко Гоголь описал реакцию людей на хлестаковщину! — подействовало.

— Подождите, товарищ профессор, я сейчас позвоню начальству.

Ждал я часа три и искурил пачку сигарет. Да, я-то разыгрывал перед ним Хлестакова, но он не будет его «играть» перед начальником. Как там отреагируют? Тем временем бедная Ирина, сидя в машине, соображала — что нам брать с собой, если придется ехать на поезде. Наконец, вышел подполковник:

— Я звонил начальнику пограничных войск Украины (тогда это была союзная республика). Он дал вам разрешение, и я уже сообщил на заставу — поезжайте.

Мне хотелось разыграть ожидавшую Ирину, но я не выдержал и, подходя, махнул рукой:

— Едем!

На границе изумленный капитан спросил:

— Что, в Москву звонили? — и мы проехали под поднятым для нас шлагбаумом.

Венгрию мы проехали в дожде, а Югославия встретила нас жарой. Несколько дней мы жили у друзей Верковичей, гуляли с ними по Загребу. Все казалось необычным: обилие заграничных товаров в витринах, ярко одетые люди, красивые рекламы. Но больше всего нравилась атмосфера общей свободы общения: можно было купить любые газеты и журналы со всего мира, по телевизору показывали западные новости, в кино мы видели «Последнее танго в Париже» с Марлоном Брандо, фильм, запрещенный в Советском Союзе. Югославы открыто критиковали экономику и политику своего правительства: «все плохо, все становится хуже». Мы возражали: «Вы не знаете, что такое плохо, если бы вы пожили в России, узнали бы». Однажды мы забрели на рынок в центре города и — остолбенели: там представлено все, чем богаты земля и море, но особенно впечатляющим был мясной отдел. Такого изобилия мяса и кур мы не могли себе представить — висели десятки целых туш, лежали горы нарубленных кусков и частей всех сортов и видов. Мы стояли и смотрели как завороженные. Да, в Югославии жизнь была другая!

Через Любляну мы поехали на юг по берегу Адриатики. Какая сказка! На полуострове Истрия жило итальянское население, слышалась итальянская речь, и вся окраска жизни итальянская. Мы остановились в городке Ровинь, гуляли в густой толпе, позволили себе «роскошь» — купили прямо на рыбачьей лодке по одной свежей жареной рыбке сардинке. В городе Риека рекламы зазывали на один день на экскурсию по морю в Венецию. Ах, как соблазнительно — увидеть Венецию! Но у нас мало денег на билеты, к тому же в паспорта поставят итальянский штамп, а за такую вольность нам не поздоровится — за самовольный выезд на Запад могут наказать и запретить любые выезды вообще.

Ехали мы вдоль чудесного берега Адриатики. Там отдыхали тысячи туристов из Италии, Западной Германии, Франции, Англии, все на своих красивых машинах. Нам они казались богачами, но в беседах выяснялось, что это мелкие служащие и предприниматели — торговцы, парикмахеры, шоферы. Многие, особенно итальянцы, были приветливые, веселые, и впервые в жизни нам было совершенно нетрудно говорить с незнакомыми людьми на непонятных языках — легче, чем на своем языке со своими людьми в России. Узнав, что я профессор хирургии, они снимали передо мной свои летние белые шляпы. Во все время путешествия мы постоянно были в восторге от необычности всего виденного — от природы, климата, людей, изобилия товаров и всей яркости жизни. Правда, один раз на крутом подъеме узкой дороги встречный французский «ситроен» чуть не сбил нас в пропасть — я еле успел увильнуть. Когда мы поднялись наверх, я почувствовал слабость от пережитого, доплелся до кафе, сидел там и пил крепкий кофе — успокоиться.

Под Дубровником мы заехали в село Макошица, передать привет и подарки Самборским, знакомым наших друзей. К нашему удивлению, они жили в старинной вилле XVIII века ректора Дубровницкой республики. В ней останавливался Наполеон и в ней был подписан акт капитуляции. Милош Самборский был крупный архитектор в отставке, ему продали эту полуразрушенную виллу для восстановления, он ее восстановил. Хозяева ни за что не хотели отпускать нас, отдали нам свою спальню (где спал Наполеон). Милош — один из самых просвещенных людей, каких мы встретили в жизни, мы прожили с ними одну из самых счастливых и красивых недель нашей жизни. Потом с ними уехали в Сараево и Белград. В Белграде мы с Ириной заходили в клинику знакомого профессора Радуловича. Он встретил нас тепло, показал прекрасное оборудование клиники с западными инструментами. Я только вздыхал втайне — насколько же здесь обогнали нас, советских!

Чем ближе мы подъезжали к России, тем грустней становилось на сердце. Я думал о том, какие новые неприятности готовят мне мои ассистенты. Наша страна встретила нас неприветливо — под Минском, у первой же бензиновой колонки, сидела сумрачная баба и хмуро заявила, что бензина нет и когда будет — неизвестно. Пришлось купить у шофера самосвала.

Мы ехали по плохому полотну Минского шоссе, машину качало и подбрасывало, ни кафе, ни столовых — ничего по дороге не было. С грустью вспоминали недавнюю красоту и изобилие. Поездка в Югославию была прекрасной сказкой. Конечно, отпуск на курортах — это не вся жизнь, и Югославия — это только самая незначительная часть свободного мира. Но все виденное пробудило в нас с Ириной желание еще больше видеть мир. Да, видеть мир... Мы знали, что для нас, жителей самой несвободной страны, это невозможно. Неужели мы так никогда и не увидим мир? И наш сын тоже не будет знать мир? Мы везли ему обещанный магнитофон, купленный на сэкономленные доллары.

Но, кроме магнитофона, мы везли созревающую идею: надо будет уезжать из России. Мы еще не знали, как и когда, но желание уехать уже зародилось. А уж если уезжать, то надо ехать в Америку!.. Все-таки советская власть была права, что не пускала людей на Запад — знали, к чему это приводит.

Ущемленное самолюбие

Холодный пепел мелочей прекрасно гасит огонь души.

Федор Иванович Шаляпин
(«Страницы из моей жизни»)

Из Югославии я вернулся к состоянию холодной войны с моими недругами на кафедре — мы не доверяли друг другу. Я не говорил им, что знаю про их обвинение в краже денег из субсидии, но держался подчеркнуто сухо, разговаривал с ними резко, требовал строгого выполнения моих указаний. Скрывать своего отношения к ним я не мог — в нем пробивалось мое ущемленное самолюбие: пепел их клеветы запорошил мою душу и погасил в ней последний огонь желания работать с ними. Я чувствовал себя как в стае волков. А они испугались и притихли — боялись, что я буду им мстить.

Клевета — это проявление зависти, чаще всего к богатству и успеху, к тому, кто выделяется над уровнем клеветника. В советском обществе клевета достигла вершин, людей приучали клеветать друг на друга, клевета погубила многие тысячи людей. Когда-то меня пытались оклеветать перед самой защитой кандидатской диссертации, потом хотели провалить защиту докторской. И снова меня опутывала клевета. Моими клеветниками руководила зависть, которую я возбуждал во многих. Как не завидовать? — мои позиции быстро укреплялись. Хоть и не член их дурацкой партии, я был выбран в три ученых совета, в Комитет по изобретениям, в Комиссию по высшему образованию, в бюро общества «Знание», в редколлегии энциклопедии и журналов, еще куда-то. Мои изобретения патентовались в США, Англии, Италии и Японии, я получил диплом «Изобретатель 1974 года». И что для завистников совсем необычно — я был членом Союза писателей.

Я уже привык, что меня усаживали в президиумы разных конференций и все чаще за мной присылали казенные машины. Однажды я с удивлением подсчитал, что занимал четырнадцать почетных позиций, и еще больше удивился, когда меня наградили значком «Отличник коммунистического труда» — какой к черту «коммунистический труд»? Просто, я, как говорилось, «попал в обойму» — должностная суета была необходима для роста. Но все это довольно приятно тешило мое самолюбие — слаб человек. Внешне у меня даже выработался вид уверенного в себе, преуспевающего мужчины — я ходил солидной прямой походкой, держался стройно, хорошо одевался. Мое продвижение и облик благополучия возбуждали зависть, зависть порождала клевету, а она больно ущемляла мое самолюбие

Но чего я не позволял себе делать — это никогда не вел себя заносчиво, не был «важным и авторитетным». Для этого я был слишком интеллигентен. Однажды мой друг Юрий Орловский, начальник медслужбы МВД, зазвал меня в кабинет и стал мне выговаривать:

— Наблюдаю тебя и удивляюсь — ну какой ты профессор? Разве профессора так ведут себя? Посмотри на других — может, они тебя не стоят, но как важно они себя ведут: проходят, ни с кем не здороваясь, если что-то не так — швыряют инструменты и рентгенограммы на пол, кричат. Все говорят о них — вот это профессор! А ты? Вежливо улыбаешься, со всеми здороваешься, тихий, спокойный. Тебе надо учиться вести себя солидней.

Мы с ним были друзья со студенческих лет и разговаривали откровенно:

— Юра, ерунду ты говоришь. Пускай они ведут себя заносчиво. Превосходство не в этом. Культурные люди держат себя просто. Для меня главное не важность поведения и не суета чинов. Главное — это мое творчество: быть успешным хирургом и хорошим преподавателем. Вот это дает мне уверенность превосходства.

И как раз произошел случай, который подтверждал мою правоту. В клинику привезли восемнадцатилетнего школьника, крупного парня. На спортивной тренировке он сидел, расслабившись, на скамейке, а его товарищ решил в шутку перепрыгнуть через него. Он разбежался, но не смог перепрыгнуть и ударил его всем телом по голове. Тот упал и не мог двигать ни руками, ни ногами. Растерянный дежурный врач Гришунов показал мне рентгеновские снимки: у больного произошло очень редкое повреждение — вывих головы. Когда от удара голова подалась вперед, сочленение между 1-м и 2-м шейным позвонками разошлось и сдавило спинной мозг у самого основания. От давления на спинной мозг мгновенно наступил паралич всего тела — квадроплегия. Хуже этой травмы ничего нельзя представить. Такое происходит один раз на миллион травм, и это — стопроцентная инвалидность, больные умирают от пролежней и инфекции. Но сознание у них сохраняется, и поэтому они мучаются еще хуже. И этот парень тоже был в сознании и все спрашивал:

— Что со мной? Я не понимаю — что со мной? Я не могу шевелиться, я ничего не чувствую.

Он мог лишь слегка шевелить тремя пальцами правой руки. Но это был очень важный знак — значит, спинной мозг не передавлен полностью, хоть какая-то часть его цела.

Вся клиника сбежалась и всполошилась — никто не видал ничего подобного, переживали за молодого красавца, считали случай безнадежным, жалели так глупо потерянную молодую жизнь. Я видел подобную травму лишь однажды, молодым врачом в Карелии, в 1950-х годах. Тот больной вскоре умер. Неужели дать умереть и этому парню? За моими плечами теперь был опыт — самое ценное в хирургии. Опыт должен давать правильное решение во всех случаях. Я смотрел на рентгеновские снимки и думал. В те годы еще не было изобретено магнито-резонансное изображение, оно помогло бы видеть точную картину состояния спинного мозга. Но только силой воображения, основанного на опыте, я мог представить себе это состояние. Что делать? Первое: нельзя ни на миллиметр шевелить голову больного, может произойти еще большее смещение позвонков. Второе: промедление в лечении немыслимо — сдавление спинного мозга может нарастать из-за внутреннего отека тканей. Третье: верней всего можно вправить вывихнутый позвонок операцией. Это громадная операция, сама по себе невероятно опасная — больной может умереть на столе. Но и она не даст полной уверенности в успехе, и он останется инвалидом. Приехали родители парня, рыдали, ждали от меня чуда. От хирурга всегда ждут чуда. Но обещать им выздоровление сына было слишком опрометчиво.

Я решил пойти на громадный риск и попытаться вправить вывих головы без операции. Просто руками шею не растянешь, я буду тянуть ее всем своим корпусом, а руками пытаться осторожно вправить вывих. Я надел ему на подбородок и затылок кожаную петлю для вытяжения, длинные концы этой петли мне обвязали на пояснице поверх широкого ременного пояса. Несколько крепких мужчин, моих ассистентов, приготовились держать тело больного для противодействия моему растяжению и постоянно проверять сохранность движений пальцев правой руки. Рентгенаппарат стоит наготове проверить — вправился ли вывих. Я скомандовал: начали! Осторожно растягиваю шею, подаваясь всем корпусом назад. Сильные мышцы сопротивляются, растянуть их сразу не удается, надо делать постепенное растяжение. Пять минут растяжения — расслабление, еще пять минут растяжения — расслабление. Моя поясница ноет от напряжения, ноги скользят по полу. Я прошу кого-то прижать мои ноги своими. Растягивая шею, руками осторожно пытаюсь загнуть голову назад, чтобы вправился вывих. После трех-четырех попыток делаем рентгеновский снимок — вывих не вправился. Делаем еще несколько попыток. Еще снимок — без изменений. Я страшно напряжен, на лицах моих ассистентов — скептическое выражение. Но мне не до эмоций — надо пытаться и пытаться еще. Мы работаем уже больше часа. Ситуация отчаянная. Неужели сдаться? И вдруг, в момент очередного растяжения, я почувствовал под руками неясный щелчок или хруст. Делаем снимок — вывих вправился! Все в операционной заулыбались. Я стою мокрый насквозь — пропотел, и тоже улыбаюсь. Наш больной говорит, что чувствует тепло в ногах — первый признак возвращения чувствительности. На другой день он шевелил пальцами рук и ног, потом шевелился все больше и через месяц ушел здоровым — на своих ногах.

Есть такая хирургическая притча: одного крупного хирурга спросили, какую из своих операций он считает самой лучшей? Он ответил — ту, которой мне удалось избежать. И я считал, что это было моей лучшей операцией. Более двадцати лет я стоял у операционного стола и мое хирургическое мастерство признавалось всеми, даже недоброжелателями. Работа хирурга всегда проходит на грани риска, но я был удачливым хирургом — ни один больной не умер у меня на операционном столе и никого я не сделал инвалидом. Я горд своим хирургическим мастерством. Не в суете почета, не в заносчивости поведения, а в этом мастерстве мое превосходство и самолюбие. Ущемлять его я никому не позволю.

Наш сын студент-медик

Как годы-то быстро мчатся! Казалось, лишь недавно мы отводили сына в первый класс, а теперь он готовился к вступительным экзаменам в медицинский институт. Мы с Ириной ему не подсказывали — он сам выбрал медицину, отчасти потому, что не имел никаких определенных склонностей, а отчасти зная — отцовское имя поможет поступить. Настоящего интереса к врачебной профессии у него не было. В его возрасте я любил вслушиваться в рассказы отца о хирургических операциях, мне нравился энтузиазм, с которым отец и Вишневский обсуждали своих больных. Наш сын этим не интересовался. Да и другим ничем особенно занят не был. Советская школа давала неплохое, в общем, образование, но ее программа была не в состоянии подготовить к осмысленному выбору специальности. Надо было бы Владимиру-младшему еще два-три года изучать какие-либо подготовительные предметы. По-моему, между школой и институтом должен быть колледж, где учеба проходит по индивидуальному выбору, и так кристаллизуется интерес к профессии — для выбора института.

Перед вступительными экзаменами ректоров всех институтов осаждали беспокойные родители — с просьбами за поступающих отпрысков, особенно в медицинских институтах, именно потому, что туда «устраивали» не по призванию. Ректором нашего института недавно стал проректор Капитон Лакин, мой однокурсник и товарищ. Я лишь упомянул ему о сыне, и его сразу включили в секретный «ректорский список» с именами всех блатных сыновей и дочерей. Их можно было уже заранее считать принятыми. Но другие родители очень переживали, как их дети сдадут вступительные экзамены. Эти экзамены — большая ошибка. Для объективной оценки поступающих экзамены нельзя проводить при институтах. Надо создать одну стандартную систему проверки знаний по всей стране и ориентироваться на эту оценку.

Мне вдруг позвонил старейший академик Чаклин, самый уважаемый ортопед:

— У меня к вам просьба: есть один абитуриент, Леня Селя, сын моих друзей, очень способный парень. Ему несправедливо поставили тройки на первых двух экзаменах. Это грозит тем, что его не примут. Не можете ли вы поспособствовать ему получить две пятерки на двух оставшихся?

— Василий Дмитриевич, что же я могу сделать — я ведь экзамены не принимаю?

— Ну, поговорите с кем надо.

С кем говорить? Парня того я не знал, а отказать Чаклину неудобно. Не прося прямо, я лишь упомянул экзаменаторам это имя. К моему удивлению, поставили ему пятерки. Может, он того и стоил, но такая реакция только показывала «объективность» оценок. Ясно — систему вступительных экзаменов надо сменить на единый общегосударственный.

После экзаменов все зачисленные новые студенты должны были бесплатно отработать две недели помощниками рабочих на стройке нового института. Это практиковалось годами, и никто против такого порядка не возражал — в советской стране люди возражать не привыкли и боялись. Да они были настолько счастливы, что их детей приняли, что сами готовы были идти работать на стройку.

Но вот первый день занятий. Мы в приподнятом настроении ждали сына-студента дома:

— Ну, что ты извлек для себя, пробыв один день медиком?

— Ничего, — сказал он насмешливо, — первая лекция была по марксистской философии. Читал ее доцент Подгалло. Он бубнил, что советские врачи должны в первую очередь быть идейно подкованы и морально выдержаны. Он еще читал какие-то цитаты из Ленина, а мы переговаривались, знакомились друг с другом. Потом по рядам передали записку со стихами, я переписал ее для тебя:

В институт мы поступали,
Чтоб идейно нас ковали,
Чтоб учили нас похвально
Выдержанным быть морально;
Только так мы сможем с вами
Стать советскими врачами.

Я читал и удивлялся: до чего же все похоже на то, что было двадцать восемь лет назад в мой первый студенческий день — такую же лекцию по марксизму с демагогическими призывами читали нам; тот же доцент Подгалло был преподавателем у нас; это его мы побили после выпускного вечера за то, что заставлял наших девчонок спать с ним за сдачу экзамена (между прочим, бил его со всеми и теперешний ректор Лакин); и даже эпиграмма была в том же духе, что в те годы писал я сам. Ничего не изменилось! — мы всей страной топтались в том же марксистском захолустье.

— Ну, а в какую группу ты попал?

— В тринадцатую, еврейскую.

— Что это значит?

— А вот что: собрали ребят и девушек евреев и полуевреев со всего курса и сделали группой № 13. Зато староста и комсомольский секретарь у нас русские — для наблюдений и доносов.

Похоже было на то, что наш сын начал проходить по тем же «кругам ада», по которым проходили когда-то и мы с Ириной. С самого рождения я зарегистрировал его русским, стремясь оградить от переживаний, которые могла принести ему еврейская часть крови. Но в парткоме института знали о моем полурусском-полуеврейском происхождении, и дали знать в деканат то же самое о сыне. Ханженское советское общество с его порядками и традициями было сильней моей опеки.

А ребята они были хорошие, эта тринадцатая группа. Наш сын подружился с Леней Селей, о котором меня просил Чаклин, с Ирой Фастовской и другими. Они часто бывали у нас дома чуть ли не всей группой. Мы старались их накормить, они всегда голодные — в институте был один маленький грязный кафетерий, в который стояли длинные очереди (так же как было и у нас чуть ли не три десятка лет назад). А аппетит у ребят был хороший — молодые же.

Однажды днем, когда я был дома и писал статью, они ввалились в двери необычайно веселые и шумные. Я сварил им чешские сосиски и дал немного чешского пива из брежневского буфета. Необычное угощение развеселило их еще больше.

— Что вы такие веселые и счастливые сегодня?

— Мы вместо зачета по марксизму всей группой ходили в кино, — закричали наперебой.

— Действительно смешно. А как же будет с зачетом?

— В том-то и дело, что зачет мы сдали, вся группа сдала. Мы дали взятку преподавателю, и он за нее поставил нам зачет, даже не спрашивая.

— Это действительно интересно — зачет, взятка, кино... как все это соединить?

— Только вы нас не выдавайте, ладно? Мы узнали, что наш преподаватель марксизма — алкоголик. Старшекурсники советовали нам дать ему бутылку коньяка под видом подарка к празднику. Говорили, что за бутылку он ставит зачет всей группе. Мы так и сделали — хотя праздника нет, купили в складчину коньяк за 25 рублей, по полтора рубля на каждого. Он пришел в класс хмурый, наверное не допил, и собрался нас спрашивать. Тут мы поставили ему бутылку на стол — это вам к будущему Дню Советской армии, через три месяца, коньяк ведь не портится. Он сразу подобрел и сказал, чтобы мы его подождали. Минут через пятнадцать вернулся, очень добрый, коньяком от него разит на расстоянии — три месяца ждать не стал. Так он всем нам и поставил зачет не спрашивая. И мы побежали в кино. А потом поехали к вам.

Этот их веселый рассказ поставил меня в трудное положение — смеяться или горевать? Мне стало неловко за наш институт. А они, осмелев после первой истории, наперебой рассказывали друг другу и мне историю за историей о том, кто из преподавателей, за что и сколько берет, чтобы поставить зачет или пятерку на устном экзамене. Они все знали, некоторые говорили, что сами давали. Зачет стоил 50 рублей, за экзамен платили 100.

Деньги ребята просили у родителей, некоторые давали охотно, другие ворчали, что дорого. Рассказывая, они все время весело хохотали. А мне становилось все грустней: что же это за институт, в котором я работаю? Конечно, я не выдам их, да и стоило ли мне бороться, как Дон Кихоту, с ветряными мельницами взяточничества? Мне казалось, что мы не просто топчемся в марксистском захолустье, а проваливаемся в его пропасть.

Нет, надо уезжать из этой страны. Сразу не получится, пусть сын закончит институт.

Начало неожиданно положил я сам

К середине 1970-х годов эмиграция стала популярной темой кухонных разговоров во многих интеллигентных семьях, особенно еврейских — все больше семей уезжали из Москвы. В нашем писательском кооперативе уже несколько раз устраивались проводы. Даже появился анекдот: стоит группа евреев и о чем-то разговаривает; подходит еще один и обращается к ним — я не знаю, о чем вы говорите, но ехать надо.

Время от времени и я стал повторять: «Надо уезжать, надо уезжать». Но никуда уезжать мы не собирались. Одно дело просто так вздыхать и мечтать — надо бежать из Советского Союза; другое дело — начать что-то делать для отъезда. Человек так устроен, что к решительным действиям его подталкивают внешние обстоятельства. У нас с Ириной не было никаких внешних толчков, чтобы покинуть привычный нам мир. Даже наоборот — мое положение и состояние нашей семьи все укреплялись. По советским стандартам, хотя и весьма примитивным, мы были близки к вершине благополучия.

Но с тех пор как появилась мысль об отъезде, меня стало снедать какое-то внутренне беспокойство, ощущение, что я делал что-то не то, что надо было делать. Объяснить это я не мог, но проявлялось оно в раздражительности, в «утомленности сердца». Иначе нельзя было это назвать. Я часто ощущал какую-то неясную тяжесть в груди, стал принимать сердечные капли валидол и какие-то успокаивающие таблетки с бромом.

Подходил срок перевыбора ассистентов на следующие пять лет. Теперь я мог начать осуществлять давний план — первым следовало избавиться от лентяя Печенкина. Так как он член партии, я должен был поговорить с парторгом Михайленко. Он насупился, опускал голову, смотрел в сторону, то соглашался, то не соглашался со мной:

— Сначала Печенкин, а потом вы уберете всех нас?

Я был бы счастлив это сделать, но понимал, что на такое у меня не хватит мощности.

Чтобы предупредить очередную жалобу Михайленко, я поехал к секретарю партийного комитета института Корниенко. Он выглядел как моряк времен революции — коренастый, широкоплечий, самоуверенный. В коридоре возле парткома он внушительно говорил мне:

— Вы — уважаемый профессор и мы все, члены парткома, должны прислушиваться к вашему мнению и считаться с ним. Я согласен, что Печенкин работает недостаточно хорошо, но...

— Недостаточно хорошо? По правде говоря, он просто не может быть ассистентом.

— Так-то так, но райком партии не поддержит нас, если мы станем увольнять коммуниста.

На все у них были округлые формулировки: «поддерживает», «не поддерживает», «рекомендует», «не рекомендует», а на самом деле это простой диктат партии. В глубине души я возмутился — если он считает, что я уважаемый профессор, то почему я не могу улучшить состав кафедры по моему усмотрению без райкома партии?

Я считал деловые соображения важней партийных интересов. Это была моя тактическая ошибка и просчет: при всем понимании диктатуры партии я недооценивал, до чего все коммунисты перевиты между собой. Правда, я еще надеялся на поддержку заведующей отделом науки райкома Лидии Яковлевой, моей пациентки; я делал операцию ее племяннику и между нами были приятельские отношения. Ну, а больше всего моим упорством руководило мое ущемленное самолюбие. И на этот раз оно даже усыпило чувство осторожности.

На собрании кафедры Печенкин сделал короткий и бледный отчет о пяти годах своей работы. Я раскритиковал его и предложил:

— Считаю нецелесообразным переизбирать Печенкина на следующие пять лет. Кто «за»?

Ассистенты сидели мрачные, Михайленко сказал за всех:

— Партийная группа считает Печенкина достойным переизбрания.

Его поддержал Данилов, буркнув как бы про себя — не позволим. Новый «бунт на корабле»? Неприятно было стоять одному против них — как среди стаи волков. Но я был убежден, что сумею добиться своего. Мое ущемленное самолюбие жаждало реванша.

А пока мне предстоял зимний отпуск — хотелось отдохнуть от этих мелочей, писать стихи. Я лелеял мечту — написать учебник со своими иллюстрациями, надо и это обдумать.

Зимняя сказка

Отдыхать в Кисловодске меня пригласил начальник санаторной системы ЦК партии Михаил Пестриков. Четыре года назад, по рекомендации Илизарова, я оперировал его сына, морского офицера. Благодарный отец по телефону обещал устроить мне хороший отдых, хотя не сказал, где я буду отдыхать.

— Сколько это будет стоить?

— Пусть это вас не беспокоит.

Я никогда не был на Северном Кавказе, мне хотелось видеть этот край. С Ириной мы договорились, что она приедет позже и пробудет несколько дней. Поезд приходил в Кисловодск поздно ночью. Меня ждала черная «волга» и привезла в корпус «люкс» санатория «Имени 10-летия Октября» ЦК партии. В то время проходил очередной съезд партии, вся верхушка занята на нем, и Пестриков предоставил мне то, что полагалось только им. В фойе, устланном коврами, стояла скульптура Ленина и висели портреты членов Президиума ЦК — хорошая компания для отдыха. Мой номер — две комнаты с балконом, в коридоре круглосуточно сидит медицинская сестра; ко мне прикрепили персонального врача — коммунистку, более подобострастную, чем профессиональную (как все доктора кремлевской системы). Шикарные условия не переставали поражать меня. По утрам я плавал в большом бассейне, зачастую один. Мне делали массажи и лечебные ванны. Немногочисленные отдыхавшие сходились в столовой. Почти все — мужчины, партийные работники средней руки, из обкомов и райкомов. В столовую они приходили одетые как на партийное собрание — в одинаковых темных костюмах с орденскими колодками на пиджаках, держались солидно, насупленно и изолированно, соблюдая партийный ранг. Я ходил в разноцветных спортивных свитерах и лыжных брюках, они косились на меня — что за птица такая? Моя соседка по столу, Татьяна, миловидная женщина около сорока, министр просвещения Абхазии, смеясь, рассказывала, что отдыхающие терялись в догадках обо мне. Сначала был слух, что я засекреченный физик-атомщик, а узнав от нее, что я хирург, решили, что я лечу правительство, и здоровались со мной осторожно.

В Кисловодске воздух кристально чистый, напоенный цветочно-медовым ароматом. Вдали видна вершина Эльбруса, под шапкой вечных снегов. Я заставлял себя полностью отключиться от дум о кафедре, дописывал давно задуманные стихи о декабристах, ходил с Таней в курзал пить кислые воды, катался на лыжах. Бродя по городу, я набрел на небольшой старый одноэтажный дом с вывеской «Дом-музей Ярошенко». Он был известный художник-передвижник, и я любил его картины. Я зашел, побродил по музею и разговорился с директором. Он оказался знатоком искусств и большим энтузиастом, устраивал там музыкальные и литературные вечера. Узнав, что я поэт, он пригласил меня в тот же вечер. Местный пианист Лившиц довольно хорошо играл Чайковского, Шопена, Рахманинова. Вскоре, к моим удивлению и радости, приехал Расул Гамзатов, знаменитый аварский поэт. Мы были немного знакомы, и я уговаривал его:

— Пойдемте вечером в музей Ярошенко, послушаем музыку, вы прочтете нам свои стихи.

— Зачем я пойду? По-аварски меня не поймут, а переводы на русский я сам не читаю.

— Мы послушаем, как звучит по-аварски. А переводы, если разрешите, я прочту после вас.

— А что-нибудь свое вы не хотите прочесть?

— После вас? Мне неловко.

— Ерунда, поэт всегда обязан читать свои стихи и гордиться ими.

Так состоялся мой «творческий вечер» с Гамзатовым.

Стихи приняли хорошо, Гамзатов похвалил. На другой день, еще разгоряченный чтением, я встретил академика Юрия Лопухина, ректора 2-го Медицинского института. Он отдыхал в соседнем санатории «Красные камни». У нас с ним было много общих воспоминаний, и я пригласил его вечером в нашу сауну. Диетсестру я попросил дать мне мой ужин в сауну:

— Заверните что-нибудь, чтобы было чем закусить выпивку с моим старым знакомым.

— Да вам там все подадут, — удивилась она.

Но я все-таки захватил бутылку коньяка и сверток с половиной курицы. В сауне любезная медсестра показала нам парильню, бассейн и комнату отдыха. В ней уже был накрыт роскошный стол: коньяк, водка, вина, икра, лососина, семга, осетрина, еще закуски и фрукты. В смущении я спрятал мой сверток под подушку дивана. Она сказала: «После закусок вам принесут горячее».

Мы, как римские патриции, полулежали на мягких диванах, покрытых пушистыми банными полотенцами, и наслаждались яствами. Мы парились и плавали в бассейне, а в это время на столе появлялись новые роскошные блюда. По моим подсчетам, это могло стоить очень дорого, но с меня ничего не брали — «за государственный счет», за народный.

В длинной вечерней беседе мы вспомнили печальную историю изгнания из института профессора Анатолия Геселевича. Его вынудили уйти за «космополитизм», в 1948 году. Я был тогда студентом, а Лопухин — аспирантом на кафедре Геселевича. Он рассказывал:

— Вы не представляете, как мне и Илье Мовшовичу, его прямым ученикам, было его жалко, он был самый просвещенный и любимый профессор всех студентов. Но никто нашего мнения не спрашивал. Атаку на него вел партийный комитет, а роковую точку, как пулю, поставило жуткое выступление на собрании студента Бориса

Еленина, интригана и негодяя. Он кричал, что Геселевич преклоняется перед Западом и советским студентам такие профессора не нужны. Это решило все. Да, тяжелые были тогда времена!..

— Вы думаете, теперь такое невозможно?

— Теперь? Не уверен. Партия остается доминирующей силой, и негодяев в ней очень много.

Ко мне приехала Ирина, и за нее с меня тоже не взяли денег. Я встречал ее на черной «Волге», которая всегда была к моим услугам. Мы с ней ездили по окрестным местам — в Железноводск, Ессентуки. Для русских людей Северный Кавказ больше всего отразился в стихах Лермонтова. В Пятигорске мы поехали на пустынный склон горы — место его дуэли и первой могилы. Стоя на ветру, мы с грустью воображали себе тот трагический день. С приездом Ирины директор Пестриков предложил нам поехать в Домбай, горнолыжный курорт в 150 километрах от Кисловодска.

— Там у нас есть дача, места красивые, отдохнете в горах. Только теперь снежные обвалы.

И вот после расчистки обвалов мы едем вдоль бурной красавицы-реки Терек.

Терек воет, дик и злобен,
Меж утесистых громад,
Буре плач его подобен,
Слезы брызгами летят...

(Лермонтов)

Мои предки по материнской линии — терские казаки. Мама помнила, что в тех местах было их имение, и описывала мне дом. Мы проезжали мимо какого-то похожего старого двухэтажного дома. Я попросил остановиться и походил вокруг — не отсюда ли мои корни?

В Домбае мы проехали мимо обшарпанной семиэтажной гостиницы и старой деревянной турбазы, поднялись по горе и оказались у больших ворот. Что это за дача, я понятия не имел. В глубине территории стоял прекрасный трехэтажный дворец из дерева и стекла. Нас встретили семь человек, выйдя прямо к машине. Сцена такая, будто богатый хозяин приехал в свой замок. Мы прошли внутрь —

даже по сравнению с нашим санаторием все здесь было богаче и роскошней. На стенах в холле, устланном коврами, — картины и старинные ружья. По широкой лестнице сестра-хозяйка повела нас на второй этаж:

— Здесь «большой» и «малый» люксы. Вы одни на даче, мы приготовили вам «малый».

Хотя люкс назывался «малый», но в нем громадная гостиная с белым роялем, большая спальня, кабинет с письменным столом и телефонами, громадная ванная. Стены и потолки из красиво полированного дерева, большие окна, за ними балкон и вид прямо на горы. Красота и богатство. Куда мы попали? Через несколько минут хозяйка позвонила по внутреннему телефону:

— Извините, когда желаете, чтобы вам подали кушать?

— Да хоть сейчас, мы голодные.

— Тогда, пожалуйста, спускайтесь в столовую — все уже готово.

Внизу анфилада разных комнат, нас провели в «малую столовую». Стол накрыт на двоих, но на нем не менее пятнадцати разных блюд. Нам прислуживали горничная и повариха, следили за каждым нашим движением и постоянно меняли тарелки.

— Можно позвать нашего шофера? — спросил я.

— Шофера? — они удивились и позвонили по внутреннему телефону в дом для служащих. Пришел несколько смущенный шофер, видно было, что приглашение ему непривычно.

После еды хозяйка водила нас по комнатам, мы удивлялись их красоте. Она спросила:

— Желаете посмотреть кино?

— Когда?

— Да хоть сейчас. Киномеханик всегда к вашим услугам. Вот список наших картин.

Мы выбрали видовой фильм о Кавказе, она провела нас в бильярдную на третьем этаже, там глубокие кресла — это и кинозал. Шторы на стене раздвинулись и открыли большой экран. После кино мы бродили по длинному балкону вокруг всего дома, уже вечерело, и синие горы скрывались в сгущавшейся темноте. Я спросил хозяйку:

— Есть у вас сауна?

— Конечно, есть и всегда готова для вас.

После сауны нам подали чешское пиво «Пльзень».

— Когда вы захотите обедать? Обед будет в «большой столовой». А поздний ужин в комнате, которая называется «охотничья хижина».

Мы отдыхали на прекрасных кроватях с тонким бельем. Куда мы попали, для кого все это? После вкусного обеда я спросил молоденькую горничную:

— До которого часа вы работаете?

— Пока вы не пойдете спать после ужина.

— Хотите, идите сейчас.

Она вспыхнула от неожиданной радости и убежала, как серна. Поздний ужин был накрыт в «охотничьей хижине»: по стенам развешаны головы кабанов и оленей, стулья стилизованы под бревна, уютно горит красивый камин. Мы пили приятное кавказское вино. Ирина ушла в библиотеку, а пожилая повариха пришла благодарить, что я отпустил горничную:

— Она, вишь, собралась замуж, и жених ждет за воротами, внутрь входить не разрешается.

— Почему не разрешается?

— А как же? Дача-то ведь государственная (с упором на слове «государственная»).

Стоя у камина и заложив руки за белый фартук, она рассказала.

Дача построена финскими архитекторами из специальных пород дерева; отдыхать сюда приезжают члены Политбюро Центрального Комитета партии. Два дня назад уехал Косыгин, премьер-министр, он жил в «малом» люксе, где живем мы. А в большом жил президент Финляндии Урхо Кекконен — они друзья. Штат дачи — семь охранников и прислуга. Косыгин бывает здесь часто, и местные люди прозвали дачу «Косыгинский дом». Про меня она не спрашивала — прислуга правительства вопросы не задает.

Я пошел в библиотеку к Ирине:

— Знаешь, куда мы попали? Оказывается, у вершин Кавказа мы с тобой живем на правительственной вершине.

Мы сами себе не верили, что нам довелось подсмотреть быт «верхушки». Ночью я проснулся от какого-то стука в гостиной. Пошел посмотреть — оказалось, что с потолка капала вода на холодильник. Я взял с рояля большую хрустальную вазу — подставить под капли. В этот момент проснулась Ирина и увидела, что я хожу по гостиной в пижаме и держу вазу в руках. Она испугалась:

— Что с тобой, опомнись! Ты с ума сошел?

— Да вот — вода капает, а будить охрану я не хочу.

Она решила, что под впечатлением от величия и окружающей роскоши я сошел с ума. Мы долго хохотали и нежно ласкались в косыгинских постелях.

Утром мы пошли посмотреть горнолыжную трассу. За нами шел охранник — капитан в штатском. Прошли полкилометра, я забыл фотоаппарат — надо идти обратно.

— Сейчас привезут ваш аппарат, — охранник позвонил, и через десять минут на машине привезли аппарат. Садясь на подъемник, я хотел заплатить, охранник вежливо сказал:

— Не беспокойтесь, все оплачено (за государственный счет, конечно).

И горы вокруг, и трасса замечательные, в несколько перепадов. Для нас приготовили лыжи и костюмы, все бесплатно (за государственный счет), но мы побоялись спускаться. На обратном пути мы зашли в новую гостиницу — единственную. Строили ее семь лет, снаружи она выглядела обшарпанно, а внутри — грязно и тесно. В комнатах нары в два этажа — для четырех—восьми человек. Место стоило десять рублей в день — дорого. В кафетерии скудный набор еды, меню в несколько строк — сосиски, сухой сыр, чай, кофе. На старой турбазе условия были еще хуже — там люди спали на полу в коридорах, стоял затхлый запах пота — душа не было, а уборная выносная, во дворе. В кафетерии вообще ничего не было, люди ходили питаться в гостиницу. Путевка на две недели стоила 140 рублей за этот ужасный быт. А это средний месячный заработок по стране.

От этих осмотров мы с Ириной помрачнели — ведь нищета и грязь для простых людей были всего в нескольких шагах от королевских условий «государственной дачи». Мы вернулись в нее, и нас опять угощали обедом в большой столовой, ужином в «охотничьей хижине». Глядя на смену десятков блюд, мы грустно переглядывались, вспоминая, что видели в кафетерии гостиницы за нашим «правительственным забором».

Вечером я разложил бумаги в кабинете на столе Косыгина и писал план своего учебника. Ирина подсела сзади на ручку кресла и обняла меня:

— Знаешь что, давай завтра утром уедем отсюда, мне здесь все не нравится.

Что ж, я был с ней согласен. Утром мы стали прощаться, повариха была поражена:

— Я думала, вы у нас недельку погостите.

— Дела, дела, — объяснял я.

Дела меня действительно ждали на кафедре.

ЧАСТЬ ШЕСТАЯ
КРАХ

Партийные извращения

Не ищите логики.
Леонид БРЕЖНЕВ
(В беседе с драматургом В.Поляковым)

Из сказочного отдыха на Кавказе я привез черновые страницы будущего учебника. В первый же выходной день я сел их дописывать и рисовать к ним иллюстрации. Неожиданно позвонили два студента-выпускника, Виктор и Игорь.

— Мы хотим к вам приехать по срочному делу. Можно?

— Конечно, приезжайте. Буду рад вас видеть.

Оба они воспитанники кафедрального кружка — мои прямые ученики, оба отслужили в армии, там вступили в партию, вполне созревшие деловые, целеустремленные мужчины. Я собирался взять их ординаторами в клинику, они будут ядром моей будущей школы. Пришли они чем-то смущенные:

— Мы к вам после партийного собрания сотрудников кафедры. Мы не уверены, что вы знаете об это собрании. Дело в том, что на собрании партгруппы обсуждали вас.

— Меня? Почему же меня не пригласили?

— Михайленко и другие хотели обойти вас, они написали в партийный комитет письмо, в котором критикуют вас.

— За что критикуют?

— Там много разных пунктов — что вы воспитываете студентов в преклонении перед Западом, что хвалили американского хирурга Дебеки, который приезжал оперировать президента академии, что вы оперируете иностранными инструментами, предпочитая их советским, что вы не выписываете газету «Правду»... Ассистенты повезли письмо в партийный комитет. Они написали, что вы ставите себя выше коллектива, что хотите распоряжаться судьбами людей, не считаясь с мнением партгруппы; хотите убрать Печенкина, а потом собираетесь разделаться со всеми. Написали, что у вас немыслимо плохой характер, что вы подавляете любые дискуссии, что вы хитростью добиваетесь популярности у студентов, а на самом деле ваше руководство снижает эффективность и даже вредит всему институту. Они просят партийный комитет привести вас в нормальное состояние.

— Да, серьезные обвинения. Спасибо, ребята, что сказали.

— Мы долго думали — говорить вам или не говорить? Но мы не согласны с ними и решили рассказать, вопреки партийной дисциплине. Как члены партии мы не должны сообщать вам решения партгруппы. Но лучше, чтобы вы это знали заранее, до того, как письмо станут разбирать в парткоме. Только вы не рассказывайте, что мы передали вам это.

— Нет, что вы, я вас подводить не стану.

Письмо было резолюцией недоверия с упором на мое политическое кредо. Какая в этом логика? «Не ищите логики» — эта фраза Брежнева ходила тогда из уст в уста, как кредо партии. Дело не в том, что мои недоброжелатели неправы, а в том, что они все извратили в угоду основному политическому обвинению. Такое извращение было типичным для всех партийных кампаний. Я вспомнил недавний разговор с Лопухиным — так извращали факты против профессора Геселевича и многих. Вершиной такого извращения было дело врачей-«отравителей» в 1953 году — целую группу лучших профессоров извращенно обвинили в том, что они шпионы и собираются травить руководителей партии. И чуть ли не все члены партии верили этому. Как не верить — в них годами воспитывали логику веры в партийные извращения. Теперь испытание партийным средством извращения предстояло мне. Мое ущемленное самолюбие разыгралось. На следующий день я собрал ассистентов:

— Мне известно о вашем письме в партком и о ваших нелепых обвинениях.

Михайленко прямо воскликнул:

— Откуда вам это известно?

— Мне даже известно, что вы написали клевету про мой рассказ об американце Дебеки.

Пораженный, он высказался вслух:

— Ведь есть же такие гады-предатели среди нас, членов партии. Кто бы это мог быть? Наверное, какой-нибудь выкормыш, который продает интересы партии за высокую зарплату, — он выразительно уставился на Косматова.

Тот удивленно захлопал глазами:

— А я что? Я ничего не говорил.

В общей паузе все злобно смотрели друг на друга. Мне надо показать им свою твердость:

— Знайте, что я не собираюсь менять свой стиль работы. Я не считаю себя врагом общества, каким вы представили меня в письме. Я не снижаю, а повышаю эффективность воспитания студентов. Это вы показали себя в вашем письме врагами прогрессивного и эффективного обучения. Я заведую кафедрой и буду проводить свою линию.

Они уходили, опустив головы и мрачно косясь в мою сторону.

Вскоре меня вызвал ректор Лакин. Мы с ним приятели с институтских лет, у него самого была типичная карьера партийного выдвиженца. Теперь он достиг вершины, стал важным. Но он не был дураком и хорошо относился ко мне.

— Что у тебя такое на кафедре? Как ты допустил, чтобы они так разболтались, что пишут на тебя политические обвинения? Ты ведешь себя с ними слишком интеллигентно, надо быть строже. Плохо то, что все члены партии объединились против тебя одного, беспартийного. Но я хочу погасить этот скандал и пошлю на кафедру проверяющую комиссию. А ты постарайся их расколоть на два лагеря.

Всякую жалобу и дрязги решали проверками комиссий. У ректора было много более важных неприятностей. Недавно произошло убийство его сотрудницы — в подъезде дома была убита секретарша ректората Жанна, молодая женщина. Ходили слухи, что убили ее какие-то грузины и что это была месть — через Жанну они передали большую взятку за поступление в институт, деньги она взяла, а человека того не приняли. Теперь двое моих знакомых — полковник

Мусьяченко, из отдела борьбы с хищениями, и генерал Карпец, из Уголовного розыска — вели проверку института, работали следователи, ректора постоянно теребили вопросами. На фоне этого мое дело было для него не очень важным.

Через пару недель пришла комиссия — три профессора, с которыми я был в хороших отношениях. Они перелистывали бумаги, вызывали ассистентов, расспрашивали и меня. Потом я угощал их кофе, и мы беседовали. У каждого из них были случаи жалоб на что-нибудь. Имея свой опыт, они говорили мне:

— Эх, крови они тебе попортят, но не думаем, чтобы это кончилось плохо для тебя. Кафедра твоя на хорошем счету, мы все проверили и считаем их обвинения нелепыми. Профессора Дебеки приглашал не ты, а советское правительство. И кому не хочется оперировать хорошими инструментами вместо плохих? Плохо только, что расклад сил не в твою пользу — несколько коммунистов против одного беспартийного.

Один из либеральных членов парткома говорил мне то же самое:

— Ты пойми, группа коммунистов — всегда большая сила. Если они дружно выступают против беспартийного — это опасно. Но если они расколются и станут интриговать друг против друга, это будет другая история — это внутрипартийный скандал. Тогда партком должен вмешаться и восстановить порядок. Ты должен их расколоть.

Мне необходимо во что бы то ни стало переманить хоть одного из партийцев на свою сторону, сделать из противника своего единомышленника. Самым близким ко мне был Косматов, которого я поднял буквально «от сохи» — из провинциального забитого врача сделал ассистентом, помог написать диссертацию, даже заплатил за диссертационный банкет. Он не раз выражал мне свою благодарность, и я удивлялся, что до сих пор он сам ничего мне не говорил и не перешел на мою сторону. Что ж, хоть это неприятно и даже унизительно, придется просить его об этом. Чтобы не беседовать в кабинете и не вызвать подозрений у других, я назначил ему встречу в сквере около станции метро «Аэропорт».

— Меня удивило, что вы подписали это письмо. Вы ведь столько раз выражали мне благодарность за помощь.

Он виновато потупился:

— Да я и теперь благодарен вам.

— Тогда почему же вы подписали письмо? Вы считаете, что все написанное там — правда?

— Нет, я так не считаю, — он явно страдал, разговаривая. — Но я не могу, не могу идти против других коммунистов; это было бы предательством партийного долга.

Пораженный такой «логикой», я воскликнул:

— Какого долга? Неужели ваш долг в несправедливых обвинениях меня?

Он еще больше скривился от необходимости объяснять этот свой долг:

— Михайленко и так подозревает, что я рассказал вам. Это не полагается. У меня уже был партийный выговор за потерю билета. Если меня обвинят в предательстве интересов партии, мне будет еще хуже. Поверьте, мой партийный долг заставил меня это сделать.

Предательство интересов партии? Партийный долг?.. Хоть он чувствовал свою вину передо мной, но еще больше боялся вины перед партией. За свою партийную шкуру он дрожал больше, чем за собственную совесть. Нет, было выше моих интеллигентских сил переубедить его — не читать же ему простые человеческие морали. Мы расстались холодно.

А они продолжали распускать слухи обо мне, превратив свою злобу в систематическую кампанию. За несколько месяцев они раздули все так, что нелестные для меня слухи стали циркулировать в медицинском мире. Как всякие слухи, они еще больше искажали ложь обвинений. Окутываемый паутиной лжи, я старался держаться спокойно, отбивался без коварства — «в белых перчатках». Наша борьба превратилась в испытание нервов. Приходила еще одна комиссия, опять «проверяли факты», опять не нашли ничего дискриминирующего меня. Михайленко однажды утром нервно вошел ко мне в кабинет:

— Я так больше не могу, я ночами не сплю. Еще немного, и я подам заявление об уходе.

Как ни глупа и ни смешна была его жалоба, я ответил, усмехнувшись:

— А вы прекратите писать и распускать клевету на меня, вам сразу станет спокойней.

— Не могу, моя партийная совесть мне не позволяет.

У него — партийная совесть, у Косматова — партийный долг. Удивительно и страшно было — до чего партийные извращения смогли их довести.

Я тогда, конечно, не мог предвидеть, что через пятнадцать лет Коммунистическая партия погубит Советский Союз и погубит саму себя. Но то, что партийные извращения губили людей, — это я видел ясно.

Было или не было?

У меня неожиданный гость — секретарь парткома Корниенко. Он позвонил вечером:

— Владимир Юльевич, могу я к вам заехать?

— Пожалуйста, я буду рад.

Радоваться, конечно, было нечему — его визит мог означать только еще какое-нибудь осложнение. Правда, он всегда старался показать мне, что он на моей стороне. Но по манере его поведения вполне можно было подозревать, что он сотрудник КГБ и главный шпион в институте. Возможно, потому, что я лечил многих сильных людей и генералов милиции, он думал, что за мной стоят какие-то силы, и показывал свою расположенность.

Я предложил ему что-нибудь выпить и открыл бар финского кабинета. Он воскликнул:

— Какие у вас бутылки-то все заграничные — виски, джин, французский коньяк. А наша русская водочка есть?

— Есть и русская, импортная, из зерна, — я налил рюмки. — За ваше здоровье!

— Спасибо, за ваше тоже. Хорошая водочка! — он крякнул по-матросски. — Скажите, было у вас что-нибудь с Леной?

— С какой Леной?

— Со студенткой из вашего кружка, с Леной Шалаевой.

Я чуть не подавился от удивления:

— Почему вы спрашиваете?

— Нет, вы мне сначала скажите: было или не было?

— Ничего не было.

— Странно. А она письмо написала в партком, что было.

— Врет. Что же она там написала?

— Я письма не видел и даже не знаю точно, у кого оно. Но решил вас дружески предупредить. За связь со студенткой, сами знаете, по головке не погладят. Это огласка, за это очень просто потерять и место, и даже профессорское звание. Но если не было, тогда хорошо. За ваше здоровье!

Мы еще выпили, он заторопился и ушел. Только закрылась дверь, Ирина тревожно спросила:

— Чего он приходил?

— Теперь на меня вешают связь со студенткой.

Ирина помрачнела. По счастью, я раньше рассказывал ей про домогательства Лены, с юмористической окраской. Но ни одна жена не воспримет рассказы о молодых красотках без недоверия и ревности. Уже давно она тревожилась за меня, видя, что по вечерам дома я впадаю в депрессию и пью лекарства. А тут еще такое обвинение. Я терялся в догадках:

— Откуда и почему эта нелепость возникла теперь, когда меня проверяют, не зная, к чему придраться? За этим должна скрываться явная провокация.

Удар мог быть очень чувствительным. Если женщина написала письмо, то отбиваться трудно: поди докажи — было или не было. О письме ходили слухи, но его так никто и не увидел. История была загадочная. Даже при том, что обвинение не подтвердилось, многим было приятно смаковать и передавать этот слух. И это само по себе наносило мне ущерб.

А все-таки: как и почему возникло обвинение? Я считал ниже своего достоинства пытаться разыскать и спросить саму Лену. Как ни было трудно и даже противно работать в волчьей стае врагов, я старался не показывать беспокойства и не подавать им повода для лишнего злорадства. Но мой приятель доцент Алеша Георгадзе встретил Лену в больнице № 40, где она лечилась от астмы. Он спросил:

— Что ты имеешь против Голяховскоого?

— Я ничего против него не имею.

— Почему же ходили слухи, что ты написала письмо о его связи с тобой?

И она ему рассказала примерно так: когда я отказал ей в ординатуре при моей кафедре, она плакала в ординаторской комнате при моих ассистентах, они это запомнили; потом она закончила ординатуру по терапии, была довольна и собиралась выходить замуж; неожиданно ей позвонил Михайленко и попросил разрешения заехать домой; никаких отношений с ним у нее не было, но как своего прежнего преподавателя она его приняла. Он приехал вместе с двумя другими ассистентами — Печенкиным и Валенцевым. Эти трое взрослых мужчин, все за сорок лет, стали уговаривать молодую женщину:

— Напиши на Голяховского жалобу в партийный комитет.

— Почему? У меня нет к нему никаких претензий. Я даже благодарна ему.

— А ты забыла, как плакала, когда он тебе отказал в ординатуре? Он испортил тебе карьеру. Знаешь, почему он не хотел тебя взять в клинику? Потому что вместо тебя он завел себе другую женщину и уже дал ей тему для диссертации.

Для женщины всегда обидно, если ей предпочли другую. Ничего этого не было, но они оказали на нее давление, и она стала немного поддаваться. Они настаивали:

— Твой долг остановить такого проходимца.

— Мои отношения с Голяховским — это мое личное дело, но я об этом еще подумаю.

Тогда Михайленко сказал:

— Чего тут думать? Мы тебе привезли черновик письма, ты только прочти и подпиши — тут все написано. После этого ему будет крышка.

Они оставили ей сочиненное ими самими письмо и распустили слух, что Лена вот-вот привезет его в партком. Этот слух и передал мне тогда секретарь Корниенко. А письма так и не было. Кто-то говорил, что она его привозила и тут же забрала обратно. Кто-то говорил, что приезжала ее возмущенная мать и забрала письмо. Было или не было?

Когда Алеша Георгадзе рассказал мне эту историю по телефону, я положил трубку, и мне представилось, как они уговаривали ее согласиться на клевету. Это было как шок — меня даже затрясло от злости и бессилия. Ирина испугалась:

— Что с тобой, что с тобой?

— Послушай, им так хочется меня погубить, что для них нет ничего аморального.

А я-то вел с ними войну «в белых перчатках». Нет, я неисправимый идеалист. Хватит надеяться на комиссии и ждать, пора мне начать действовать решительно, пора самому расправиться с ними.

В райкоме партии

Если мои противники были непроницаемы для логики нормального рассудка, то они могли быть очень чувствительны к логике силы. Только одно это могло заставить их прекратить писать доносы — нужно было оказать давление на них со стороны высокого партийного начальства. До сих пор ни партком, ни ректор института не могли или не хотели этого сделать. Мне пришлось идти за помощью в райком партии, к заведующей отделом науки Лидии Яковлевой, моей пациентке. В райкомах я бывал всего два-три раза в жизни — подписать характеристику для поездки за границу. Мне, беспартийному, странно и неприятно было прийти туда и в той официальной обстановке, под портретами и бюстами вождей, сразу начать жаловаться на помощников-коммунистов. Для начала надо было задобрить чем-нибудь партийную бабу. Крашеная блондинка, за сорок лет, еще не потерявшая прежнюю миловидность, она отдаленно напоминала Екатерину Фурцеву и внешне, и по своей карьере. Я начал с комплимента:

— Лидия Алексеевна, вы очень похожи на Екатерину Алексеевну Фурцеву.

— Ну что вы! А вы знаете ее лично?

— Конечно, по ее просьбе я оперировал ее дочку и потом часто с ней виделся, когда она приезжала навещать ее. Очень милая женщина — почти как вы.

— Ну что вы! Мне до нее далеко. Фурцева и министр, и членом Президиума ЦК была.

— Кто знает — вы занимаете важное положение, а впереди вас может ждать еще большее.

Для первого растопления было достаточно. Она улыбнулась и сама спросила:

— Что у вас делается?

— Я пришел просить вашего совета и помощи, — и рассказал ей всю историю, начиная с моего недовольства Печенкиным, желания избавиться от него и о письмах на меня в партком.

— Да, я слышала об этом и очень удивлялась. Вы такой уважаемый профессор, а вынуждены переживать. Неужели этот Печенкин настолько плохой специалист? Он ведь и кандидат наук, и, кажется, был членом парткома в ЦИТО.

Не стану же я рассказывать ей, что сам видел, как мой шеф Каплан писал за него план диссертации, потом писал всю диссертацию, угождая ему именно потому, что того сделали членом парткома, что он — типичная раздутая фигура, потому что коммунист. Я сказал:

— Тогда он был только аспирантом, и как я помню — уже был лентяем.

— Лентяем? Понимаете, ваш подход — индивидуальный. А партия оценивает человека коллективно. Возможно, он заслуживает какого-нибудь порицания. Но райком не может остаться в стороне, если станут увольнять коммуниста. Мы должны будем вмешаться и глубоко разобраться — как случилось, что партком института допустил ошибку, взяв его на работу преподавателя. Это компрометирует весь партком.

Я чуть не воскликнул: да им наплевать, какой он работник, для них одно важно — что он коммунист. Это мое дело, заведующего кафедрой, оценивать его как работника. Да, мое, *индивидуальное*! Но не стану же я втолковывать антипартийную политграмоту этой партийной карьеристке, у которой за душой только одно — партийный билет.

— Лидия Алексеевна, но все-таки мое мнение тоже должно иметь вес.

— Да, конечно, никто против этого не спорит. Но почему же они все встали так заодно против вас? Нельзя ли их разбить?

— Я пытался говорить с одним из них, Косматовым, он даже признал, что благодарен мне за многое, но сказал, что обязан быть заодно со всеми коммунистами.

— Да, в этом единстве сила нашей партии.

Я злился про себя: наплевать, в чем сила твоей партии, в чем твоя партийная философия. Становилось ясно, что мне ее не уговорить. Я молчал и вынужденно слушал.

— Я постараюсь разузнать больше и что-то для вас сделать. Но вот что я хочу вам сказать: вы прекрасный специалист, вы оперировали дочку Фурцевой, вы сделали моему племяннику операцию, которую ему не сумели хорошо сделать в Лондоне. Но вы на меня не обижайтесь, я скажу по-дружески: вам, очевидно, не хватает политического чутья, — и она уставилась на меня проницательным партийным взглядом.

Я быстро соображал — что ей ответить, чтобы не задеть *ее* политическое чутье? Не мог же я прямо брякнуть: ваше политическое чутье — это партийные извращения отпетых личностей; это презрение к индивидуальности; это то, от чего вся страна страдает уже шестьдесят лет; то, что я ненавижу всеми фибрами моей души. Я только развел руками:

— Наверное, вы правы.

— Владимир Юльевич, вам надо вступить в партию.

Вот неожиданный оборот разговора! А она продолжала:

— Если вы подадите заявление в партию, все ваши противники вынуждены будут признать, что вы победили их.

Совсем неожиданно! Вот уж — «не ищите логики»: чтобы стать победителем, надо признать свое поражение, самому перейти в лагерь противника, полностью сдаться. Я мгновенно представил себя сидящим на собрании партгруппы, слушающим парторга Михайленко и тянущим руку вверх в знак согласия с ним — ведь партийный долг в том, чтобы быть заодно с ним и со *всеми на всех партийных собраниях*. Очевидно, от неожиданности я сделал слишком длинную паузу в беседе. Яковлева обрадованно приняла ее за мое обдумывание:

— Вы такой незаурядный человек — ученый, хирург, писатель, изобретатель. Если бы вы захотели вступить в партию, я обещаю вам, что секретарь райкома сам приехал бы в институт на собрание поддержать вас. Его приезд мгновенно положит конец этим неприятностям.

Все еще обескураженный, я думал — да, такая сделка с совестью положила бы конец *этим неприятностям,* но начала бы *другие неприятности* отказ от личной свободы до конца жизни. Мой друг Ефим Лившиц рассказывал, что вступил в партию на войне, когда его отправляли в штрафной батальон. Он выбирал между гибелью и партией. И я тоже давно решил для себя — вступлю в партию, только если мне будет грозить гибель. Но я не погибаю. Я улыбнулся и сказал ей:

— Спасибо за совет. Я подумаю.

Амок вдохновения

У меня было много друзей. На всех этапах жизни я легко сходился с людьми и со многими из них дружил. У Ирины другой характер — веселая и общительная, с людьми она сходилась не так легко. Зато многих моих друзей она принимала к сердцу естественно и просто. В молодые годы мы часто веселились в компаниях с друзьями — «на разные забавы я много жизни погубил». И вот стали старше, заняты делами и семьями и реже собирались на традиционные встречи. Но каждый раз эти встречи вселяли в нас приятный отголосок молодости — веселье и бодрость.

Уже долгое время от неприятностей на работе у меня возникало ощущение, будто почва уходит из-под ног. Может, это было преувеличением моей поэтической эмоциональной сферы, очень чувствительной к неудачам. Иринина женская эмоциональная сфера была тоже раздражена — она все переживала еще острее меня. Мы «наглотались» столько неприятностей, что нам необходимо было разогнать мрачное настроение, зарядиться энергией, получить амок вдохновения, как бывало в молодости. Лучший способ для этого — снова провести время в компании с друзьями. И мы решили собрать всех московских друзей вместе и отметить с ними мое 46-летие. Я снял банкетный зал ресторана Дома писателей и пригласил пятьдесят гостей. Ресторан привилегированный, но и в нем ощущалась общая советская недостача продуктов. Я лечил заведующую и официанток с их семьями, поэтому мне разрешили привезти деликатесы. Я накупил их в брежневском буфете, там недостачи не было. Длинный стол ресторана покрылся изысканными закусками и красивыми бутылками.

В Дом писателей впускали по писательским удостоверениям, поэтому я стоял рядом со швейцаром и сам принимал гостей. Чертовски приятно было вновь видеть улыбающиеся лица входивших — будто галерея любимых портретов шла мне навстречу. От их вида и радостных восклицаний с души снималась копоть забот и неприятностей. Мы обнимались, целовались, похлопывали друг друга по спинам. А в зале возле стола их ждала Ирина.

Постоянным тамадой на наших застольях был Вахтанг Немсадзе, друг со студенческих лет. Его тосты были всегда теплыми и остроумными. Все оживились, смеялись, хотели произносить тосты, поднялся веселый шум. Саша Калмансон читал мне стих-акроним (где первые буквы строчек складывались по вертикали в мое имя). Юра Орловский говорил длинно и патетично.

Друзья называли меня счастливчиком — раньше многих я добился успеха. Но только несколько из них знали о моих недавних неприятностях, я не афишировал их — к чему? И пока я не говорил им о своей идее уехать из России. Раньше, время от времени, мы говорили об этом с Ириной, но отвлеченно. Теперь эта мысль стала приходить вновь. Но я настолько был в запале работы и борьбы с ассистентами, что, предложи мне кто-нибудь уехать, я бы обиделся: останусь здесь делать свое дело и буду победителем!

Угнетающее настроение не отражалось на моей работоспособности. Наоборот, амок вдохновения нашел на меня — я делал много операций и все строже погонял ассистентов. Я углубил и расширил материал своих лекций, нарисовал новые плакаты-иллюстрации, мой ораторский дар обрел вдохновение импровизации. И я с удивлением и радостью узнал, что слушать мои лекции стали приходить студенты с других курсов (когда-то мы так же ходили на лекции профессора Геселевича). Это большая честь для лектора.

Меня пригласили выступить на конференции в Свердловске (теперешний Екатеринбург). Ехали мы вместе с профессором В.Рывкиным в международном вагоне транссибирского экспресса. За окнами пробегали унылые пейзажи зимней России. В Свердловске меня встретил профессор Борис Розенштейн. Несколько лет назад я был оппонентом на его диссертации, и мы подружились. Я просил Борю:

— Устрой мне билет в оперетту, говорят — у вас лучший опереточный театр.

Но спектакль мне не понравился, я ушел с третьего отделения и брел по пустынным улицам. Падал легкий снежок. В стороне от площади темнел небольшой особняк старого стиля, окна не освещены, все пусто, дом заброшен. Я присмотрелся и узнал его по иллюстрации к запрещенной книге «Тринадцать ступеней»: это же дом Ипатьева, здесь в 1918 году была расстреляна царская семья. Я читал, как их вели в подвал на расстрел. И я прошел сверху вниз, в подвал, точно повторяя их путь по тем же тринадцати ступеням. В пустом подвале, при лунном свете, я живо представил себе картину расстрела — слышал выстрелы, слышал крики убиваемых... И мне стало жутко за историю России (дом этот вскоре снесли, говорили — по приказу секретаря обкома Компартии Бориса Ельцина; а через 20 лет на его месте построили церковь).

В гостинице — телеграмма от мамы: «Умер Вишневский. Отец болен. Приезжай». Ушел самый давний друг нашей семьи, Шура, как его звали у нас. У отца на столе всегда лежала его книга «Дневник хирурга» с надписью: «Юлию Заку, любимому другу, старому товарищу». Отец на шесть лет старше, и когда Вишневский был студентом, он дал ему скальпель в руки в первый раз — учил хирургии. Ученик оказался способный, превзошел учителя и стал великим хирургом. А потом он всю мою жизнь давал советы мне, помогал.

Я прилетел в Москву. Отец лежал в неврологической клинике, и мама не говорила ему о смерти Шуры. Я поехал на панихиду в Институт хирургии. Там толпа — московские хирурги, некоторые из других городов, много военных из Военно-медицинской академии в Ленинграде — (Вишневский — генерал-полковник, главный хирург армии). Я стоял в толпе, моя давняя знакомая анестезиолог Люда Щербакова заметила меня:

— Что с тобой стало? Ты всегда был такой прямой, стройный, а теперь как-то сгорбился.

Ага, если люди замечают, значит, отразились на мне неприятности последних месяцев.

Это расстроило меня, я даже обозлился на самого себя — как я мог позволить себе так измениться? Надо было делать что-то, чтобы восстановиться — надо больше работать. На день похорон Вишневского я велел ассистентам приготовить для меня с раннего утра пять операций. Они даже удивились:

— Пять?

Отстоять у стола пять ортопедических операций тяжело. Но во мне бурлила энергия отчаяния, продолжался амок вдохновения. Я поставил себе задачу почтить память Вишневского самым большим операционным днем. В клинике была массажистка, крупная и сильная женщина. У меня были с ней хорошие отношения, я попросил:

— Сделайте мне массаж спины прямо с утра. А потом, между операциями, еще раз.

Ее массажи помогли мне выстоять у стола шесть часов и сделать все операции. Но на Новодевичье кладбище я приехал, когда все уже уходили. Около свежего холма стояла заплаканная дочь Вишневского Маша. Я тихо встал позади нее и молча простоял там час за себя и за своего отца.

Монстры

Даже по прошествии тридцати лет мне непонятно — почему мои противники никак не могли угомониться и написали на меня еще жалобу, в Московский комитет партии. Очевидно, в них жил страх за свои шкуры: видя, что меня не наказывают, они боялись, что наказание понесут сами — будут изгнаны. Московскому комитету было наплевать на какого-то там пешку-профессора, у партийной бюрократии такого уровня всегда есть дела поважней. Поэтому рассмотрение жалобы «спустили» ректору и парткому института. Упорные «качели» скандала — ни туда и ни сюда — раздражали ректора. Он вызвал меня:

— Я не понимаю, как ты до сих пор не смог их успокоить? Никто не обвиняет тебя в том, что ты плохой специалист, мы тебя ценим. Но у тебя отсутствует политическое умение руководить. Я вынужден послать на твою кафедру еще одну, последнюю комиссию. После этого будем разговаривать серьезней.

«Последняя комиссия» состояла из трех человек: секретаря парткома Корниенко и двух профессоров хирургии

Василия Родионова и Степана Бабичева. Эти были самые крайние реакционеры. Родионов и Бабичев, типичные партийные карьеристы, служили раньше в отделе науки ЦК партии и оттуда начали свой «научный» путь. Родионова я сам помнил, студентом, как плохого преподавателя. И теперь студенты рассказывали, что он читает лекции по учебнику. Ко всему прочему, он был зол на меня, что я помог восстановить студента-еврея Игалевича. Бабичев был раньше ректором нашего института, его самого выжили интригами. За неумение оперировать его прозвали «утюг без ручки» — можно себе представить, что на операции наделает утюг, у которого нет ручки.

Узнав, что комиссия состоит из этих монстров, я понял, что они придут не работу мою проверять, а гробить меня. Все же я разложил на столе пятнадцать моих сертификатов на изобретения, диплом «изобретателя года», восемьдесят распечаток моих статьей. Монстры на это даже не взглянули. Усевшись в кабинете, они сразу пустили в ход обвинения:

— Что же это вы наделали? — начал Бабичев.

— Да, нехорошо получилось, очень нехорошо, — подтвердил Родионов.

Я не понял и спросил:

— Что вы имеете в виду?

— А то, что вы нас обоих дураками выставили перед студентами.

— Это какая-то ошибка. Я ни за что не позволил бы себе это сделать.

— Позволили, позволили.

— Да я никогда и не обсуждал вас со студентами.

— Еще бы! Зато вы обсуждали с ними операции американского хирурга Дебеки товарищу Келдышу. Это было?

Ага, вот оно что — они ссылались на обвинение меня в письме ассистентов. Я сделал вид, что продолжаю не понимать:

— Я отвечал на вопросы студентов о той операции. Но я сказал, что сам на ней не присутствовал. И о вас ни слова сказано не было.

Родионов наставительно возвестил тоном бывшего партийного начальника:

— В воспитании будущего советского врача на первом месте должна стоять его идеологическая подготовка.

Бабичев добавил:

— Мы ведь тоже знали, что правительство пригласило американца сделать операцию товарищу Келдышу.

— Но это было лишь исключение из правила, и незачем было это знать нашим студентам, — продолжил Родионов.

Казалось, что это была отрепетированная цирковая реприза — видеть и слушать их без улыбки было почти невозможно. Даже молчавший Корниенко слегка улыбался глазами, до того они горячились и пыжились. Он примиряюще сказал:

— Да, между студентами распространился слух, что наши уважаемые профессора говорили им неправду. Это мы узнали из достоверных источников, — то есть кто-то им донес.

— Да чего уж там «неправду»? Надо называть вещи своими именами, — поправил Родионов, — студенты называли нас лжецами.

— Незачем было им рассказывать, — кипятился Бабичев. — Мы все знаем, что наши хирурги тоже делают такие операции, — в горячке он врал и мне, и себе самому, на самом деле никто в России тогда этого не делал.

Ну, что я мог на это сказать? Студенты, конечно, были правы, если звали их лжецами. Но ведь я ничего не говорил им про этих профессоров. Они обвиняли меня не в оскорблении, а в том, что я не врал с ними заодно. Но я ни физически, ни морально *не мог быть с ними заодно.* А у них был одна истина: кто не с нами, тот против нас. И они были правы: *я был против них.* Только сил у меня не было, чтобы устоять против них всю мою жизнь.

Родионов строго сказал:

— Покажите нам тексты ваших лекций.

Я достал несколько скрепленных листков с краткими конспектами по темам лекций. В них были записаны для памяти основные тезисы, цифровые данные, даты и имена. Он взял пачку, не рассматривая положил ее на ладонь, потряс, как бы взвешивая, и спросил с издевательской улыбкой:

— Это все, что вы читаете на лекциях студентам?

— Нет, это только основа содержания лекций.

— А где же сами лекции?

— Они у меня в голове, — тут я обозлился. — Я не читаю лекции по бумажке, как некоторые. У студентов есть учебник со стабильным текстом. Я даю им в лекциях дополнительный материал, живые примеры, старюсь пробудить их интерес. Мои лекции приходят слушать с других курсов. Мне не нужен постоянный текст, я вношу изменения, импровизирую.

— Импровизируете? — оба профессора уставились друг на друга, легко было понять выражение их лиц: «ну и дурак же этот парень! Вот мы его и поймали!»

— Значит, вы не можете документально подтвердить, что именно читаете на ваших «импровизированных» лекциях?

— Почему же? У меня нет текста, но я могу хоть сейчас рассказать вам любой фрагмент, на ваш выбор. Для этого у меня есть большой запас знаний и ораторское искусство.

— На бу-ма-ге, на бу-ма-ге должно быть, — аж взвизгнул Родионов.

Мне становилось безразлично, что они говорили — их не переспоришь, я пожал плечами:

— У каждого своя методика.

— Нет, это вы бросьте, — назидательно вставил Бабичев, — методика преподавания у нас единая по всей стране. Мы всех учим одинаково.

Именно этим «единством методики» такие, как они, обедняли предметы преподавания. Это я помнил со студенческих лет, когда в партийных кампаниях против «космополитов» и «врачей-отравителей» изгнали ярких профессоров Бляхера, Геселевича, Гельштейна и других, а на их место прислали никчемных карьеристов, и они учили нас по единой методике, утвержденной партией. Но не рассказывать им то, к чему они руку приложили.

Молчавший до сих пор Корниенко предложил:

— Надо нам поговорить с ассистентами, по одному с каждым. Для этого мы попросим уважаемого Владимира Юльевича оставлять нас с ним с глазу на глаз. Уж вы нас извините.

Вот о чем гласит русская пословица: «мягко стелет, да жестко спать». У кабинета сгрудились две группы докторов — мои противники и мои сторонники, больничные врачи. Каждый раз, когда я уступал место в кабинете одному из противников, меня окружали сторонники:

— Пусть они вызовут нас тоже, мы им расскажем — кто прав.

Но комиссия отказалась их слушать — они не сотрудники кафедры. Работали они целый день и уже под вечер Бабичев сказал:

— Ваши ассистенты говорят, что вы советскими инструментами оперировать не любите.

— Если инструменты хорошие, я ими оперирую.

— А как же это так получилось, что у вас все инструменты заграничные?

— Я получил их официально в подарок от коллег, в посольстве Чехословакии.

— Официально-то оно, может быть, и официально, но ведь вы не могли не знать, что многие так называемые интеллигенты в той стране хотели в 1968 году перемахнуть в капиталистический лагерь.

— Ну, это политика.

— Да, это политика, — строго сказал Родионов, — никто из нас не должен стоять в стороне от политики. И вы тоже, если вы пока еще наш.

Это уже было прямое идеологическое обвинение, самый серьезный стержень из всех. Бабичев вставил:

— Знаете, как случается? — сначала инструменты заграничные, потом друзья закадычные, вот как. Так это было с Юдиным тоже: хоть и хороший хирург, а начал оперировать заграничными инструментами — и поддался влиянию, — он вспомнил историю ареста великого хирурга Юдина, несправедливо осужденного в сталинские времена, и добавил: вас, как хирурга, ценят, но лучше бы вам оперировать советскими инструментами.

Уже перед уходом Родионов спросил:

— Как вы оцениваете студента Игалевича, о котором вы так заботились?

— По-моему, хороший студент, толковый, активный. Он у нас получает лучшие оценки.

— М-да, — пожевал губами, — странно. Я бы этого не сказал. Но ведь вы вообще настроены в ту сторону.

Это был антисемитский намек на мое полуеврейское происхождение. Когда-то Игалевич за антисемитский намек схватил его за лацканы. Не хватать же мне члена проверяющей комиссии за лацканы. А хотелось!

Уходили они с сознанием хорошо сделанного дела. Михайленко юлой вертелся возле них, и казалось, что повизгивал от щенячьего восторга. Мои сторонники расходились грустно. Я приехал домой разбитый, Ирина с тревогой взглянула на меня — и все поняла.

Загнанный в угол

Мир полон больших и малых интриг и склок. Древнеримский поэт-драматург Тит Плавт написал строку, которая стала поговоркой: «Homo homini lupus est — Человек человеку волк». Один из героев М.Горького перевел по созвучию: «Человек человека лупит, ест». То же самое делали теперь со мной коммунисты. Расклад сил был плохой: с одной стороны я — беспартийный профессионал своего дела, защищенный только своими талантами; с другой — группа оголтелых коммунистов, сильных партийной принадлежностью и объединением. Им дела нет до моих качеств, они даже раздражены ими, потому что благодаря им я оказался на уровне, попасть на который мне не полагалось. И они меня «лупили и ели». Это было их любимое занятие — накинуться, как стая волков. Я был свидетель, как они травили и съедали и не таких, как я. Теперь я на себе испытывал — до чего могут довести личность обозленные коммунисты. Еще недавно уверенный в себе, спокойный и волевой человек, я превращался в невротика, подозрительного до паранойи. У меня разыгрывалось болезненное воображение, мне мерещились угрозы, я не мог спокойно спать, просыпаясь, беспрестанно думал о неприятностях и принимал таблетки седуксена. Мои силы иссякали, я становился импотентом. Но мне и это было уже безразлично — я ощущал себя летящим в пропасть. Я не знал, что будет со мной, со всеми нами — моей семьей. Я вспоминал, как я с жалостью смотрел на своего отца, когда ему угрожал арест в кампании «врачей-отравителей». Так же, наверное, скоро будет смотреть на меня наш сын. Но особенно горько и стыдно мне было перед Ириной. Двадцать лет нашей совместной жизни я умел ограждать ее от столкновений с тяжестями советского быта, защищал ее своей широкой спиной, я гордился этим. Еще недавно я написал про это стихи «Мужская седина»:

Ты спрашиваешь, что причиной,
Что я так рано поседел? —
Мужчина должен быть мужчиной,
Ответственность — его удел.

Пред ранней старостью в испуге
Смешно мужчине унывать —
Чтоб мир в подарок дать подруге,
Мужчина должен мир создать.

Кто этой чести удостоен,
Тот и отмечен сединой;
Мир на мужских костях построен,
Омытых женскою слезой.

Всю тяжесть жизни неделимо
Мужчина должен брать один,
И седину своей любимой
Купить ценой своих седин.

Теперь мне казалось, что мир, который я так успешно создавал, рушился. Мы с Ириной были близки к отчаянию, и каждый решил действовать по-своему. По секрету от меня она поехала в партком института — разговаривать с Корниенко. Он принял ее холодновато:

— Что вы волнуетесь? Ваш муж должен искать примирения со своими сотрудниками. Если он ни в чем перед ними не виноват, то почему ему волноваться?

— Не он, а они виноваты тем, что преследуют его лживыми доносами.

— Письмо группы коммунистов — это не донос, а выражение законного беспокойства ответственных людей, которые занимают принципиальную позицию. Даже если они не во всем правы, в этом нет никакой опасности для вашего мужа; ошибки могут делать все.

Его назидательный тон раздражал Ирину. Ей не приходилось беседовать в таком тоне, она не имела дел с партийными руководителями, да и вообще с официальными лицами. Несдержанная на язык, Ирина выпалила партийному боссу:

— Если эти паршивые негодяи не прекратят обвинять моего мужа, я найду способ сообщить об этом иностранным журналистам из «Голоса Америки». Весь мир узнает об этом.

Корниенко бросил на нее негодующий взгляд. Ирина, конечно, зря брякнула про «Голос Америки» — я не был диссидентом и у нас не было связи с теми журналистами. Ее выпад лишь раздул подозрение в моей идеологической неблагосклонности. Но об этом я узнал потом.

Заставить ректорат и партийный комитет прекратить преследовать меня могло только вмешательство на очень высоком уровне. Я вспомнил про Гришу Иткина, моего соученика. Он как-то хвастал, что у него есть хорошие друзья в ЦК партии. Гриша был уникальный парень, в его сердце с войны сидел осколок снаряда. Здоровенный мужик, он был десантником отряда особого назначения. Туда отбирали настоящих головорезов. В боевой высадке он был почти убит. Его друзья дотащили его до госпиталя. Там был Вишневский, но он уже садился в машину, уезжать. Они наставили на него пистолеты и заставили его оперировать. Вишневский спас его жизнь. Гриша был действительно герой по виду и по духу, он всегда держался очень независимо. Теперь он заведовал отделением в одной из больниц. Не занимая высокой позиции, он жил на широкую ногу — очевидно, брал немалые деньги с больных. Был и всегда будет такой тип врачей, которые умеют хорошо устраиваться без официальных достижений. Я позвонил Грише:

— У меня к тебе дело.

— Приезжай в дом отдыха «Березки», это близко, я отдыхаю там с семьей.

Я взял с собой ящик редкого тогда чешского пива (из брежневского буфета) и приехал к нему. Выпив по бутылке и вспомнив нашего общего друга Вишневского, мы пошли погулять-поговорить. Я рассказал ему свою историю:

— Мне нужна помощь очень высокого партийного чина.

Гриша был человек деловой:

— Я могу поговорить с ребятами в ЦК. Они только позвонят ректору Лакину, как он от страха сразу насрет в штаны. Твое дело будет мгновенно забыто. Только, сам понимаешь...

Я взглянул на него и понял — нужна взятка. Вообще-то я считал себя несправедливо гонимым и искал справедливости. Я не ожидал, что за справедливость нужно платить. Взятка в Центральный Комитет партии? Вот это точно: «не ищите логики».

— У меня просто нет другого выхода. Пусть скажут — сколько.

— Дай мне неделю на переговоры с ними.

В следующий раз я ехал на встречу с гадливым чувством — как ни хотелось мне избавиться от преследований, переговоры о взятке были противны. Гриша бодро сказал:

— Я объяснил ребятам ситуацию. Они согласны поговорить с ректором.

— Ты думаешь, это подействует?

— Я тебе гарантирую. У него задрожат руки, когда он услышит, кто с ним говорит. За это пять тысяч, — он выжидательно и покровительственно смотрел на меня сверху вниз.

В моих воспаленных мозгах искрами пробегали мысли больного воображения. Пять тысяч — большие деньги, почти моя годовая профессорская зарплата. Значит, за свой покой и благополучие я должен буду год работать бесплатно. Но какая гарантия, что это будет сделано, и какая гарантия, что он не обманывает? Мы не закадычные друзья, и я не мог полностью ему доверять. Его горячее и быстрое участие в моем деле и вообще вся его слишком большая и успешная деловитость вызывали у меня подозрение. Я ведь веду переговоры даже не прямо с теми людьми, мне бы надо знать — кто они? И почему это «они», а не «он»? Но самое главное: взятка — это то, что карается законом. Откройся это каким-нибудь образом, меня посадят в тюрьму. А мои враги не поленятся открыть это. Мое больное художественное воображение быстро нарисовало мне несколько картин: меня допрашивает мой хороший знакомый генерал Карпец, начальник Уголовного розыска; я стою перед ним, опустив голову. Он спрашивает:

— Как же вы, такой уважаемый и заслуженный человек, могли сделать это?

В другой картине я увидел заплаканную Ирину, пришедшую ко мне на свидание в тюрьму. Мы разгорожены решеткой, и она спрашивает:

— Как, как ты мог так разрушить всю нашу жизнь?

От этих картинок я даже тряхнул головой. Но все еще не мог принять решение:

— Гриша, как мы это сделаем?

— Ты привозишь мне пять тысяч, а на следующий день Лакин сам вызовет тебя и станет извиняться перед тобой.

— Я подумаю и позвоню тебе.

Грише я не позвонил. Но Лакин действительно вскоре вызвал меня.

Круг замкнулся

Быть или не быть? — Вот в чем вопрос.

Шекспир

Я ждал в приемной ректора. Много раз я бывал здесь и всегда меня быстро вызывали в кабинет. Теперь я сидел долго и почти дрожал от нервного ожидания — что мне скажет мой старый приятель, с которым мы тридцать лет дружески беседовали. В кабинет прошли секретарь парткома, председатель профсоюза, проректор, декан. Еще недавно с этими людьми я приветливо разговаривал, теперь они прошли мимо меня без улыбок, с напряженными лицами. Я насторожился: ректор не захотел разговаривать со мной один на один и вызвал их. Я почувствовал замешательство, даже язык плохо слушался меня. Разговор в кабинете был короткий, сухой, безразличный, не в мою пользу. Ректор сказал:

— Зачем вы привлекаете на свою сторону людей с громкими именами? Они не имеют никакого отношения ни к нашему институту, ни к медицине.

— Мне не очень хотелось просить моих друзей и пациентов заступиться за меня. Но еще меньше мне хочется страдать от клеветы. Если партийная организация не может справиться со своими членами, я решил защищаться, как могу.

Корниенко ехидно вставил:

— В том числе и при помощи «Голоса Америки»?

— Это сказала моя жена. Ее тоже нужно понять, она волнуется за меня. Но связи с «Голосом Америки» у меня нет.

— Как нет и связи с газетой «Правда»? — отчеканил он.

Все переглянулись, ректор сделал значительную паузу и продолжал:

— Последняя проверяющая вас комиссия дала плохое заключение об идеологической и методологической работе на вашей кафедре. Вы малоидейно воспитываете студентов, разводите либерализм, говорите им что не полагается. Члены комиссии не нашли у вас текста лекций. Я понимаю, что необязательно читать лекции по бумажке, но все-таки есть единая установка для всех медицинских институтов, и нельзя от нее отходить.

Я не возражал. У меня не было сил вступать в спор и доказывать, что студенты не дураки, что на мои лекции они приходили с других курсов и что вся та комиссия была простым сведением личных счетов со мной — их заключение было заготовлено заранее.

— Ситуация сложилась не в вашу пользу, профессор Голяховский.

Это была угроза, но уволить меня они не могут — вопрос должен решаться на ученом совете. Там я был готов выступить с контратакой, и даже если бы не получил всех голосов, я имел право работать еще один год. Работать? Но они же мешают мне работать.

— Вас не обвиняют в том, что вы плохой работник. Мы знаем ваши заслуги. Но вы виноваты, что не смогли создать нормальную атмосферу в коллективе. Вам мешает ваша беспартийность.

Как хотелось мне бросить им в лицо: а вам мешает ваша партийность! Я просто еле сдержался. Да и что было проку? Просто истерическая демонстрация — бунт одиночки. И я, и они знали — раз я не в их партии, значит, она мне не по душе, значит, я не с ними.

После слова «беспартийность» последовала выразительная пауза, и снова:

— Мы все в партийном комитете и в ректорате много раз обсуждали сложившуюся у вас в коллективе обстановку. Мы не поддерживаем некоторые методы, которыми пользуются ваши противники. И мы еще накажем тех из них, кто сплетничал и клеветал. Но настрой коллектива коммунистов определенно против вас. Партийный комитет считает, и я как ректор поддерживаю это, что легче уступить одного не члена партии, вас, чем устраивать чистку партийной группы кафедры. Удар по группе коммунистов был бы слишком большим скандалом для всего института. У нас и так много общественных неприятностей. Мы не можем ставить под удар доброе имя нашего института из-за вас. Так что вам надо подумать о будущем.

Меня приносили в жертву «доброму имени», а на самом деле группе коммунистов, чтобы не раздувать скандал, хотели избавиться от меня. А все-таки решение шекспировского вопроса «Быть или не быть?» оставалось за мной. Я уже давно предвидел это, но когда услышал и понял — быть или не быть, — я с трудом сдержал нервную дрожь подбородка.

Наверное, они ожидали, что я стану просить, чтоб мне «быть». Передо мной мгновенно возник образ профессора Геселевича, как на партсобрании он выступил с самокритикой, обещал учесть замечания коллектива, клялся, что интересы партии для него выше всего. С тех пор прошло чуть не тридцать лет, а фактически ничего не изменилось. Но я не стану унижаться. Я сказал тихо, но как можно тверже:

— Я подумаю о вашем предложении.

— Когда? Вы должны решить до нового учебного года.

Я вел машину по Ленинградскому проспекту, держась в правом ряду, боясь сердечного приступа. Но ничего, доехал. Ирина и сын дома. Она выжидательно смотрела на меня, но сын не проявил особого внимания. Я лег на кровать, Ирина села у меня в ногах, и я стал ей рассказывать. В этот момент вошел сын и, как всегда, прервал на полуслове:

— Эй, послушай, ты обещал мне помочь освободиться от поездки на уборку картошки, поговорить с кем-то там. Как насчет этого?

Чтобы сделать это, я должен был просить декана, который только что сидел в кабинете и холодно смотрел на меня.

— Я не могу, — отмахнулся я.

— Но ты ведь обещал.

Неожиданно я пришел в бешенство и закричал на него:

— Чего ты хочешь от меня? Раньше я мог все, мне все удавалось. А теперь мне ничего не удается, я ничего не могу. Понял? Вот!

Я схватил первое, что попало под руку и сжал. Это оказались мои очки. Я со злостью сломал их и швырнул на пол. Осколки зазвенели, из руки засочилась кровь. Испуганная Ирина кинулась вытирать мою руку платком. Я готов был рыдать. И тут я увидел глаза сына, он смотрел на меня с состраданием и жалостью — ему стало жалко меня.

Двадцать четыре года назад я так же смотрел на моего отца, когда в 1952 году он ждал ареста — мне было жалко его. Да, я проделал тот же путь, что и мой отец, — я добился успеха и терял все, как и он тогда. Вот оно — повторение судеб. Круг замкнулся.

Горе от ума

> Вон из Москвы! Сюда я больше не ездок.
> Бегу, не оглянусь, пущусь искать по свету,
> Где для рассудка есть и чувства уголок...
>
> *Грибоедов*

Нам с Ириной необходимо было решать серьезный вопрос о нашем будущем. Чтобы оторваться от обстановки последних месяцев, я попросил своего ученика и друга, профессора Альгиса Петрулиса, устроить нам отдых в Литве. В дождливый день мы приехали на машине в городок Зарасай и поселились в крохотном деревянном домике «об одну комнату». При виде этого убогого жилища меня охватила тоска — вот что мне суждено теперь вместо привилегированных дач, в которых мы отдыхали недавно. Наш сарайчик стоял в глубине густого сада на берегу красивого озера Зарасас. Природа, воздух, тишина — лучшие средства для успокоения нервов. Мое ущемленное самолюбие стало успокаиваться. По утрам я доставал из колодца пятьдесят ведер воды и поливал сад и огород — хорошая физическая зарядка. Я крутил ручку колодца под ритм строчек Пастернака:

> Что же сделал я за пакость,
> Я убийца и злодей?..

Он написал это в дни гонения после получения Нобелевской премии. Эта «пакость» был роман «Доктор Живаго», за него коммунисты выживали Пастернака из России. И я думал — не я один, много больших и маленьких людей терпели гонения и поражения. Все, что происходило со мной, было закономерной цепью событий — *обычное горе от ума в России*. Для коммунистов были слишком прогрессивны и Пастернак, и мои учителя Геселевич, Бляхер, Юдин, Парин, Фридланд, и мой отец. Вот и я попал в их компанию. Они тоже заведовали кафедрами, но не всем удалось восстановиться. Наверное, и мне вернуться на кафедру невозможно — в создавшейся атмосфере я буду парализованным. С работы надо уходить. А потеряв такую позицию, я никогда не смогу восстановить ее. В «ледниковом периоде застоя» в стране для беспартийного это немыслимо. И я всегда буду страдать от своего поражения, как страдали мои учителя.

Сколько ни крутил я ручку колодца, сколько ни доставал ведер воды, но верного выхода не находил. Выход мрачно подсказала Ирина:

— Может быть, уехать из Советского Союза будет единственно правильным решением.

Идею переселиться в Америку я таил в глубине души, но это было лишь отвлеченным рассуждением маниловского типа: «А хорошо было бы уехать...». Я не допускал мысли об этом как о способе вынужденного бегства. Бежать, стать беженцем? Я даже воскликнул:

— Что ты? Не может быть, чтобы это было единственно правильным решением!

Мне это казалось какой-то мистикой. Мистика, а что плохого в мистике? Надо только уметь правильно интерпретировать мистические явления. При тусклой лампочке я по вечерам читал прихваченную с собой Библию. Раньше все руки не доходили до нее. Я совсем не религиозен, но люблю библейские мифы — великие темы интеллектуальной истории человечества. Я нахожу в них много практической мудрости. В одном мифе праведный старец Ной услышал голос бога, велевший ему строить ковчег. Ной не знал, зачем строить ковчег, но послушался голоса и построил. И поэтому он с семьей спасся от потопа, посланного богом на землю. Потопом бог карал грешников, которых развелось слишком много. Я вчитывался в этот миф, я думал: атака на меня — это тоже как голос-сигнал мне, а грешники — это коммунисты, окружавшие меня. Они сметали все лучшее и прогрессивное, из-за них в России умным людям было горе от ума. Я еще не предполагал, что через пятнадцать лет сама партия грешников-коммунистов потонет в потопе. Но я решил, что надо и мне, как Ною, уметь слушать голос — надо бежать и спасаться.

Днем мы ездили по окрестностям, выискивая красивые места, и однажды остановились в селе Стельмуж. Там стояло старейшее дерево Европы — двухтысячелетний Стельмужский дуб. Окружность его ствола — 13 метров, диаметр его веток — 23 метра. Он старше Иисуса Христа, под его кроной отдыхали римские легионеры. Старик-великан все еще имел красивые листья, хотя ствол его зацементирован для сохранности. Я был околдован дубом, его жизнестойкость поражала меня. Как он выжил, как сохранялся так долго? Я гладил его древнюю кору, и его сила каким-то образом переселялась в меня. Мистика, а что плохого в мистике? Надо только уметь правильно интерпретировать мистические явления. Да, как этот старый дуб, я обязан сохраниться для самого себя — для Ирины, для сына, для нашего будущего. А чтобы сохраниться, надо бежать из Советской России. Что я оставлял тут, кроме ее богатой культуры? В балансе достигнутого и несовершенных возможностей оставалось многое в пользу возможностей. Я сделал тысячи операций, и свои новые, я мог сделать еще столько же — этого не захотели оценить. Я первым в мире изобрел три искусственных сустава, они могли бы принести славу русской хирургии — мне не дали их внедрить. Мне удалось открыть влияние магнитного поля на кость — меня схватили за руки, как вора. Я начал воспитывать новую плеяду травматологов-ортопедов — мне не дали создать свою школу. В балансе достигнутого и возможного был большой перевес несвершенного.

Осенью 1976 года я подал заявление об уходе из института. После трудного года ожидания нам разрешили уехать. Жалею ли я, что мне пришлось уехать из Советской России? Эмиграция — это тяжелый путь испытаний. В Америке у меня ушло десять лет на изучение английского языка и на восстановление профессионального положения. Я сумел вынести все, как Стельмужский дуб. Первым из русских иммигрантов я стал профессором хирургии Нью-Йоркского университета; получил два патента на новые хирургические изобретения; сам написал на английском первый американский учебник русского хирурга, его перевели на русский и издали в России; мне удалось внедрить и развить в Америке и по всему миру метод операций моего друга Илизарова. Я читал лекции и делал операции в пятнадцати странах мира на пяти континентах — в обеих Америках, Европе, Австралии и Азии. После тяжелых и бедных лет мы с Ириной стали состоятельными людьми и объехали тридцать стран.

Все это я описал в двух книгах — «Русский доктор в Америке» и «Американский доктор из России». Жалеть ли мне, что я был вынужден уехать из Советской России? — Нет, не дали мне там распрямиться во весь рост.

Владимир Голяховский
31 марта 2005

Содержание

Часть четвертая. В Центральном институте травматологии и ортопедии (ЦИТО)

Часть пятая. Профессорство

Владимир Голяховский
ПУТЬ ХИРУРГА
Полвека в СССР

Редактор
Игорь Захаров

Художник
Григорий Златогоров

Верстка
Кирилл Лачугин

Корректор
Лия Кройтман

ISBN 5-8159-0574-7

9 785815 905740

Директор издательства Ирина Евг. Богат

Издатель Захаров
Лицензия ЛР № 065779 от 1 апреля 1998 г.
121069, Москва, Столовый переулок, 4, офис 9
*(Рядом с Никитскими Воротами,
отдельный вход в арке)*

Тел.: 291-12-17, 258-69-10
Факс: 258-69-09
Наш сайт: www.zakharov.ru

Подписано в печать 29.11.2005. Формат 84×108 1/32.
Гарнитура Таймс. Печать офсетная. Бумага писчая.
Усл. печ. л. 35,28 + вкл. 0,63. Тираж 2000 экз.
Изд. № 574. Заказ № 936.

Отпечатано с готовых диапозитивов
в ОАО «ИПП «Уральский рабочий»
620219, Екатеринбург, ул. Тургенева, 13
http://www.uralprint.ru e-mail: book@uralprint.ru